Vorwort

Um zu wissen, welche Bücher in der Altenpflege gebraucht werden, sprechen wir regelmäßig mit Auszubildenden, Praktikern und Experten aus der Altenpflege. Immer wieder wurde der Wunsch nach einem Buch geäußert, das sich am Pflegeprozess orientiert, aber auch gut und schnell in der Praxis einsetzbar ist. Um Ihren Anforderungen gerecht zu werden, haben wir in diesem Buch folgende Maßnahmen ergriffen:

- Die meisten Themen sind in maximal sieben Spiegelpunkten beschrieben und damit schnell zu überblicken.
- Hygiene, Dokumentation und der würdige Umgang mit Pflegebedürftigen sind erfahrenen Pflegefachkräften meist bekannt; Auszubildende können dies schnell lernen. Daher finden Sie diese Basics im vorderen und hinteren Buchdeckel, bei den einzelnen Maßnahmen im Buch kommen Sie dann schnell zum Kern des Themas.
- Ganz wichtige Informationen, die nie übersehen werden dürfen, sind rot gekennzeichnet.
- Die Kapitel 2–13 beschreiben die Lebensaktivitäten. Jedes Kapitel ist anhand des Pflegeprozesses aufgebaut. Da die Ressourcen und Pflegeziele unendlich verschieden sein können, geben diese Rubriken Denkanstöße und motivieren, die Augen zu öffnen für das, was der Pflegebedürftige (erreichen) kann.
- Bei den Maßnahmen werden jeweils Indikation und Kontraindikation, Vorbereitung, Material, Durchführung und Nachbereitung beschrieben. Nach jeder Maßnahme erfahren Sie, was bei der Dokumentation zu beachten ist.
- Die Altenpflege ist keine Insel, sondern ein großer und wichtiger Bereich des Gesundheitswesens. Die Kapitel 15–29 geben Informationen über die wichtigsten Krankheiten im Alter.
- Ab S. 371 finden Sie konzentriertes Wissen aus verschiedensten Bereichen, die in der Altenpflege eine Rolle spielen … schauen Sie doch mal nach.
- Infos zur Ersten Hilfe → S. 413 und zu Notfällen → S. 419.

So wie der Pflegeprozess nie abgeschlossen ist, ist auch die Arbeit an einem Buch nie abgeschlossen. Wir freuen uns, von Ihnen zu erfahren, was wir Ihrer Ansicht nach noch besser machen können.

Ihr Verlag Handwerk & Technik, Lektorat Pflege

Inhaltsverzeichnis

Wegweiser Altenpflege

schnell richtig handeln in der Altenpflegepraxis

Unter Mitarbeit von:

Kristin Binczyk, Gesundheitswissenschaftlerin B. Sc., Gesundheits- und Krankenpflegerin, Praxisanleiterin, Kinaesthetics-Trainerin, Hamburg

Caroline Dietrich, Gesundheits- und Krankenpflegerin, St. Gallen

Simone Hornburg, Fachärztin für Anästhesiologie, Rostock

Markus Kiesel, Gesundheits- und Krankenpfleger, staatlich anerkannte Hygienefachkraft, Mainz

Dr. med. Michael Kneußel, Facharzt für Innere Medizin & Kardiologie/ Notfallmedizin, Mühltal

Dr. med. Magdalena Kulejewski, Urologin, Hamburg

Vanessa Marquardt, Apothekerin, Neumünster

Dr. med. Dirk Christian Patzer, Pulmonologe, Hamburg

Andreas Schubert, B.Sc., Rettungsassistent, Dipl.-Rettungssanitäter (SRK), Dozent, Saalfeld

Gerhard Schröder, Gesundheits- und Krankenpfleger, Fachkrankenpfleger für Anästhesie und Intensivpflege, Lehrer für Pflegeberufe, Wundexperte, Göttingen

Philipp Störtzel, Gesundheits- und Krankenpfleger, Leitender Case- und Care Manager, Kinaesthetics Trainer, Hamburg

Dr. med. Klaus Waldmann, Neurologe, Hamburg

Dorothée Wiederhold, Diplompflegeexpertin, Hannover

Handwerk und Technik · Hamburg

Zur Entstehung dieses Buches wurden Texte übernommen und bearbeitet aus *Lehrbuch Altenpflege*, Handwerk & Technik, Hamburg.

ISBN 978-3-582-**04610**-9

Verlag Handwerk und Technik GmbH,
Lademannbogen 135, 22339 Hamburg; Postfach 63 05 00, 22331 Hamburg – 2014
E-Mail: info@handwerk-technik.de – Internet: www.handwerk-technik.de

Außenlektorat: Christine Schwerdt, www.conformare.de, München
Satz und Layout: PER Medien+Marketing GmbH, 38102 Braunschweig
Umschlagmotiv: as-illustration, 97222 Rimpar
Druck: Grafisches Centrum Cuno GmbH & Co. KG, 39240 Calbe

21 Erkrankungen des Nieren- und Harntrakts

22 Erkrankungen des Bewegungsapparates

23 Erkrankungen der männlichen Geschlechtsorgane

24 Erkrankungen der weiblichen Geschlechtsorgane

25 Stoffwechsel-erkrankungen

26 Hauterkrankungen

27 Infektions-erkrankungen

28 Erkrankungen der Augen und Ohren

29 Erkrankungen des Nervensystems

33 Notfälle von A bis Z

34 Glossar

35 Checklisten

1 Pflege planen und dokumentieren

1

1.1 Pflegeprozess

! Pflegeprozess = erst überlegen, dann pflegen.

Der Pflegeprozess in sechs Schritten

- Informationen sammeln (Assessment/Anamnese)
- Ressourcen und Pflegeprobleme bestimmen (Pflegediagnose)
- Ziele festlegen
- Maßnahmen planen
- Maßnahmen durchführen (Intervention)
- Ergebnis bewerten (Evaluation)

Gelegentlich wird der Pflegeprozess in vier oder fünf Schritten dargestellt, dabei werden Schritte zusammengefasst.

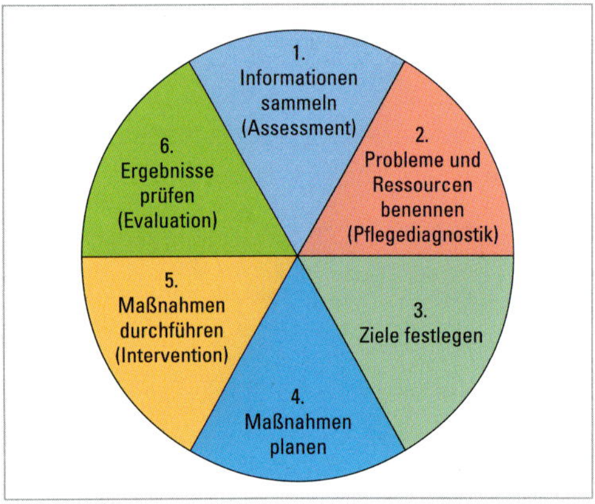

Abb. 1.1: Der Pflegeprozess in sechs Schritten.

Ziele des Pflegeprozesses

- Systematisch, zielgerichtet und qualitativ gut arbeiten
- Ressourcen nutzen
- Pflegeprobleme und -ziele nachvollziehbar machen
- Maßnahmen einheitlich durchführen – unabhängig von der jeweiligen Pflegefachkraft
- Fortschritte erkennen und auf Maßnahmen zurückführen
- Ineffektive Maßnahmen überdenken

! Sowohl das Krankenpflegegesetz (§ 3 KrPflG) als auch das Altenpflegegesetz (§ 3 AltPflG) fordern die Anwendung des Pflegeprozesses.

Informationen sammeln (Pflegeanamnese)

Inhalte der Informationssammlung:
- Fähigkeiten und Ressourcen des Menschen
- Unterstützungsbedarf
- Körperliche und psychische Schädigungen/Erkrankungen, deren Äußerung und Folgen
- Körperliche und psychische Gesundheitsgefährdungen, deren Äußerung und Folgen
- Pflegeprobleme, mit denen zu rechnen ist
- Wünsche und Gewohnheiten des Menschen

Die Pflegefachkraft dokumentiert die Informationen, da sie die Basis des Pflegeprozesses und damit der Pflegeplanung bilden. Doppeldokumentationen, z.B. aus Überleitungsbögen, sind zu vermeiden.

Fokus Demenz
Kann der Mensch nicht mehr oder nicht ausreichend Auskunft erteilen, erfragt die Pflegefachkraft die Informationen bei den Angehörigen.

Informationsquellen

- Gespräche
- Dokumente
- Beobachtungen
- Messungen

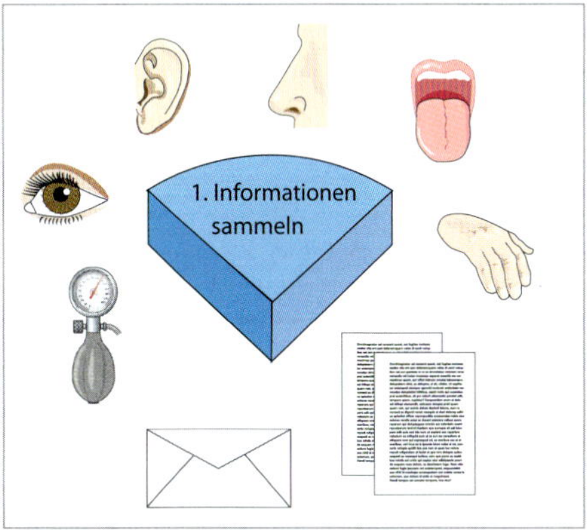

Abb. 1.2: Die Pflegefachkraft lässt alle Informationen in die Pflegeplanung einfließen. Hierzu hält sie im wahrsten Sinne des Wortes Augen und Ohren offen.

Neue Informationen bezieht die Pflegefachkraft in den laufenden Pflegeprozess ein.

Probleme und Ressourcen festlegen

! Ein Pflegeproblem ist ein Problem, auf das die Pflegenden durch ihre eigene Tätigkeit Einfluss nehmen können.
Ressourcen können die Bedeutung von Pflegeproblemen verringern.
Um Pflegeprobleme zu priorisieren, ist auch entscheidend, wie der Mensch selbst ein Problem sieht und wie er in der Vergangenheit damit umgegangen ist.

Aktuelle Pflegeprobleme sind gegenwärtig vorhanden. **Potenzielle Pflegeprobleme** sind nicht vorhanden, der Mensch besitzt aber ein erhöhtes Risiko dafür. Prophylaxen (▶ S. 187) helfen, die Entstehung des Problems zu vermeiden.

Pflegeprobleme zeigen sich in:
- Verletzten oder erkrankten Körperteilen
- Eingeschränkten Fähigkeiten und Körperfunktionen
- Psychischen Einschränkungen
- Einschränkungen der Interaktion und Kommunikation
- Unterstützungsbedarf
- Bedarf an Hilfsmitteln

Ressourcen können bestehen aus:
- Fähigkeiten
- Wissen
- Bereitschaft zur Veränderung
- Umfeld: Personen und Umgebungsgestaltung

Zur Problembeschreibung gehören:
- P = Problem
- U = Ursache (ist nicht immer bekannt)
- S = Symptom (kann mit dem Problem identisch sein)
- R = Ressourcen, die das Problem ggf. mildern [42]

! In den Kapiteln dieses Buches, in denen die Alltagsaktivitäten im Vordergrund stehen, finden sich viele Pflegeprobleme und Ressourcen. Pflegeprobleme und Ressourcen hängen jedoch immer eng von der individuellen Situation eines Menschen ab – und könnten daher nie allesamt aufgeführt werden. Daher sollten jeder Beschreibung von Problemen, Ressourcen und auch Zielen, Gespräche mit dem Pflegebedürftigen, ggf. seinen Angehörigen und eine ausführliche Beobachtung vorangehen.

Ziele festlegen

Ziele können sein:
- Zustand, der erreicht werden soll
- Fertigkeit und Fähigkeit, die (wieder) möglich sein soll
- Wissen, das zur Gesunderhaltung und Selbsthilfe beitragen soll
- Verhalten, das zur Gesunderhaltung oder Kompensation von Problemen beitragen soll

Ein Ziel sollte sein:
- Spezifisch, konkret
- Messbar, beobachtbar
- Realistisch
- Terminiert/auf einen Zeitpunkt festgelegt (Nahziele, Fernziele und fortlaufende Ziele)
- Mit dem betreffenden Menschen abgesprochen

Potenzielle Pflegeprobleme haben oft kein terminiertes Ziel. Besteht das potenzielle Problem z.B. in einer erhöhten Dekubitusgefährdung, so gilt als Ziel, dass nie ein Dekubitus entsteht. Dieses Ziel endet nicht mit einem Zeitpunkt oder Zeitraum.

! **Fokus Demenz**
Kann sich der Mensch selbst nicht äußern, bespricht die Pflegefachkraft die Ziele mit den Angehörigen.

Maßnahmen planen

Tab. 1.1 zeigt, nach welchen Gesichtspunkten Maßnahmen geplant und dokumentiert werden sollten.

Fragen zur Maßnahmenplanung	Beispiele
Was ist durchzuführen?	Die Frage, was durchzuführen ist, ist immer zu beantworten.
Womit soll es durchgeführt werden?	• verwendetes Hilfsmittel • verwendetes Pflegemittel
Wie soll es durchgeführt werden?	• Reihenfolge, z.B. bei der Mobilisation • zu zweit
Wann soll es durchgeführt werden?	• nach dem Frühstück • morgens um 8 Uhr • wenn der Mensch über Bauchweh klagt
Wie oft/wie lange soll es durchgeführt werden?	• nach jeder Mahlzeit • 10 Minuten vor der morgendlichen Grundpflege • bis zum 28. August
Wer führt es durch?	• nur Fachkräfte • Fachkräfte mit Kinaesthetics-Fortbildung • Bezugspflegekraft

Tab. 1.1: Fragen zur Maßnahmenplanung mit Beispielen.

Richten sich Maßnahmen nach einem hausintern fest definierten Standard, kann in der Pflegeplanung darauf verwiesen werden. Abweichungen sind zu begründen und zu dokumentieren.

! Alle Maßnahmen sollten sich an den Ressourcen, der Biografie und der Ansicht des Menschen orientieren.

Die Pflegeplanung ist für alle Pflegefach- und Pflegehilfskräfte verbindlich. Sie legt die Vorgehensweise fest, um dem Pflegebedürftigen Kontinuität und Rhythmus geben zu können. Die planende Pflegefachkraft trägt damit eine besondere Verantwortung. Bei Unsicherheit oder Unerfahrenheit zieht sie eine Kollegin oder einen Kollegen zu Rate.

Aus der Pflegeplanung oder aus einem separaten Dokument sollte die Tagesstruktur des Menschen klar erkennbar sein.

Maßnahmen durchführen

Maßnahmen führt die Pflegefachkraft wie geplant durch.

! Ein Kurswechsel im pflegerischen Vorgehen kann sinnvoll und notwendig sein, immer sollte er überlegt sein und begründet sowie dokumentiert werden.

Gründe, Pflegemaßnahmen nicht (weiter) durchzuführen sind:
- Ablehnung durch den Menschen
- Ausbleibender Erfolg
- Verschlimmerung des Problems

Abgebrochene bzw. abgelehnte Pflegemaßnahmen können ein Grund sein, die Informationssammlung zu aktualisieren.

Bevor Pflegemaßnahmen durch Angehörige durchgeführt werden, sorgt die Pflegefachkraft bei Bedarf für:
- Information
- Beratung
- Schulung/Anleitung

Weitere Aufgaben der Pflegefachkraft, wenn die Pflege durch Angehörige durchgeführt wird:
- Sich versichern, dass der Angehörige die Maßnahme versteht und beherrscht
- Dem Angehörigen bei Rückfragen zur Verfügung stehen
- Auf tatsächliche Durchführung durch die Angehörigen achten
- Keine Maßnahmen, für die eine fachliche Qualifizierung notwendig ist, an Angehörige übertragen
- Maßnahmen durchführen, zu denen der Angehörige nicht in der Lage ist

Ergebnisse prüfen

- Ergebnisse spätestens am terminierten Überprüfungstermin bewerten und dokumentieren
- Täglich zu beobachtende Ergebnisse, z. B. zunehmende Mobilität, täglich bewerten und dokumentieren, um einen Verlauf darzustellen
- Mit der Ergebnisprüfung neue, aktualisierte Informationssammlung starten

! Bessert sich ein Pflegeproblem unter den geplanten Pflegemaßnahmen nicht oder verschlechtert es sich gar, ist eine Anpassung der Pflegemaßnahmen vor dem terminierten Überprüfungszeitpunkt sinnvoll.

Geprüft wird:
- Ist das Pflegeproblem behoben?
- Besteht das Pflegeproblem weiterhin? Wenn ja:
  - Wie hat es sich ggf. entwickelt?
  - Ist das geplante Ziel noch realistisch?
  - Muss der Maßnahmenplan angepasst werden?
- Gibt es neue Pflegeprobleme?
- Welche Probleme stehen nun im Vordergrund?

! Die Pflegefachkraft bezieht die Sichtweise des Menschen in die Ergebnisprüfung ein.

1.2 Pflegedokumentation

!
- Nur was dokumentiert ist, gilt als durchgeführt.
- Immer muss aus der Dokumentation hervorgehen: Datum, Uhrzeit, dokumentierende Person.
- Die Pflegefachkraft dokumentiert so, dass eine fremde Pflegefachkraft die Inhalte versteht. Sind Pflegehilfskräfte an der Pflege beteiligt, sollten sie die Pflegeplanung und den Pflegebericht ebenfalls verstehen können.
- Der Mensch hat ein Einsichtsrecht in die über ihn geführte Pflegedokumentation (§ 810 Bürgerliches Gesetzbuch).
- In der häuslichen Pflege wird die Dokumentation beim Menschen aufbewahrt. Ausnahme: Menschen, die nicht in der Lage sind, sie aufzubewahren.

Ziele der Pflegedokumentation

- Nachvollziehbarkeit des Pflegeprozesses und damit Sicherheit für den Pflegebedürftigen
- Durchgeführte Maßnahmen nachweisen
- Informationen weitergeben und transparent machen
- Pflegeergebnisse und den Verlauf der Pflegebedürftigkeit nachvollziehen
- Juristische Beweissicherung [42]

Grundregeln

- Deutlich schreiben, Formulare vollständig ausfüllen
- Sachverhalte und Beobachtungen vollständig und verständlich dokumentieren
- Objektiv beschreiben, auch Äußerungen des Menschen bzw. der Angehörigen; nicht die eigenen Ansichten oder Interpretationen beschreiben
- Kurze, auf den Punkt gebrachte Informationen notieren
- Nur bekannte Abkürzungen und Symbole verwenden

1

- Bei Bezug auf Pflegestandards Version des Standards angeben
- Zeitnah nach der Beobachtung bzw. Tätigkeit dokumentieren
- Dokumentenechte Stifte verwenden; Verschreiber oder falsche Inhalte 1 x waagerecht durchstreichen, sodass sie lesbar bleiben

Inhalte der Dokumentation

Beobachtungen

Aus der Informationssammlung, aus der täglichen Pflege, aus Alltagssituationen:

- Körperliche Zustände, die zu sehen, zu fühlen, zu riechen, zu ertasten sind
- Fähigkeiten, die der Mensch (nicht) zeigt
- Reaktionen, die der Mensch zeigt, z.B. auf Maßnahmen oder auf Situationen
- Seelische und geistige Zustände, die der Mensch äußert – verbal oder nonverbal
- Interaktion und Kommunikation, die der Mensch mit anderen Personen zeigt
- Informationen und Kenntnisse, z.B. von Angehörigen oder Therapeuten
- Fragen und Anliegen des Menschen

Beobachtungen, Pflegeprobleme und Ressourcen richtig dokumentieren

- Was (**Problem**) wurde wann und wo beobachtet?
- Was ist die **Ursache** für das Problem/die Ressource?
- Wie äußert sich das Problem (**Symptom**)?
- Wie sieht es aus bzw. wie hat es sich verändert? Z.B.:
  - Welche Größe hat es?
  - Welcher Grad, welche Stufe ist eingetreten?
  - Wie lassen sich Geruch und Tastgefühl beschreiben?
- Wie äußert sich der Mensch dazu?
- Was sind die Ursachen und Folgen?
- Welche **Ressourcen** hat der Mensch?

! Pflegeprobleme und Ziele stets aus Sicht des Pflegebedürftigen formulieren!

Durchgeführte Maßnahmen

- Maßnahmen der allgemeinen Pflege/„Grundpflege"
- Maßnahmen der speziellen Pflege/„Behandlungspflege"
- Gespräche mit dem Menschen
- Anleitungen inkl. Ziel, Vorgehen und Ergebnis
- Nicht durchgeführte Maßnahmen – mit Begründung!

Maßnahmen richtig dokumentieren

- Was wurde durchgeführt?
- Wann wurde es durchgeführt?
- Ggf.: Auf welche Art und Weise wurde es durchgeführt
- Womit wurde es durchgeführt, z.B. verwendete Körperlotion
- Ergebnis der Durchführung, z.B. anschließender körperlicher Zustand
- Ggf.: Wie oft wurde es durchgeführt, z.B. Wechsel der Wadenwickel
- Besonderheiten bei der Durchführung, z.B. Wünsche des Menschen

2 Atmen

2.1 Informationen sammeln

Definitionen und Normwerte

Atemfrequenz: Anzahl der Atemzüge, i.d.R. pro Minute gemessen. Ein- und Ausatmung sind ein Atemzug.

Atemrhythmus: Abfolge der Atemzüge, beim Gesunden ist der Rhythmus regelmäßig.

Atemtiefe: Unterschieden werden flache, kaum zu bemerkende und die tiefe, sehr intensive Atmung.

Hypoventilation: Zu langsame und zu flache Atmung.

Hyperventilation: Zu schnelle und zu tiefe Atmung.

Atmung	Atemfrequenz	Mögliche Ursache
Tachypnoe (beschleunigte Atmung)	> 20	• Anstrengung • Aufregung • Schmerzen • Fieber • Lungenerkrankungen • ausgeprägte Herz-/Niereninsuffizienz
normale Atmung (Eupnoe)	16–20	
Bradypnoe (verlangsamte Atmung)	< 12	• Schlaf • Schädigung des Zentralnervensystems • Vergiftung • Stoffwechselstörung
Apnoe (Atemstillstand)	0	• Tod • sogenannte Schlafapnoe = längere Atempausen zwischen zwei Atemzügen

Tab. 2.1: Veränderungen der Atemfrequenz.

Atemmuster		Häufige Ursachen
normale Atmung	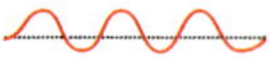	
Kussmaulatmung	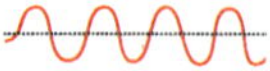	Stoffwechselentgleisung, z.B. diabetisches Koma, terminales Nierenversagen
Cheyne-Stokes-Atmung	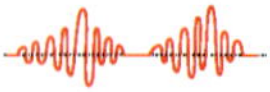	Herzerkrankungen, Schlaf
Schnappatmung	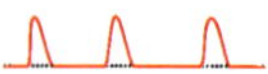	kurz vor Todeseintritt
Biot-Atmung	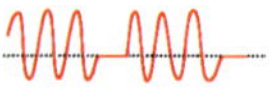	erhöhter Hirndruck

Tab. 2.2: Veränderungen des Atemrhythmus, sogenannte pathologische Atemmuster.

Atemgeruch	Mögliche Ursache
obstartig (Azeton, Nagellackentferner)	diabetisches Koma
süßlich	eitrige Bronchitis
Urin	Nierenversagen
faulig	Karzinom der Mundhöhle schlechter Zahnstatus Magenerkrankung

Tab. 2.3: Atemgeruch und mögliche Ursachen.

Pflegeprobleme
- Erhöhte Atemfrequenz
- Bradypnoe
- Husten:
  - **Produktiv** (mit Auswurf/Sekret)
  - **Trocken** (ohne Auswurf/Sekret)
- Kurzatmigkeit/Atemnot
- Stridor (pfeifendes Atemgeräusch mit Einziehungen):
  - **Inspirativ** (beim Einatmen, durch Beeinträchtigung im Bereich des Kehlkopfs)
  - **Exspirativ** (beim Ausatmen, durch Beeinträchtigung im Bereich der Bronchien)

!

Mögliche Zeichen der Atemnot
- Ringen nach Luft
- Aufgerichteter Oberkörper
- Arme seitlich abgestützt
- Hervortreten der Atemhilfsmuskulatur am Hals
- Weit geöffneter Mund
- Blaufärbung, zunächst der Lippen und Fingerkuppen
- Nasenflügelatmung (Zeichen für Sauerstoffmangel)

Vorgehen bei Atemnot
- Notruf: 112
- Bei Bedarf mit Erste-Hilfe-Maßnahmen beginnen (▶ S. 414)
- Oberkörper erhöhen
- Fenster öffnen
- Beruhigen
- Individuelle Bedarfsmedikamente einsetzen, z.B. Asthmaspray, Dosieraerosol

Ein Hustenprotokoll kann Aufschluss über auslösende Situationen geben.

Ressourcen
- Kann Sekret gut abhusten
- Bemerkt Kurzatmigkeit
- Bemerkt Bedarf, sich zu schonen
- Achtet auf witterungsgemäße Bekleidung
- Nimmt Sekretolytika verordnungsgemäß ein
- Inhaliert wie angeordnet

! Egal ob Pflegefachkraft oder pflegebedürftiger Mensch: Generell ist es sinnvoll, in die Ellenbeuge oder ein sauberes Taschentuch statt in die Hand zu husten/niesen.

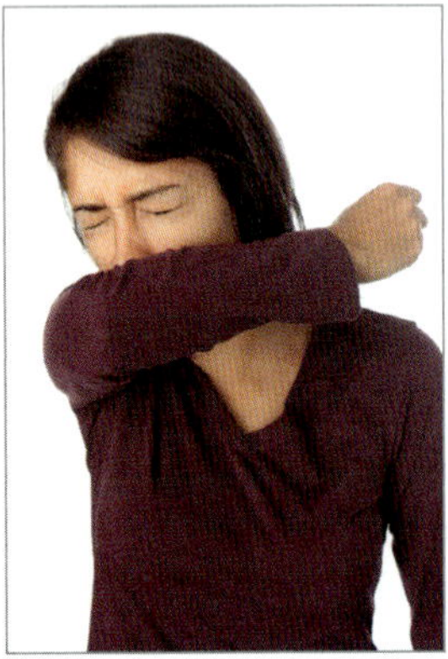

Abb. 2.1:
In die Ellenbeuge zu husten, vermeidet Schmierinfektionen.

Dokumentation der Informationssammlung
- Atemfrequenz, -tiefe, -rhythmus, -geräusche, -geruch und Messdauer
- Zeitpunkt, Dauer, Geräusche und Produktivität des Hustens
- Beschaffenheit, Farbe, Geruch, Beimengungen des Sekrets
- Ggf. Nutzung der Atemhilfsmuskulatur
- Ggf. Begleitsymptome, z.B. Schmerzen, Schonhaltung
- Situationen von Atemnot in der Vergangenheit, ggf. Auslöser und Maßnahmen

! Sputum wird grundsätzlich wie infektiöses Material behandelt.

2.2 Allgemeine Pflegeziele

- Möglichst hohe Lebensqualität und Teilnahme am gesellschaftlichen Leben trotz Einschränkungen der Atmung
- Verbesserter Atemrhythmus
- Störungsfreier Nachtschlaf
- Kann Hilfsmittel einsetzen
- Auf ärztliche Anordnung: ausreichende Sauerstoffzufuhr

2.3 Atemstimulierende Einreibungen

Indikationen
- Körperbewusststein fördern
- Entspannung fördern

- Pneumoniegefahr
- Schmerzhafte Atmung
- Wahrnehmungseinschränkungen

Kontraindikationen
Bei Allergien gegen das zu verwendende Öl: anderes Öl verwenden

Grundsätze
- Allergien vorab klären
- Durchführung durch Bezugspflegefachkraft oder Person, die dem Menschen sympathisch ist

! **Fokus Demenz**
Ein verwirrter Mensch kann die atemstimulierende Einreibung als Übergriff interpretieren. Die Pflegefachkraft nimmt wahr, ob die Pflegeintervention als solche verstanden wird.

Material
- Warmer Raum, ca. 22–23 °C
- Bodylotion oder Öl zum Einreiben
- Ggf. weiches Handtuch, um Ölreste aufzunehmen

! Wegen des hohen Allergierisikos keine ätherischen Öle verwenden.

Vorbereitung
- Oberkörper entkleiden
- Mensch hinsetzen; bei Bettlägerigkeit 135°-Bauchlage
- Fingerringe und Armbänder ablegen

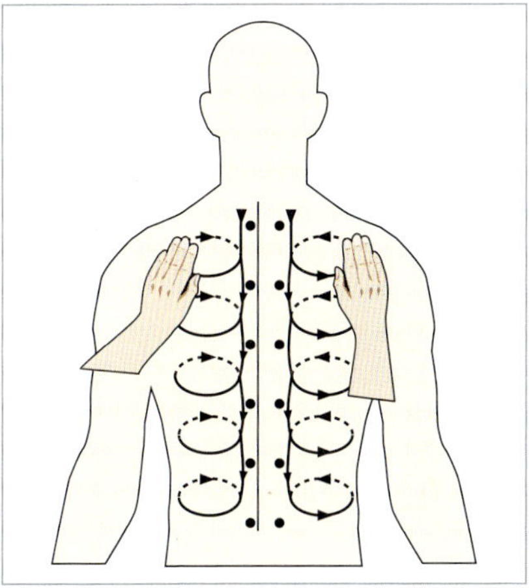

Abb. 2.2:
Atemstimulierende Einreibung. Neben der Wirbelsäule punktuell leichten Druck mit Daumen oder Zeigefinger ausüben.

Durchführung
- Öl in den Handflächen verteilen
- Hände auf die Schultern legen und Atemrhythmus erspüren
- Rücken kreisend vom Nacken bis zum Steiß einreiben (▶ Abb. 2.2, S. 25)
- Unten die Hände abheben, erneut oben auf die Schultern legen
- Vorgang 5–8 mal wiederholen
- Wirbelsäule von oben bis unten sanft ausstreichen

Nachbereitung
- Überschüssiges Öl mit weichem Handtuch abheben
- Ruhe ermöglichen
- Wohlbefinden erfragen bzw. weitestmöglich herstellen

Dokumentation der Pflege
- Zeitpunkt, Art und Reaktion auf die Einreibung
- Verwendete Bodylotion bzw. verwendetes Öl
- Ablehnung von Maßnahmen durch den Pflegebedürftigen und Begründung, sofern bekannt
- Beobachtungen während der Durchführung, z.B. Atemfrequenz, Husten, Auswurf, Schmerz

2.4 Atemunterstützende Lagerungen

Ziel der atemunterstützenden Lagerung ist, alle Lungenareale gut zu belüften und eine Infektion der unteren Atemwege zu vermeiden.

VAT-Lagerungen

Indikationen
- Pneumoniegefährdung
- Bettlägerigkeit/eingeschränkte Bewegungsfähigkeit

Kontraindikationen
- Fehlende Toleranz der Lagerung
- Dekubitus auf der Seite, auf die gelagert werden soll
- Erhöhte Dekubitusgefährdung an Körperstellen, die einen höheren Druck erfahren würden

Grundsätze
- Zum Mitmachen auffordern
- Lagerungsschritte vorab erklären
- Für Sicherheit sorgen, Stürze vermeiden

Material
- 2 Kissen, ca. 20 cm breit; Kissenlänge je nach Oberkörperlänge
- 1 Kissen für den Kopf

Vorbereitung
Bei Bedarf vorab Blase und Darm entleeren lassen

Durchführung
- Kissen im Bett platzieren
- Mensch auf die Kissen legen
- Auf Wunsch zudecken
- Toleranz besprechen bzw. beobachten
- Sicherstellen, dass der Mensch nicht aus dem Bett fallen kann
- Lagerung für 10–30 Min. erhalten, mehrmals täglich wiederholen

Nachbereitung
- Kissen entfernen
- Haut auf Druckstellen prüfen
- Toleranz und Wiederholung der Lage besprechen
- Mensch nach Wunsch bzw. Lagerungsplan (▶ S. 130) positionieren

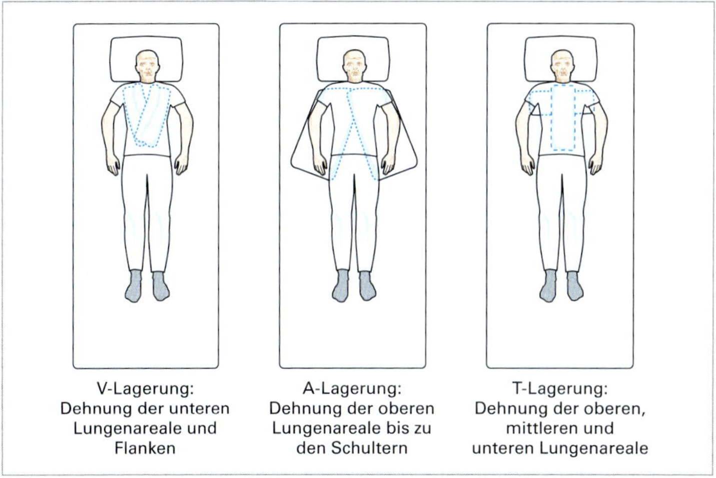

Abb. 2.3: VAT-Lagerungen. V = Dehnung der unteren Lungenareale und Flanken, A = Dehnung der oberen Lungenareale und Schultern, T = Dehnung der oberen, mittleren und unteren Lungenareale.

Halbmondlagerung

Indikationen, Kontraindikationen, Grundsätze und Vorbereitung
▶ VAT-Lagerungen

Material
Flaches Kopfkissen

Durchführung
- Bett flach stellen
- Rechte Handfläche unter den Kopf legen
- Kopf so weit wie möglich zur linken Seite kippen
- Oberkörper weit nach rechts dehnen
- Beine parallel nach links strecken
- Nach 10–30 Minuten zur anderen Seite wechseln

Oberkörperhochlagerung
- Sitzähnliche Position
- Auf nicht zu starke Hüftbeugung achten
- Kissenrolle unter die Knie legen

Seitenlagerung/30°-Lagerung
- Mensch liegt auf der Seite
- Oben liegender Arm liegt leicht angewinkelt vor dem Körper
- Oben liegendes Bein liegt etwas stärker angewinkelt vor dem Körper
- Je nach Vorliebe Kissen unter Arm und/oder Bein legen
- Bei Bedarf Rücken durch Kissen stützen
- Kissen unter den Kopf legen, sodass dieser in grader Linie zum Hals liegt

Kutschersitz

Indikationen
Akuter Asthmaanfall

Grundsätze
- Nur anwenden, wenn der Mensch fähig ist, sich auf dem Stuhl zu halten
- Mensch nicht allein lassen
- Mensch vor Sturz schützen

Material
Stuhl oder nicht zu hoher Sessel

Durchführung
- Oberkörper im Sitzen nach vorn beugen
- Unterarme auf Oberschenkel legen

Nachbereitung
- Beobachten, ob sich der Asthmaanfall zurückbildet, ggf. erneut Kutschersitz anwenden
- Bei fehlender Besserung: Arzt rufen

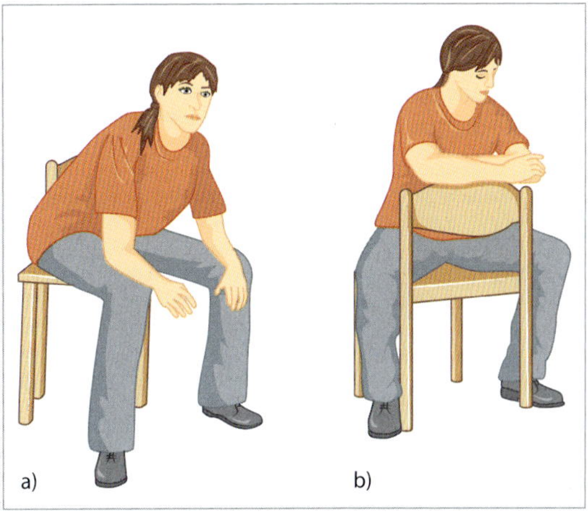

Abb. 2.4: Kutschersitz (a) und Reitersitz (b) zur Dehnung aller Lungenareale.

Dokumentation der Pflege
- Zeitpunkt, Dauer und Art der durchgeführten Lagerung
- Reaktion des Menschen auf die Lagerung
- Sofern kein Lagerungsplan vorliegt: Ort, Art und Beschreibung der platzierten Kissen
- Ablehnung von Maßnahmen durch den Pflegebedürftigen und Begründung, sofern bekannt
- Beobachtungen während der Lagerung, z. B. Atemfrequenz, Husten, Auswurf, Schmerz

2.5 Atemübungen

Lippenbremse ▶ S. 425

Bewusstes Ein- und Ausatmen zur Verbesserung der Lungenbelüftung, auch als co-therapeutische Tätigkeit zur Physiotherapie

Indikationen
- Bettlägerigkeit
- Chronisch-obstruktive Atemwegserkrankungen
- Akute Erkrankung der unteren Atemwege, z. B. Pneumonie

Grundsätze
- Anleiten, Mensch nicht allein lassen
- Hyperventilation (▶ S. 22) vermeiden

Vorbereitung
- Anleiten, im normalen Rhythmus durch Nase ein-, durch Mund auszuatmen, mit gespitzten und halbgeschlossenen Lippen
- Darauf hinweisen, auf den Atem zu achten

Durchführung
- Tiefe der Einatmung anhand der Bauchatmung verdeutlichen
- Zur tieferen Bauchatmung anleiten, einige Male im normalen Rhythmus wiederholen

! Bei Menschen, die eine tiefe Bauchatmung nicht gewöhnt sind, kann diese zu Schwindel führen: Atemtiefe vorsichtig steigern.

- Hände auf den Brustkorb, Daumen an die Flanken legen
- Auffordern, die Hände „wegzuatmen"
- Weitere Atemübungen:
  - SMI-Trainer, z.B. Drei-Ball-Trainer, zur vertieften Einatmung
  - Durch Strohhalm in ein größeres Gefäß, z.B. Litermaß, mit Wasser pusten lassen
  - Wattepusten
  - Luftballons aufpusten
  - Mobilé, z.B. über dem Bett, anpusten

Nachbereitung
Für Ruhe sorgen

Dokumentation der Pflege
- Zeitpunkt und Art der Atemübungen, benötigte Unterstützung
- Anzahl bzw. Dauer der Durchführung
- Probleme und Ressourcen bei der Atmung/den Atemübungen
- Eingesetzte Hilfsmittel und Umgang damit
- Zeitpunkt, Ziel und Art (Demonstration, Unterstützung, Supervision) durchgeführter Anleitungen sowie deren Ergebnis
- Ablehnung von Maßnahmen durch den Pflegebedürftigen und Begründung, sofern bekannt
- Beobachtungen während der Durchführung, z.B. Atemfrequenz, Husten, Auswurf, Schmerz

2.6 Tracheostomapflege und Kanülenwechsel

Der Kanülenwechsel sowie die Versorgung im Notfall hängen von der Art der Kanüle ab und sollten bei **Aufnahme** des Pflegebedürftigen bzw. vor Rückkehr aus der Klinik geklärt werden.

! **Komplikation Herausrutschen der Trachealkanüle**

- Trachealkanüle vorsichtig zurückschieben, ist dies nicht möglich:
  - Weitere Versuche unterlassen, wenn der Mensch spontan atmet
  - Atmet der Mensch nicht spontan: Tracheostoma mit Kompressen zuhalten, mit Beutel/Maske beatmen, Notruf: 112
- Verlegung der Trachealkanüle durch Sekret:
  - Trachealkanüle absaugen
  - Innenkanüle (sofern vorhanden) herausnehmen und reinigen
  - Ggf. Notruf: 112
- Blutung
  - Mit Kompresse komprimieren
  - Cuffdruck erhöhen, um Aspiration von Blut zu vermeiden

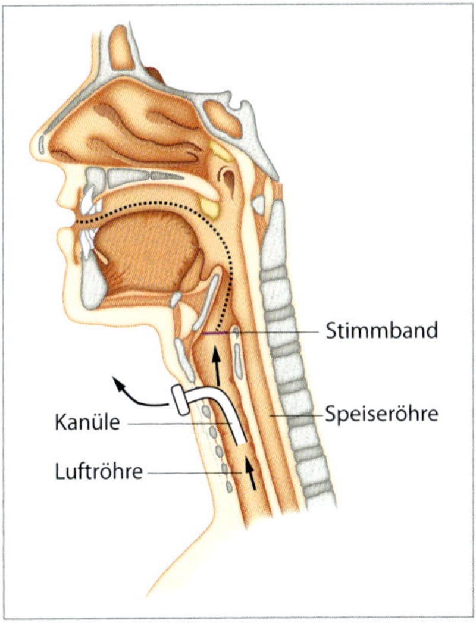

Abb. 2.5: Lage der Trachealkanüle in der Luftröhre.

Tracheostomapflege

Indikationen

Täglich notwendig, um den Atemweg offen und sauber zu halten, bei Bedarf mehrmals täglich wechseln

! Bei infiziertem Tracheostoma zieht die Pflegefachkraft einen Wundmanager hinzu.

Grundsätze

Tracheostomapflege nur durch erfahrene Pflegefachkräfte durchführen, neue Mitarbeiter anleiten

! Verfügt die Trachealkanüle über einen Cuff (Ballon, um die Kanüle zu fixieren), ist dessen Druck regelmäßig mit einem Cuffdruck-Messer zu prüfen und ggf. zu korrigieren, um Druckschäden oder Verrutschen der Kanüle zu vermeiden.

Material

- Je ein Paar sterile und unsterile Handschuhe
- 1 sterile, vorne stumpfe Pinzette
- 2–3 sterile Kompressen
- Sterile Kochsalzlösung 0,9 %
- Ggf. Absauggerät mit 1 Absaugkatheter
- 1 sterile Schlitzkompresse, z.B. Mull oder Metalline
- 1 Kanülenbändchen
- 1 Nierenschale oder Abwurfbeutel
- Ggf. sogenannte „feuchte Nase“
- Ggf. Hautdesinfektionsmittel bei infiziertem Tracheostoma

Vorbereitung

- Pflegebedürftigen hinlegen
- Kopf leicht nach hinten beugen
- Mundschutz und **unsterile** Handschuhe anziehen

Durchführung

- Fixierbändchen vorsichtig lösen, Kanüle ggf. mit einer Hand festhalten, ggf. durch zweite Pflegefachkraft mit Handschuhen
- Alte Kompresse entfernen, größere Sekretmengen ggf. absaugen, Absaugkatheter mit Handschuhen entsorgen
- Hände desinfizieren und **sterile** Handschuhe anziehen
- Wundränder auf Entzündungszeichen und Druckstellen inspizieren
- Wundränder mit Kompressen und NaCl von innen nach außen reinigen:
  - Pro Wischgang eine Kompresse mit Pinzette fassen
  - Bei Infektion Hautdesinfektionsmittel verwenden

! Es darf keine Flüssigkeit ins Tracheostoma eindringen.

- Schlitzkompresse anlegen, Schlitz zeigt zum Kinn
- Kanüle mit Kanülenbändchen sichern
- Feuchte Nase austauschen

Nachbereitung

- Umgebung des Tracheostomas ohne Seife, Watte oder alkoholische Pflegemittel versorgen
- Nassrasur ist der Trockenrasur vorzuziehen, um das Einatmen von Barthaaren zu verhindern, bei Einnahme gerinnungshemmender Medikamente ist das Risiko abzuwägen!

Kanülenwechsel

Indikationen

- Trachealkanüle ist defekt
- Cuff ist defekt
- Kanüle ist verstopft
- Ablauf der vom Hersteller angegebenen maximalen Liegedauer; bei starker Schleimbildung ggf. häufiger wechseln

Material

- 2 Paar sterile Handschuhe
- 1 Paar unsterile Handschuhe
- Weitere Materialien ▶ Tracheostomapflege
- Mund- und Augenschutz
- Absauggerät und -katheter
- Ggf. Trachealspreizer
- Neue Kanüle
- Cuffdruck-Messgerät
- Ggf. Gleitmittel auf Wasserbasis

Vorbereitung

Durchführung Tracheostomapflege (▶ S.32) bis einschließlich Reinigung Wundränder

Durchführung

Die Durchführung des Kanülenwechsels hängt vom Modell ab und ist ärztliche Aufgabe, die an Pflegefachkräfte delegiert werden kann. Ist dies der Fall, bespricht die Pflegefachkraft den Kanülenwechsel zunächst mit dem Arzt bzw. lässt sich von diesem zuvor anleiten.

Dokumentation der Pflege

- Zeitpunkt der Tracheostomapflege bzw. des Kanülenwechsels, ggf. Komplikationen
- Hautzustand, ggf. Entzündungszeichen und/oder Sekret, ggf. Grad der selbstständigen Durchführung
- Ablehnung von Maßnahmen durch den Pflegebedürftigen und Begründung, sofern bekannt
- Zeitpunkt, Ziel und Art (Demonstration, Unterstützung, Supervision) durchgeführter Anleitungen sowie deren Ergebnis
- Beobachtungen während der Durchführung, z.B. Atemfrequenz, Husten, Auswurf, Schmerz

2.7 Inhalation

Inhalationsform	Prinzip	Erreichte Atemwege
Aerosolgerät	Flüssigkeit durch Druckluft verwirbelt	Luftröhre und Bronchien
Dosieraerosol	Medikament durch Treibgas befördert	bis zu den Alveolen (Lungenbläschen)

Tab. 2.4: Verschiedene Formen der Inhalation.

Ziele der Inhalation:
- **Sekretolyse** (Sekret lösen)
- **Spasmolyse** (Verkrampfungen und Schwellungen lösen)
- **Befeuchtung** der Atemwege

Indikationen
- Akute Atemwegserkrankungen
- Chronisch-obstruktive Atemwegserkrankungen
- Prophylaxe von Atemwegsinfekten bei Abwehrschwäche
- Verabreichung von Medikamenten

! Inhalationen mit Medikamenten oder speziellen Geräten nur nach ärztlicher Anordnung anwenden.

Grundsätze

Bei Sekretolyse: Anschließend atemunterstützende Lagerung (▶ S. 26) bzw. Vibrationsmassage (▶ S. 36) anbieten

Aerosolgerät

Material
- Aerosolgerät
- Inhalationsflüssigkeit, z.B. NaCl 0,9 %, ggf. zusätzlich angeordnetes Medikament
- Je nach Fähigkeiten des Menschen Maskenaufsatz oder Mundstück

Vorbereitung
- Ggf. Mund- und Nasenreinigung
- Aufrechte Position

Durchführung
- Gerät mit Inhalationsflüssigkeit und ggf. Medikament befüllen
- Pflegebedürftigen anleiten, das Gerät korrekt zu halten
- Intervallhebel während Einatmung betätigen
- Atempause einlegen und Intervallhebel loslassen
- Durch Nase ausatmen und Vorgang erneut beginnen

! Ein Mundstück sollte vorsichtig zwischen die Schneidezähne genommen werden.

! Auf Hyperventilation achten, ggf. anleiten, langsamer zu atmen. Inhalationsdauer: Bis kein sichtbarer Nebel mehr ausdringt.

Nachbereitung
- Ggf. auf ärztliche Anordnung Vibrationsmassage (▶ S. 36)
- Für Ruhe sorgen, Kälte vermeiden

Dosieraerosol

Material
- Aerosolfläschchen nach Anordnung
- Ggf. Spacer

Durchführung
- Aerosolfläschchen mit den Lippen umschließen bzw. Spacer je nach Modell auf Mund oder Mund und Nase halten
- Sprühstoß abgeben und zur tiefen Einatmung auffordern
- Ohne Spacer: auffordern, ca. 10 Sekunden den Atem anzuhalten, dann normal ausatmen
- Mit Spacer: Nach Herstellerangaben Sekunden oder Anzahl der Atemzüge auszählen, danach Spacer vom Gesicht lösen

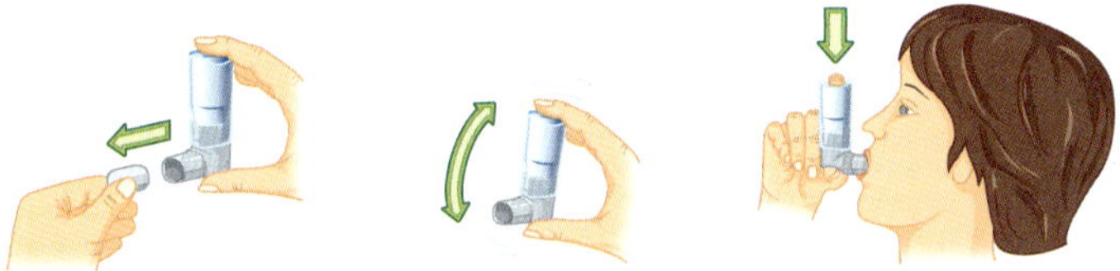

Schutzkappe abnehmen

- Dosieraerosol gut durchschütteln
- ausatmen

auf den Metallbehälter drücken und dabei tief einatmen

Abb. 2.6: Inhalation des Dosieraerosols.

Nachbereitung
Je nach Medikament, z.B. bei Cortison, Mund ausspülen

Dokumentation der Pflege
- Zeitpunkt, Dauer und Art der Inhalation, ggf. Komplikationen
- Verwendete Inhalationslösung
- Reaktion des Menschen auf die Inhalation
- Ablehnung von Maßnahmen durch den Pflegebedürftigen und Begründung, sofern bekannt
- Zeitpunkt, Ziel und Art (Demonstration, Unterstützung, Supervision) durchgeführter Anleitungen sowie deren Ergebnis

2.8 Vibrationsmassage

Die Vibrationsmassage unterstützt auf physikalische Weise die Sekretolyse: Das Sekret wird weiter gelöst und kann abgehustet werden.

Indikationen
- Akute Erkrankung der Atemwege
- Sehr flache Atmung (Atemdepression)
- Bettlägerigkeit
- Pneumonierisiko

Kontraindikationen
- Akuter Herzinfarkt
- Herzrhythmusstörungen
- Blutungen der Atemwege
- Thrombose/Embolie
- Frakturen im Brust- und Rückenbereich

! Nach Schlaganfall und bei Osteoporose: Vibrationsmassage nur nach Rücksprache mit dem Arzt.

Grundsätze
- Auf ausgewogenen Atemrhythmus achten, Hypo- und Hyperventilation vermeiden
- Wirbelsäule aussparen, nicht in die Massagezone einbeziehen

Material
- Vibrationsgerät
- Nierenschale
- Zellstofftücher

Vorbereitung
- Für Sichtschutz sorgen
- Oberkörper entkleiden
- Bei mobilen Menschen: auf die Bettkante setzen, leicht nach vorn beugen, Hände auf die Oberschenkel stützen
- Bettlägerige Menschen mit Kissen in 135°-Bauchlage bringen, Kopfkissen entfernen

Durchführung
- Bei liegender Position mit der unterpolsterten Körperseite beginnen
- Vom unteren zum oberen Rücken und von außen nach innen arbeiten
- Menschen auffordern, bewusst zu husten
- Kurze Unterbrechungen für die Einatmung

Nachbereitung
- Nierenschale und Zellstofftücher bereithalten
- Zum weiteren Abhusten auffordern
- Ggf. Mundpflege (▶ S. 156)

Dokumentation der Pflege

- Zeitpunkt und Dauer der Vibrationsmassage
- Position bei der Vibrationsmassage
- Ablehnung von Maßnahmen durch den Pflegebedürftigen und Begründung, sofern bekannt
- Beobachtungen während der Durchführung, z. B. Atemfrequenz, Husten, Auswurf, Schmerz

2.9 Atemwege absaugen

! Pflegefachkräfte dürfen nur im Notfall ohne ärztliche Anordnung absaugen.

Indikationen

- Problem, Nase, Mundhöhle und/oder Rachenraum selbstständig von Sekret zu befreien
- Schluckstörungen und -lähmungen
- Aspirationsrisiko

Kontraindikationen

Fähigkeit des Menschen, den Mund-Nasen-Rachenraum selbst von Sekret zu befreien

Komplikationen

- Blutung der Schleimhaut
- Fehllage des Absaugkatheters in der Speiseröhre
- Verletzungen
- Bei oralem Absaugen: Brechreiz

Grundsätze

- Absaugkatheter nach einmaliger Verwendung entsorgen
- Sekret wie infektiöses Material behandeln
- Auf Würgereiz achten, Vorgang ggf. abbrechen
- Katheter nie gegen Widerstände einführen
- Absauggerät nie gleichzeitig für mehrere Personen einsetzen

Material

- Handschuhe
- Bei hochinfektiösen Erkrankungen: Mundschutz und Schutzkittel
- Nierenschale für Zahnprothese
- Absauggerät
- Absaugkatheter
- Steriles NaCl 0,9 %

Vorbereitung

- Zahnprothese in Nierenschale ablegen
- Mensch in Oberkörperhochlage bringen

Durchführung

! Werden mit einem Katheter Mund und Nase abgesaugt, beginnt die Pflegefachkraft mit dem Mund.

- Handschuhe anziehen
- Absaugkatheter berührungsfrei auf Absaugschlauch setzen, mit NaCl 0,9 % befeuchten
- Katheter ohne Sog in Nase/Mund einführen, Zäpfchen nicht berühren
- Sogloch mit Finger bedecken
- Katheter mit leichten Drehbewegungen langsam (max. 10 Sek.) herausziehen
- Vorgang bei Bedarf wiederholen
- Katheter um behandschuhte Hand wickeln, Handschuh darüberziehen und alles entsorgen

Nachbereitung
- Ggf. Mund- und/oder Nasenpflege
- Absauggerät nach Herstellerangaben reinigen und desinfizieren

Dokumentation der Pflege
- Zeitpunkt und Tiefe des Absaugens bzw. Zugangsweg (Mund, Nase, Tracheostoma)
- Ggf. Anzahl der Wiederholungen
- Menge, Aussehen und ggf. Geruch des Sekrets
- Ggf. Komplikationen
- Ablehnung von Maßnahmen durch den Pflegebedürftigen und Begründung, sofern bekannt
- Beobachtungen während der Durchführung, z.B. Atemfrequenz, Husten, Auswurf, Schmerz

2.10 Pflege bei erhöhtem Sauerstoffbedarf

! Sauerstoffflaschen sind EU-weit weiß und durch N gekennzeichnet.

Inhalt einer Sauerstoffflasche ermitteln:
- Aktueller Inhalt (l) = Volumen der Flasche (l) × Druck (bar)
- Verbleibende Minuten, für die der Sauerstoff ausreicht =

$$\frac{\text{Aktueller Inhalt (l)}}{\text{zu verabreichende Menge (l/Min.)}}$$

Sauerstoff verabreichen

Indikationen
Unzureichende Sauerstoffsättigung des Blutes bei selbstständiger Atmung

! Eine Sauerstoffmaske erlaubt die höchste Sauerstoffzufuhr.

Grundsätze

! Nur im Notfall dürfen ohne ärztliche Anordnung bis zu zwei Liter Sauerstoff verabreicht werden, bis der Arzt eintrifft.

- Haut, die mit der Sauerstoffbrille/-sonde/-maske in Berührung kommt, regelmäßig auf Druckstellen untersuchen und Schlauchlage wechseln
- Pflaster zur Fixierung der Schläuche regelmäßig wechseln

! Stets darauf achten, dass die Sauerstoffzufuhr nicht durch eine geknickte Leitung behindert wird.

Material

- Sauerstoffflasche
- Druckminderer
- Set mit Aqua dest., um den Sauerstoff anzufeuchten
- Sauerstoffbrille/-sonde/-maske
- Pflaster zur Fixierung

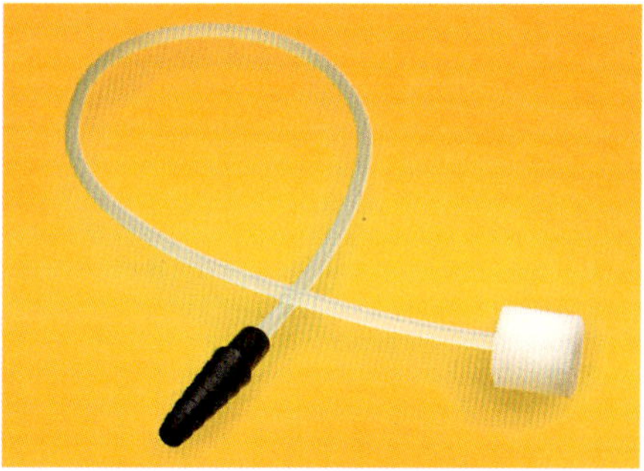

Abb. 2.7: Sauerstoffsonde mit Schaumstoffring zur Vermeidung von Druckstellen und zur Fixierung im Nasenloch.

Vorbereitung

- Druckminderer an der Flasche anbringen
- Ggf. Mund- bzw. Nasenpflege
- Funktionsfähigkeit des Geräts überprüfen

Durchführung

- Sauerstoffsonde/-brille/-maske an der Flasche anschließen
- Sauerstoffzufuhr am Druckregler einstellen
- Sauerstoffbrille/-sonde/-maske umlegen bzw. einführen, je nach Modell bei Bedarf fixieren
- Sauerstoffzufuhr anfangs und danach regelmäßig kontrollieren

Nachbereitung

- Mund- und Nasenpflege
- Auf ärztliche Anordnung weitere Beobachtung der Sauerstoffsättigung

Sauerstoffflasche wechseln

! Je mehr der Mensch auf zusätzliche Sauerstoffzufuhr angewiesen ist, desto rascher muss die Flasche gewechselt werden. Der Wechsel der Sauerstoffflasche darf den Menschen nur so wenig wie möglich beeinträchtigen und sollte gut geplant sein und in Ruhe stattfinden.

Indikationen
- Sauerstoffflasche ist leer
- Sauerstoffflasche ist defekt

Kontraindikationen

Ablehnung der Sauerstoffgabe im Patientenverfügung (▶ S. 473)

Material
- Neue Sauerstoffflasche
- Set zur Befeuchtung des Sauerstoffs

Vorbereitung
- Alle Utensilien so bereitlegen, dass der Flaschenwechsel so schnell wie möglich geschehen kann
- Für ruhige Umgebung sorgen

Durchführung
- Sicherheitsvorschriften des Herstellers beachten
- Hauptventil schließen
- Druckregler öffnen
- Verbindungsschlauch vom Druckregler lösen, dann Druckregler mit Befeuchter abschrauben
- Druckminderer mit frischer Befeuchterflasche auf neue Flasche aufschrauben
- Zuleitungsschlauch an O_2-Sonde/-Brille/-Maske anschließen

Nachbereitung
- Schutzkappe auf Flasche setzen
- Flasche als leer kennzeichnen und wegbringen

Dokumentation der Pflege
- Zustand des Pflegebedürftigen und O_2-Sättigung vor der O_2-Gabe
- Zustand des Pflegebedürftigen und O_2-Sättigung während O_2-Gabe (Dokumentation in regelmäßigen zeitlichen Abständen und bei Auffälligkeiten)
- Verwendete Verabreichungsart (Sauerstoffbrille, -maske, -sonde) und Toleranz durch den Pflegebedürftigen
- Zeitpunkt, zu dem bei Komplikationen der Arzt informiert wurde, Name des Arztes und dessen Anweisungen (▶ S. 239)
- Zeitpunkt und Lokalisation der Fixierung von Hilfsmitteln, z.B. Verlegung der Sauerstoffsonde vom rechten in das linke Nasenloch
- Beobachtung der betroffenen Hautareale, z.B. Druckstellen
- Zeitpunkt, Ziel und Art (Demonstration, Unterstützung, Supervision) durchgeführter Anleitungen sowie deren Ergebnis
- Zeitpunkt, zu dem die O_2-Flasche gewechselt wurde

3 Körperfunktionen aufrechterhalten

3.1 Informationen sammeln

Pflegeprobleme
Reduzierter Allgemeinzustand und reduzierte Leistungsfähigkeit durch:
- Zu hohen oder zu niedrigen Puls bzw. Blutdruck
- Veränderter Körpertemperatur: Fieber oder Hypothermie (▶ S. 427, 434)

Ressourcen
- Versteht individuelle Risikofaktoren und achtet auf notwendige Interventionen
- Überfordert sich nicht
- Kennt seine Grenzen
- Weiß sich dem Wetter und der Körpertemperatur entsprechend zu kleiden

Dokumentation der Informationssammlung
- Herzfrequenz und Situation, in der gemessen wurde
- Systolischer und diastolischer Blutdruck und Situation, in der gemessen wurde
- Körpertemperatur
- Weitere Beobachtungen, z. B. Schweißausbruch, kalte Finger, Unruhe, Schwindel

3.2 Allgemeine Pflegeziele

- Risikofaktoren und Ursachen in Zusammenarbeit mit dem Arzt ermitteln: z. B. Medikamente, Infektion, Ernährungszustand
- Tachykardie und Hypertonie durch körperliche Überforderung vermeiden
- Wohlbefinden fördern
- Bradykardie und Hypotonie vermeiden, wenn die Ursache hierfür körperliche Unterforderung oder mangelnde Bewegung ist
- Körpertemperatur im Normbereich halten, Hypothermie bzw. Fieber frühzeitig erkennen

3.3 Puls messen

- **Pulsfrequenz:** Schläge innerhalb einer bestimmten Zeiteinheit, in der Regel innerhalb einer Minute
- **Pulsqualität:** Stärke der Pulsschläge, hart, weich oder fadenförmig
- **Pulsrhythmus:** Regelmäßigkeit der Pulswellen (Herzrhythmusstörungen ▶ S. 269)

! Herzschlag, der nicht als Pulswelle spürbar ist = Pulsdefizit

Pulsfrequenz	Bezeichnung	Beispiele für mögliche Ursachen	Symptome
< 60 Schläge pro Minute	Bradykardie, zu langsamer Puls	• Herzinfarkt • Schlafapnoesyndrom • Medikamente, z. B. Schlafmittel • Leistungssportler	• Schwindel • Übelkeit • Synkope
60–100 Schläge pro Minute	Normokardie, normaler Puls		
> 100 Schläge pro Minute	Tachykardie, zu schneller Puls	• Störungen der Erregungsleitung • Herzinsuffizienz • Hyperthyreose • Fieber • Schock • psychische Erregungszustände	je nach Ursache, z. B. • Unruhe • Atemnot • Schwindel • Schwäche • Synkope • kardiogener Schock

Tab. 3.1: Verschiedene Pulsfrequenzen und ihre Bedeutung.

Bezeichnung	Charakteristik	Bedeutung
Arrhythmie	unregelmäßige Pulswellen	• Störung der Erregungsleitung • Herzklappenerkrankungen • Schilddrüsenerkrankung
Extrasystolie	zusätzliche Herzaktionen in geringem Umfang bei jedem Menschen normal	• Herzerkrankungen • Medikamentennebenwirkung
Bigeminus, auch Zwillingspuls genannt	doppelte Pulswellen	• Überdosierung von Digitalispräparaten • koronare Herzkrankheit
Asystolie	fehlender Herzschlag	• Herzstillstand

Tab. 3.2: Rhythmusstörungen des Puls.

Indikationen

- Herz- und/oder Lungenerkrankung
- Sonstige akute Erkrankung, mit oder ohne Fieber
- Schwindel, Übelkeit
- Sauerstoffgabe
- Schock, Bewusstlosigkeit
- Stoffwechselentgleisung, z. B. Hypoglykämie
- Vergiftung

Kontraindikationen

Der Puls sollte nicht in außergewöhnlich anstrengenden Situationen oder nach sehr langer Ruhephase gemessen werden. Ausnahme: ärztliche Anordnung, um Mini- und Maximalwert zu erkennen.

3

Grundsätze

- Messsituation bedenken: nach körperlicher Anstrengung sind Puls und Blutdruck generell höher, nach körperlicher Schonung niedriger
- Erste Pulsmessung am linken und rechten Handgelenk; Differenzen ggf. dem Arzt melden
- Puls immer zur gleichen Tageszeit messen

! Im Notfall Puls an der Halsschlagader messen!

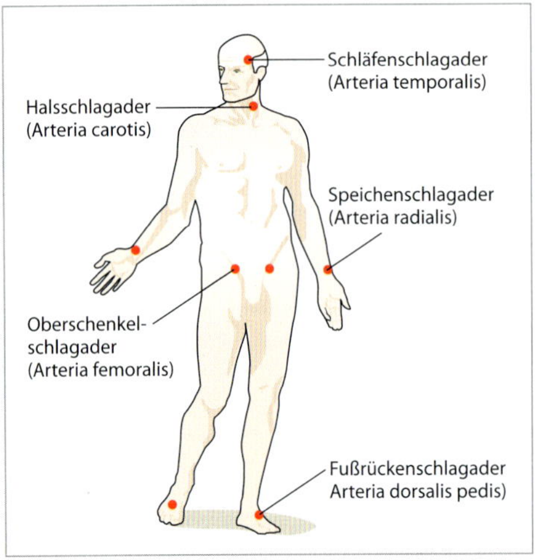

Abb. 3.1: Zentrale und periphere Pulsmesspunkte.

Material

Pulsuhr oder Uhr mit Sekundenzeiger

Vorbereitung

- Zeitfenster auswählen, in dem der Mensch weder körperlich überlastet noch unterfordert ist
- Mensch entspannt hinsetzen oder legen

Durchführung

- Puls mit Zeige-, Mittel und Ringfinger ertasten
- Leichten Druck auf die Arterie ausüben
- Pulswellen über exakt 15 Sek. zählen und mit 4 multiplizieren, um Minutenwert zu errechnen
- Puls über exakt 60 Sek. auszählen bei:
  - Neuaufnahme
  - Herz-Kreislauf-Erkrankungen
  - Sehr langsamem Puls
  - Unregelmäßigem Pulsrhythmus
- Pulsrhythmus und -qualität (Stärke des Puls) beobachten (S. 42)

! Bei unplausiblen oder unklaren Werten: Messung am anderen Handgelenk wiederholen.

! **Fokus Demenz**
Pulsmessung an der Hand kann als „an die Hand nehmen“ missverstanden und als unangemessen angesehen werden. Eine kurze, verständliche Erklärung der Maßnahme ist wichtig.
Puls nach Möglichkeit nicht in Phasen mit starkem Bewegungsdrang messen oder diese beim Messwert dokumentieren.

Nachbereitung
Besondere Auffälligkeiten dem Arzt melden.

Dokumentation der Pflege
- Zeitpunkt der Messung und beobachtete Pulsfrequenz, -qualität und beobachteter Pulsrhythmus
- Begleiterscheinungen, z. B. Zittern, Schwitzen
- Besonderheiten der Situation, z. B. andere Position, vorherige Anstrengung
- Ablehnung von Maßnahmen durch den Pflegebedürftigen und Begründung, sofern bekannt

3.4 Blutdruck messen

Hypertonie ▸ S. 267, Hypotonie ▸ S. 270

- **Systolischer Wert:** erster hörbarer Wert, kurz vor Auswurf des Blutes, maximale Anspannung.
- **Diastolischer Wert:** letzter hörbarer Wert, Erschlaffung vor neuer Füllungsphase, minimale Anspannung.
- **Blutdruckamplitude:** Differenz zwischen den o. g. Werten, in der Regel <50 mmHg.

Indikationen
- ▸ S. 43
- Arteriosklerose
- Sehstörungen
- Gabe von Antihypertonika (▸ S. 457)

Kontraindikationen
- Keine Blutdruckmessung an geschwollenen, entzündeten, verwundeten oder gelähmten Extremitäten
- Nach Brustamputation grundsätzlich an der anderen Seite messen, Gefahr des Lymphödems

Grundsätze

- ▸ S. 44
- Beim ersten Mal Blutdruck am rechten und linken Arm messen, Differenzen dem Arzt melden, später am Arm mit dem höheren Wert messen
- Blutdruck immer am selben Arm in der gleichen Position messen

Material

- Blutdruckmessgerät mit integriertem oder separatem Stethoskop
- Manschettengröße: ca. ¾ des Oberarms sollten umschlossen sein

Vorbereitung

- Luft aus der Blutdruckmanschette lassen, Ventil schließen
- Oberarm entkleiden oder Ärmel nach oben schieben, wenn er nicht eng anliegt
- Manschette anlegen; 2,5 cm Abstand zur Ellenbeuge halten
- Arm auf Herzhöhe bringen

! **Fokus Demenz**
Das Umbinden der Blutdruckmanschette kann als Einengung oder „Anbinden“ fehlinterpretiert werden; durch verständliche Information kann vorgebeugt werden.

Durchführung

- Manschette unter gefühltem Radialispuls (am Handgelenk) aufpumpen
- Weitere 30 mmHg aufpumpen, wenn der Radialispuls nicht mehr ertastbar ist
- Stethoskop aufsetzen
- Ventil vorsichtig lösen, 2–3 mmHg pro Sekunde ablassen
- Manometer beobachten:
  - Wert beim ersten Ton merken
  - Wert beim letzten Ton merken
- Restliche Luft entweichen lassen

! Arteriosklerose kann zu einem Strömungsgeräusch führen. Das deutliche Abnehmen des Geräuschs gilt als Messpunkt für den diastolischen Blutdruck.

Palpatorische Messung, wenn der systolische Wert nicht zu hören ist: Puls halten, während die Luft aus der Manschette entweicht. Der tastbare Puls entspricht dem systolischen Wert. Der diastolische wird in diesem Fall nicht gemessen.

! Bei Messfehler mindestens 2 Minuten Pause vor der erneuten Messung einhalten.

Nachbereitung

Auffällige Werte dem Arzt melden

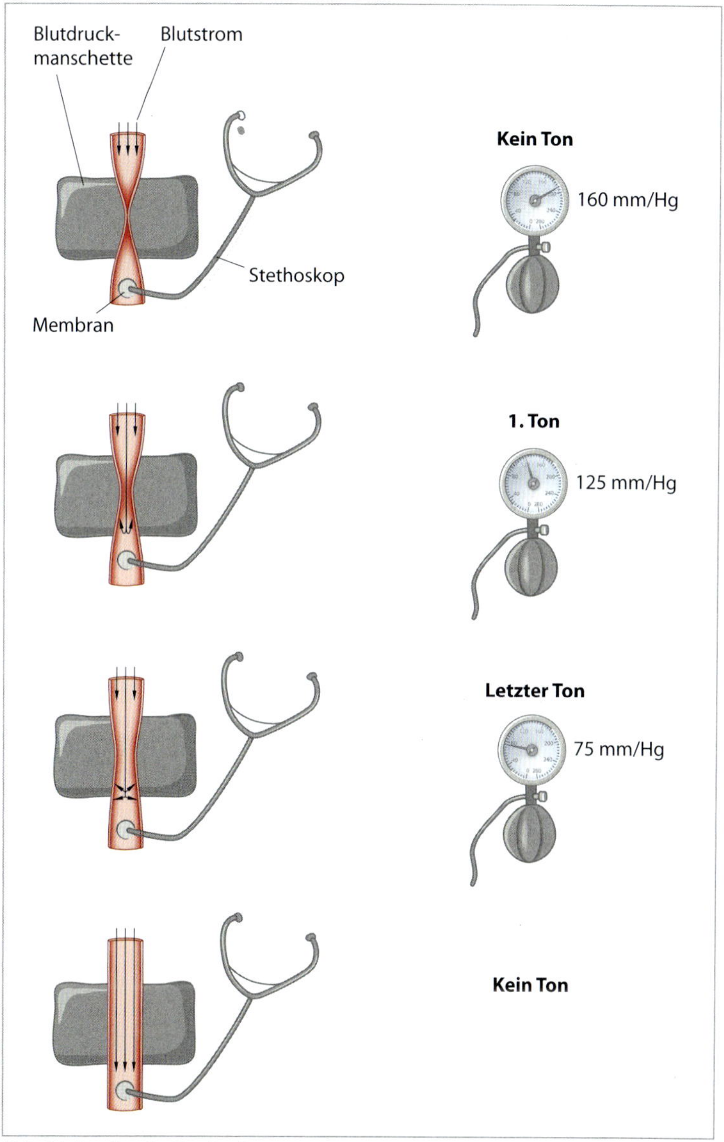

Abb. 3.2: Stadien der Blutdruckmessung.

3

Dokumentation der Pflege

- Nach der ersten Messung: an welchem Arm wurde in welcher Haltung gemessen?
- Erhobener Blutdruckwert und Zeitpunkt der Messung
- Vorhergehende Umstände, z. B. körperliche Aktivität
- Begleiterscheinungen, z. B. Zittern, Schwitzen
- Ablehnung von Maßnahmen durch den Pflegebedürftigen und Begründung, sofern bekannt

3.5 Temperatur messen

Hypothermie ▶ S. 434, Temperaturstadien und Vorgehen bei Fieber ▶ S. 427

Messorte	Normbereiche in °C
Aurikuläre Messung (Messung im Gehörgang)	36,5–37,5 Wegen der Qualitätsunterschiede unter den Ohrthermometern sind die Normbereiche der Herstellerangaben zu beachten.
axillare Messung (Messung in der Achsel)	36,0–37,0
rektale Messung (Messung im Anus)	36,5–37,5
sublinguale Messung (Messung im Mund unter der Zunge)	36,2–37,2

Tab. 3.3: Temperatur-Messorte und -Normwerte. (auch ▶ Abb. 3.3, S. 50)

Fiebertyp	Charakteristika
kontinuierliches Fieber	Temperatur mehrere Tage um 39 °C, schwankt um ca. 1 °C. Ursache: z. B. Endokarditis (Entzündung der Herzinnenhaut)
remittierendes Fieber	starke Temperaturschwankungen, mind. 37,5 °C, wiederkehrende Fieberspitzen. Ursache: z. B. Harnwegsinfekt
intermittierendes Fieber	Fieberspitzen und normale Körpertemperatur wechseln, Hypothermie möglich. Ursache: z. B. eitrige Entzündung
Rückfallfieber	mehrtägige Fieberschübe, unterbrochen von fieberfreien Tagen. Ursache: z. B. Borreliose

Tab. 3.4: Fiebertypen und ihre Erkennungszeichen.

Indikationen

- Akute Erkrankung bzw. reduzierter Allgemeinzustand
- Allgemeines Krankheitsgefühl, Kopf- und Gliederschmerzen
- Schwäche, Müdigkeit, Appetitlosigkeit, großer Durst
- Hitze- und Kälteempfindung
- Erhöhter Muskeltonus
- Erhöhte Temperatur in den letzten Stunden
- Tachykardie und Tachypnoe

Grundsätze
- Genau ausweisen, wo die Temperatur ermittelt wurde, damit die Körperkerntemperatur feststeht
- Körperliche Anstrengung ab 30 Minuten vor der Messung vermeiden

Material
- Fieberthermometer
- Desinfektionsmittel oder -tuch zur anschließenden Reinigung
- Thermometerschutzhülle

Vorbereitung
Je nach Messort in die richtige Position bringen

Durchführung

!
- Bei Messung unter der Zunge: Mindestens 15 Minuten vor der Messung keine heißen Speisen oder Getränke aufnehmen.
- Wegen des massiven Eingriffs in die Intimsphäre wird die rektale Messung möglichst vermieden. Um die ganz korrekte Körperkerntemperatur zu ermitteln, ist die rektale Messung allerdings notwendig.
- Bei Erkrankungen im HNO-Bereich ist die aurikuläre Messung im Ohr nicht sinnvoll. Hörgeräte sollten einige Minuten vor der Messung entfernt werden.

- Thermometer einschalten, Anzeige abwarten und Thermometer einführen:
  - Unter die Zunge (links oder rechts neben das Zungenbändchen)
  - In die Achselhöhle mit angelegtem Arm
  - Mit Schutzhülle rektal
  - Vor den Gehörgang mit Schutzhülle
- Infrarotthermometer für die aurikuläre Messung (im Ohr) nach Herstellerangabe im richtigen Winkel auf den Gehörgang setzen
- Messdauer entsprechend des Gerätes abwarten, die meisten Geräte geben Alarm, wenn die Messung beendet ist
- Thermometer entfernen
- Pflegebedürftigen ggf. wieder in gewünschte Position bringen

Nachbereitung
Bei erhöhter Körpertemperatur: grundsätzlich auch Puls messen (▶ S. 42)

Dokumentation der Pflege
- Messwert und -ort
- Beobachtete Auffälligkeiten, z. B. Zittern, starkes Schwitzen
- Begleiterscheinungen, z. B. Zittern, Schwitzen
- Ablehnung von Maßnahmen durch den Pflegebedürftigen und Begründung, sofern bekannt

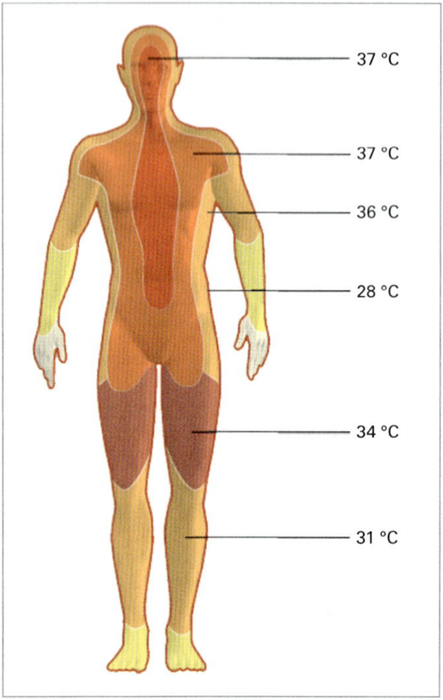

Abb. 3.3: Temperaturverteilung im Körper.

4 Sich ernähren

4

Mangelernährung: erhebliche Unterversorgung mit Energieträgern und/oder lebenswichtigen Stoffen, entstanden durch zu geringe Nahrungszufuhr oder erhöhten Kalorienverbrauch.

Kachexie: Auszehrung mit allgemeiner Atrophie und Körpergewicht ≥20 % unter der Norm.

Anorexie, Anorexia nervosa: Verlust des Appetits oder des Verlangens nach Nahrung. Bei länger andauernder Anorexie lässt das Hungergefühl nach, es kommt zu schweren körperlichen Schäden.

Anorexia senilis: im Alter auftretende Appetitlosigkeit.

Marasmus: Schwäche aufgrund mangelnder Ernährung.

Marasmus senilis: Altersschwäche aufgrund physiologischer Altersvorgänge.

Kostform	Beispiele	Indikation
Vollkost	(Vollkorn-)Brot, Gemüse, Obst, Milchprodukte – alle Lebensmittel in ausgewogenem Verhältnis	Normalgewicht bei gesunden Menschen
leichte Vollkost	leicht verträgliche Lebensmittel; nicht: Zitrusfrüchte, sehr fette oder süße Speisen, blähende Lebensmittel	Magen-Darm-Erkrankungen
passierte Kost	Lebensmittel, die passiert werden können; nicht: Fisch mit Gräten, Fleisch mit kleinen Knochen	fehlendes Kauvermögen, Schluckprobleme
hochkalorische Kost	spezielle Trinknahrung	massives Untergewicht, zehrende Erkrankungen
Aufbaukost	mit kleinen Schlucken Wasser beginnen, dann kleine Nahrungsmengen, mild gewürzt, fett-, säure- und zuckerarm	nach Magen-Darm-Infekten, nach Nahrungskarenz
Diätkost	je nach Erkrankung	z.B. Diabetes, Nahrungsmittelallergien
Wunschkost	Kost nach Wunsch des Pflegebedürftigen	z.B. bei starkem Appetitmangel

Tab. 4.1: Verschiedene Kostformen, Beispiele und Indikationen.

4.1 Informationen sammeln

Pflegeprobleme

- Unzureichende bzw. übermäßige Nahrungs-/Energiezufuhr und/oder Flüssigkeitsaufnahme
- Mangelernährung/unausgewogene Ernährung
- Schluckprobleme/erhöhtes Aspirationsrisiko
- Vergisst zu essen/zu trinken
- Benötigt spezielle Diät/hält diese nicht ein

- Unterstützungsbedarf bei der Nahrungs-/Flüssigkeitsaufnahme oder -zubereitung
- Mag/verträgt die hiesigen Lebensmittel nicht, Appetitmangel
- Ist auf Sondennahrung angewiesen
- Unangenehme Ess-Umgebung, z.B. Lautstärke, unappetitlich essende Tisch-/Zimmernachbarn
- Starke Unruhe, hoher Bewegungsdrang, z.B. bei Demenz

! Pflegeprobleme so konkretisieren, dass eine fremde Pflegefachkraft genau versteht:
- Wann isst/trinkt der Mensch was und wie viel davon?
- Was und wie viel sollte er essen/trinken?
- Welche Lebensmittel sind für den Menschen tabu?
- Wo liegen die Probleme bei der Nahrungsaufnahme?

Ressourcen
- Guter Ernährungszustand, angemessene Nahrungs-/Flüssigkeitszufuhr
- Kann selbstständig Nahrung/Getränke aufnehmen
- Meldet sich bei Hunger/Durst
- Isst gern bestimmte Nahrungsmittel (je nach Unter- oder Übergewicht)
- Kennt die eigene Diät
- Verträgt das Essen gut
- Isst/trinkt gern mit bestimmten Ritualen, z.B. Zuprosten, Knabbereien beim Fernsehen

! **Fokus Demenz**
Speisen, die der Mensch aus seiner Kindheit und Jugend kennt, können eine Ressource sein, wenn der Mensch ansonsten wenig isst. Frühere Essgewohnheiten können wieder an Bedeutung gewinnen.

Weitere Informationen
- Bisherige Ess- und Trinkgewohnheiten
- Gewohnte Ess-/Trinksituation
- Bisherige Rituale
- Gewicht und Body-Mass-Index (▶ S. 67), Gewichtsverlauf in den letzten 6 Monaten
- Ödeme
- Hautturgor (Spannungszustand der Haut)
- Veränderung der Kleidergröße in den letzten Monaten

! Auch wenn sich keine Auffälligkeiten bei der Ernährung zeigen, wiederholt die Pflegefachkraft die Ernährungsanamnese nach 3 Monaten. Treten Probleme auf, wiederholt sie sie früher.

Detaillierte Ernährungsanamnese

! Zeigen sich in den o.g. Bereichen Probleme, fragt die Pflegefachkraft konkreter nach, um detailliert zu bestimmen, wo die Ursache für die Mangelernährung liegt.

- 3–5 Tage lang Nahrungs- und Trinkmahlzeiten beobachten:
  - Zeitpunkt
  - Art der Lebensmittel
  - Angebotene und verzehrte Menge
  - Haupt- oder Zwischenmahlzeit
- Risikofaktoren beobachten [23]:
  - Körperliche oder geistige Einschränkungen
  - Fehlender Appetit, Ablehnung von Nahrungsmitteln
  - Ungünstige Ess-/Trinkumgebung
  - Unpassendes Angebot an Getränken/Nahrungsmitteln
  - Erhöhter Flüssigkeits- oder Nährstoffbedarf
  - Soziale Situation

Dokumentation der Informationssammlung

- Zeitpunkt der Informationssammlung, Zeitpunkt für die nächste Ernährungsanamnese
- Ernährungszustand, ggf. BMI, Ursachen für Mangelernährung (sofern bekannt)
- Übliche Anzahl und Zeitpunkte der Mahlzeiten
- Lieblingslebensmittel und -getränke
- Getränke und Lebensmittel, gegen die Abneigungen/Allergien vorliegen
- Unterstützungsbedarf beim Essen/Trinken
- Übliche Essumgebung/-situation

4.2 Allgemeine Pflegeziele

- Ausreichende Flüssigkeits-, Energie- und Nährstoffzufuhr
- Mahlzeiten schmecken und sind gut verträglich
- Erhält Unterstützungsbedarf bei Appetit
- Diät wird eingehalten
- Hält sein Gewicht/nimmt ... kg zu/nimmt ... kg ab
- Fühlt sich mit der Tischgemeinschaft wohl
- Autonomie wird unterstützt

! Eine Mangelernährung zu beheben, ist meistens ein interdisziplinäres Ziel, an dem Pflegefachkräfte, Arzt, Diätassistentin und ggf. weitere Berufsgruppen mitarbeiten.

4.3 Bei der Nahrungs- und Flüssigkeitsaufnahme unterstützen

Indikationen
- Eingeschränkte motorische Fähigkeiten, Geschirr oder Besteck zu halten
- Unzureichende Nahrungsaufnahme
- Ungezügelte Nahrungsaufnahme
- Zeichen der **Dehydratation**:
  - Erhöhter Durst
  - Stark konzentrierter Urin
  - Reduzierter Hautturgor
  - Trockener Mundraum
  - Hypotonie

! Auf Phasen von erhöhtem Nährstoff- bzw. Flüssigkeitsbedarf achten, z.B. bei übermäßiger Bewegung oder starkem Schwitzen.

- Zeichen der **Hyperhydratation** (zu hohe Flüssigkeitszufuhr):
  - Glatte, glänzende Haut
  - Ödeme
  - Hypertonie
  - Reduzierte Diurese (Urinausscheidung)

Kontraindikationen
- Fähigkeit, selbstständig zu trinken/zu essen – auch wenn es etwas länger dauert oder der Mensch ohne Besteck bzw. mit ungewöhnlichem Besteck isst
- Ausgeprägte Gefahr, sich zu verschlucken oder Nahrung zu aspirieren

Grundsätze
- Nahrung/Getränke nicht zu schnell/zu langsam anreichen, sich der Geschwindigkeit des Menschen anpassen
- Reihenfolge der Speisen bzw. Speisen und Getränke nach Wunsch des Menschen
- Heißes Essen nicht „kalt pusten"
- Von „anreichen", nicht von „füttern" sprechen
- Auf Zeichen von Hunger/Durst auch außerhalb der Mahlzeiten achten
- Lieblingsgeschirr, z.B. vertraute Tasse, verwenden
- Einsatz von Schnabelbecher sehr kritisch prüfen, nie generell anwenden

Unterstützung bei der Nahrungsaufnahme

! **Fokus Demenz**
Kann ein Mensch nicht mit Messer und Gabel umgehen, kann ein Löffel hilfreich sein. Etliche Speisen können auch mit den Händen gegessen werden, wenn der Mensch dies möchte. Die Pflegefachkraft achtet auf die Temperatur der Speisen und leitet den Menschen an, sich vor der Mahlzeit gründlich die Hände zu waschen.

Material
- Hilfsmittel je nach Indikation, z.B.:
  - Besteck für Linkshänder
  - Besteck mit besonderem Griff
  - Rutschfeste Unterlage für Teller
  - Teller mit erhöhtem Rand
- Speisen und Getränke
- Serviette

Vorbereitung
- Klären, wo der Mensch Unterstützung benötigt
- Klären, wann der Mensch etwas essen möchte und was er essen möchte, ggf. motivieren
- Appetit/Hunger erfragen
- Ggf. Händewaschen im Bett ermöglichen
- Mensch in Sessel oder auf Stuhl setzen; bei Bettlägerigkeit annähernd rechtwinklig aufrichten
- Sitz der Zahnprothese prüfen
- Serviette nach Bedarf anlegen

!
- Im Sinne der aktivierenden Pflege übernimmt die Pflegefachkraft nur Tätigkeiten, die der Mensch nicht allein bewältigen kann. Sie unterstützt ihn bei Bedarf und trainiert mit ihm seine Selbstfürsorgefähigkeiten.
- Bei langsamen Essern ggf. Teil der Mahlzeit zunächst warmstellen.
- Prüfen, ob Medikamente vor, während oder nach der Mahlzeit eingenommen werden müssen, ob ein zeitlicher Abstand zum Essen notwendig ist oder Medikamente nicht mit bestimmten Speisen oder Getränken kombiniert werden dürfen.

Durchführung
- Teller bzw. Tasse/Glas in Sichtweite stellen bzw. anreichen
- Umgang mit Hilfsmittel demonstrieren, anleiten, unterstützen
- Bei komplettem Unterstützungsbedarf:
  - Speisen portionsgerecht auf Besteck geben

! Zu heißes Essen niemals „kalt pusten" – aus hygienischen Gründen!

  - Besteck so in den Mund führen, dass die Speise gut aufgenommen werden kann

! Aus dem Mund herauslaufende Nahrung mit der Serviette aufnehmen

  - Den Menschen in Ruhe kauen und schlucken lassen
  - Nächsten Bissen erst anbieten, wenn der Mund leer ist
  - Sättigungszeichen beachten und Mahlzeit beenden
- Mund- und Zahnpflege anbieten

Nachbereitung
- Menschen in gewünschte Position bringen
- Bei unzureichender Nahrungs-/Flüssigkeitsaufnahme nach 1–2 Stunden Zwischenmahlzeit anbieten

Unterstützung bei der Flüssigkeitsaufnahme

! Für eine Flüssigkeitszufuhr von 1,5 l am Tag reicht es nicht, zu drei Hauptmahlzeiten zu trinken. Die Pflegefachkraft bietet nach einem festgelegten Plan über den Tag verteilt immer wieder Getränke an.

Material

! Getränke stets in erreichbarer Nähe und in einem Gefäß, mit dem der Mensch umgehen kann, bereithalten.

- Geeignetes Trinkgefäß bzw. Hilfsmittel bereitstellen
- Getränke, die der Mensch mag, ggf. Rücksicht auf Diät
- Ggf. Serviette

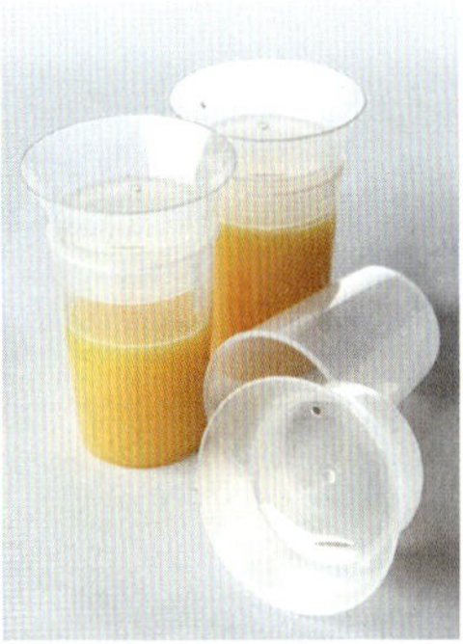

Abb. 4.1: Trinkbecher mit Auslaufschutz lassen eine normale Trinkhaltung des Mundes zu, ermöglichen einen natürlicheren Trinkvorgang als Schnabeltassen und erinnern weniger an Kindergeschirr.

Vorbereitung

- Mensch in sitzende oder zumindest halb aufrechte Position bringen
- Unterstützungsbedarf klären
- Klären, was der Mensch trinken möchte
- Trinkfähigkeiten und deren Entwicklung im Auge behalten, Hilfsmittel anpassen
- Auf angemessene Trinktemperatur der Getränke achten

Durchführung

- Kopf bei Bedarf stützen
- Hände zum Trinkbecher, dann zum Mund führen, um zu vermitteln, dass es etwas zu trinken gibt
- Getränk in kleinen Mengen aus dem Gefäß trinken lassen bzw. in den Mund geben
- Zeit lassen, das Getränk zu schlucken
- Geschmack und Temperatur des Getränks erfragen, ggf. korrigieren
- Ggf. motivieren, mehr zu trinken, Bedeutung der Flüssigkeitszufuhr erklären

Nachbereitung

- Wunsch nach nächster Trinkpause erfragen bzw. vereinbaren
- Mensch in ursprüngliche Position bringen

Unterstützung bei Kau- und Schluckproblemen

! Um bei Kau- und Schluckproblemen zu unterstützen, muss die Pflegefachkraft die Ursachen des Problems kennen.

Material

Den Fähigkeiten angepasste Speisen

! Die Pflegefachkraft erfragt und beobachtet, mit welchen Speisen der Mensch am besten zurechtkommt. Sie bespricht mit dem Arzt, ob der Einsatz eines Logopäden sinnvoll ist.

Vorbereitung

- Mensch in die individuell beste Lage bringen
- Sitz der Prothese prüfen
- Bei akuten Infektionen: Mundraum inspizieren
- Ruhige Umgebung schaffen
- Geeignete Speisen bereitstellen

Durchführung

- Kleine Portionen anreichen bzw. auffordern, nur kleine Portionen zu sich zu nehmen
- Ausreichend Zeit zum Kauen und Schlucken geben
- Erfragen, wie der Mensch mit der Speise zurechtkommt, ggf. Konsistenz anpassen

Nachbereitung

- Besprechen, was gut, was weniger gut geklappt hat
- Besprechen, was an den Speisen verbessert werden kann
- Ggf. Einsatz anderer/neuer Hilfsmittel besprechen und diese zur nächsten Mahlzeit beschaffen
- Loben, wenn etwas gut geklappt hat

Dehydratationsprophylaxe

Definition: Aufrechterhaltung eines ausgewogenen Flüssigkeitshaushalts. Zeichen einer Dehydratation ▶ S. 55. Folgen sind: Bewusstseinstrübung, reduzierter Allgemeinzustand, Hypotonie (▶ S. 270), Stoffwechselstörung durch mangelnde Ausscheidung harnpflichtiger Substanzen.

Material

- Trinkprotokoll
- Trinkgefäße bzw. Gefäße für Getränke mit Mengenangabe

Vorbereitung

Feste Trinkpausen einplanen, z.B.:

- Vor/nach der Grundpflege
- Ein- bis zweimal zwischen Frühstück und Mittagessen
- Vor/nach/während Gruppenaktivitäten
- Ein- bis zweimal zwischen Mittag- und Abendessen
- Bei der Abendbeschäftigung, z.B. vor dem Fernseher

! Werden Trinkpausen nur spontan eingelegt, kann dies dazu führen, dass der Mensch zu wenig Getränke erhält, wenn er ansonsten einen geringen Pflegebedarf aufweist.

Durchführung

- Informieren:
  - Über Bedeutung des ausgewogenen Flüssigkeitshaushalts
  - In welchen Formen Flüssigkeit aufgenommen werden kann
  - Welche Flüssigkeitsmenge die üblichen Trinkgefäße enthalten
  - Wie viel Flüssigkeit in 24 Stunden notwendig ist
- Beobachtung der motorischen Fähigkeit beim Trinken
- Beobachtung des Schluckverhaltens
- Anleiten:
  - Zum Führen des Trinkprotokolls
  - Zum Umgang mit Hilfsmitteln
- Hilfestellung beim Trinken (▶ S. 57)

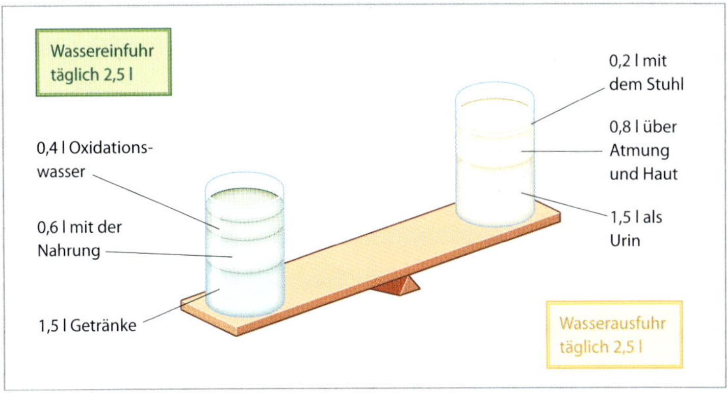

Abb. 4.2: Flüssigkeitsbilanz.

Nachbereitung

- Trinkprotokoll pro Schicht einmal prüfen, ggf. zusätzliche Trinkmahlzeit anbieten
- Ein- und Ausfuhr bilanzieren (▶ Abb. 4.2, S. 59):
  - Zur Einfuhr zählen: Getränke, Sondennahrung, sehr flüssige Speisen, Infusionsflüssigkeit
  - Zur Ausfuhr zählen: Urin, Schweiß, Erbrochenes, Stuhl, Drainageflüssigkeit
  - Positive Bilanz = Einfuhr > Ausfuhr
  - Ausgeglichene Bilanz = Einfuhr ist gleich oder bis zu 200 ml größer als Ausfuhr
  - Negative Bilanz = Einfuhr < Ausfuhr

! Wurden Flüssigkeitsmengen geschätzt, ist dies anzugeben.

- Bei nicht in den Griff zu bekommender Dehydratation oder kritischem Zustand: Arzt informieren

Vorgehen bei Hyperhydratation

Ursachen einer Hyperhydratation können sein:

- Herzerkrankungen
- Erkrankungen der Niere

! Eine Hyperhydratation kann zu massiven Wassereinlagerungen führen und eine Flüssigkeitsbegrenzung notwendig machen.

Material

- Schriftlich durch Arzt angeordnete Flüssigkeitsobergrenze in 24 Std.
- Trinkprotokoll

Vorbereitung

Pflegebedürftigen informieren, wie viel Flüssigkeit er zu sich nehmen darf

! **Fokus Demenz**
Getränke ggf. außer Reichweite aufbewahren.

Durchführung

- Mit dem Menschen besprechen:
  - Wann er am meisten Durst hat
  - Zu welchen Zeiten er auf Flüssigkeitszufuhr verzichten kann
- Plan für Trinkpausen und Trinkprotokoll anlegen
- Trinkprotokoll führen, ggf. anleiten und dem Menschen überlassen

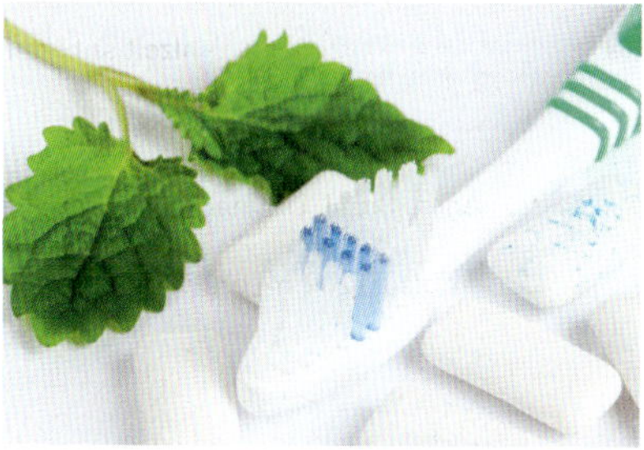

Abb. 4.3: Bei strikter Flüssigkeitsbegrenzung kann durch zuckerfreie Kaugummis ein trockener Mund vermieden werden. Beim Zähneputzen ist darauf zu achten, dass das Wasser zum Nachspülen nicht getrunken wird und eine Zahncreme verwendet wird, die die Mundschleimhaut möglichst wenig austrocknet.

Nachbereitung
- Trinkprotokoll einmal pro Schicht sichten, Trinkpausen und -menge anpassen
- Ein- und Ausfuhr bilanzieren (▶ Abb. 4.2, S. 59)
- In Absprache mit dem Arzt regelmäßig Gewicht ermitteln (▶ 4.4)

Dokumentation der Pflege
- Zeitpunkt und Ergebnis der Ernährungsanamnese, Zeitpunkt für die nächste Überprüfung
- Selbstständigkeit bei der Nahrungs- und Flüssigkeitsaufnahme sowie Fort- und Rückschritte, ggf. Erinnerungsbedarf
- Besonderes Material und wie der Mensch damit zurechtgekommen ist
- Lagerung des Menschen bei der Nahrungs-/Flüssigkeitsaufnahme und wie der Mensch damit zurechtgekommen ist
- Ablehnung von Maßnahmen durch den Pflegebedürftigen und Begründung (sofern bekannt)
- Beobachtete Zeichen einer Dehydratation bzw. Hyperhydratation
- Zeitpunkt, zu dem der Mensch bei der Nahrungs-/Flüssigkeitsaufnahme unterstützt wurde
- Menge, Art und Zeitpunkt der aufgenommenen Lebensmittel bzw. Getränke
- Ggf. Absprachen, wann der Mensch weiteressen/-trinken möchte
- Auffälligkeiten im Mundraum mit Aussehen, Größe, ggf. Schmerz
- Beobachtetes Schluckverhalten
- Trinkprotokoll führen
- Zeitpunkt, Ziel und Art (Demonstration, Unterstützung, Supervision) durchgeführter Anleitungen sowie deren Ergebnis

4.4 Mangelernährung

Definition: „Anhaltendes Defizit an Energie und/oder Nährstoffen im Sinne einer negativen Bilanz zwischen Aufnahme und Bedarf mit Konsequenzen und Einbußen für Ernährungszustand, physiologische Funktion und Gesundheitszustand." (Definition des Deutschen Netzwerks für Qualitätsentwicklung in der Pflege [23], in Anlehnung an die Deutsche Gesellschaft für Ernährungsmedizin.)

! Auch übergewichtige Menschen können eine Mangelernährung haben, z.B. wenn sie von bestimmten Nährstoffen zu wenig erhalten.

Energiebedarf

Kalorienbedarf = Grundumsatz × PAL-Wert (PAL = Physical Activity Level)

Grundumsatz

Definition: Energiebedarf, den der Körper schon bei völliger Ruhe hat.

- Grundumsatz von Frauen in Kcal: (11,2 × Gewicht) – (3,47 × Alter) + 770
- Grundumsatz von Männern in Kcal: (11,2 × Gewicht) – (3,47 × Alter) + 1010

Einflussfaktor	Einfluss auf Grundumsatz	Erläuterung
Alter	↓	• abnehmende Stoffwechselleistungen • sinkender Muskelanteil • zunehmender Fettanteil
Geschlecht	Männer ↑	mehr Muskelanteil, d.h. höhere Stoffwechselaktivität
	Frauen ↓	höherer Fettanteil, d.h. bessere Wärmespeicherung
Körperoberfläche	↑	Wärmeverlust durch Abstrahlung
Körpergröße, -gewicht	↑	• Muskelmasse steigt mit der Körpergröße und dem Gewicht • besseres Verhältnis von Volumen zu Oberfläche
Krankheiten	↑: Fieber, Schilddrüsenüberfunktion	gesteigerter Stoffwechsel
	↓: Depression, Schilddrüsenunterfunktion	reduzierter Energiebedarf, reduzierter Stoffwechsel
Klima	Sommer ↓	Wärmezufuhr von außen
	Winter ↑	Wärmeverlust

Tab. 4.2: Faktoren, die den Grundumsatz beeinflussen.

Leistungsumsatz

Definition: Energiebedarf, der für körperliche und geistige Aktivitäten oder auch zur Krankheitsbewältigung benötigt wird. Für die Berechnung wird der sogenannte PAL-Wert (Physical Activity Level) zugrunde gelegt (Tab. 4.2).

Aktivität	PAL-Wert
Nachtruhe	0,95
hohes Alter und stark eingeschränkte Aktivität	1,2
normale Alltagsaktivität im Alter	1,4
Schüler oder Berufstätige mit überwiegend sitzender Tätigkeit	1,6–1,7
Hausfrauen oder Berufstätige mit überwiegend stehender Tätigkeit	1,8–1,9
starke körperliche Anstrengung	2,0–2,4

Tab. 4.3: Verschiedene PAL-Werte.

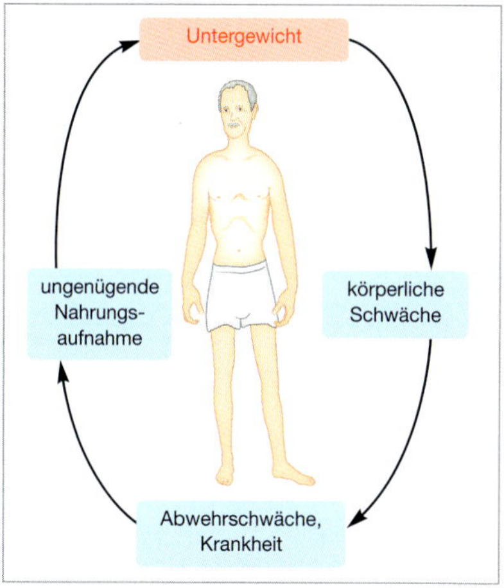

Abb. 4.4: Kreislauf der Mangelernährung.

Nähr- und Mineralstoffbedarf

Energie liefernde Nährstoffe	Frauen ≥ 65 Jahre	Männer ≥ 65 Jahre
Eiweiß	44 g/Tag	54 g/Tag
Fett	30 % der zugeführten Energie	30 % der zugeführten Energie
Kohlenhydrate	mindestens 50 % der zugeführten Energie, möglichst in Form von Mehrfachzuckern wie Stärke	mindestens 50 % der zugeführten Energie, möglichst in Form von Mehrfachzuckern wie Stärke

Tab. 4.4: Bedarf an Energie liefernden Nährstoffen. [12, 15, 16]

Mineralstoff	Bedarf/ Tag	Vorkommen	Wirkung/Beteiligung
Kalzium	1000 mg	• Milch, Käse • Gemüse • Nüsse	• Knochenaufbau • Blutgerinnung • Erregungsleitung im Nervensystem
Phosphor	700 mg	• Fleisch, Fisch • Milchprodukte • Hülsenfrüchte	• Knochenaufbau • Energietransport
Magnesium	350 mg (Männer) 300 mg (Frauen)	• Fleisch, Fisch • Gemüse • Nüsse	• Erregungsleitung im Nervensystem • Aktivierung von Enzymen
Natrium	550 mg	• Speisesalz • Käse • Wurstwaren, Konserven • Brot	• Wasserhaushalt • Erregungsleitung im Nervensystem • osmotischer Druck
Kalium	2000 mg	• Gemüse • Obst • Hülsenfrüchte, • Reis	• Wasserhaushalt • Erregungsleitung im Nervensystem • osmotischer Druck • Herztätigkeit
Chlorid	830 mg	• Speisesalz • Wurstwaren, Konserven • Brot	• Magensäure • osmotischer Druck
Eisen	10 mg	• Fleisch, Leber • Eigelb • Hülsenfrüchte • Gemüse	• Sauerstofftransport
Jod	180 µg	• Seefisch • Eier • Zusatz zu Speisesalz und Backwaren	• Schilddrüsenfunktion
Fluorid	3,8 mg (Männer) 3,1 mg (Frauen)	• schwarzer Tee • Zusatz z. T. zum Trinkwasser	• Zahnschmelzerhalt
Zink	10 mg (Männer) 7 mg (Frauen)	• Fleisch • Käse • Getreide • Nüsse	• Aktivierung von Enzymen • Insulin • Eiweißaufbau
Selen	30–70 µg	• Fleisch, Fisch • Eier • Knoblauch	• Immunsystem • Schutz der Zellmembranen

Tab. 4.5: Täglicher Mineralstoffbedarf bei Erwachsenen ab 65 Jahren. [14]

Vitamin	Bedarf/Tag	Vorkommen	Funktion
Vitamin A (Retinol, fettlöslich)	1,0 mg (Männer) 0,8 mg (Frauen)	• Leber, Eigelb • Karotten, grünes Gemüse, Tomaten • Aprikosen	• Sehvorgang • Zellwachstum • Immunsystem
Vitamin D (Calciferole, fettlöslich)	20 µg	• Fettfische • Eigelb	• Knochenaufbau
Vitamin E (Tocopherole, fettlöslich)	12 mg (Männer) 11 mg (Frauen)	• Pflanzenöl • Vollkornprodukte • Nüsse • grünes Gemüse	• Schutz der Zellmembranen • Immunsystem
Vitamin K (fettlöslich)	80 µg (Männer) 65 µg (Frauen)	• grünes Gemüse • Milchprodukte • Fleisch, Eier • Getreide, Obst	• Blutgerinnung • Knochenstoffwechsel
Vitamin B_1 (Thiamin, wasserlöslich)	1 mg	• Fleisch • Vollkornprodukte • Hülsenfrüchte • Kartoffeln	• Kohlenhydrat- und Eiweißstoffwechsel • Nervensystem
Vitamin B_2 (Riboflavin, wasserlöslich)	1,2 mg	• Milchprodukte • Eier, Fleisch, Fisch • Vollkornprodukte	• Energiegewinnung in den Zellen
Vitamin B_5 (Pantothensäure, wasserlöslich)	6 mg	• Eigelb, Fleisch, Fisch • Milchprodukte • Vollkornprodukte • Hülsenfrüchte	• alle Stoffwechselvorgänge
Vitamin B_6 (Pyridoxin, wasserlöslich)	1,4 (Männer) 1,2 (Frauen)	• Fleisch, Fisch • Gemüse • Hülsenfrüchte • Kartoffeln • Vollkornprodukte	• Energie- und Kohlenhydratstoffwechsel • Immunsystem
Vitamin B_{12} (Cobalamine, wasserlöslich)	3 µg	• ausschließlich tierische Lebensmittel • mikrobiell vergorene Produkte	• Zellwachstum • Blutbildung
Vitamin C (Ascorbinsäure, wasserlöslich)	100 mg	• Obst, Fruchtsäfte • Gemüse • Kartoffeln	• Antioxidans • Kollagenaufbau • Eisenaufnahme
Niacin	13 mg	• Fleisch, Eier, Fisch • Milchprodukte • Gemüse • Vollkornprodukte	• Energiegewinnung in den Zellen
Biotin	30–60 µg	• Leber, Eigelb • Soja • Vollkornprodukte • Pilze • Nüsse	• Kohlenhydrat- und Fettstoffwechsel • Eiweißabbau
Folsäure	400 µg	• Blattgemüse • Vollkornprodukte • Kartoffeln • Hülsenfrüchte	• Zellteilung • Eiweiß- und Fettstoffwechsel • Blutbildung

Tab. 4.6: Täglicher Vitaminbedarf bei Erwachsenen ab 65 Jahren. [14]

Flüssigkeitsbedarf

! Rund 1,5 l Flüssigkeit sollte ein älterer Mensch täglich durch Getränke zu sich nehmen. Rund 0,7 l sollte er über die Nahrung aufnehmen. [13]

Mangelernährung vermeiden

Indikationen/Zeichen und Risikofaktoren einer Mangelernährung

- Mangelnder Hunger/Appetit
- Probleme bei Nahrungsbeschaffung/-zubereitung/-aufnahme
- Ungewohntes oder geschmackloses Essen
- Erkrankungen mit verminderter Nährstoffaufnahme oder erhöhtem Nährstoffbedarf
- Nebenwirkungen von Medikamenten
- Einsamkeit
- Ungewohnte Essenszeiten
- Fehlende Unterstützung trotz Hilfebedarf

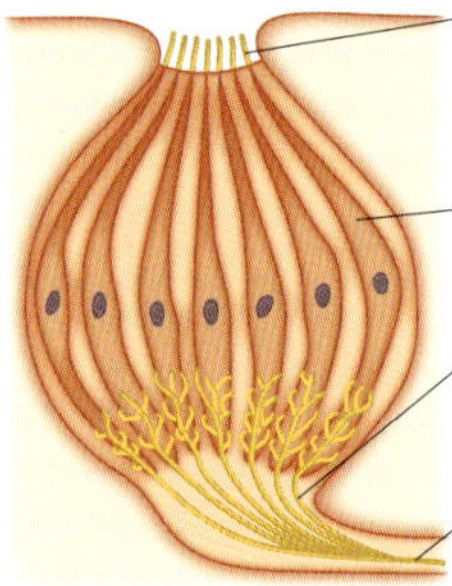

Abb. 4.5: Geschmacksknospe: Wenn es nicht schmeckt, essen die meisten Menschen weniger.

Kontraindikationen

Möchte ein sterbender Mensch keine Nahrung/Getränke zu sich nehmen, sollte er nicht dazu überredet werden. Die Pflegefachkraft bietet ihm jedoch sein Lieblingsgetränk und Wunschkost an. Sie achtet auf seine Bedürfnisse und übernimmt für ihn bei Bedarf die Mundpflege, die bei fehlender Nahrungszufuhr ggf. häufiger notwendig ist. Hat der Mensch in einem Patiententestament Regelungen für seine Ernährung getroffen, sind diese zu beachten.

Grundsätze

- Je nach Ursache andere Berufsgruppen – z.B. Arzt, Diätassistentin, Ergotherapeutin, Logopädin, Hauswirtschafterin – hinzuziehen
- Beobachtungen und Veränderungen trägt die Pflegefachkraft ins interdisziplinäre Team

- Maßnahmenplan erstellen:
  - Benötigte Hilfsmittel sowie deren Einführung und Einsatz
  - Zeitpunkte und Einnahmesituation von Haupt- und Zwischenmahlzeiten
  - Umgebung bei der Nahrungsaufnahme optimieren
  - Lebensmittel, die auf dem Speiseplan stehen sollen

! Mitunter ist ein durch die Diätassistentin erstellter Kostplan notwendig.

- Gewicht kontrollieren
- Ernährungsplan erstellen (▶ S. 68)
- Ess- und Trinkprotokoll führen (S. 68)

! Allgemein ist förderlich:

- Speisen und Getränke appetitlich anrichten
- Mahlzeiten am Tisch und in Gesellschaft
- Störfaktoren während der Mahlzeit vermeiden
- Wunschkost
- Häufige kleine Mahlzeiten
- Snacks und Getränke in Reichweite stellen
- Essstationen mit Fingerfood für Menschen mit erhöhtem Bewegungsdrang [23]

Gewichtskontrolle

! Die MDK-Prüfungsrichtlinien sehen vor, mindestens einmal monatlich das Gewicht des Pflegebedürftigen zu ermitteln.

In Relation zur Körperlänge gibt das Gewicht einen ersten Anhaltspunkt, ob ein zu hoher oder zu niedriger Nährstoffbedarf vorliegt. Hierzu wird der Body-Mass-Index (BMI) berechnet, sofern die Körpergröße des Menschen sicher ermittelt werden kann.

$$\text{BMI} = \frac{\text{Körpergewicht in kg}}{(\text{Körpergröße in m} \times \text{Körpergröße in m})}$$

! Ab dem 65. Lebensjahr gilt ein BMI zwischen 24 und 29 als wünschenswert, da Gewichtsverluste schwerer auszugleichen sind. Relevant ist zudem die gewohnte Konstitution des Menschen: Wie war seine bisherige Statur?

Material

- Waage, die der Bewegungsfähigkeit des Menschen gerecht wird, z. B. Sitzwaage, Lifterwaage
- Je nach Waage hygienische Unterlage, z. B. Einwegunterlage für die Sitzwaage

Vorbereitung

- Rhythmus für Gewichtskontrolle festlegen
- Mechanische Waage zuvor austarieren

Durchführung
- Nach dem Aufstehen Blase und ggf. Darm entleeren lassen
- Entkleiden
- Unterlagen, z.B. auf Sitzwaagen, vom ermittelten Gewicht abziehen

! Wird der Mensch nicht unbekleidet gewogen, sollte er beim Wiegen möglichst immer die gleiche oder ähnlich schwere Kleidung tragen.

Nachbereitung
- Ggf. Maßnahmen, z.B. Kostplan oder Essprotokoll, anpassen
- Bei kritischem Gewichtsverlust: Arzt informieren

Ernährungsplan erstellen

Vorbereitung
- Ziel des Ernährungsplans besprechen
- Festlegen, wann die Effektivität des Plans überprüft werden soll

Durchführung
- Festlegen, welche Speisen nicht auf dem Ernährungsplan stehen sollen:
  - Wegen Abneigungen
  - Weil sie nicht zur Diät passen
- Besprechen, welche Speisen in Maßen bzw. in größeren Mengen auf dem Ernährungsplan stehen sollten
- Zeiten für Haupt- und Zwischenmahlzeiten festlegen
- Speisen- und Getränkewechsel besprechen, z.B. süß und herzhaft, kalt und warm
- Ernährungsplan ggf. mit Diätassistentin besprechen bzw. von ihr freigeben lassen

Nachbereitung
- Angestrebtes Ergebnis überprüfen
- Zufriedenheit mit dem Ernährungsplan besprechen
- Ernährungsplan bei Bedarf anpassen

Ess- und Trinkprotokoll führen

Material
Protokollbogen

Vorbereitung
- Festlegen, ob Speisen und/oder Getränke protokolliert werden sollen
- Festlegen, wann das Protokoll überprüft werden soll
- Protokollbogen anlegen
- Mensch ggf. anleiten, diesen selbst zu führen

Durchführung
- Je nach Ziel Protokoll ausfüllen
- Führt der Mensch das Protokoll selbst: beobachten, ob er damit zurechtkommt

Nachbereitung

- Protokoll in regelmäßigen Abständen, z.B. nach 24 Stunden, auswerten
- Einschätzung des Menschen erfragen
- Besprechen, wo es Probleme gibt und was gut geklappt hat
- Auffälligkeiten mit dem Arzt besprechen
- Maßnahmen- und Kostplan bei Bedarf anpassen

Dokumentation der Pflege

- Zeitpunkt und Ergebnis der Ernährungsanamnese, Zeitpunkt für die nächste Überprüfung
- Errechneter Energiebedarf
- Faktoren, die die Nahrungs- und Flüssigkeitsaufnahme des Menschen fördern, z.B. Gesellschaft, Lieblingsspeisen
- (Interdisziplinär) festgelegter Maßnahmen- und Ernährungsplan
- Zeitpunkt und Ergebnis von Gewichtskontrollen, ggf. Besonderheiten, die das Gewicht beeinflussen, z.B. Bekleidung, vorausgegangene Flüssigkeitsaufnahme
- Ess- und Trinkprotokoll führen
- Ablehnung von Maßnahmen durch den Pflegebedürftigen und Begründung, sofern bekannt
- Zeitpunkt, Ziel und Art (Demonstration, Unterstützung, Supervision) durchgeführter Anleitungen sowie deren Ergebnis

4.5 Magensonde

Indikationen

- Unfähigkeit zu schlucken
- Bewusstlosigkeit
- Medikamentenverabreichung
- Magensaft ableiten

Kontraindikationen

- Fehlende Einwilligung des Menschen, wenn sich dieser noch äußern kann
- Kann sich der Mensch nicht mehr äußern:
  - Patiententestament beachten, sofern vorhanden, sonst
  - Interdisziplinäre ethische Fallbesprechung unter Einbezug der Angehörigen
- Bedarf an enteraler Ernährung, der voraussichtlich über einen längeren Zeitraum bestehen wird (▶ PEG-Sonde, S. 73)

Grundsätze

- Stelle des Fixierungspflasters regelmäßig wechseln
- Auf Druckstellen am Sondeneintritt in die Nase achten, Sondenlage ggf. wechseln
- Keinen Zug auf die Sonde ausüben
- Sondenkost nur im Kühlschrank lagern (nicht in der Tür!)
- Sondenkost 24 Stunden nach Anbruch entsorgen
- Ernährungsprotokoll führen

Magensonde legen

! Eine transnasale Magensonde zu legen ist eine ärztliche Aufgabe, die an eine Pflegefachkraft delegiert werden kann, wenn diese entsprechend ausgebildet ist.

Material
- 1 Paar Einweghandschuhe
- 1 Sonde
- Steriles Gefäß mit sterilem NaCl 0,9 %
- Plastikpinzette
- Schleimhautanästhetikum
- Stethoskop
- Leere, zum Sondenaufsatz passende Spritze
- Abwurfschale und Zellstofftücher
- Wasserfester Stift und Pflaster zum Fixieren

Vorbereitung
- Ggf. Mund- und Nasenpflege
- Zahnprothese entfernen
- Schleimhaut nach Anordnung anästhesieren

Durchführung
- Sondenlänge abmessen (Abb. 4.6)
- Mensch in halb sitzende Position bringen
- Sonde befeuchten und vorsichtig in die Nase schieben
- Zum Schlucken auffordern

! Sonde niemals gegen Widerstand anschieben.
Hustet der Pflegebedürftige: Sonde zurückziehen.

- 20–30 ml Luft in den Magen geben, währenddessen Lage durch Stethoskop überprüfen
- Austrittspunkt der Sonde mit einem wasserfesten Stift markieren

! Bei bewusstlosen Menschen kann die Sonde unbemerkt in die Trachea (Luftröhre) gelangen, deshalb werden Sonden bei bewusstlosen Menschen durch den Arzt gelegt.

Nachbereitung
- Mund- bzw. Nasenpflege anbieten
- Mensch in ursprüngliche Lage bringen
- Sondenlage regelmäßig kontrollieren

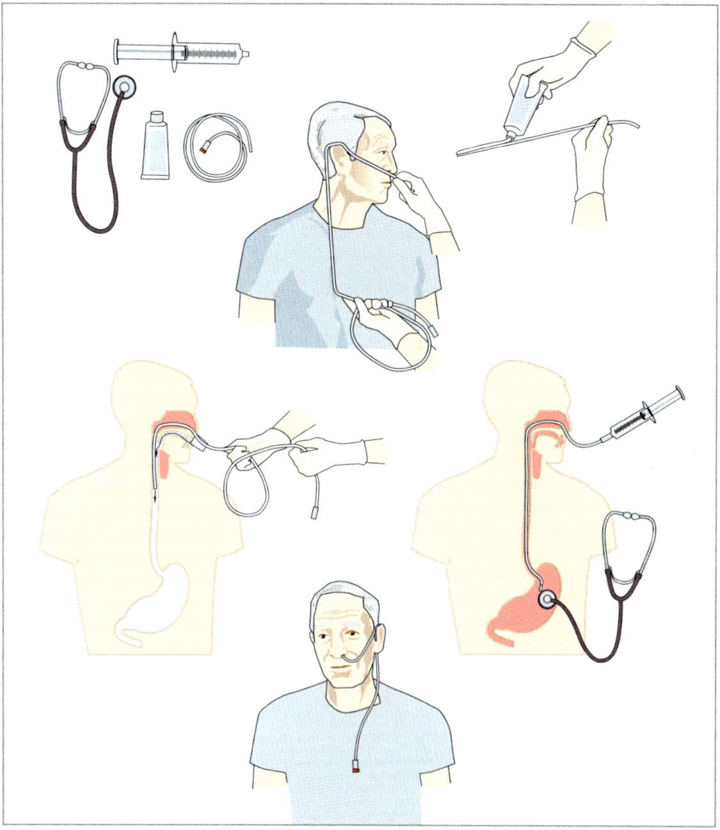

Abb. 4.6: Die Sondenlänge wird vom Epigastrum (unter dem Brustbein) zum Ohr und von dort zur Nasenspitze gemessen.

Nahrung verabreichen

Material

- Zu verabreichende Nahrung
- Sondenspritze oder Ernährungspumpe mit passendem System
- Glas mit lauwarmem Wasser

Vorbereitung

- Ggf. Geschmacksrichtung der Sondennahrung absprechen
- Ärztlich angeordnete Sondennahrung gut schütteln und ggf. anwärmen
- Sondenlage prüfen (▸ Abb. oben, S. 70)

Durchführung

! Eine Sondenmahlzeit sollte etwa so lange dauern wie eine normale Mahlzeit.

- Pflegebedürftigen halb aufrecht hinsetzen
- Sondennahrung langsam per Spritze in die Sonde geben
- Sonde mit lauwarmem Wasser durchspülen
- Sonde verschließen

Nachbereitung

Oberkörperhochlagerung möglichst noch 20–30 Minuten beibehalten

Arzneimittel per Sonde verabreichen

! Arzneimittel dürfen nur nach ärztlicher Anordnung über die Sonde verabreicht werden. Nicht alle Medikamente sind für die Verabreichung per Sonde geeignet!

Material

- Medikament
- Spritze
- Zur Zerkleinerung von Tabletten:
  - Mörser und Stößel
  - Wasser, ggf. abgekocht

Vorbereitung

- Tabletten im Mörser mit dem Stößel zerreiben
- Wasser zugeben und mit Tablettenmehl vermengen
- Wasser und Tabletten rückstandslos mit der Spritze aufnehmen
- Flüssige Medikamente direkt mit der Spritze aufziehen

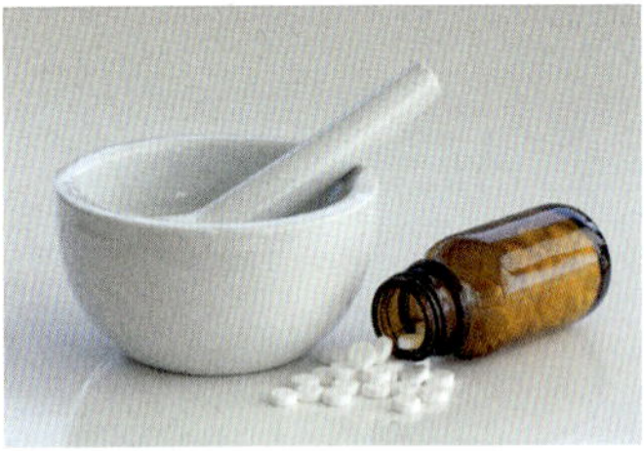

Abb. 4.7:
Der Mörser ist nach der Medikamentenzubereitung sorgfältig zu säubern, damit keine Rückstände hinterlassen werden.

Durchführung

- Sondenlage überprüfen (▶ oben)
- Sonde mit leicht warmem Wasser spülen
- Aufgelöstes Medikament mit Spritze über die Sonde geben
- Sonde mit leicht warmem Wasser spülen, bis alle Medikamentenreste aus der Sonde entfernt sind

Nachbereitung
Sonde verschließen

Dokumentation der Pflege
- Zeitpunkt, zu dem die Magensonde gelegt wurde
- Zustand der Haut, an der die Magensonde fixiert wurde
- Zeitpunkt, zu dem die Fixierung der Magensonde erneuert/gewechselt wurde
- Zeitpunkt, zu dem die Sondenlage kontrolliert wurde, und Ergebnis der Kontrolle
- Aufgenommene Sondennahrung: Art, Menge, Zeitpunkt
- Zeitpunkt der Medikamentengabe
- Ablehnung von Maßnahmen durch den Pflegebedürftigen und Begründung, sofern bekannt
- Zeitpunkt, Ziel und Art (Demonstration, Unterstützung, Supervision) durchgeführter Anleitungen sowie deren Ergebnis
- Zeitpunkt, zu dem eine Magensonde entfernt wurde, und Begründung

4.6 PEG-Sonde

Indikationen
Längerfristige enterale Ernährung

Kontraindikationen
▸ S. 69

Grundsätze
- Mundpflege nicht vergessen
- Im Sinne der aktivierenden Pflege auf Fähigkeiten zur oralen Nahrungsaufnahme achten

Verbandwechsel

- Frische Wunde nach PEG-Anlage: täglicher Verbandwechsel
- Später: zweimal wöchentlich Verbandwechsel

Material
- Einweghandschuhe
- 1–2 sterile Kompressen
- NaCl 0,9 %
- 1 sterile Schlitzkompresse
- Pflaster zum Fixieren
- Abwurfschale

Vorbereitung
Pflasterverband abnehmen

Durchführung
- Fixierklammer lösen, Platte leicht verschieben
- Wundbereich von innen nach außen mit NaCl-getränktem Tupfer reinigen

- Wunde beurteilen
- Sonde ca. 2 cm vorschieben, dann wieder zurückziehen
- Fixierklammer befestigen
- Bei Sekretion Schlitzkompresse zwischen Haut und Platte legen
- Sonde ohne Knick mit Pflaster fixieren

Nahrung verabreichen

! Vollbilanzierte Sondennahrung dient einer vollständigen enteralen Ernährung. Teilbilanzierte Sondennahrung ergänzt die orale Ernährung.

Material
- Spritze passend zum Aufsatz der Sonde
- Sondennahrung
- Spritze zum Nachspülen
- Becher mit lauwarmem Wasser
- Ggf. Nahrungspumpe mit entsprechendem Schlauchsystem

Vorbereitung
- Bei Nahrungspumpe: Schlauchsystem nach Herstellerangaben mit Sondennahrung befüllen
- Sondennahrung gut schütteln

Durchführung
- Bei Nahrungspumpe: Schlauchsystem an die Sonde anschließen, Nahrungspumpe einstellen
- Bei Verabreichung per Spritze:
  - Spritze mit Sondennahrung füllen
  - Spritze auf Sonde aufsetzen und Klemme lösen
  - Nahrung in der Geschwindigkeit einer normalen Mahlzeit in die Sonde geben
  - Bei zwischenzeitlichem Absetzen der Spritze: Sondenklemme schließen
- Sonde zum Schluss mit lauwarmem Wasser spülen

Nachbereitung
- Sonde ohne Zug und hygienisch unter die Kleidung legen
- Oberkörperhochlagerung nach Möglichkeit noch 20–30 Minuten beibehalten

Arzneimittel verabreichen ▶ S. 72

Dokumentation der Pflege
- Zeitpunkt des Verbandwechsels an der Einstichstelle
- Zustand der Einstichstelle
- Aufgenommene Sondennahrung: Art, Menge, Zeitpunkt
- Ablehnung von Maßnahmen durch den Pflegebedürftigen und Begründung, sofern bekannt
- Zeitpunkt, Ziel und Art (Demonstration, Unterstützung, Supervision) durchgeführter Anleitungen sowie deren Ergebnis

5 Ausscheiden

5.1 Informationen sammeln

Beobachtungsmerkmal	Normalwerte	Pathologische Veränderungen	Mögliche Ursachen
Klarheit/ Aussehen	klar, keine Beimengungen	trüb, flockig, schleimig, eitrig	• **Proteinurie** (Eiweißausscheidung) bei Nierenschädigung • **Pyurie** (Eiter im Urin), bei Harnwegsinfekt • **Bakteriurie** (Bakterien im Urin) bei Entzündungen des Urogenitaltraktes
Farbe	hellgelb bis dunkelgelb	rötlich dunkelgelb bis braun mit gelbem Schüttelschaum	• **Hämaturie** (Blut im Urin) bei Verletzungen des Urogenitaltraktes • **Bilirubinurie** (verstärkte Gelbfärbung) bei Hepatitis, Leberzirrhose
Menge	1–1,5 l täglich, in Abhängigkeit von: Trinkmenge Schweißbildung Wasserverlusten über den Stuhl und durch Erbrechen	• **Oligurie**: Ausscheidung von > als 100, aber < 300–500 ml in 24 Stunden • **Anurie**: Ausscheidung von < 100 ml in 24 Stunden • **Polyurie**: Ausscheidung von > 2800 ml in 24 Stunden	• **verminderte Urinausscheidung:** Schock, Exsikkose (Austrocknung), akute Pyelonephritis (Nierenbeckenentzündung) • **erhöhte Urinausscheidung**: Diabetes mellitus, Niereninsuffizienz
Geruch	unauffällig, nicht streng	• übel riechend, Azetongeruch	• Harnwegsinfekt • Stoffwechselstörung, z. B. Diabetes mellitus
pH-Wert	4,5–7,9	• 7,9 • < 4,5	• Harnwegsinfektion • Stoffwechselstörung
spezifisches Gewicht	1015–1025 mg % (gelöste Stoffe/l)	• 1025 mg % • < 1015 mg %	• **erhöhtes spezifisches Gewicht**: starke Austrocknung, verminderte Flüssigkeitsaufnahme • **erniedrigtes spezifisches Gewicht**: erhöhte Ausscheidung, Bluthochdruck

Tab. 5.1: Beobachtungsmerkmale des Urins.

Weitere Auffälligkeiten bei der Miktion (Urinausscheidung):

- **Pollakisurie:** häufiges Wasserlassen bei normaler Urinmenge/Tag.
- **Nykturie:** vermehrtes nächtliches Wasserlassen.
- **Dysurie:** erschwerte, oft auch schmerzhafte Urinentleerung.
- **Algurie:** schmerzhaftes Wasserlassen.

Urinmenge
Die Menge des Urins hängt maßgeblich von der Menge der aufgenommenen Flüssigkeit ab. Diese kann mit einem Trinkprotokoll gemessen werden. Werden sowohl Flüssigkeitsaufnahme als auch Urinausscheidung gemessen, spricht man von Flüssigkeitsbilanz (▶ Abb. 4.2, S. 59). Bewertung der Bilanz (▶ S. 60).

Beobachtungsmerkmal	Normalwerte	Pathologische Veränderungen	Mögliche Ursachen
Farbe	mittelbraun	• sehr hell/lehmfarben bis weiß = entfärbter Stuhl • schwarz = Teerstuhl • fettig glänzend	• **hell**: Störungen der Gallensaftproduktion oder des Gallensafttransportes • **schwarz**: Blutungen im Magen oder in den oberen Darmabschnitten • **fettig-glänzend**: Störung des Fettstoffwechsels, Zöliakie
Menge	stark variierend und von der Ernährung abhängig: je mehr Ballaststoffe, desto höher die Stuhlmenge	• erheblich niedrigere oder erheblich höhere Stuhlmenge (bei gleichbleibender Ernährung)	• **geringere** Stuhlmenge: Obstipation, z.B. durch Bewegungs- und/oder Flüssigkeitsmangel • **höhere** Stuhlmenge: Besiedelung der Darmschleimhaut mit pathologischen Keimen
Konsistenz und Form	weich und geformt	• flüssig-breiig • hart, sogenannte Kotsteine • bleistiftdünn	• **flüssig-breiig**: Besiedelung der Darmschleimhaut mit pathologischen Keimen • **hart**: Obstipation, durch Bewegungsmangel, ballaststoffarme Ernährung, Flüssigkeitsmangel oder beeinflusst durch Medikamente • **bleistiftdünn**: Behinderung der Darmpassage, z.B. durch einen Darmtumor
Geruch	leicht übel riechend	• fauliger Geruch	• bei Gärprozessen aufgrund einer Verdauungsstörung
Beimengungen	keine	• Blut • Schleim • unverdaute Lebensmittel • Parasiten, insbesondere Würmer	• **Blut**: Magen- oder Darmblutung • **Schleim**: Entzündung im Dickdarm • **unverdaute Lebensmittel**: zu kurzes Kauen, schneller Verdauungsweg • **Parasiten**: Parasitose

Beobachtungsmerkmal	Normalwerte	Pathologische Veränderungen	Mögliche Ursachen
Auflagerungen	• keine • Schleim in sehr kleinen Mengen	• Blut • größere Menge Schleim	• **Blut**: Verletzung des Dickdarms oder Anus, Hämorrhoiden, Magen- oder Zwölffingerdarmgeschwür • **Schleim:** Entzündung des Dickdarms
Frequenz des Stuhlgangs	einmal in einem Tag bis drei Tagen	Häufigere sowie seltenere Stuhlentleerungen können nicht pauschal als pathologisch bezeichnet werden, da neben der Frequenz des Stuhlgangs auch die Farbe sowie die Konsistenz des Stuhls entscheiden, ob von einer Diarrhö oder Obstipation gesprochen werden kann.	• seltener Stuhlgang bei gleichzeitig harter Konsistenz: Obstipation • häufiger Stuhlgang bei gleichzeitig dünner bis wässriger Konsistenz: Diarrhö

Tab. 5.2: Beobachtungsmerkmale des Stuhls.

Neben dem Stuhlgang erfragt bzw. beobachtet die Pflegefachkraft auch den Abgang von Winden.

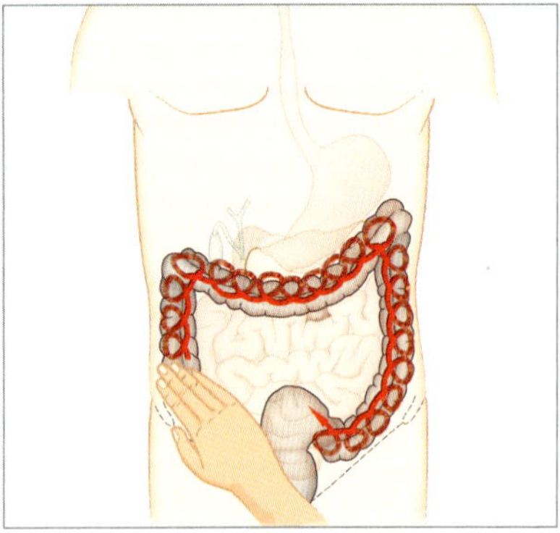

Abb. 5.1: Die kreisende Darmmassage kann Winde lösen.

! Die Informationssammlung zur Ausscheidung betrifft einen sehr intimen Bereich und sollte unter vier Augen geschehen.

Beobachtung des Intim- und Analbereichs ▶ S. 166

Pflegeprobleme

- Bei **Miktion** (Urinausscheidung) und **Defäkation** (Stuhlausscheidung):
  - Ungewollter Verlust von Urin/Stuhl und dessen Umstände
  - Schmerzen bei der Miktion/Defäkation
  - Inkontinenz
  - Auffällige Beobachtungsmerkmale des Urins (▶ Tab. 5.1, S. 76) oder Stuhls (▶ Tab. 5.2, S. 77)
  - Hilfsmitteleinsatz aktuell und in der Vergangenheit
  - Häufigkeit und Stärke des Urin-/Stuhldrangs und der Toilettengänge
  - Bedarf, bei der Miktion/Defäkation zu pressen
  - Weitere Anamnese bei Auffälligkeiten der Harninkontinenz (▶ unten)

! Menschen gewöhnen sich an häufige Toilettengänge. Deshalb ist die Beobachtung des Menschen, seines Verhaltens und eventuell das Führen eines Miktionsprotokolls (▶ Tab. 5.3, S. 83) sinnvoll.

! Beim Harn- bzw. Stuhlverhalt kann der Mensch nicht ausscheiden, obwohl Harnblase bzw. Enddarm gefüllt sind. Häufige Ursachen:

- Hinauszögern des Toilettengangs
- Prostatahyperplasie (gutartige Vergrößerung der Prostata)
- Gestörte Nervenleitung, z. B. durch Bandscheibenvorfall

! **Fokus Demenz**

Kann sich der Mensch nicht verbal mitteilen, drückt er den Harnverhalt möglicherweise durch unruhiges Verhalten aus.

- Bei **Emesis** (Erbrechen):
  - Leidet unter Übelkeit
  - Rezidivierendes Erbrechen in bestimmten Situationen
  - Schwierigkeiten, Flüssigkeitsverlust auszugleichen

Stellt die Pflegefachkraft Auffälligkeiten der Harnkontinenz fest, leitet sie folgende Schritte ein, um die Pflegeprobleme zu konkretisieren:

- Miktionsprotokoll (▶ Tab. 5.3, S. 83) über 3–5 Tage führen
- Über 24 Stunden Vorlagen sammeln, wiegen, Gewicht mit unbenutzten Vorlagen vergleichen
- Kontinenzprofil bestimmen [24]:
  - **Kontinenz:** kein unwillkürlicher Harnverlust, keine Hilfe oder Hilfsmittel notwendig
  - **Unabhängig erreichte Kontinenz:** kein unwillkürlicher Harnverlust, keine Unterstützung notwendig, selbstständige Durchführung von Maßnahmen
  - **Abhängig erreichte Kontinenz:** kein unwillkürlicher Harnverlust, Unterstützung notwendig
  - **Unabhängig kompensierte Inkontinenz:** unwillkürlicher Harnverlust, keine Unterstützung notwendig

  - **Abhängig kompensierte Inkontinenz:** unwillkürlicher Harnverlust, Unterstützung bei Inkontinenzversorgung notwendig
  - **Nicht kompensierte Inkontinenz:** unwillkürlicher Harnverlust, personelle Unterstützung und therapeutische bzw. Versorgungsmaßnahmen werden nicht in Anspruch genommen [24]
- Körperliche Anamnese durch den Arzt
- Interdisziplinäre Absprachen und Aufstellen eines Therapieplans:
- Nach ärztlicher Anordnung:
  - Urinanalyse
  - Restharn bestimmen

! Ein Therapieplan ist nur gut, wenn er aktuell ist und eingehalten wird. Die Pflegefachkraft vereinbart mit den anderen beteiligten Berufsgruppen, wann der Therapieplan überprüft werden soll.

Ressourcen
- Harn-/Stuhlkontinenz
- Gelingender Umgang mit Hilfsmitteln
- Kann Hilfe der Pflegefachkräfte annehmen
- Spricht über Probleme und Schamgefühl bzgl. Inkontinenz

Dokumentation der Informationssammlung
- Zeitpunkt der Informationssammlung und erkannte Probleme sowie Risikofaktoren
- Absprachen, ggf. Zeitpunkt, zu dem ein Arzt eingeschaltet wurde
- Auffällige Beobachtungen
- Geplanter Zeitpunkt zur erneuten Informationssammlung (mindestens einmal im Quartal) [24]

5.2 Allgemeine Pflegeziele

- Kontrollierte Ausscheidungsfunktion bzw. Erreichen eines bestimmten Kontinenzprofils (▸ S. 79)
- Harnwegsinfekte und Hautschäden vermeiden
- Höheres Miktionsintervall erreichen
- Selbstständiger Umgang mit Hilfsmitteln
- Schonender Umgang mit Obstipationsfolgen
- Hautschäden am Anus praeternaturalis vermeiden
- Teilhabe am sozialen Leben ermöglichen

5.3 Förderung der Harnkontinenz

! Harninkontinenz ist ein sensibles Thema, die Pflegefachkraft spricht den Menschen auf diesbezügliche Probleme unter vier Augen an.

Um die Harnkontinenz zu fördern, ist es wichtig, die verschiedenen Formen der Harninkontinenz zu kennen:

- **Stressinkontinenz** (auch Belastungsinkontinenz):
  - Ungenügender Verschluss der Harnröhre unter Belastung bei normaler Blasenentleerung
  - Ursache, z.B. Verletzung des Beckenbodens, Prostatahyperplasie

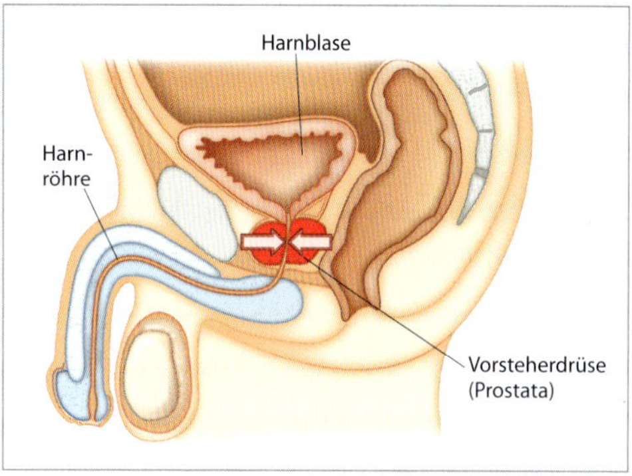

Abb. 5.2: Abflussstörung des Urins durch Prostatahyperplasie.

- **Dranginkontinenz:**
  - Inaktiver Verschluss der Harnröhre, Harndrang erhöht, unwillkürliche Blasenentleerung
  - Ursache, z.B. Harnwegsinfekte, Multiple Sklerose, Morbus Parkinson, Demenz, psychische Ursachen
- **Inkontinenz bei chronischer Harnretention:**
  - Blasenentleerung unvollständig, ggf. mit unfreiwilligem Urinverlust
  - Erhöhtes Risiko einer Zystitis (Blasenentzündung)
  - Ursache, z.B. Prostatahyperplasie
- **Misch-Inkontinenz:** unfreiwilliger Urinverlust durch Harndrang oder körperliche Belastung
- **Extraurethrale Inkontinenz:** Urinverlust außerhalb der Blase, z.B. durch Fistel
- **Nicht kategorisierbare Inkontinenz** [24]

! Durch Information, Anleitung und Beratung im Umgang mit der Harninkontinenz kann dem sozialen Rückzug entgegengewirkt werden.

! **Maßnahmen zur Unterstützung der selbstständigen Miktion**

- Hilfsmittel zum selbstständigen Aufstehen anbieten
- Ermöglichen, sich für die Begleitung zur Toilette zu melden
- Gute Sichtverhältnisse auf dem Weg zur Toilette und im Badezimmer schaffen
- Geringe Entfernung zur und gute Erkennbarkeit der Toilette
- Leicht zu öffnende und zu schließende Kleidung
- Leicht zurückzuschiebende und hochzuziehende Kleidung
- Passende Höhe des Toilettensitzes

Grundsätze
- Dem Wunsch nach Unterstützung beim Toilettengang, bei der Miktion bzw. bei der anschließenden Genitalreinigung zeitnah nachkommen und ausreichend Zeit dafür einplanen
- Desorientierte Menschen an die Miktion erinnern
- Auf ausreichende Flüssigkeitszufuhr achten
- Für die nächtliche Miktion:
  - Gute Erreichbarkeit der Hilfsmittel
  - Weg zur Toilette beleuchten
  - Stolperfallen aus dem Weg räumen
- Stehen Problem im Bereich der Harnkontinenz fest, führt die Pflegefachkraft eine vertiefte Anamnese durch (▶ S. 79)

! Bettruhe und eine verminderte Trinkmenge erhöhen langfristig die Gefahr der Harninkontinenz.

Beckenbodentraining

Ziele:
- Beckenboden und Genitalbereich bewusst wahrnehmen
- Beckenbodenmuskulatur stärken

Indikationen
Stressinkontinenz

Grundsätze
- Beckenboden bewusst machen
- Üben, die Beckenbodenmuskeln und den Schließmuskel bewusst anzuspannen
- Richtige Hebetechniken erlernen

Vorbereitung
Physiotherapeut leitet die Pflegefachkraft an.

Durchführung
Pflegefachkraft führt die Übungen mit dem Menschen durch bzw. erinnert ihn an die Übungen, wenn der Physiotherapeut nicht im Haus ist.

Nachbereitung
Rückmeldung an den Physiotherapeuten zur Häufigkeit und ggf. Problemen bei der Durchführung

Blasentraining

Ziel: Füllvolumen der Blase langfristig erhöhen

Indikationen
- Stressinkontinenz
- Dranginkontinenz
- Misch-Inkontinenz

Material
Miktionsprotokoll

Vorbereitung
- Frequenz der Blasenentleerung bestimmen.
- Festlegen, wann der Erfolg des Blasentrainings überprüft werden soll.

Durchführung
- Festlegen, wie häufig die Blase entleert werden soll (Nahziel).
- Miktionsprotokoll (▶ Tab. 5.3) anlegen:
  - Zeitpunkt der Miktion
  - Harnmenge
- Keine vorausschauenden Toilettengänge
- Toilettengänge nur, wenn der Harndrang sehr stark ist

! Fernziel ist eine Blasenentleerung maximal alle 3–4 Stunden.
Während des Blasentrainings auf harntreibende Getränke wie Kaffee, Tee, Cola und Alkohol verzichten.

Nachbereitung
- Ist das Nahziel erreicht: Frequenz der Blasenentleerungen weiter reduzieren
- Erfolg nach festgelegtem Zeitpunkt überprüfen

Datum	Uhrzeit	Trinkmenge (ml)	Urinmenge (Miktion) (ml)	Harndrang		Schmerzen		Unfreiwilliger Harnabgang Grad: I, II, III	Besonderheiten
				ja	nein	ja	nein		
30.03.2013	8.30	300							
	9.10			X					
	9.20							Grad. I	
	9.25		150			x			
I = wenige Tropfen; II = gering (feuchte Unterhose); III = erheblich (Kleiderwechsel erforderlich)									

Tab. 5.3: Ausschnitt eines Miktionsprotokolls.

Toilettentraining

Ziel: Toilettengang unterstützen

Indikationen
- Stressinkontinenz
- Dranginkontinenz

Kontraindikationen
Nächtliches Toilettentraining nur, wenn der Mensch wach ist

Grundsätze

Intervall zwischen zwei Toilettengängen richtet sich nach:

- Trinkmenge
- Zeitplan
- Trainingsfortschritt
- Stärke der Inkontinenz

Material

Miktionsprotokoll

Vorbereitung

- Frequenz der Toilettengänge festlegen
- Festlegen, wann der Erfolg überprüft werden soll

Durchführung

- Nach festgelegtem Plan erfragen, ob der Mensch sich eingenässt hat
- Ggf. entsprechend versorgen bzw. zur Toilette führen
- Zur vollständigen Entleerung der Blase auffordern

Nachbereitung

- Intervall langsam um je eine Viertelstunde steigern
- Erfolg nach festgelegtem Zeitpunkt überprüfen

Dokumentation der Pflege

- Form der Harninkontinenz und beobachtete Symptome mit Zeitpunkt
- Informationen des Pflegebedürftigen zu seinem Erleben und Umgang mit der Harninkontinenz
- Begleitsymptome wie Schmerzen, Hautrötung, sozialer Rückzug
- Zeitpunkt der Toilettengänge und Form der Unterstützung
- Beobachtete oder geschilderte Probleme mit der Kleidung und vereinbarte Maßnahmen
- Zeitpunkt, Ziel und Art (Demonstration, Unterstützung, Supervision) durchgeführter Anleitungen sowie deren Ergebnis
- Verwendete Hilfsmittel und Selbstständigkeit im Umgang damit
- Trinkmenge
- Art der Übungen, Zeitpunkt und Dauer/Anzahl der Wiederholungen beim Beckenbodentraining
- Miktionsprotokoll führen, aber keine Doppeldokumentation!
- Zeitpunkt und ggf. Menge bei Einnässen
- Ablehnung von Maßnahmen durch den Pflegebedürftigen und Begründung, sofern bekannt

5.4 Inkontinenzhilfsmittel verwenden

- Kurzzeitig angewandte Hilfsmittel:
  - Urinflasche – für Männer oder Frauen
  - Steckbecken – in verschiedenen Materialien und Formen
  - Toilettenstuhl

- Dauerhaft getragene Hilfsmittel:
  - Vor- oder Einlagen aus Zellstoff
  - Inkontinenzhosen
  - Kondomurinal
  - Urindeflektor
  - Analtampons
  - Blasenkatheter ▶ S. 87

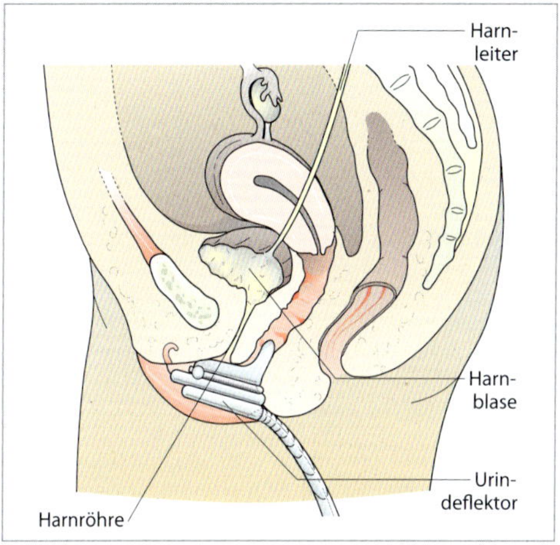

Abb. 5.3:
Lage des Urindeflektors.

Indikationen

- Bei **kurzzeitig** angewandten Hilfsmitteln:
  - Bettruhe
  - Starke körperliche Schwäche
  - Unvermögen, zur Toilette zu laufen
- Bei **dauerhaft** angewandten Hilfsmitteln:
  - Harn- und/oder Stuhlinkontinenz
  - Dekubitus

Kontraindikationen

! Inkontinenzhilfsmittel dürfen nie allein zur „Erleichterung" der pflegerischen Versorgung eingesetzt werden.

Grundsätze

- Neue Hilfsmittel erklären und Umgang damit anleiten, Pflegebedürftigen in die Auswahl einbeziehen
- Intimsphäre des Menschen so weit wie möglich wahren
- Hilfsmittel so bereitstellen, dass der Mensch so weit wie möglich selbstständig handeln kann
- Zufriedenheit bzw. Probleme im Umgang mit Hilfsmitteln erfragen

- Kurzzeitig eingesetzte Hilfsmittel, z. B. Urinflasche und Steckbecken, zeitnah nach Nutzung entfernen
- Mindestfrequenz zum Wechsel der Inkontinenzhilfsmittel ist sinnvoll, ändert sich die Situation, z. B. durch Erkrankung, Wechselfrequenz ggf. erhöhen

Material
- Hilfsmittel je nach Bedarf
- Einweghandschuhe
- WC-Papier, ggf. auch feuchtes
- Abwurfbeutel
- Ggf. Waschschüssel mit Wasser, Waschlappen und Handtuch

Vorbereitung
- Sichtschutz herstellen
- Andere Personen möglichst bitten, das Zimmer zu verlassen
- Material in Reichweite stellen
- Beim Toilettenstuhl: Bremsen anziehen, Sitzplatte und Deckel der Schüssel entfernen

Durchführung
- Handschuhe anziehen
- Bei **dauerhaften** Hilfsmitteln:
  - Kleidung nach unten bzw. oben schieben
  - Altes Hilfsmittel entfernen
  - Genital und Gesäß mit WC-Papier vorreinigen, dann waschen und trocknen
  - Hautzustand beobachten, Hautpflegeprodukt, z. B. Körperlotion, anwenden
  - Neue Vorlage faltenfrei anlegen, schließen und ankleiden
- Bei **kurzfristig im Bett** angewandten Hilfsmitteln:
  - Kopfteil leicht hochstellen
  - Kleidung nach unten bzw. oben schieben
  - Urinflasche anreichen bzw. anlegen; Steckbecken nach Anhebung des Beckens unterschieben
  - Nach Möglichkeit abwenden bzw. zurückziehen und Intimsphäre wahren
  - Hilfsmittel abnehmen
  - WC-Papier und ggf. Waschlappen und Handtuch anreichen und ankleiden
- **Toilettenstuhl**:
  - Pflegebedürftigen auf die Bettkante mobilisieren, dann in den Stand bringen und zum Toilettenstuhl begleiten
  - Kleidung nach unten schieben bzw. hochheben
  - Mensch in sicheren Sitz auf den Toilettenstuhl bringen
  - Intimsphäre ermöglichen
  - Ggf. Genital- und Gesäßreinigung unterstützen bzw. durchführen
  - Ankleiden und Pflegebedürftigen ins Bett, auf einen Stuhl o. Ä. begleiten

! Die empfindliche Harnröhrenöffnung nur vorsichtig abtupfen.

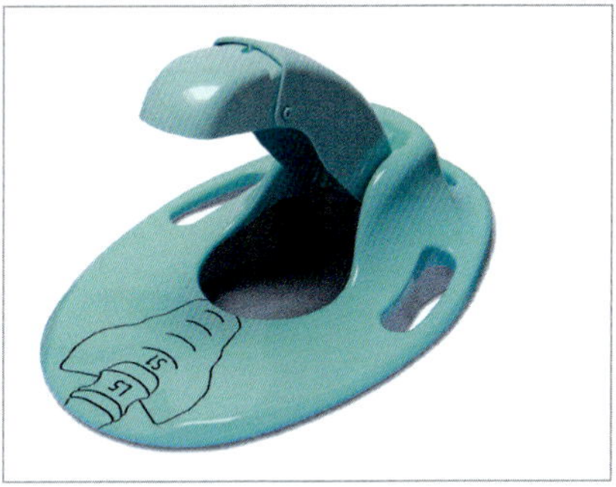

Abb. 5.4:
Steckbecken Cleanius: Der Spritzrand schützt vor Urinspritzern.

Dokumentation der Pflege

- Art der verwendeten Hilfsmittel
- Unterstützungsbedarf im Umgang damit
- Zeitpunkt, Ziel und Art (Demonstration, Unterstützung, Supervision) durchgeführter Anleitungen sowie deren Ergebnis
- Ablehnung von Maßnahmen durch den Pflegebedürftigen und Begründung, sofern bekannt
- Hautzustand im Genital- und Analbereich bzw. am Gesäß

5.5 Blasenkatheter

Indikationen

- Keimarme Entnahme einer Urinprobe
- Harninkontinenz, wenn auffangende Systeme nicht ausreichen
- Harnverhalt
- Chronische Restharnbildung
- Sozialmedizinische Indikationen, z. B.:
  - Ekel des Partners vor Einlagen
  - Ausgeprägte Schwäche und Wunsch die wenigen Kräfte nicht für Mobilisation und Toilettengang zu verwenden
- (Drohende) Hautschädigung im Genial- und Analbereich

! Je nach voraussichtlicher Dauer des Bedarfs entscheidet der Arzt, ob eine Einwegkatheterisierung, ein transurethraler Blasenkatheter oder ein suprapubischer Dauerkatheter sinnvoll ist.

Kontraindikationen

- Urinprobe kann auf anderem Weg gewonnen werden
- Aufsaugende Systeme können eingesetzt werden

Grundsätze

! Blasenkatheter verursachen immer ein erhöhtes Infektionsrisiko.

- Stets aseptisch vorgehen
- Zug am Katheter vermeiden
- Rückfluss des Urins und Abknicken des Katheters vermeiden
- Auf Entzündungszeichen und Uringeruch achten
- Regelmäßige Intimpflege
- Blasenkatheter so früh wie möglich entfernen

Blasenkatheter legen

! Blasenkatheter dürfen von Pflegefachkräften nur auf ärztliche Anordnung gelegt werden.

Material
- Katheter, in der Regel:
  - Bei Frauen Größe 12–14 Ch
  - Bei Männern Größe 16–18 Ch
- Sterile Handschuhe für alle Beteiligten
- Spritze mit 5–15 ml Aqua dest.
- Steriles Katheterset, ansonsten:
  - Sterile Kugeltupfer (6 bei Frauen, 2 bei Männern)
  - Haut- und Schleimhautdesinfektionsmittel mit steriler Schale
  - 1 sterile Pinzette
  - 1 Spritze mit Gleitgel und Lokalanästhetikum
  - Abwurfschale
- Steriles Tuch als Arbeitsfläche

! Zu große Katheter dehnen die Harnröhre und verletzen die Schleimhaut. Zu kleine Katheter verstopfen leicht.

Vorbereitung
- Pflegedürftigen aufklären
- Mensch in Rückenlage bringen

Durchführung
- Tuch auf desinfizierter Arbeitsfläche ausbreiten bzw. Katheterset öffnen
- Sterile Handschuhe anziehen
- Haut- und Schleimhautdesinfektionsmittel von zweiter Person in die Schale gießen lassen
- Kugeltupfer in Desinfektionsmittel tränken
- Tupfer mit steriler Pinzette aufnehmen
- Weiteres Vorgehen bei Frauen ▶ Abb. 5.5 bis Abb. 5.10
- Weiteres Vorgehen bei Männern ▶ Abb. 5.11 bis Abb. 5.15, S. 90

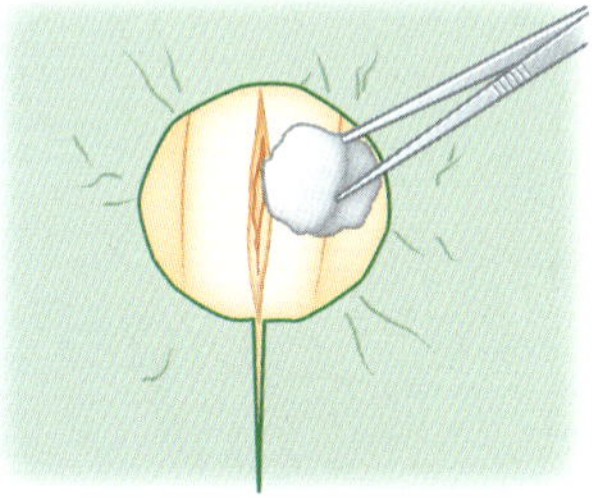

Abb. 5.5: Äußere Schamlippen mit 2 Tupfern Richtung Damm desinfizieren.

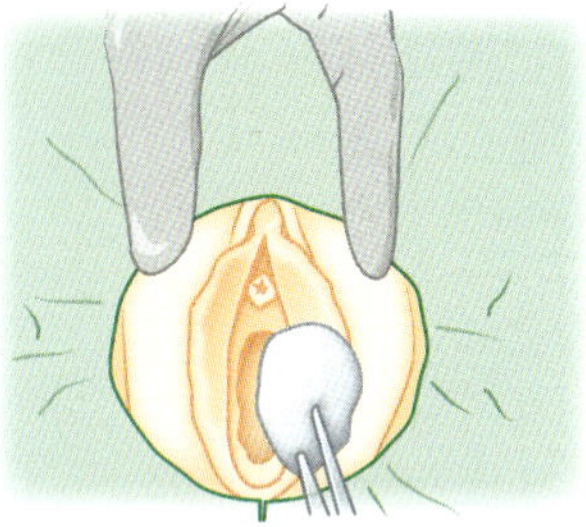

Abb. 5.6: Äußere Schamlippen spreizen und innere Schamlippen mit 2 Tupfern Richtung Damm desinfizieren, dann spreizen.

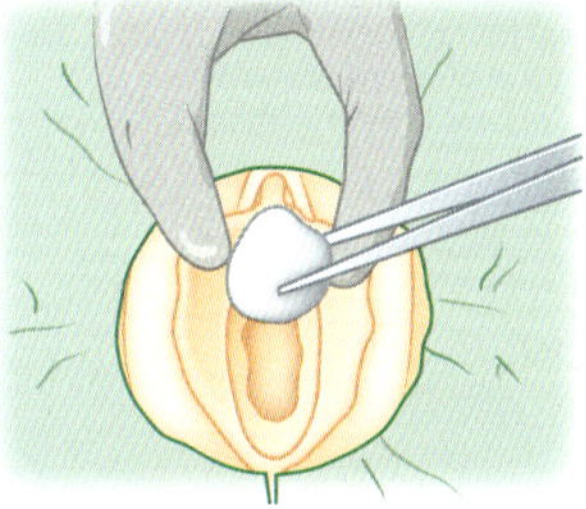

Abb. 5.7: Harnröhrenmündung mit 1 Tupfer desinfizieren.

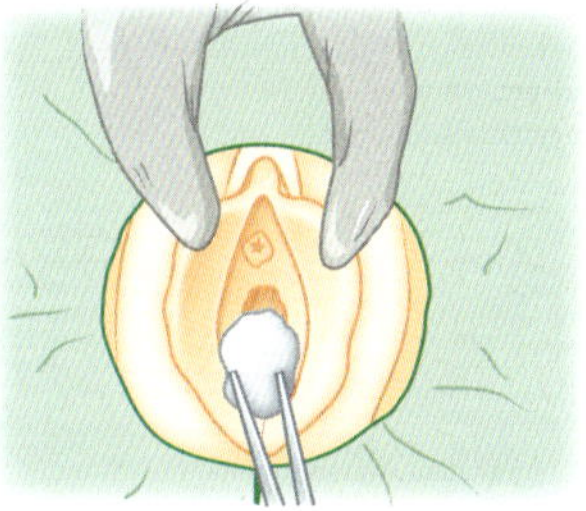

Abb. 5.8: Tupfer vor die Vagina legen.

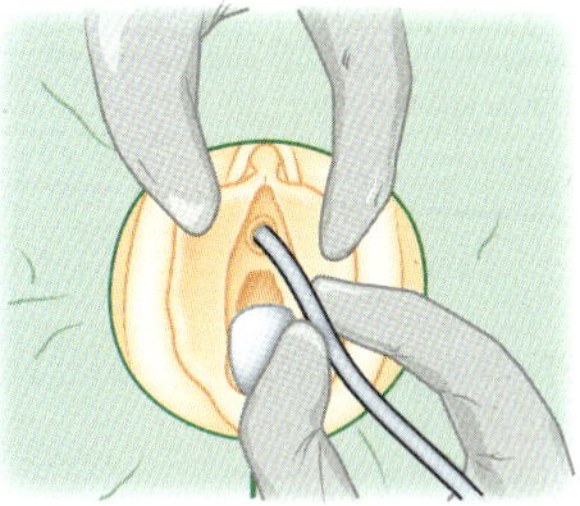

Abb. 5.9: Katheter ca. 5 cm in die Harnröhre schieben, bis Urin kommt und nach Herstellerangaben blocken, Urinbeutel anschließen.

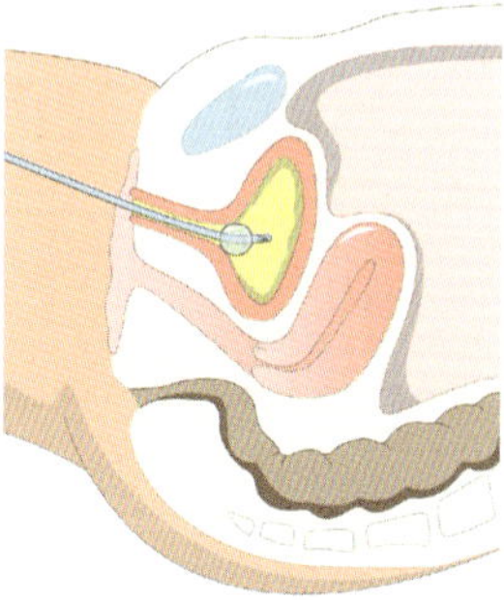

Abb. 5.10:
Lage des Blasenkatheters bei der Frau.

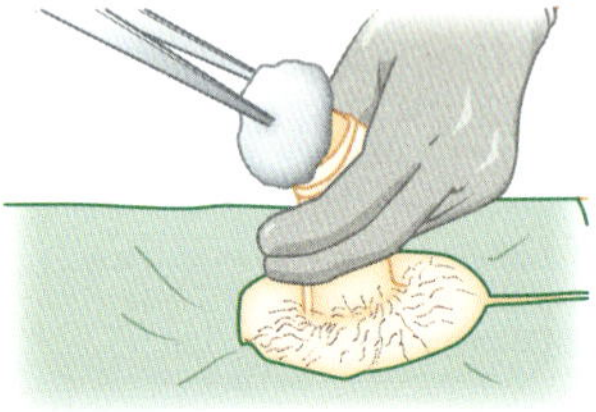

Abb. 5.11: Vorhaut zurückschieben, Penis bauchwärts mit leichtem Zug hochheben, dann die Eichel mit 2 Tupfern desinfizieren.

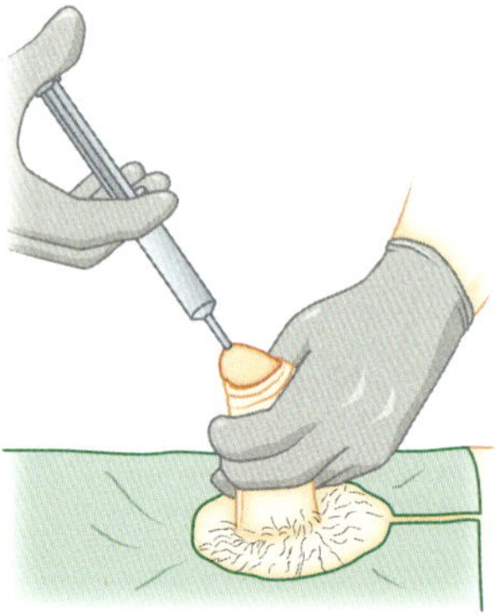

Abb. 5.12: Gleitgel mit Lokalanästhetikum zuerst auf Harnröhrenmündung geben, dann vorsichtig in die Harnröhre spritzen und warten, bis das Lokalanästhetikum wirkt.

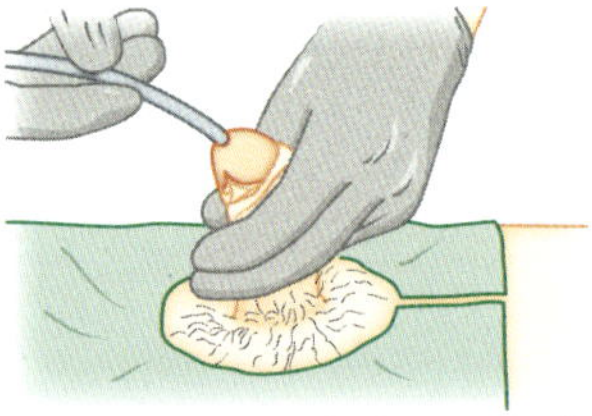

Abb. 5.13: Penis nach oben gestreckt halten, Katheter ca. 10 cm einführen, Penis senken und Katheter vorschieben, bis Urin abfließt. Bei Widerstand vorsichtig hin- und herbewegen, sonst Urologen einschalten.

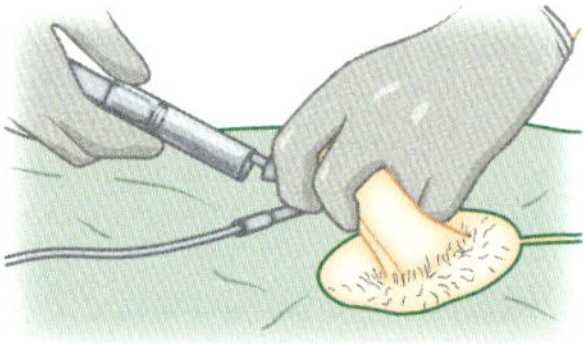

Abb. 5.14: Katheter nach Herstellerangaben blocken, Urinbeutel anschließen und Katheter vorsichtig zurückziehen, bis Widerstand zu spüren ist.

Nachbereitung

- Katheterbeutel unter Blasenniveau ablegen
- Auf Urinfluss achten
- Besonderheiten, z.B. Hämaturie (▶ Tab. 5.1, S. 76) dem Arzt melden
- Dokumentieren, mit wie viel ml der Katheter geblockt wurde

! Katheterwechsel bei:
- Starker Verschmutzung
- Erreichen der vom Hersteller angegebenen Liegedauer
- Ablagerungen mit reduziertem oder versiegendem Harnabfluss

Blasenkatheter versorgen

Material
- Einweghandschuhe
- Wasserperoxidlösung, 3 %
- 2–3 sterile Kompressen
- Steriles Auffanggefäß
- Hautdesinfektionsmittel

Vorbereitung
- Mensch in Rückenlage bringen
- Genitalbereich entkleiden
- Beine leicht spreizen

Durchführung
- Verkrustungen an der Harnröhrenöffnung mit sterilem Tupfer und Wasserperoxid (3 %) vorsichtig entfernen
- Beim Mann: trockene, sterile Kompresse an den Harnröhreneingang legen
- Genitalbereich ankleiden
- Auffanggefäß unter den Katheterbeutel stellen
- Ablassschlauch am oberen Ende anfassen und lösen, berührungsfrei in das Gefäß halten und Beutel vollständig entleeren
- Ablassschlauch mit Hautdesinfektionsmittel desinfizieren und zurückstecken

! Bei Wechsel eines defekten Beutels: Verbindungsstelle mit Hautdesinfektionsmittel besprühen und zunächst nach Herstellerangaben einwirken lassen.

Nachbereitung
Urin entsorgen

Suprapubische Katheter versorgen

! Suprapubische Katheter werden durch einen Arzt in der Klinik gelegt. Verbandwechsel anfangs täglich, sobald die Eintrittstelle reizlos ist: alle 2–3 Tage.

Material
- Nach Neuanlage: sterile Kompresse, später keimarme Kompresse
- Pflaster zum Abdecken der Kompresse
- Abwurfschale

Vorbereitung
Mensch in Rückenlage bringen

Durchführung
- Pflaster vorsichtig und ohne Zug auf den Katheter entfernen
- Kathetereintrittstelle beobachten

Dokumentation der Pflege
- Zeitpunkt, zu dem der Blasenkatheter gelegt/entfernt wurde
- Kathetergröße und Flüssigkeitsmenge, mit der der Katheter geblockt wurde
- Ablehnung von Maßnahmen durch den Pflegebedürftigen und Begründung, sofern bekannt
- Menge, Aussehen und ggf. Besonderheiten des Urins
- Hautzustand an der Kathetereintrittstelle
- Ggf. Entzündungszeichen – lokal oder auch generalisiert
- Ggf. Zeitpunkt, zu dem der Arzt informiert wurde
- Zeitpunkt des Beutelwechsels
- Zeitpunkt des Verbandwechsels und beobachtete Auffälligkeiten
- Äußerungen des Pflegebedürftigen, z.B. Brennen

5.6 Mittelstrahlurin gewinnen

Fokus Demenz
Eine reduzierte Orientierungsfähigkeit bedeutet nicht, dass der Mensch keine Intimsphäre hat. Die Pflegefachkraft erklärt dem Menschen die Entnahme eines Mittelstrahlurins und lässt ihn diesen nach Möglichkeit selbstständig gewinnen.

Indikationen
- Schmerzen beim Wasserlassen
- Unklare Unterbauchbeschwerden
- Fieberhafter Infekt unklarer Ursache
- Routinekontrolle des Urins

Kontraindikationen
Liegender Blasenkatheter

Grundsätze
Mittelstrahl kann ohne invasiven Eingriff gewonnen werden und wird einer Einmalkatheterisierung nach Möglichkeit vorgezogen

Material
- Waschlappen und Handtuch
- Steriler Probenbecher
- Handschuhe, wenn die Pflegefachkraft unterstützt

Durchführung
- Hände waschen
- Gründliche Intimreinigung
- **Ersten Teil** des Urins verwerfen
- **Mittleren Teil** der Urinmenge auffangen
- **Letzten Teil** der Urinmenge verwerfen

Nachbereitung
- Urin mit Begleitschein ins Labor bringen
- Urinschnelltest, z. B. mit Teststäbchen, nach Herstellerangaben durchführen

Dokumentation der Pflege
- Vorangehende Intimreinigung, ggf. beobachtete Auffälligkeiten
- Zeitpunkt, zu dem der Mittelstrahlurin gewonnen wurde
- Probleme bei der Gewinnung
- Vorgehen mit der Urinprobe und ggf. Ergebnisse von Schnelltests
- Ablehnung von Maßnahmen durch den Pflegebedürftigen und Begründung, sofern bekannt
- Zeitpunkt, Ziel und Art (Demonstration, Unterstützung, Supervision) durchgeführter Anleitungen sowie deren Ergebnis
- Ggf. Zeitpunkt, zu dem der Arzt informiert wurde

5.7 Obstipation

Definition: weniger als dreimal wöchentlicher Stuhlgang und durchschnittlich weniger als 35 g Stuhl pro Tag.

! Hat ein Mensch drei Tage lang keinen Stuhlgang bei ansonsten höherer Stuhlfrequenz, informiert die Pflegefachkraft den Arzt.

Klistier verabreichen

! Art des Einlaufs, Häufigkeit und verwendete Flüssigkeit unterliegen der ärztlichen Anordnung.

Unterschieden werden:
- Miniklistier: 5–10 ml
- Klistier: 50–200 ml

Wirkungsweisen:
- **Dehnung:** Flüssigkeit im Darm reizt die Dehnungsrezeptoren und stimuliert peristaltische Bewegungen des Darms.
- **Thermischer Reiz:** Niedrigere Temperatur der Flüssigkeit im Vergleich zur Körperkerntemperatur verstärkt die Darmperistaltik.
- **Chemischer Reiz:** Ärztlich angeordnete Zusätze, z. B. Rizinusöl oder Glycerin, reizen die Darmschleimhaut.

Indikationen
- Hartnäckige Obstipation, die anderweitig nicht zu lösen ist
- Vor endoskopischen Untersuchungen

Kontraindikationen
- Unklare Bauchbeschwerden
- Akute Darmentzündungen
- Hämorrhoiden
- Hypertonie
- Tumoren oder andere Stenosen des Dickdarms

Grundsätze
- Intimsphäre so weit wie möglich wahren
- Klistier nie gegen Widerstand einführen
- Bei Schmerzen: Maßnahme abbrechen
- Bei Blutungen: Arzt informieren

Material
- Verordnetes Medikament
- Gleitmittel, z.B. Vaseline und keimarmer Tupfer
- Einweghandschuhe
- Wasserundurchlässige Unterlage
- Abwurfschale
- Bei Inkontinenz: Vorlage oder Einweghose
- Ggf. Toilettenstuhl

! In den meisten Fällen werden fertige Einmal-Klistiere genutzt. Soll eine individuelle Einlaufflüssigkeit hergerichtet werden, sind deren Zusammensetzung sowie ihre Verabreichung mit dem Arzt zu besprechen und von ihm anzuordnen.

Vorbereitung
- Blase entleeren lassen
- Für Sichtschutz sorgen, Zugluft vermeiden
- Mensch auf die linke Seite lagern, Gesäß entkleidet, Beine etwas angezogen
- Unterlage unter die linke Gesäßhälfte schieben
- Toilettenstuhl bereitstellen bzw. für freies WC sorgen
- Handschuhe anziehen

Durchführung
- Vaseline mit Tupfer auf dem Schlauch verteilen
- Rechte Gesäßhälfte leicht anheben
- Schlauch einführen, Flüssigkeit langsam einfließen lassen
- Schlauch vorsichtig entfernen, Gesäßhälften zusammendrücken
- Auffordern, die Flüssigkeit mind. 5–10 Min. zu halten bzw. bei Inkontinenz: Vorlage bzw. Einweghose anziehen
- Bei Bedarf: Klingel bereitlegen, Gang zum WC/zum Toilettenstuhl unterstützen

Digitale Ausräumung

Definition: Entfernen des Stuhls aus dem Enddarm mit dem Finger.

Indikationen
- Obstipation, die nicht mit einem Klistier behoben werden kann
- Kotsteine

Kontraindikationen
- Obstipation, die mit einem Klistier behoben werden kann
- Hämorrhoiden
- Entzündliche Darmerkrankungen

Grundsätze
- Intimsphäre wahren
- Sehr einfühlsam vorgehen
- Bei Blutungen Arzt informieren

! **Fokus Demenz**
Wenn das Verständnis für die Maßnahme fehlt, kann sie als sexueller Übergriff missdeutet werden. Aufklärung und Information des Menschen sind besonders wichtig.

Material
- Einweghandschuhe
- Wasserundurchlässige Einwegunterlage
- Gleitmittel, z.B. Vaseline
- Zellstofftücher oder WC-Papier, feuchtes WC-Papier
- Abwurfschale
- Ggf. nach ärztlicher Anordnung ggf. Beruhigungsmittel oder Lokalanästhetikum

Vorbereitung

! Auf ärztliche Anordnung vorbereitendes Klistier geben.

- Blase entleeren lassen
- Für Sichtschutz sorgen
- Mensch auf die linke Seite lagern, Gesäß entkleidet, Beine etwas angezogen
- Unterlage unter die linke Gesäßhälfte schieben
- Handschuhe anziehen

Durchführung
- Vaseline auf den Zeigefinger geben
- Rechte Gesäßhälfte leicht anheben
- Vaseline rund um den Anus verteilen
- Finger vorsichtig entlang der Darmwand einführen
- Stuhl mit Finger umfassen und vorsichtig herausziehen

! Auf ärztliche Anordnung kann ein nachbereitendes Klistier notwendig sein, um höhere Darmabschnitte vom Stuhl zu befreien.

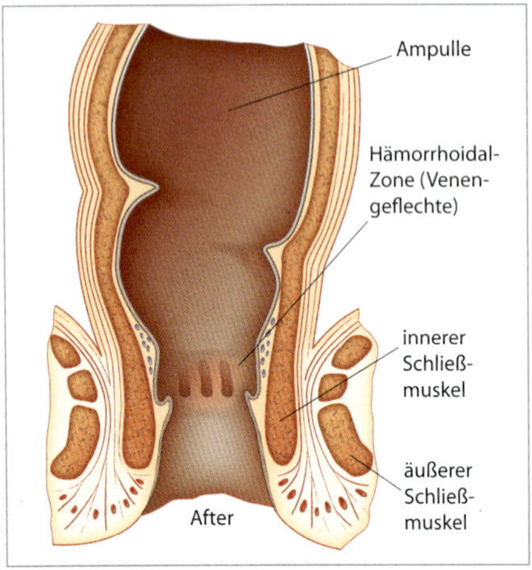

Abb. 5.15:
Das Rektum im Längsschnitt.

Nachbereitung
Analpflege (▸ S. 166)

! Die Entfernung von Kotsteinen kann Stuhl aus höheren Darmregionen mobilisieren. Die Pflegefachkraft unterstützt den Menschen bei Bedarf beim Toilettengang bzw. sorgt für die notwendige Hilfsmittelversorgung.

Dokumentation der Pflege
- Zeitpunkt der Defäkation
- Menge, Konsistenz, Farbe und ggf. Beimengungen, Auflagerungen des Stuhls
- Beobachtete bzw. berichtete Beschwerden, z. B. Bauchschmerzen
- Zeitpunkt, zu dem ein Klistier verabreicht wurde und Auswirkung
- Ggf. Gründe, warum ein Klistier nicht/nicht komplett verabreicht wurde
- Ablehnung von Maßnahmen durch den Pflegebedürftigen und Begründung, sofern bekannt
- Zeitpunkt, Ziel und Art (Demonstration, Unterstützung, Supervision) durchgeführter Anleitungen sowie deren Ergebnis
- Ggf. Zeitpunkt, zu dem der Arzt informiert wurde

5.8 Stuhlprobe gewinnen

Die Qualität des Stuhls und die Stuhlfrequenz werden vor allem durch drei Faktoren beeinflusst:

- Art und Menge der Ernährung
- Bewegung
- Art und Menge der Flüssigkeitsaufnahme

Im Krankheitsfall beeinflussen zusätzlich:

- Infektionen des Darms
- Medikamente, die den Stuhl beeinflussen

Indikationen

- Diarrhö
- Unklare Unterbauchbeschwerden
- Routinekontrolle des Stuhls

Kontraindikationen

Fehlende Bereitschaft des Menschen

Grundsätze

Stuhlröhrchen diskret aushändigen und entgegennehmen

Material

- Stuhlröhrchen
- Ggf. Steckbecken zum Einsetzen in die Toilette, sofern es sich bei dieser nicht um ein Flachspüler-Modell handelt

Vorbereitung

Erklären, wie der Mensch die Probe selbst entnehmen kann bzw. Absprache treffen, wann die Pflegefachkraft die Probe entnehmen kann

Durchführung

- Löffelgroße Menge Stuhl mit dem Löffel des Stuhlröhrchens entnehmen und in das Röhrchen geben
- Stuhlröhrchen verschließen und mit eindeutigem Etikett, das die Zuordnung zum Menschen erlaubt, versehen

Nachbereitung

Stuhlprobe zeitnah an das Labor liefern

Dokumentation der Pflege

- Zeitpunkt, zu dem die Stuhlprobe gewonnen wurde
- Vorgehen mit der Stuhlprobe und ggf. Ergebnisse von Schnelltests
- Ablehnung von Maßnahmen durch den Pflegebedürftigen und Begründung, sofern bekannt
- Zeitpunkt, Ziel und Art (Demonstration, Unterstützung, Supervision) durchgeführter Anleitungen sowie deren Ergebnis
- Ggf. Zeitpunkt, zu dem der Arzt informiert wurde

5.9 Stuhlinkontinenz

Definition: Unvermögen, den Stuhl gesteuert abzusetzen: unkontrolliertes Absetzen von Stuhl, Schmierstuhl in der Wäsche, unkontrollierter Abgang von Darmwinden.

Stuhlverhalt ▶ S. 79

Toilettentraining ▶ S. 83

Häufige Ursachen:
- Obstipation (▶ S. 93)
- Unerwünschte Wirkungen von Medikamenten, z. B. von Abführmitteln
- Erkrankungen des Enddarms, z. B. Divertikulose, Hämorrhoiden, Darmkrebs
- Störungen des Nervensystems, z. B. durch Multiple Sklerose, Demenz

Grad der Stuhlinkontinenz	Kriterium
I	verschmutzte Unterwäsche
II	unwillkürlicher Abgang von dünnflüssigem Stuhl und von Winden
III	unwillkürlicher Abgang von breiigem Stuhl
IV	vollständiger Kontrollverlust

Tab. 5.4: Grade der Stuhlinkontinenz.

Grundsätze
- Gespräche oder Rückfragen zur Stuhlinkontinenz unter vier Augen
- Einfühlsam auf den Menschen eingehen
- Auf Verschleierungstaktiken, z. B. sehr lange Oberkörperbekleidung, achten und vorsichtig ansprechen

Material
Inkontinenzhilfsmittel je nach Mobilität, Grad der Stuhlinkontinenz, Vorliebe und Möglichkeit zur selbstständigen Versorgung

Vorbereitung
- Hilfsmittel mit dem Menschen besprechen und auswählen
- Ggf. verschiedene Hilfsmittel zum Ausprobieren anbieten
- Umgang mit dem Hilfsmittel erklären, ggf. anleiten
- Auf Wechselintervalle hinweisen

Durchführung und Nachbereitung
Inkontinenzhilfsmittel verwenden ▶ S. 84

Dokumentation der Pflege
- Grad der Stuhlinkontinenz und beobachtete Symptome mit Zeitpunkt
- Informationen des Pflegebedürftigen zu seinem Erleben und Umgang mit der Stuhlinkontinenz

- Begleitsymptome wie häufige Winde, sozialer Rückzug
- Zeitpunkt der Toilettengänge und Form der Unterstützung
- Ggf. beobachtete oder geschilderte Probleme mit der Kleidung und vereinbarte Maßnahmen
- Zeitpunkt, Ziel und Art (Demonstration, Unterstützung, Supervision) durchgeführter Anleitungen sowie deren Ergebnis
- Verwendete Hilfsmittel und Selbstständigkeit im Umgang
- Stuhlprotokoll führen, aber keine Doppeldokumentation!
- Zeitpunkt und ggf. Menge beim Einkoten
- Ablehnung von Maßnahmen durch den Pflegebedürftigen und Begründung, sofern bekannt
- Hautzustand im Analbereich
- Ggf. Zeitpunkt, zu dem der Arzt informiert wurde

5.10 Anus praeternaturalis

Definition: künstlicher Darmausgang. Unterschieden werden:
- **Ileostoma:** Darmausgang auf Höhe des Dünndarms, Lage im rechten Unterbach.
- **Kolostoma:** Darmausgang auf Höhe des Dickdarms, Lage in der Mitte des Bauches oder im linken Unterbauch.

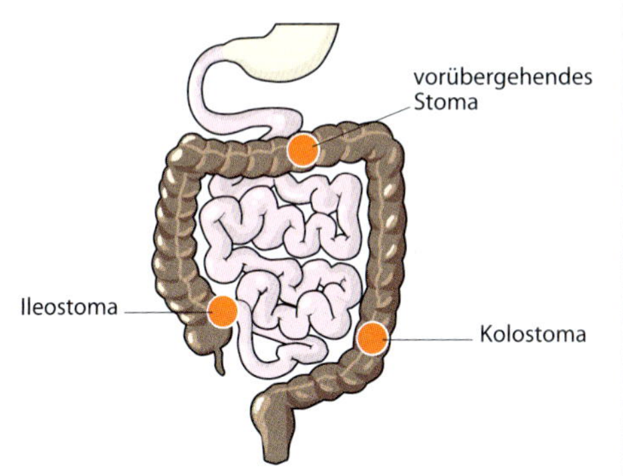

Abb. 5.16: Mögliche Lagen eines Anus praeternaturalis.

Indikationen
- Karzinom des Darms
- Chronisch entzündliche Darmerkrankungen, z. B. Colitis ulcerosa

Kontraindikationen

! Kontraindikationen, z. B. ein Allgemeinzustand, der eine Operation mit Narkose verbietet, werden vom Arzt gestellt, da er auch die Anlage anordnet bzw. an einen entsprechenden Facharzt überweist.

Grundsätze
- Intimsphäre waren
- Großen Wert legen auf:
  - Geruchsvermeidung
  - Sicherheit
  - Diskretion
  - Bewegungsfreiheit
  - Leichte Handhabung
  - Schutz der umgebenden Haut

! Ein Ziel der Stomaversorgung ist die größtmögliche Selbstständigkeit des Menschen durch Information und Anleitung.

Material

! Es gibt eine Vielzahl an Stomahilfsmitteln, bei der Auswahl sollten Handhabbarkeit und Hautfreundlichkeit im Mittelpunkt stehen.

- Haftplatte und Stomabeutel, ggf. als Komplettsystem
- Modellierpaste
- Schablone und Schere
- Einweghandschuhe
- WC-Papier, trocken und feucht
- 3–4 Kompressen
- Abwurfbeutel

Vorbereitung
- Wechselzeitpunkt mit dem Pflegebedürftigen besprechen
- Notwendigkeit eines Systemwechsels prüfen
- Handschuhe anziehen

Durchführung
- Beutel nach unten ziehend entfernen und entsorgen
- Grobe Verschmutzungen mit WC-Papier entfernen
- Umgebung des Stomas mit nasser Kompresse von außen nach innen reinigen
- Mit trockener Kompresse abtrocknen, dabei Haut beobachten

! Umgebende Haut bei starkem Haarwuchs mit Trockenrasierer von Haaren befreien. Nassrasierer stellen eine zu hohe Verletzungsgefahr dar!

- Stomagröße mit Schablone bestimmen und Platte entsprechend ausschneiden
- Hautunebenheiten ggf. mit Paste ausgleichen
- Neue Platte von unten nach oben faltenfrei anbringen

! Bei Reizung oder Verletzung der Haut, Nekrose (Absterben) des ausgestülpten Darmteils, Narbenbildung, Einziehung unter das Hautniveau oder Blutungen: Arzt informieren. Oft ist es sinnvoll, einen Stoma-Experten zu Rate zu ziehen.

Dokumentation der Pflege
- System, das zur Stomaversorgung genutzt wird
- Zeitpunkt, Ziel und Art (Demonstration, Unterstützung, Supervision) durchgeführter Anleitungen sowie deren Ergebnis
- Zeitpunkt des Beutel- bzw. Systemwechsels
- Aussehen der Haut rund um das Stoma
- Aussehen, Menge und ggf. Auffälligkeiten des Stuhls
- Ablehnung von Maßnahmen durch den Pflegebedürftigen und Begründung, sofern bekannt
- Ggf. Zeitpunkt, zu dem ein Stomaexperte oder der Arzt informiert wurde

5.11 Pflege bei Erbrechen

Ursachen des Erbrechens
- Hirnschädigung (zerebrales Erbrechen), Erbrechen auch ohne Nahrungsaufnahme
- Essstörung (induziertes Erbrechen)
- Erkrankung des Magens (gastrisches Erbrechen)
- Verdorbene Lebensmittel

Beobachtung	Mögliche Ursache
Erbrechen nach dem Essen	• Unverträglichkeit bestimmter Speisen • Magenschleimhautentzündung
Erbrechen ohne Vorzeichen	• Hirnschädigung • akute Vergiftung
fauliger Geruch	Magenkrebs
rote, bräunliche oder schwarze Farbe	Blutbeimengungen, z.B. blutende Magengeschwüre oder Tumoren
gelbgrüne Farbe	Beimengung von Gallensaft
schleimiges Erbrochenes	keine Nahrung im Magen

Tab. 5.5: Beobachtungsmerkmale bei Erbrechen und mögliche Ursachen.

! Ein induziertes (bewusst ausgelöstes) Erbrechen ist nach einigen Vergiftungen notwendig. Manchmal verschlimmert das Erbrechen die Symptome aber auch, z.B. wenn die Speiseröhre zweimal einer ätzenden Substanz ausgesetzt wird. Wann ein Erbrechen induziert ist, womit es ausgelöst werden kann oder ob es zu vermeiden ist, bestimmt der Arzt bzw. die Giftnotrufzentrale (▸ S. 437).

Grundsätze
- Auf eine Haltung achten, in der der Mensch das Erbrochene nicht aspirieren kann; bewusstlose Menschen in die stabile Seitenlage (▸ S. 416) bringen
- Zahnprothese entfernen
- Arzt informieren:
  - Bei kaffeesatzartigem oder blutigem Erbrechen
  - Bei Dauer länger als einem Tag
  - Bei sehr häufigem Erbrechen und drohender Dehydratation

! Bei einer Noro-Viren-Infektion ist das Aerosol, das während des Erbrechens entsteht und nach oben steigt, hoch infektiös. Die Pflegefachkraft trägt einen Mundschutz, während sie den Menschen unterstützt. Die anschließende Händedesinfektion erfolgt mit einem virustatischen Desinfektionsmittel.

Material
- Gefäß, in das erbrochen werden kann
- Zellstofftücher
- Wasser zum Ausspülen des Mundes
- Bei erwartetem Erbrechen: Klingel/Rufsystem in erreichbare Nähe legen
- Mundschutz und Handschuhe

Vorbereitung
Materialien schon bei Übelkeit bereitstellen

Durchführung
- Mundschutz und Handschuhe anziehen
- Gefäß reichen bzw. zur Toilette begleiten
- Auf Wunsch die Stirn des Menschen halten
- Zellstofftücher reichen, um den Mund abzuwischen

Nachbereitung
- Wasser zum Ausspülen des Mundes reichen
- Erbrochenes zeitnah entsorgen, zuvor Beschaffenheit und ggf. Beimengungen beobachten, ggf. mit Stuhlröhrchen Probe entnehmen
- Teilwaschung des Gesichts und Mundpflege anbieten
- Zimmer lüften
- Frisches Auffanggefäß bereitstellen
- Ruhephase ermöglichen

! Flüssigkeitszufuhr möglichst erst beginnen, wenn der Mensch von sich aus den Wunsch äußert. Löffelweise mit Kräutertee oder Wasser ohne bzw. mit wenig Kohlensäure beginnen.

Dokumentation der Pflege
- Zeitpunkt des Erbrechens, ggf. auslösende Faktoren
- Aussehen, Menge und ggf. Geruch des Erbrochenen
- Zeitpunkt und Bestandteile der vorangegangenen Mahlzeit
- Begleitsymptome, z. B. Übelkeit, und Zeitpunkt des Auftretens
- Ggf. unternommene Maßnahmen zur Aspirationsprophylaxe
- Zustand nach dem Erbrechen
- Später: Dokumentation des Kostaufbaus mit Zeitpunkt, Menge, Art der Nahrungsmittel und Verträglichkeit

6 Sich bewegen

! Bewegung spielt im Leben eines jeden Menschen eine zentrale Rolle. Auch Menschen, die einen sehr hohen Pflegebedarf aufweisen, können fast immer noch Bewegungen selbstständig ausführen, z.B. wenn sie die Augen schließen oder die Hand bewegen.

Kinaesthetics setzt sich mit der Kompetenz des Menschen, sich zu bewegen, auseinander und kann mit „Kunst/Wissenschaft der Bewegungswahrnehmung" übersetzt werden. Ziel dabei ist, die eigene Bewegung bewusst wahrzunehmen.

Im Rahmen der Pflege erhält die Interaktion durch Berührung und Bewegung eine besondere Aufmerksamkeit. Kinaesthetics betrachtet hier sowohl die Situation des Pflegebedürftigen als auch die der pflegenden Person, da ihre Bewegungen und damit die Qualität des Bewegungsangebotes im Zusammenhang stehen. Auf diese Weise ist es der Pflegefachkraft möglich, eine angemessene Unterstützung anzubieten.

Das Vorgehen ist in Kinaesthetics-Kursen mit praktischen Übungen zu erlernen. Durch die Anwendung von Kinaesthetics können die Ressourcen des Menschen erkannt, genutzt und die eigenen Kraftreserven geschont werden. (vgl. www.kinaesthetics.de)

6.1 Informationen sammeln

Pflegeprobleme

- (Angst vor) Schmerzen bei Bewegung
- Bewegungsunlust
- Stark erhöhter Bewegungsdrang (kann auch eine Ressource sein)
- Kreislaufprobleme
- Seltener Positionswechsel
- Kraftlosigkeit
- Bewegungsunlust bzw. stark erhöhter Bewegungsdrang
- Gleichgewichtsstörung
- Unfähigkeit, der gewohnte Freizeitbeschäftigung aufgrund von Bewegungsproblemen nachzugehen

! Eine plötzlich reduzierte Mobilität bespricht die Pflegefachkraft mit dem Arzt.

Fachbegriff	**Bedeutung**
Parese	unvollständige Lähmung
Plegie	vollständige Lähmung
Muskeltonus, erhöht/erniedrigt	erhöhte/erniedrigte Muskelspannung
Tremor	Muskelzittern
Akinese	Bewegungslosigkeit
Ataxie	Störung der Bewegungskoordination
stereotype Bewegung	sich wiederholende Bewegung bei psychischen Störungen

Tab. 6.1: Medizinische Fachbegriffe rund um die eingeschränkte Bewegung.

! Kann ein Mensch seine Alltagsaktivitäten nur unzureichend oder gar nicht mehr selbstständig ausführen, erfährt er sich als krank bzw. behindert.
Sich lebendig zu fühlen, hängt zu einem Großteil von der eigenen Bewegungsfähigkeit ab.

Ressourcen
- Nimmt den eigenen Körper aufmerksam wahr
- Kann Bewegungsabläufe schrittweise gestalten
- Passt die Bewegungen an die eigenen Möglichkeiten an
- Nutzt Hilfsmittel für die Bewegung
- Kann mit Hilfsmitteln gut umgehen
- Ist motiviert, sich zu bewegen

Mögliche Beobachtungen	Beispiele für Ursachen
ruhige Gestik	• Ausgeglichenheit • Zufriedenheit • Lähmungen • körperliche Kraftlosigkeit
hektische, unruhige Gestik	• Nervosität • Schmerz • Angst • Gefühl der Vernachlässigung
verkrampfte und angespannte Gestik	• Schmerz • Angst • innere Unruhe
eingeschränkte Gestik	• motorische Lähmung

Tab. 6.2: Äußerungen der Gestik und ihre möglichen Ursachen.

! **Fokus Demenz**
Demenzielle Erkrankungen können das Gefühl für den eigenen Körper verändern (verringern). Gerade wenn ein Mensch sich verbal nicht mehr wie gewohnt zu seinem Befinden äußern kann, können seine Haltung, Gestik, Mimik und Körperspannung Aufschluss über seinen Gemütszustand geben.

Dokumentation der Informationssammlung
- Bewegungsverhalten
- Äußerungen bzgl. der Bewegung
- Zeitpunkt, seit dem die Bewegungsprobleme bestehen
- Nutzung und Wirkung von Fachwissen und Hilfsmitteln
- Vorangegangene Gefährdungen/Ereignisse bzgl. der Bewegungsprobleme

6.2 Allgemeine Pflegeziele

Sturzprophylaxe ▶ S. 198

! Bewegung fördert Wahrnehmung, Wahrnehmung fördert Bewegung. Die Bewegungsfähigkeit eines Menschen zu erhalten bzw. wieder herzustellen ist daher ein zentrales Ziel der Pflege. Bei fehlender bzw. unzureichender Bewegungsfähigkeit greift die Pflegefachkraft unterstützend ein.

- Funktion der Gelenke erhalten
- Muskelerschlaffung vermeiden
- Bewegungsfähigkeit und Gleichgewicht erhalten
- Folgeerscheinungen durch Bewegungsmangel vermeiden
- Größtmögliche Selbstständigkeit
- Sich selbst als aktiv erfahren

! Die Bewegungsförderung ist Aufgabe von Pflege, Physio- und Ergotherapie und Medizin. Alle Beteiligten tauschen sich über Ziele und Methoden aus und leiten sich bei Bedarf gegenseitig an, um ein gemeinsames Ziel zu verfolgen.

6.3 Mobilisieren

Definition: Mobilität ist die willkürliche Steuerung von Bewegungsabläufen. [10]

Indikationen
- Unterstützungsbedarf um Positionen einzunehmen bzw. zu wechseln oder sich an einen anderen Ort zu bewegen
- Kontrakturprophylaxe (▶ S. 193)
- Funktionen der Gelenke erhalten
- Gelenkfunktionen wieder aufnehmen, z.B. nach OP
- Kreislauffunktion unterstützen
- Physiologische Bewegungsvorgänge einüben
- Bettlägerigkeit vermeiden (▶ S. 125, S. 190), Teilnahme am gesellschaftlichen Leben ermöglichen

Kontraindikationen

! Kontraindikationen beziehen sich meist erkrankungsbedingt auf eine bestimmte Körperregion. Die Mobilisation anderer Körperregionen wird dadurch nicht zwangsläufig ausgeschlossen, sondern ist oft sogar besonders wichtig.

- Frische Frakturen, gezielte Ruhigstellung von Gelenken
- Ausgedehnte Verbrennungen und großflächige Narbenbildung: unkoordinierte Zug- und Druckkräfte, die bei der Bewegung anderer Körperregionen das Wundgebiet beeinflussen, beachten!
- Akute und chronische Gelenkerkrankungen: ressourcenorientierte Unterstützung und Klärung der Medikation notwendig
- Extrem kreislaufinstabile Menschen: Bewegungsunterstützung in sicheren Positionen, z.B. im Liegen, erforderlich

! Liegen Kontraindikationen vor, bespricht die Pflegefachkraft mit dem Arzt, ob und inwieweit der Mensch mobilisiert werden kann.

Grundsätze

! Eine in Zeitpunkt und Art angemessene Mobilisierung erhöht die Aussicht auf Erfolg. Die Pflegefachkraft übernimmt keine Bewegungen, die der Mensch selbst ausführen kann.

- Bewegungsablauf des Menschen beobachten und verstehen, um gezielt zu unterstützen
- Bewegungsunterstützung und Hilfebedarf aufeinander abstimmen
- Keine Bewegungen gegen den Willen des Menschen
- Auf Schmerzäußerungen achten, Bewegung anpassen, auf ausreichende Analgesie (medikamentöse Schmerzbehandlung) achten
- Immer auf die Sicherheit des Menschen achten, bei Bedarf zu zweit arbeiten, keine leichtsinnigen Bewegungsexperimente
- Bewegungsplan erstellen (▶ unten)
- Vor der Mobilisation ggf. Puls und Blutdruck messen
- Auf sicheres, bequemes und vertrautes Schuhwerk achten – beim Pflegebedürftigen und bei der Pflegefachkraft
- Auf Ableitungen, z.B. Katheter, achten
- Umgebung vorbereiten und bei Bedarf Hilfsmittel bereitstellen

! Die Pflegefachkraft achtet kontinuierlich auf Schwindel, Kraft und Kreislauf. Bei Unwohlsein, Erschöpfung oder Kreislaufkomplikationen passt sie die Mobilisation an oder unterbricht sie. Sie achtet auf die eigene Anstrengung und passt die Mobilisation bei Bedarf an.

Bewegungsplan erstellen und umsetzen

Den Bewegungsplan zu erstellen, ist eine interdisziplinäre Aufgabe von allen an der Behandlung beteiligten Berufsgruppen. Neben der Pflege zählen hierzu z.B. auch der betreuende Arzt sowie ggf. Physio- und Ergotherapeut.

Vorbereitung
- Istzustand der Bewegungsmöglichkeiten ermitteln (Bewegungsanamnese)
- Ziele des Bewegungsplans festlegen, orientiert daran, welche Bewegungen der Mensch nicht erlernen/nicht verlernen soll bzw. möchte, um seinen Alltag zu gestalten
- Dem Menschen den Sinn eines Bewegungsplans erklären, seine Bedürfnisse erfragen
- Bewegungsprobleme im Alltag beobachten
- Festlegen, wann der Bewegungsplan auf Aktualität überprüft werden soll
- Ggf. Termin mit weiteren Berufsgruppen koordinieren

Durchführung

- Folgende Angaben schriftlich festlegen:
  - Art der Bewegungsübung
  - Häufigkeit der Durchführung
  - Ziel der Bewegung
  - Alltagskompetenz, die erhalten bzw. gefördert werden soll
  - Ressourcen des Menschen

! Die Pflegefachkräfte besprechen das Unterstützungsangebot im Team, dabei beachten sie, wie der Mensch Bewegungen am besten ausführen kann.

- Bewegungsplan wie geplant durchführen, dabei:
  - Auf Fortschritte achten
  - Auf Probleme, z.B. Schmerzen, achten
  - Klären, ob/wie der Mensch zu unterstützen ist
  - Auf Gleichförmigkeit des Bewegungsangebotes achten

! Die Durchführung des Bewegungsplans ist von der Tagesform des Menschen abhängig. Die Pflegefachkraft unterstützt die Bewegungssituation besser kurz als gar nicht.

Nachbereitung

- Wirksamkeit des Plans und Zielerreichung überprüfen
- Plan bei Bedarf anpassen und erneuten Überprüfungszeitpunkt festlegen

! Auf akuten Anpassungsbedarf des Bewegungsplans reagiert die Pflegefachkraft umgehend, nicht erst am festgelegten Überprüfungszeitpunkt.

Dokumentation der Pflege

- Bewegungsplan mit beobachteten Bewegungsproblemen, Zielen, Maßnahmenbeschreibung und Häufigkeit/Dauer der Maßnahmen
- Beschreiben, wie der Pflegebedürftige genau bei bestimmten Maßnahmen zu unterstützen ist
- Zeitpunkt, zu dem der Maßnahmenplan überarbeitet werden soll
- Ggf. interdisziplinär getroffene Absprachen
- Ggf. Termin für die nächste interdisziplinäre Absprache
- Ggf. Abweichung vom Bewegungsplan und Begründung

Bewegungsübungen

Formen von Bewegungsübungen:

- **Isotone Übungen:** Länge des Muskels wird verändert, Bewegung wird sichtbar, nur geringe Veränderung der Muskelspannung.
- **Isometrische Übungen:** keine Bewegung, Spannung des Muskels maximal erhöht, Länge des Muskels gleichbleibend.
- **Aktive Bewegungsübungen:** Der Mensch führt die Bewegung selbst aus.
- **Passive Bewegungsübungen:** Die Pflegefachkraft bewegt den Menschen.

Form der Bewegungsübungen	Indikation	Vorgehen
isotone, passive Übungen	• Lähmung und Bewusstlosigkeit • Versteifungen der Gelenke • stark reduzierter Allgemeinzustand • nach bestimmten Operationen, z.B. an der Schulter	• Bewegungsradius der Gelenke ausschöpfen • mit kleinen, körperfernen Gelenken beginnen • benachbartes, körpernahes Gelenk während der Bewegung fixieren • isotone, passive Übungen dienen dazu, aktive Bewegungsabläufe vorzubereiten.
isotone assistierte und aktive Bewegungsübungen	physiologische Bewegungsmuster trainieren	• weitgehend selbstständige Durchführung • Durchführung anleiten und beobachten
resistive Übungen	Muskelaufbau	• realen oder gedachten Gegendruck überwinden • keine Anwendung nach Schlaganfall!
isometrische Spannungsübungen	Muskelkraft fördern	• guter Einbau in den Alltag möglich • jede Spannung ca. 10 Sek. aufrecht erhalten, dann lösen, dann erneut anspannen

Tab. 6.3: Formen und Indikationen unterschiedlicher Bewegungsübungen.

! Sinnvoll ist eine Mischung aus isotonen und isometrischen Übungen sowie aus Anspannung und Entspannung.

Beispiele für Bewegungsübungen:
- Kinn auf die Brust ziehen und leicht in den Nacken legen
- Schultern anziehen, lockern und kreisen
- Mit Händen oder Armen Kreise formen und Wellen darstellen
- Gestreckte Beine und Arme im Liegen auf die Matratze drücken
- Zehen, Finger einkrallen und spreizen, Hände und Füße jeweils zusammendrücken
- Knie, Ellenbogen strecken und beugen
- Auf die Seite rollen

Material
Bewegungsplan

Vorbereitung
- Besprechen, bei welchen Bewegungsübungen der Mensch welche Unterstützung benötigt
- Klären, ob der Mensch Schmerzen hat oder befürchtet
- Vorgehen erklären

Durchführung
Bewegungsübungen nach Plan durchführen, dabei beachten:
- Kinaesthetische Grundlagen
- Bei Bedarf zu zweit arbeiten
- Bei Schmerzen oder Unwohlsein des Menschen Übung beenden

Nachbereitung
Im Anschluss Ruhepause ermöglichen

Dokumentation der Pflege
- Zeitpunkt, Dauer und Anzahl der Bewegungsübungen
- Beobachtungen während der Bewegungsübungen
- Unterstützungsbedarf bei einzelnen Bewegungsübungen
- Ablehnung von Maßnahmen durch den Pflegebedürftigen und Begründung, sofern bekannt
- Zeitpunkt, Ziel und Art (Demonstration, Unterstützung, Supervision) durchgeführter Anleitungen sowie deren Ergebnis
- Verhalten/Situation nach den Übungen
- Begründung, wenn und wie Maßnahmen anders als geplant durchgeführt wurden

Mobilisation nach Bobath

Das Bobath-Konzept wird vor allem bei Menschen mit Lähmungen, z.B. nach Schlaganfall, angewendet.

! Die Pflegefachkraft bzw. der Pflegebedürftige führt die stärker betroffene Körperseite, damit normale Bewegungsmuster möglich werden.
Die Pflegekraft wartet ab, wie weit der Mensch allein zurechtkommt, bevor sie ihn unterstützt. Während der Unterstützung erklärt die Pflegefachkraft, was sie macht.

Leichter Druck an folgenden **Schlüsselpunkten** unterstützt und führt den Körper:
- Brustbein
- Schultern und Hüften
- Hände und Füße

Material
Lagerungshilfsmittel wie Kissen verschiedener Größe, Spreukissen, Handtücher

Vorbereitung
Vorgehensweise vorab erklären

Durchführung
Schutz des Schultergelenks zur Vermeidung einer Luxation
- Auf schmerzfreie Durchführung achten, Bewegungen bei Bedarf übernehmen
- Zugkräfte vermeiden
- Unterarm beim Sitzen auf den Tisch legen, im Rollstuhl Therapietisch verwenden

- Beim Anheben des beeinträchtigten Unterarms Oberarm stützen, um Schulter zu schützen
- Unbedachte Bewegungen des stärker betroffenen Arms/Beins vermeiden
- Pflegebedürftigen zum Schulterschutz anleiten
- Schulter-Arm-Schlinge nach ärztlicher Anordnung anlegen

Bridging (Anheben des Beckens)
- Stärker betroffene Seite aktiv am Bewegungsablauf beteiligen
- Pflegefachkraft unterstützt von der stärker betroffenen Seite
- Beine aufstellen, stärker betroffenes Bein unterstützen, indem Fußrücken und Bein unterhalb der Kniekehle geführt werden
- Aufgestelltes Bein mit leichtem Druck des Oberkörpers abstützen, Hüften mit den Händen umgreifen
- Becken leicht anheben lassen, durch Gewichtsverlagerung der Pflegefachkraft Druck auf das stärker betroffene, angestellte Bein bringen
- Beckenführung durch die Hände unterstützen
- Becken minimal anheben

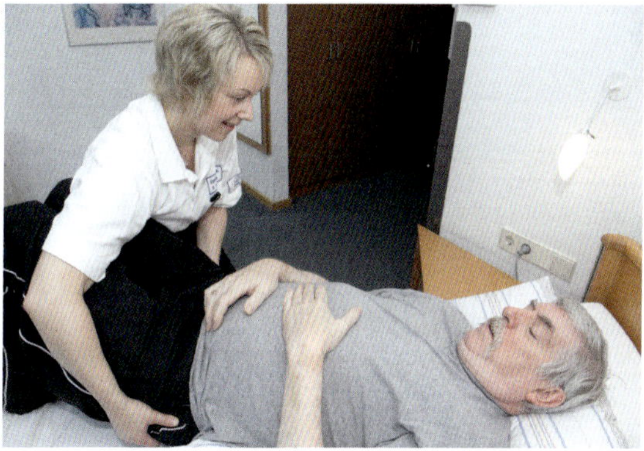

Abb. 6.1: Unterstützung beim Bridging.

Nachbereitung
Besprechen, was gut/weniger gut geklappt hat, wie beim nächsten Mal vorgegangen werden kann

Dokumentation der Pflege
- Zeitpunkt, Art und Ergebnis der Mobilisation
- Kooperation und Reaktion des Pflegebedürftigen
- Ablehnung von Maßnahmen durch den Pflegebedürftigen und Begründung, sofern bekannt
- Zeitpunkt, Ziel und Art (Demonstration, Unterstützung, Supervision) durchgeführter Anleitungen sowie deren Ergebnis
- Einsatz von Hilfsmitteln, deren Art und Erfolg

Transfer

Fokus Demenz
Ein dementer Mensch kann die körperliche Nähe beim Transfer fehlinterpretieren. Eine für ihn verständliche Erklärung ist besonders wichtig.

Material
Ggf. großen Plastiksack, großes Handtuch

Vorbereitung
- Vitalzeichen kontrollieren und nach Befinden erkundigen
- Ängste, z.B. vor Sturz oder Schwäche, erfragen
- Zur Vorbereitung ggf. beide Beine ausstreichen und Pflegebedürftigen anleiten, schon im Bett die Zehen und Beine zu bewegen („Radfahren")

Durchführung

Sehr schwere Menschen können mit Unterstützung eines Lifters mobilisiert werden.

Transfer zu zweit in Rückenlage zum Kopfende
- Ohne Hilfsmittel:
  - Bett auf Hüfthöhe der Pflegefachkräfte einstellen
  - Kopfende flach stellen, Kopfkissen entfernen
  - Gegenüber an den Bettseiten aufstellen, Füße in leichter Schrittstellung Richtung Kopfende, Knie etwas gebeugt
  - Einander unterhalb des Beckenbereichs des Menschen die Hand geben
  - Eine Pflegefachkraft greift unter den Schultergürtel des Menschen, die andere unter die Oberschenkel (▶ Abb. 6.2)
  - Auf Kommando einer Pflegefachkraft den Menschen leicht anheben und Richtung Kopfende bewegen

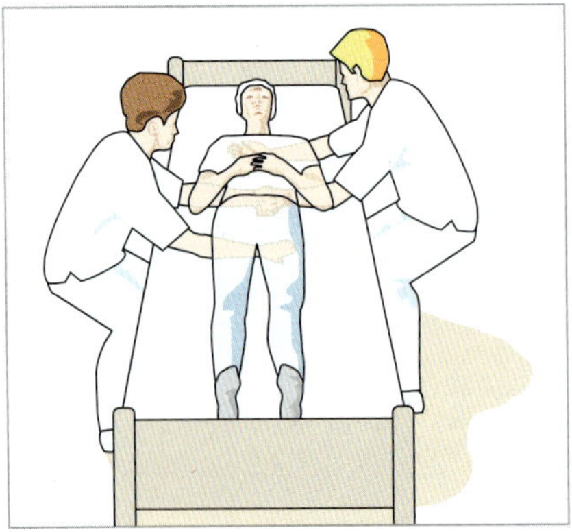

Abb. 6.2: Zwei Pflegefachkräfte bewegen den Menschen zum Kopfende.

! Scherkräfte, d.h. das Verschieben von Flächen gegeneinander, z.B. von Gesäß und Bettlaken, sind unbedingt zu vermeiden.

- Mit Hilfsmittel, Handtuch am Kopfende:
  - Vorbereitung wie ohne Hilfsmittel
  - Handtuch um Aufrichter am Kopfende legen
  - Pflegebedürftiger greift beide Handtuchenden und zieht sich nach oben/hinten

! Vorsicht bei Menschen, die vor kurzem eine Rücken-Operation hatten!

  - Bei Bedarf stützt eine zweite Pflegefachkraft den Pflegebedürftigen mit beiden Händen an der Hüfte
  - Bei Bedarf hält die Pflegefachkraft die Füße fest, damit der Pflegebedürftige nicht wegrutscht
- Mit Hilfsmittel, Handtuch unter dem Gesäß:
  - Vorbereitung wie ohne Hilfsmittel
  - Eingerolltes Handtuch unter das Gesäß des Pflegebedürftigen legen
  - Zwei Pflegefachkräfte greifen die Handtuchenden und unterstützen den Transfer ans Kopfende indem sie das Handtuch nach oben und hinten ziehen
- Plastiksack unter dem Gesäß/unter dem ganzen Körper:
  - Vorbereitung wie ohne Hilfsmittel
  - Plastiksack unter das Gesäß bzw. den gesamten Oberkörper des Pflegebedürftigen legen
  - Transfer ans Kopfende wie beim Transfer ohne Hilfsmittel, Pflegefachkräfte greifen zwischen Plastiksack und Pflegebedürftigen; der Sack erleichtert die Bewegung über das Laken

Transfer in Rückenlage zur Seite – selbstständig oder mit Hilfe
- Vgl. Transfer zum Kopfende (▶ S. 112)
- Die größere Pflegefachkraft steht an der Seite, von der der Mensch wegbewegt wird
- Bei Anleitung zur selbstständigen Bewegung:
  - Becken durch Anheben der Gesäßhälfte in gewünschte Richtung bringen
  - Der Aufrichter kann benutzt werden, wenn der Pflegebedürftige das Gesäß anheben und zur Seite bewegen kann
  - Oberkörper aufrichten und auf die gewünschte Seite verlagern

! Bei der selbstständigen Bewegung unterstützt die Pflegefachkraft bei Bedarf die Bewegung des Beckens und Oberkörpers durch leichtes Schieben.

Aufsetzen an die Bettkante

! Sicherheit vor Sturz bieten!

- Auf die Seite zur Bettkante drehen, dabei nicht zu nah an den Bettrand legen
- Kopfteil des Bettes in halb sitzende Position bringen
- Beine anwinkeln, zu tiefem Durchatmen auffordern
- Einen Arm um den Schulter-Nacken-Bereich, den anderen in die Kniekehlen oder etwas darüber legen oder nur die Knie-Außenseite leicht fixieren

- Beine durch leichte Zieh-Kipp-Bewegung über den Bettrand bringen, Oberkörper dabei hochziehen
- Der Pflegebedürftige unterstützt die Bewegung, indem er sich mit der bettfernen Hand vom Bett abdrückt

! Kreislaufsituation beobachten, Mensch auffordern tief durchzuatmen und geradeaus und nicht auf den Boden zu schauen. Menschen mit Kreislaufproblemen nie allein lassen!

- Sitzt der Pflegebedürftige am Bettrand, kann die Pflegefachkraft seine Beine ausstreichen, damit er guten Bodenkontakt bekommt und seine Beine besser spürt
- Bett nach unten fahren und dem Menschen sicheres, bequemes und vertrautes Schuhwerk anziehen; Sitzposition eventuell mit Kissen unter den Armen oder im Rücken unterstützen

! Zur Stabilisierung kann auch eine Lagerungsschlange unter den Knien durchgeführt, überkreuzt und unter der Matratze oder neben dem Sitzenden fixiert werden.

Stehen vor dem Bett

- Vor den Menschen stellen
- Pflegebedürftiger legt seine Arme auf die Schultern der Pflegefachkraft
- Pflegefachkraft umfasst die Hüften des Menschen
- Kommando vereinbaren, z.B. bis drei zählen, und Mensch in den Stand bringen, idealerweise gibt der Pflegebedürftige das Kommando, damit er sich selbst darauf einstellen kann
- Pflegefachkraft geht leicht in die Knie, um den eigenen Rücken zu schonen

! Die Pflegefachkraft stellt ihre Füße vor die des Menschen, damit diese nicht wegrutschen.

Transfer vom Bett in den Stuhl/Rollstuhl

! Kann der Mensch den Transfer in den Stuhl nicht unterstützen, ist ein Lifter notwendig, um den Rücken der Pflegefachkraft zu schonen.

- Stuhl im 90°-Winkel nah ans Bett stellen, sicheren Stand prüfen, ggf. Bremsen anziehen und Seitenschutz/Armlehnen entfernen
- Bett soweit herunterfahren, dass der Mensch den Boden berühren kann
- Mensch an die Bettkante setzen, sicheres, bequemes und vertrautes Schuhwerk anziehen
- In Schrittstellung vor den Menschen stellen, vom Stuhl weiter entferntes Bein zwischen die die Beine des Menschen stellen, weiter ▶ Abb. 6.3 bis Abb. 6.5

! Zur Kontrakturprophylaxe bleibt der Mensch kurz stehen, um die Beine mit Gewicht zu belasten.

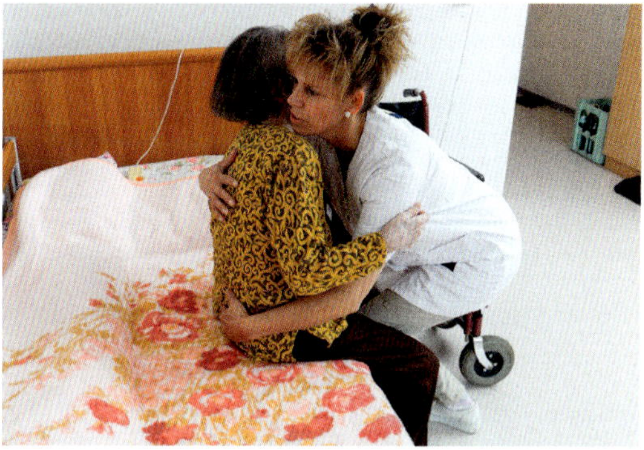

Abb. 6.3:
Etwas in die Hocke gehen, mit einer Hand unter der Achsel um den Rücken des Menschen greifen, andere Hand greift um die Hüfte.

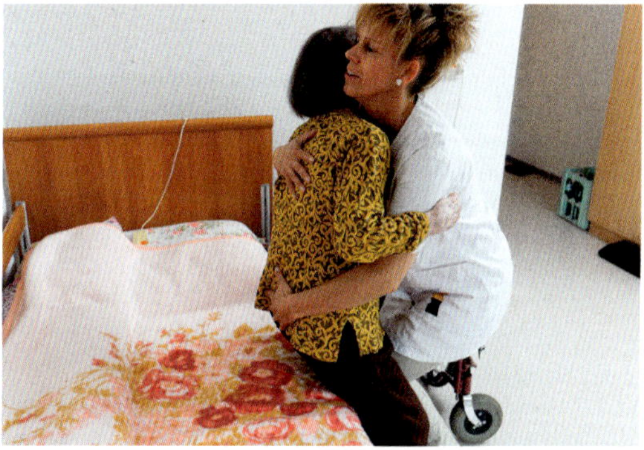

Abb. 6.4:
Pflegebedürftiger legt seine Arme um die Pflegefachkraft, im Idealfall auf deren Schultern. Die Pflegefachkraft verlagert ihr Gewicht nach hinten.

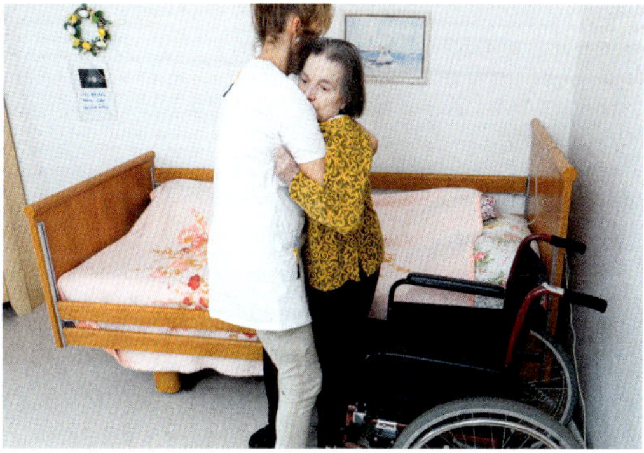

Abb. 6.5:
Drehbewegung mit kleinen Schritten durchführen, Drehbewegung durch sanften Druck der Hand auf das Becken unterstützen.

- Pflegebedürftigen mit kleinen Drehbewegungen in Richtung Stuhl drehen, dann absetzen, indem die Pflegefachkraft leicht in die Knie geht und das Gewicht des Menschen nach hinten verlagert.
- Sitzt der Pflegebedürftige zu weit vorne an der Stuhlkante:
  - Nach vorne beugen und mit den Füßen abstoßen oder
  - Gesäßhälften wechselnd nach hinten bewegen

- Zur Kontrakturprophylaxe auch im Rollstuhl Bodenkontakt der Füße ermöglichen. Der Pflegebedürftige läuft möglichst im Rollstuhl sitzend, statt geschoben zu werden.
- Eine Umlagerung zur Dekubitusprophylaxe ist auch auf dem Stuhl/im Rollstuhl notwendig.

Hilfe beim Aufstehen und Gehen

! Hilfsmittel zum Gehen, z. B. Rollator, vorab bereitstellen.

- Vgl. Transfer auf den Stuhl (▶ S. 114)
- Pflegebedürftigen in den Stand bringen und halten, bis sich der Kreislauf an die Körperposition gewöhnt hat
- Pflegebedürftigen anhalten, bewusst zu atmen und nach vorne zu sehen
- Variante: Pflegebedürftigen mit zwei Pflegefachkräften links und rechts unterhaken, mit Schwung in den Stand bringen
- Hat der Pflegebedürftige genug Kraft, müssen eventuell nur die Knie von der Pflegekraft fixiert werden
- Kurz innehalten, dann loslaufen, ggf. Gehpausen einplanen

Treppensteigen

! Kann ein pflegebedürftiger Mensch treppensteigen, arbeitet die Pflegefachkraft daran, diese Fähigkeit zu erhalten, da Treppensteigen Muskeln, Knochen und Gelenke fit hält und Kreislauf sowie Gleichgewicht fördert.

- Pflegebedürftigen anhalten, sich am Geländer festzuhalten
- Bei Bedarf auf der anderen Seite unterstützen
- Anleiten, die Hand erst vom Geländer zu nehmen und neu aufzusetzen, wenn er einen sicheren Stand hat
- Bei Menschen, die kurz zuvor eine Bein- oder Hüftoperation hatten, immer zuerst das gesunde Bein aufsetzen

Transfer nach Bobath bei Menschen mit Lähmungen

! Drehscheiben verhindern, dass der Mensch die Bewegung nachvollziehen kann, und sollten nicht angewandt werden.

- Anfangs jeden Transfer zu zweit durchführen
- Bei mangelhafter Knie- und Hüftkontrolle tiefen Transfer anwenden: Pflegebedürftigen nur schwenken, nicht in den Stand kommen lassen

- Transfer über die stärker beeinträchtigte Seite fördert die Wahrnehmung und Muskelaktivität, aber: bei Unsicherheit Transfer über die beweglichere Seite
- Transfer körpernah und nonverbal durchführen, um den Pflegebedürftigen nicht zu überfordern

Nachbereitung
- Nach dem Befinden des Menschen erkunden
- Ggf. erneuten Transfer bzw. Position anpassen

Dokumentation der Pflege
- Zeitpunkt und Art des Transfers
- Kooperation und Reaktion auf den Transfer
- Einsatz von Hilfsmitteln, deren Art und Erfolg damit
- Ablehnung eines Transfers durch den Pflegebedürftigen und Begründung, sofern bekannt

6.4 Aktivierend pflegen

! Die aktivierende Pflege betrifft nicht nur die Bewegungsfähigkeit, ihr Ziel ist es, körperliche, geistige, emotionale und soziale Fähigkeiten zu fördern. [32] Die Pflegefachkraft berücksichtigt dies in jeder Begegnung mit dem Menschen.

Indikationen
- Bestehendes oder drohendes Defizit der Selbstständigkeit
- Erhalt der selbstständigen Handlungsfähigkeit

Kontraindikationen
- Abwehr des Menschen, obwohl ihm die Vorteile der aktivierenden Pflege bekannt sind
- Terminale Phase
- Schmerzen, die durch aktivierende Pflege hervorgerufen/verstärkt werden

Grundsatz
Die Pflegefachkraft erzwingt keine Fortschritte, sie motiviert den Pflegebedürftigen und passt den Unterstützungsbedarf der aktuellen Situation an.

Vorbereitung
Selbstpflegefähigkeiten und -bedarf einschätzen, Sichtweise des Menschen und ggf. von Angehörigen und anderen Berufsgruppen einbeziehen

Durchführung
- Unterstützung an die aktuelle Situation anpassen, deshalb stets klären:
  - Welche Tätigkeiten übernimmt der Mensch selbst?
  - Bei welchen Bewegungen benötigt er Anleitung/Unterstützung?
  - Welche Tätigkeiten sind von der Pflegefachkraft auszuführen?
- Pflegebedürftigen zur Eigenaktivität motivieren
- Geführte/begleitende Bewegungen der Basalen Stimulation® durchführen

- Akzeptieren, dass einige Tätigkeiten bei selbstständiger Durchführung mehr Zeit benötigen
- Tätigkeiten und Prozesse verbal begleiten, um Motorik und Verständnis zu verbinden
- Tätigkeiten durch gleichförmige Wiederholungen nachvollziehbar und erlernbar machen
- Mit dem Menschen besprechen, wie Probleme angegangen werden können – im Idealfall findet der Mensch selbst seine Lösung
- Bewegungsanreize setzen

Nachbereitung
Maßnahmen stets der aktuellen Entwicklung anpassen

Dokumentation der Pflege
- Kooperation und Reaktionen auf die aktivierende Pflege
- Fortschritte durch die aktivierende Pflege
- Vollständig oder teilweise übernommene Maßnahmen
- Zeitpunkt, Ziel und Art (Demonstration, Unterstützung, Supervision) durchgeführter Anleitungen sowie deren Ergebnis
- Ablehnung von Maßnahmen durch den Pflegebedürftigen und Begründung, sofern bekannt

6.5 Bewegungsdrang ausleben

Indikationen
Wird der Mensch durch seinen Bewegungsdrang nicht gefährdet, sollte er ihn ausleben. Bei Bedarf ergreift die Pflegefachkraft Maßnahmen, um mögliche Gefahren zu vermeiden.

Kontraindikationen
Selbstgefährdung des Pflegebedürftigen

Grundsätze

! Das Hauptaugenmerk der Pflegefachkraft liegt darauf, dass der Mensch seinen Bewegungsdrang ausleben kann, ohne Schaden zu nehmen. Sie beachtet u.a. den erhöhten Leistungsumsatz (▶ S. 62).

Material
Je nach Örtlichkeit und potenziellen Gefahren

Vorbereitung
- Ursache des Bewegungsdrangs in Erfahrung bringen, z.B. ob der Mensch etwas sucht
- Abklären, ob/wie der Mensch Schaden nehmen könnte

Durchführung

- Schadensvermeidung klären
- Sicherheitsmaßnahmen umsetzen, z.B.:
  - Bei Weglaufgefahr Glocke an der Ausgangstür, schwer erkennbare Tür
  - Bei Gefahr zu geringer Kalorien- und Flüssigkeitszufuhr: Essstationen einrichten oder attraktive Trink- und Esspausen anbieten
  - Selbstständigen Ausstieg aus dem Bett ermöglichen, z.B. durch Niederflurbett
  - Handläufe anbringen
  - Gefahrenstoffe, z.B. Desinfektionsmittel, außer Reichweite stellen

! **Fokus Demenz**
Demente Menschen zeigen bei einem umgekehrten Tag-Nacht-Rhythmus ggf. auch nachts verstärkten Bewegungsdrang. Die Pflegefachkraft achtet darauf, dass dieser ausgelebt werden kann, ohne dass andere Bewohner gestört werden.

Nachbereitung

- Effektivität der Maßnahmen besprechen, bei Bedarf anpassen
- Veränderungen der Situation in die Pflegeplanung aufnehmen

Dokumentation der Pflege

- Zeit, zu der der erhöhte Bewegungsdrang auftritt
- Ggf. Motivation des Menschen, z.B. die Suche nach bestimmter Person
- Zeitpunkt und Art getroffener Vorsorgemaßnahmen

6.6 Sport- und Bewegungsgruppen

! Sport- und Bewegungsgruppen sind kein Ersatz für ärztlich verordnete Physiotherapie. Sie orientieren sich jedoch ebenfalls an den Fähigkeiten, die der Mensch im Alltag benötigt.

Indikationen

- Beweglichkeit erhalten und fördern
- Kreislauf, Atmung und Stoffwechsel anregen

Kontraindikationen

- Bei schweren Herz- oder Lungenerkrankungen nur nach ärztlicher Rücksprache
- Schmerzen bei der Bewegung

! **Fokus Demenz**
Je weiter eine Demenz fortgeschritten ist, umso mehr benötigt der Mensch ein auf ihn zugeschnittenes Bewegungsprogramm.

Grundsätze

- Bewegungsgruppe nach zu fördernden Bereichen bzw. Möglichkeiten des Menschen auswählen – nicht jede Gruppenaktivität ist für jeden Menschen gleichermaßen geeignet
- Mit dem Arzt klären, ob Kraft- oder Ausdauertraining im Vordergrund steht
- Gruppen durch geschulte Trainer bzw. nach Anleitung durch Physiotherapeuten anbieten
- Bei Bedarf Pausen einlegen, ggf. nur für einzelne Personen
- Bereiche, die mit einbezogen werden sollten:
  - Bewegungsapparat und Motorik
  - Denken und Wissen
  - Emotionales Erleben
  - Zwischenmenschliche Aktivitäten
- Die Gruppenaktivität sollte Freude machen, kein Zwang sein!

Material

- Je nach Sportart bzw. vorgesehenen Methoden, z. B.:
  - Luftballons
  - Tücher
  - Bälle in unterschiedlichen Größen, Gewichten, Farben
  - Sandsäckchen
  - Leichte Hanteln
  - Reifen
  - Ggf. Matten
- Bei Aktivitäten im Sitzen auf einengende Armlehnen verzichten

Vorbereitung

- Teilnehmerkreis klären, Termin und Ort bekannt geben
- Übungen je nach Teilnehmerkreis festlegen
- Zeitlichen Umfang und Ablauf festlegen, z. B. in 5–10 minütigen Schritten
- Material bereitlegen
- Raum vorbereiten, z. B. Stühle, Matten, Licht und Temperatur

Durchführung

- Ziel der Gruppenaktivität vorstellen
- Ggf. Überblick über Übungen geben
- Hinweis geben, sich bei Problemen, z. B. Schmerzen, zu melden
- Jede Übung kurz erklären bzw. vormachen; erklären, worauf es ankommt
- Teilnehmer beobachten bzgl. Unterstützungsbedarf, Überforderung usw.
- Feedback-Runde, was den Teilnehmern gut/weniger gut gefallen hat

Übungsarten

- **Motorische Übungen** ▸ Abb. 6.6, S. 121
- **Kognitive Übungen**, z. B.:
  - Teilnehmer machen das Gegenteil von dem, was die Gruppenleitung macht
  - Im Kreis Ball zuwerfen, dabei Blumennamen nennen
  - Luftballons in der Kreismitte halten, ohne dass sie den Boden berühren, je nach Farbe des Luftballons eine bestimmte Hand nehmen

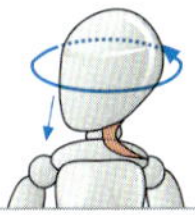

Übungen für die Bewegungsfähigkeit des Kopfes:

- Kopf langsam nach rechts und nach links drehen.
- Kopf nach unten senken, abwechselnd zur linken und rechten Schulter schauen.
- Ohr abwechselnd auf die linke und die rechte Schulter legen.

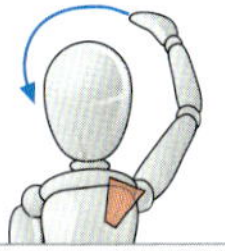

Übungen für die Schultergelenke:

- Rechten Arm über den Kopf zum linken Ohr führen, umgekehrt Brustschwimmübungen nachmachen. Linke Hand auf die rechte Hüfte legen, vorne am Körper vorbei, wechseln.

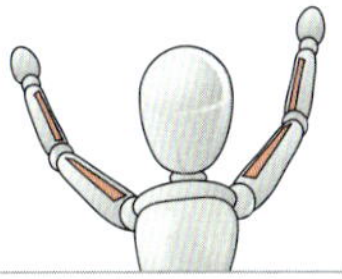

Übungen für die Arme, Hände und Finger:

- Finger spielen in der Luft Klavier.
- Eine Hand flach auf den Oberschenkel legen und die Finger nacheinander anheben und auf den Oberschenkel klopfen.
- Finger spreizen und zur Faust schließen.
- Unterarme umeinander kreisen.
- Arme vorstrecken, Hände abwechselnd nach oben anwinkeln und senken.

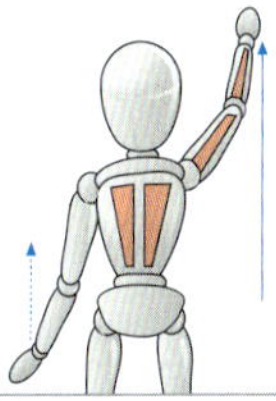

Übungen zur Aufrichtung des Rückens:

- Hände zur Faust ballen und langsam zur Decke strecken, den Kopf dabei gerade halten und geradeaus schauen.
- Handflächen nach oben abknicken, abwechselnd rechten und linken Arm nach oben drücken, als ob etwas weggedrückt wird.

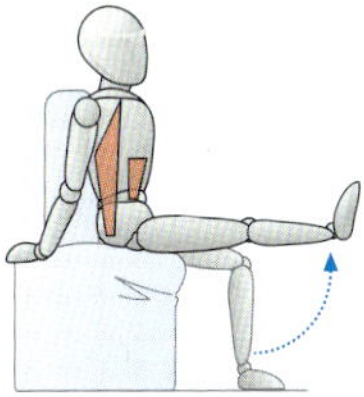

Übungen für Bauch und Becken:

- Den Rücken anlehnen, dann die Beine abwechselnd nach vorn so hoch wie möglich strecken und halten.
- Den Rücken anlehnen, beide Beine nach vorne strecken, öffnen und wieder schließen.
- Knie fest zusammendrücken und mit den Händen versuchen zu öffnen.

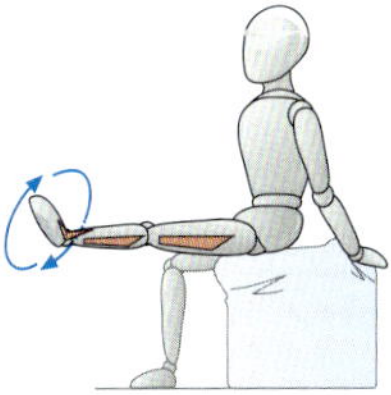

Übungen für die Beine und Füße:

- Auf der Stuhlkante sitzend abwechselnd die Beine anbeugen und seitlich, nach vorn und nach hinten ausstrecken.
- Abwechselnd mit gestreckten Beinen rechts- und linksherum kreisen.
- Fußgelenke rechts- und links-herum kreisen.
- Zehen abwechselnd spreizen und krallen.

Abb. 6.6: Übungen zur Aktivierung des Bewegungsapparats und der Motorik.

- **Koordinationsübungen**, z.B.:
  - Hände in bestimmter Reihenfolge gegeneinander oder auf Oberschenkel/Oberarme klatschen, ggf. über Kreuz
  - Arme rhythmisch in unterschiedliche Richtungen strecken
- **Gehirnjogging**, z.B.:
  - Arm und Bein wechselseitig gleichzeitig anheben
  - Mit einem Tuch vor dem Körper eine liegende Acht schwingen

6

Nachbereitung

Beobachtungen und Feedback in die Vorbereitung der nächsten Gruppenaktivität einfließen lassen

Dokumentation der Pflege

- Ziel der Teilnahme
- Zeitpunkt und Dauer der Teilnahme
- Verhalten/Verfassung/Probleme bei und nach der Teilnahme
- Geplanter Zeitpunkt für die nächste Teilnahme
- Ablehnung der Teilnahme durch den Pflegebedürftigen und Begründung, sofern bekannt

6.7 Hilfsmittel anbieten

Prothesen: Hilfsmittel, die nach einer Amputation von Gliedmaßen deren Funktion ersetzen und die Bewegungsfreiheit und Selbstständigkeit des Menschen wiederherstellen sollen.

Orthesen: am Körper getragene, abnehmbare Stützvorrichtungen.

Fortbewegungshilfe	Besonderheiten/zu beachten
Gehstock	• Griffbereich in Hüfthöhe • Gummistopper am unteren Ende • auf der stärkeren/gesünderen Seite nutzen • indiziert bei leichter Gangunsicherheit
Vier-Punkt-Gehstock	• geringere Gefahr, dass der Stock zur Seite rutscht • indiziert bei Gleichgewichtsstörungen
Unter-Arm- und Unter-Achsel-Gehstützen	• helfen, Bein und Hüfte nicht voll zu belasten • nach Anzahl der genutzten Gehstützen und der belasteten Beine werden Zwei-, Drei- und Vierpunktgang unterschieden • indiziert nach Knochenbrüchen oder bei schmerzhaften Gelenkerkrankungen
Gehbock	• ausreichende Armkraft notwendig • indiziert nach Operationen oder bei Unsicherheit mit einem Rollator
Rollator	• Sitzfläche bietet Gelegenheit zum Ausruhen • Korb ermöglicht Transport kleiner Gegenstände • indiziert bei Gehschwierigkeiten mit intaktem Gleichgewichtssinn

Fortbewegungshilfe	Besonderheiten/zu beachten
Rollstuhl	• hohes Maß an Fortbewegungsmöglichkeiten • schränkt Mobilisation ein, im Idealfall läuft der Pflegebedürftige sitzend im Rollstuhl • Bremsen schützen vor ungewolltem Wegrollen, ihre Nutzung ist mit dem Menschen abzustimmen • indiziert bei Gleichgewichtsproblemen, großem Kräftemangel, mit oder ohne Bewegungsfähigkeit der Füße
Eulenburg-Gehwagen	• bei Gangunsicherheit einfachere Handhabung als Gehstöcke • Pflegebedürftige fühlen sich oft sicherer als mit Gehstöcken • Pflegebedürftiger benötigt ausreichend Kraft in den Armen und im Schultergürtel • einfache Handhabung, wenn Pflegebedürftiger ein Bein nicht belasten darf

Tab. 6.4: Mobile Fortbewegungshilfen und ihre Besonderheiten.

Indikationen

- Unsicherer Stand
- Unsicherer Gang
- Fehlende oder fehlgebildete Gliedmaßen
- Verordnete Teilbelastung einer Extremität, z.B. nach Operation

Kontraindikationen

Schwindel

Grundsätze

! Hilfsmittel ist nicht gleich Hilfsmittel: Die Pflegefachkraft sucht mit dem Pflegebedürftigen und ggf. weiteren Berufsgruppen, z.B. einem Physiotherapeuten, das geeignete Hilfsmittel aus. Bei der Anwendung sind die Herstellerangaben zu beachten.

- Umgang mit dem Hilfsmittel anleiten
- Umgang mit dem Hilfsmittel beobachten, Probleme erfragen; ggf. erneut anleiten bzw. anderes Hilfsmittel wählen
- Hilfsmittel regelmäßig auf Funktionsfähigkeit und Sicherheit prüfen
- Prothesen und Orthesen regelmäßig vom Orthopädiemechaniker warten lassen

! Wird die Prothese längere Zeit nicht getragen: Stumpf so lagern, dass **keine Beugekontraktur** des benachbarten Gelenks entsteht. Oberschenkelstumpf leicht beschweren.

Material

Hilfsmittel und – je nach Hersteller – ergänzende Materialien

Vorbereitung

Die Vorbereitung einer Hilfsmittelanwendung ist je nach Hilfsmittel und dessen Hersteller sehr unterschiedlich. In jedem Fall informiert die Pflegefachkraft den Pflegebedürftigen über die Anwendung.

Durchführung

Prothese mit Silikon-Liner anlegen

- Innenseite der Silikonschale nach außen wenden
- Unterteil auf den Stumpf aufsetzen
- Schale luftdicht über Stumpf abrollen
- Ggf. Schlauchmull über Silikon-Liner ziehen
- Stumpf in den Prothesenschaft einführen, bis der Pin einrastet
- Ablösen: Druck auf einen Knopf löst die Arretierung

Prothese mit Unterdruck anlegen

- Schlauchbinde mit doppelter Stumpflänge: unteren Teil durch Ventilloch im Prothesenschaft ziehen
- Oberen Teil faltenfrei über den Stumpf ziehen
- Stumpf unter Zug der Schlauchbinde in den Prothesenschaft ziehen, Muskulatur nicht anspannen

! Auf korrekte Fußstellung achten!

- Ende der Schlauchbinde in den Prothesenschaft zurückstecken, Ventilloch mit Kappe verschließen
- Abnehmen: Ventil öffnen, Unterdruck entweichen lassen, Stumpf vorsichtig lösen

! Bei geschwollenem Stumpf: Extremität vor dem Ablegen kurz hochlagern.

Orthese

Die Anlage von Orthesen erfolgt je nach Art der Orthese und Herstellerangaben. Generell zu beachten ist:

- Der Körper braucht bis zu 3 Wochen, um sich an eine neue Orthese zu gewöhnen, währenddessen: vorsichtig mobilisieren
- Auf Druckstellen, Hautirritationen und Sensibilitätsstörungen achten, ggf. Orthopädiemechaniker einschalten
- Bei Gewichtszu- oder -abnahme: Orthese anpassen lassen
- Orthese nicht direkt auf die Haut, sondern mit faltenfreien Untertextilien anlegen
- Auf korrekte Gelenkstellung achten

! Keine Haut im Bereich der Verschlüsse einklemmen, Verschlüsse nicht zu eng anziehen.

Nachbereitung

- Pflege der Hilfsmittel nach Herstellerangaben
- Hilfsmittel regelmäßig durch Fachmann warten lassen

Dokumentation der Pflege
- Zeitpunkt, Ziel und Art (Demonstration, Unterstützung, Supervision) durchgeführter Anleitungen sowie deren Ergebnis
- Reaktionen des Pflegebedürftigen auf das Hilfsmittel und Fähigkeit im Umgang damit
- Hautzustand, z.B. Amputationsstumpf
- Zeitpunkt bzw. -dauer der Hilfsmittelnutzung
- Zeitpunkt von Reinigungs- oder Wartungsmaßnahmen
- Nächster geplanter Wartungstermin

6.8 Bettlägerig sein

Definition: längerfristige Notwendigkeit, im Bett zu bleiben, mit unterschiedlicher Ursache. Zu unterscheiden ist die Bettlägerigkeit von der Bettruhe, die z.B. im Rahmen einer kurzfristigen Erkrankung notwendig sein kann.

Immobilität

Die Ursachen für Immobilität, eine eingeschränkte oder fehlende körperliche Beweglichkeit, sind z.B. physische oder psychische Erkrankungen, emotionale Probleme oder eine ungünstige Umgebung. Da Mobilität die Voraussetzung für viele Alltagsaktivitäten ist, führt Immobilität oft zu einem Gefühl von Abhängigkeit, Kontrollverlust und Hilflosigkeit. [55]

Zudem verändert Immobilität das Körperbild (▶ S. 220), also die Vorstellung, die ein Mensch von seinem Körper hat. Der Körper wird nicht mehr als verlässlich, sondern z.B. als schwach empfunden. Die Folgen von Immobilität sind körperlicher Art, z.B. Kontrakturen; psychischer Art, z.B. Depression, oder sozialer Art, z.B. Einsamkeit.

Die Pflegefachkraft achtet auf die Ursachen, die Art und das Ausmaß der Immobilität sowie auf die Fähigkeiten des Menschen, welche die Immobilität ggf. ausgleichen können. Entscheidend ist auch die Sicht des Pflegebedürftigen selbst. Mit diesen Informationen können Ursachen soweit wie möglich beseitigt, vorhandene Fähigkeiten genutzt, verloren gegangene Fähigkeiten möglichst reaktiviert und Folgen der Immobilität vermieden werden.

Hierzu achtet die Pflegefachkraft auf eine angemessene Lagerung (▶ S. 129), sie erstellt einen Bewegungsplan (▶ S. 107) und achtet auf eine sichere Umgebung (▶ S. 206). Bei Bedarf nimmt sie die Bettlägerigkeitsprophylaxe (▶ S. 190) in die Pflegeplanung auf. Ist bereits eine Immobilität eingetreten, achtet sie auf Folgen wie Schmerz (▶ S. 226), Rückzug, gestiegenen Unterstützungsbedarf, Angst (▶ S. 186) sowie Depression (▶ S. 295) und geht darauf ein.

Bettlägerigkeitsprophylaxe ▶ 10.2.2

Phase	Beschreibung
Instabilität	Unsicherheit beim Gehen und Stehen
Ereignis	reales Ereignis, z.B. Sturz, oder Angst vor einem Ereignis
Immobilität	deutlich eingeschränkte Mobilität, aber noch kleine Bereiche der Selbstständigkeit
Ortsfixierung	keine Selbstständigkeit mehr
überwiegendes Liegen	Mensch verbringt aufgrund fehlender Mobilität, aber auch aufgrund von z.B. Haltungsproblemen den gesamten Tag im Bett

Tab. 6.5: Phasen auf dem Weg zur Bettlägerigkeit. [54]

! Bettlägerigkeit zieht viele Probleme nach sich, z.B. ein erhöhtes Risiko für Dekubitus, Obstipation, Pneumonie, Thrombose und insgesamt erhöhten Pflegeaufwand. Ist ein Mensch bettlägerig, achtet die Pflegefachkraft darauf, Folgeerkrankungen bzw. nachfolgende Pflegeprobleme zu vermeiden.

Grundsätze

- Besonders wertschätzender Umgang
- Pflegebedürftigen nach Wünschen und Gewohnheiten fragen
- Auf Risikofaktoren für Folgeprobleme und -erkrankungen achten, Prophylaxen (▶ S. 187) einleiten

Material

Vorhandene Pflegeplanung und ggf. weitere vorliegende Dokumente, z.B.:

- Lagerungsplan (▶ S. 130)
- Bewegungsplan (▶ S. 107)

Vorbereitung

- Festlegen, welche Pläne zu erstellen sind
- Festlegen, welche Assessments (▶ S. 187) durchzuführen sind, um die Gefährdung des Pflegebedürftigen zu beurteilen
- Klären, ob/wie der Mensch bzw. seine Angehörigen in die Pflegeplanung mit einbezogen werden können
- Aktuelle und potenzielle Pflegeprobleme erfassen
- Klären, ob und ggf. welche anderen Berufsgruppen mit einzubeziehen sind

Durchführung

- Pflegeplanung mit Problemen/Ressourcen, Zielen und Maßnahmen festlegen, Prophylaxen und aktivierende Pflege (▶ S. 117) berücksichtigen
- Ggf. interdisziplinären Maßnahmenplan erstellen, aktualisieren
- Überprüfungszeitpunkte festlegen
- Pflegerische Versorgung nach Plan durchführen, auf Fortschritte und neue Probleme achten
- Pflegeplanung bei Bedarf vorzeitig ändern

! Lehnt der Mensch eine Pflegemaßnahme ab, informiert die Pflegefachkraft ihn über die Konsequenzen und überlegt Lösungsmöglichkeiten mit ihm.

Nachbereitung
- Wirksamkeit der Pflegeplanung überprüfen
- Pflegeplanung bei Bedarf anpassen und erneuten Überprüfungszeitpunkt festlegen
- Assessments bei Veränderungen wiederholen

! Eine Pflegeplanung ist nicht nur bei Bettlägerigkeit notwendig. Gleichwohl stellt Bettlägerigkeit mit all ihren aktuellen und potenziellen Pflegeproblemen eine besonders hohe Anforderung an eine fachlich gute Pflegeplanung.

Bettwäsche wechseln

Indikationen
- Akute Verschmutzung
- Starkes Schwitzen
- Turnusgemäß aus hygienischen Gründen

Kontraindikationen
Bei starken Schmerzen Bettwäsche ggf. nur teilweise wechseln

Grundsätze
- Bettwäsche und Laken aus Baumwolle verwenden
- Laken und ggf. Stecklaken faltenfrei anbringen
- Nicht benötigte Gegenstände aus dem Bett entfernen
- Auf rückengerechte Arbeitsweise achten

! Ist die Belastung für den Menschen nicht zu hoch, kann der Wechsel der Bettwäsche an die Grundpflege angeschlossen werden.

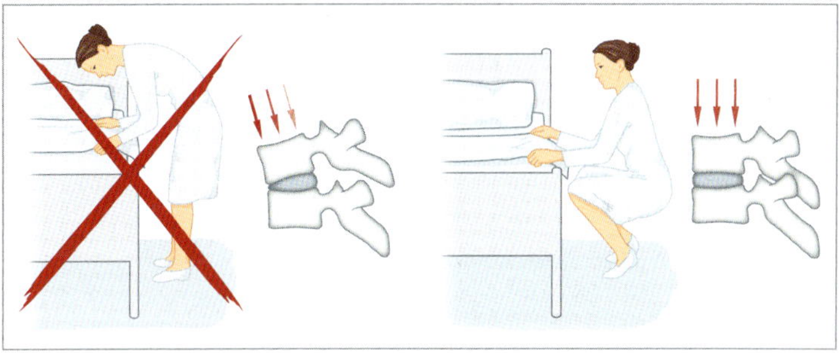

Abb. 6.7: Um die eigenen Bandscheiben zu schonen, geht die Pflegefachkraft in die Knie, wenn sie das Laken bzw. Stecklaken unter die Matratze steckt.

Material
- Frisches Laken
- Frische Bezüge für Bettdecke und Kissen
- Ggf. Wäscheschutz (Stecklaken)
- Schutzkittel
- Flächendesinfektionsmittel, das für das Bettgestell geeignet ist

Vorbereitung
- Zugluft vermeiden
- Bett auf optimale Arbeitshöhe einstellen

! Bei der ersten Durchführung ist der Wäschewechsel, bei dem der Mensch im Bett liegt, für diesen ungewohnt. Die Pflegefachkraft erklärt die einzelnen Schritte.

Durchführung
- Bett zum Wäschewechsel in Grundstellung bringen, Kopfteil bei Bedarf leicht hochstellen
- Kopfkissen und Bettdecke entfernen
- Wäschewechsel von der Seite:
  - Mensch z.B. auf die linke Seite rollen, möglichst weit Richtung Bettrand
  - Sind Bettgitter am Bett angebracht, kann sich der Pflegebedürftige daran festhalten

! Bei Menschen, die aus dem Bett fallen könnten: zu zweit arbeiten.

  - Laken von oben nach unten lösen, längs als Schlange aufrollen
  - Freigelegte Bettseite bei Bedarf desinfizieren
  - Neues Laken einstecken, als Schlange neben benutztes Laken rollen, ggf. zur Hälfte eingerolltes Stecklaken auf Hüfthöhe des Pflegebedürftigen auf das neue Laken legen
  - Pflegebedürftigen vorsichtig über die Stoffschlange zur anderen Seite rollen
  - Altes Laken entfernen, Bettseite bei Bedarf desinfizieren
  - Neues Laken ausrollen, glatt ziehen und einstecken

! Falten vermeiden: Mensch, nachdem das Laken festgezogen ist, wenn möglich noch einmal auf die linke Seite rollen und Laken erneut straffen.

- Wäschewechsel vom Kopf- zum Fußende:

! Voraussetzung: Der Mensch kann Oberkörper und Gesäß anheben.

  - Pflegebedürftigen in sitzende Position bringen
  - Laken vom Kopfende bis kurz über das Gesäß einrollen
  - Freigelegtes Bettoberteil bei Bedarf desinfizieren
  - Neues Laken einstecken, als Schlange neben das benutzte Laken rollen
  - Gesäß anheben (lassen), ggf. eine Seite nach der anderen, dabei altes Laken entfernen
  - Freigelegtes Bettfußteil bei Bedarf desinfizieren
  - Neues Laken bis zum Fußende ausrollen, glatt ziehen und feststecken, ggf. Stecklaken einlegen

Nachbereitung

- Kopfkissen unter den Kopf legen
- Pflegebedürftigen in die gewünschte bzw. nach Lagerungsplan vorgesehene Position bringen
- Mit Bettdecke zudecken

Dokumentation der Pflege

- Zeitpunkt und Art durchgeführter Prophylaxen
- Ggf. interdisziplinär getroffene Absprachen
- Ggf. Termin für die nächste interdisziplinäre Absprache
- Gründe, warum Maßnahmen anders als geplant durchgeführt wurden
- Fort- und ggf. Rückschritte des Pflegebedürftigen
- Zeitpunkt und Umfang des Wäschewechsels

6.9 Lagern

Indikationen

- Fehlende Fähigkeit des Menschen, seine Position selbstständig zu verändern
- Nicht physiologische Lage frühzeitig erkennen
- Lagerungsschäden, z. B. Dekubitus, vermeiden
- Für Sicherheit sorgen, Wohlbefinden fördern
- Kreislauf unterstützen
- Mobilisation vorbereiten

Kontraindikationen

Fähigkeit des Menschen, selbstständig die Lage zu wechseln

! Zum Lagern gehört, das Bett zu richten. Falten in der Bettwäsche, unbenutzte Gegenstände oder überzählige Lagerungshilfsmittel schränken die Bewegung ein und erhöhen das Dekubitusrisiko.

Grundsätze

- Um gezielt zu lagern und zu positionieren: Lagerungsplan erstellen (▶ S. 130), Abweichungen davon begründen
- Tageszeiten, Aktivitäten und Gewohnheiten berücksichtigen
- In der Reihenfolge Kopf – Rumpf – Arme – Beine vorgehen
- Heben oder rollen statt ziehen, Scherkräfte vermeiden
- Bei fehlender verbaler Kommunikation: auf Gestik und Mimik achten
- Eigenbeweglichkeit fördern, „Rundumpolsterung" vermeiden; Ausnahme: körperwahrnehmende/grenzgebende Lagerung nach Basaler Stimulation®
- Weichlagerung nur nach Überprüfung der Notwendigkeit einsetzen, da das Gefühl für die Grenzen des Körpers verloren gehen und die Eigenbewegung abnehmen kann
- Gelenke nie durchstrecken, sondern leicht anwinkeln

! Je mehr Körperoberfläche aufliegt, desto mehr verteilt sich der Druck.

! Vor dem Verlassen des Zimmers prüfen, ob der Mensch alle benötigten Gegenstände erreichen kann.

Lagerungsplan erstellen

6

Je nach Situation des Menschen, Erfahrung der Pflegefachkraft sowie Zielen des Lagerungsplans nehmen an dessen Erstellung weitere Pflegefachkräfte, der Arzt und ggf. Physiotherapeuten teil.

Vorbereitung

- Ziele des Lagerungsplans festlegen
- Lagerungsintervalle bestimmen
- Bedürfnisse und Vorlieben des Menschen erfragen/beobachten
- Klären, welche Lage der Mensch selbstständig einnehmen kann
- Beobachten, welche Positionswechsel selbstständig möglich sind
- Hautreaktionen auf einzelne Positionen beobachten
- Festlegen, wann der Lagerungsplan auf Aktualität überprüft werden soll
- Ggf. Termin mit weiteren Berufsgruppen koordinieren

! Ein anfänglich guter Durchschnittswert für Lagerungsintervalle ist ein 2-Stunden-Rhythmus. Manche Menschen benötigen jedoch eine höhere Lagerungsfrequenz. Die erste Überprüfung des Lagerungsplans sollte nach wenigen Tagen erfolgen.

Durchführung

- Schriftlich festlegen:
  - Art der Lagerungen
  - Dauer/Lagerungsintervalle und Reihenfolge der einzelnen Lagerungen bzw. Frequenz des Positionswechsels
  - Ziel der Lagerung/zu entlastende Körperregion
  - Alltagskompetenz, die erhalten bzw. gefördert werden soll
  - Ressourcen des Menschen
  - Art und Einsatz von Hilfsmitteln
- Lagerungsplan wie geplant durchführen, dabei:
  - Auf Fortschritte achten
  - Auf Probleme, z.B. Schmerzen, achten
  - Jeweils klären, ob und wie der Mensch zu unterstützen ist
  - Lagerungsabläufe immer gleich durchführen, damit der Mensch sie erlernen und aktiv unterstützen kann

! Die Durchführung des Lagerungsplans ist auch von der Tagesform des Menschen abhängig.

Lagerungshilfsmittel	Funktion und Vorteile
Wechseldruck-matratze	Verteilung des Drucks auf wechselnde Körperregionen, Vermeidung dauerhafter Druckbelastung Achtung: Die Entlastung einer Körperregion erhöht gleichzeitig den Druck, dem andere Körperregionen ausgesetzt sind.
Kissen	• vielseitig verwendbar • verhindern das Zurückrollen • Formbarkeit
gepolsterte Schienen	• Ruhigstellung • Anwendung nach Verordnung
Rollen	Scherkräfte vermeiden, z.B. unter dem Gesäß
Bettbogen („Bettenbahnhof")	Auflagedruck der Bettdecke wird genommen

Tab. 6.6: Verschiedene Lagerungshilfsmittel, ihre Funktion und Vorteile. Lagerungshilfsmittel können selbst Druck ausüben und die freie Bewegung behindern. Die Pflegefachkraft setzt sie wohlüberlegt ein.

Nachbereitung
- Wirksamkeit des Plans und Zielerreichung überprüfen
- Plan bei Bedarf anpassen und erneuten Überprüfungszeitpunkt festlegen

! Auf akuten Anpassungsbedarf umgehend reagieren, nicht erst zum festgelegten Überprüfungszeitpunkt.

Dokumentation der Pflege
- Erkenntnis, welcher Positionswechsel selbstständig möglich ist
- Lagerungsplan mit Zielen, Lagerungsarten, Zeitpunkten und Dauer der unterschiedlichen Lagerungen sowie verwendeten Hilfsmitteln
- Vorlieben des Pflegebedürftigen für bestimmte Lagerungen
- Zeitpunkt, wann der Lagerungsplan überprüft werden soll
- Ggf. Abweichung vom Lagerungsplan und Begründung

Lagerungen durchführen

Die Pflegefachkraft beachtet bei jeder Lagerung:
- Wie kommt der Mensch damit zurecht?
- Äußert er Unmut oder Schmerzen?
- Treten Sensibilitätsstörungen oder Taubheitsgefühle auf?

Bei Bedarf passt sie die Lagerungsart zeitnah an.

Gängige Lagerungsarten	Ziele
30°-Lagerung	hoch gelagerte Körperseite von Druck entlasten
135°-Lagerung	• Druckentlastung der Körperrückseite • gute Lungenbelüftung der unterpolsterten Seite
atemunterstützende Lagerungen (▶ S. 26)	• Pneumonieprophylaxe • Dyspnoe
Lagerungen nach dem Bobath-Konzept	• Menschen mit neurologischen Schädigungen fördern • normale Bewegungsmuster anbahnen • krankheitsbedingte Bewegungsmuster hemmen Wichtig ist, die Lagerungen jeweils gleich durchzuführen.
90°-Lagerung	• weniger Gefühl der Schieflage als bei 30°-Lagerung • Entlastung des Rückens • Entlastung des Gesäßes

Tab. 6.7: Gängige Lagerungsarten und deren Ziele.

! Die physiologische Mittelstellung galt lange als ideal, um Kontrakturen zu vermeiden. Belege liegen für diesen Effekt nicht vor. Nicht jede Lagerung ist für jeden Menschen passend.

Material

- Kissen, in Anzahl, Größe und Füllung je nach Bedarf
- Lagerungskeile
- Lagerungsschlange, Stillkissen

Vorbereitung

Blasen-/Darmentleerung ermöglichen bzw. Menschen mit Inkontinenzhilfsmitteln versorgen

Durchführung

30°-Seitenlagerung

! Bei bestehendem Dekubitus nicht auf die betroffene Seite lagern.

- Bett flach stellen, Kopf auf einem Kopfkissen positionieren
- Mensch etwas Richtung Bettkante legen
- Langes Kissen von der Schulter bis an den Knochenvorsprung den Oberschenkel legen
- Aufliegende Schulter durch Kopfkissen entlasten
- Lagekontrolle: Kann der Mensch seinen Arm frei bewegen?
- Flaches Kissen zwischen die Knie legen
- Aufliegendes Bein im Hüftgelenk leicht strecken, im Kniegelenk leicht beugen
- Fersen frei lagern

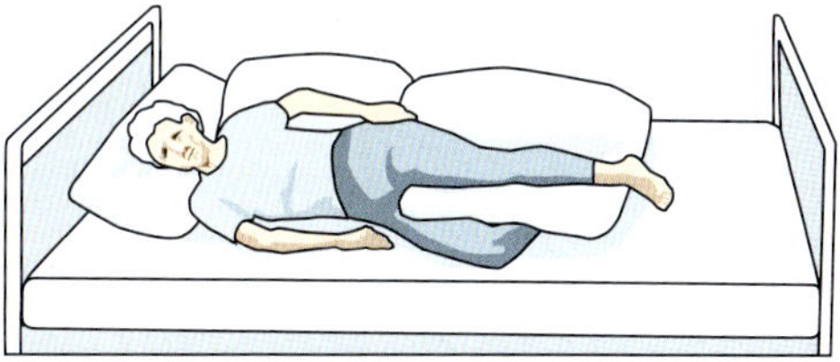

Abb. 6.8:
Die 30°-Seitenlage.

135°-Lagerung
- Mensch Richtung Bettkante bewegen
- Kopf auf Kissen lagern, das bis unter die Schultern reicht, dort jedoch deutlich dünner ist
- Pflegebedürftigen so weit drehen, dass seine Hand, mit der Handfläche nach oben, unter das Gesäß geschoben werden kann

! Bei Gefahr, dass der Mensch aus dem Bett fallen könnte, oder wenn der Mensch Ableitungen hat, zu zweit arbeiten.

- Kissen in Kniehöhe neben den Menschen legen
- Pflegebedürftigen auf den Bauch drehen
- Hand und Schulter, auf denen der Mensch liegt, hervorziehen
- Brustbereich ggf. mit weiterem Kissen stützen
- Oben liegendes Knie auf das Kissen legen und anwinkeln, unteres Knie leicht beugen
- Brüste der Frau bzw. Penis und Hoden beim Mann auf Lage kontrollieren

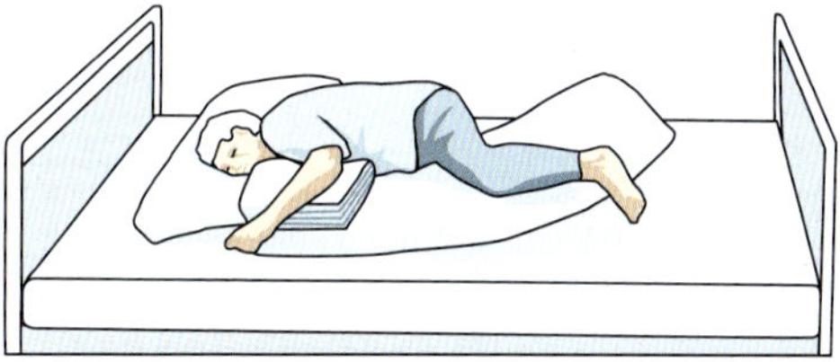

Abb. 6.9:
Die 135°-Seitenlage.

Sitzen am Tisch – nach Bobath
- Stuhl mit Armlehnen vor den Tisch stellen, Arme liegen auf dem Tisch
- Gesäß an die Stuhllehne rücken; Rücken mit Kissen stützen
- Kissen unter der Achsel stützt Schulter und stärker betroffenen Arm
- Beine stehen auf dem Boden, festes, bequemes und vertrautes Schuhwerk anziehen

Rückenlagerung – nach Bobath (bei Lähmung)

! Die Rückenlage stellt eine Ausnahme dar, da sie die Streckspastik erhöht.

- Kopfteil möglichst flach stellen
- Kopf und Schultern mit flachen Kissen unterstützen
- Stärker betroffenen Arm etwas abspreizen, in ganzer Länge mit einem Kissen unterstützen
- Hüfte mit flachem Kissen unterlagern, gelähmtes Bein im Bereich des Oberschenkels mit Rolle unterstützen, Außenrotation vermeiden
- Knie und Sprunggelenk unterstützen
- Fersen frei lagern

Lagerung auf der stärker beeinträchtigten Seite – nach Bobath

- Mensch an die Bettkante der weniger betroffenen Seite legen
- Gelähmten Arm vor der Drehung auf die Seite abwinkeln
- Kopfkissen so platzieren, dass der Mensch nach der Drehung noch daraufliegt
- Beine aufstellen, leicht zur Seite drücken, um Drehung einzuleiten
- Oberkörper folgt der Bewegung
- Lagerung mit Kissen unterstützen
- Fersen frei lagern

! Das Gewicht des Oberkörpers sollte nicht auf dem Schultergelenk lasten, sondern durch Lagerungshilfen auf Oberarm und Schulterblatt verteilt werden.

Lagerung auf der weniger beeinträchtigten Seite – nach Bobath

- Vgl. Lagerung auf der stärker betroffenen Seite (▶ oben)
- Beeinträchtigten Arm führen, um Schulterverletzung zu vermeiden

Nachbereitung

- Festlegen, wann die Lage erneut gewechselt werden soll
- Nach Befinden des Menschen erkundigen, Lage ggf. vorzeitig verändern

Dokumentation der Pflege

- Art und Zeitpunkt der durchgeführten Lagerung
- Reaktion des Menschen auf die Lagerung
- Zeit und Ergebnis von Lagerungskontrollen
- Lagerungsschäden, Zeitpunkt der Entdeckung, unternommene Maßnahmen
- Ablehnung von Maßnahmen durch den Pflegebedürftigen und Begründung, sofern bekannt
- Zeitpunkt, Ziel und Art (Demonstration, Unterstützung, Supervision) durchgeführter Anleitungen sowie deren Ergebnis

7 Ruhen und schlafen

7.1 Informationen sammeln

Schlafanamnese

- Uhrzeit, zu der der Mensch zu Bett geht, einschläft, aufwacht, aufsteht
- Einschlafrituale und übliche Schlafumgebung, Einflussfaktoren, die den Schlaf positiv bzw. negativ beeinflussen
- Erholsamkeit des Schlafs
- Schnarchen
- Häufigkeit der Träume, an die sich der Mensch erinnern kann
- Ggf. Art und Häufigkeit der Schlafmittelanwendung
- Schlafphasen am Tag, Uhrzeit, Dauer und Ort

Fokus Demenz

Im Rahmen einer Demenz kann der Tag-Nacht-Rhythmus umgedreht sein. Die Pflegefachkraft sorgt dafür, dass der Mensch dennoch ausreichende Mahlzeiten erhält, einer sinnvollen Beschäftigung nachgehen kann und andere Mitbewohner nicht gestört werden. Ein klarer Tagesstrukturplan wird dokumentiert und eingehalten. Beim erstmaligen Auftreten eines gestörten Tag-Nacht-Rhythmus informiert sie den Arzt.

Pflegeprobleme

- Schlafstörungen:
  - Einschlafstörungen
  - Durchschlafstörungen
  - Situationen/Zeiten, die Schlafstörungen begünstigen, ggf. bekannte Ursachen
  - Müdigkeit, Erschöpfung
- Atempausen
- Schlafwandeln
- Überschätzt sich/gönnt sich nicht genug Ruhephasen
- Albträume, z.B. nach Trauma

Ermüdung/Erschöpfung

Müdigkeit zeigt an, dass der Körper eine Pause braucht, um Überlastung zu vermeiden. Beispielsweise durch Krankheit, starke Anstrengung, unerwünschte Wirkung von Arzneimitteln, Langeweile oder Bettlägerigkeit (▶ S. 125) kann es zu einer sehr starken Ermüdung bis hin zur Erschöpfung kommen. In diesem Zusammenhang wird von „Fatigue" gesprochen. Bekannt ist diese z.B. bei Krebs- und bei vielen chronischen Erkrankungen.

Um den Verlauf der Ermüdung zu beurteilen, beobachtet die Pflegefachkraft die Dauer, die Stärke der Müdigkeit, z.B. auf einer Skala von 1 bis 10, sowie Symptome und Gefühle, die mit der Müdigkeit einhergehen. Sie bespricht mit dem Menschen die Auswirkungen auf seine Alltagsaktivitäten, körperlichen und geistigen Fähigkeiten und sein soziales Leben. Die Informationen wertet sie aus und bezieht Faktoren, die nach Ansicht des Pflegebedürftigen die Müdigkeit verstärken oder lindern, in ihr Handeln ein. Sie unterstützt den Menschen, einen für ihn passenden Tagesablauf zu finden und nur Aktivitäten nachzugehen, die seine Kräfte schonen bzw. erhöhen. Ebenso hilft sie ihm, seinem erhöhten Ruhebedürfnis nachzukommen und mit Stresssituationen angemessen umzugehen. [35]

Ressourcen
- Kann gut einschlafen
- Schläft ohne Störung durch
- Ist morgens ausgeruht
- Kann mit Schlafstörungen umgehen
- Kennt Bewältigungsmöglichkeiten im Umgang mit der Schlafstörung
- Äußert Einsicht in die Schlafstörung
- Akzeptiert Tagesstrukturplanung
- Ist bereit die eigene Lebensweise anzupassen, um dem chronobiologischen Rhythmus bzw. der inneren Uhr Rechnung zu tragen
- Ist bereit das Schlafumfeld so anzupassen, dass Schlaf gefördert wird

Dokumentation der Informationssammlung
- Durchführung der Schlafanamnese
- Erhobene Daten, ggf. Name der Person, die die Auskünfte gegeben hat
- Getroffene Absprachen

7.2 Allgemeine Pflegeziele

- Ist nach dem Nachtschlaf erholt
- Kann den Tag gut bewältigen
- Äußert eine Verbesserung des Schlafs/der Schlafgewohnheiten
- Lernt bei Schlafapnoe und Ähnlichem mit technischen Schlaf- bzw. Atemhilfen selbstständig umzugehen

7.3 Schlafumgebung gestalten

Indikationen

Die Schlafumgebung sollte immer für einen möglichst guten Schlaf gestaltet sein. Besondere Anforderungen an die Schlafumgebung gelten bei:
- Desorientierung
- Eingeschränkte Beweglichkeit
- Bewusstseinstrübung
- Inkontinenz
- Neuaufnahme des Menschen

Kontraindikationen

Sturzgefahr, z.B. durch Toilettenstuhl oder bei kompletter Verdunklung

Grundsätze
- Schlafumgebung bei Veränderung der Situation ggf. anpassen
- Pflegebett nach Vorliebe des Menschen im Raum ausrichten, idealerweise sollte der Mensch sehen, wenn jemand den Raum betritt
- Bei Bettlägerigkeit visuelle Anreize, z.B. Bilder Mobile, Lichtspiel bieten und regelmäßig, z.B. nach einer bestimmten Anzahl von Wochen, wechseln

Material
Individuell je nach Bedarf des Menschen

Vorbereitung
Abweichungen zwischen aktuellem und sinnvollem/erwünschtem Zustand aufzeigen

Durchführung
- Bett mit Liegehöhe wählen, sodass der Mensch selbst aufstehen kann
- Auf passende, für den Menschen bequeme Matratze achten, ggf. Spezialmatratze wählen
- Auf eine gut erreichbare Ablagefläche achten
- Raumtemperatur: 16–18 °C, gut gelüftet
- In der näheren Umgebung für Ruhe sorgen
- Raum nach Bedarf abdunkeln, für Beleuchtung auf dem Weg zur Toilette sorgen
- Ggf. Fußmatte oder Bewegungsmelder mit Leuchtsignal einsetzen

! Bei der Verwendung von Bettgittern beachtet die Pflegefachkraft:
- Der Mensch/sein Betreuer stellt einen Antrag, dem der zuständige Amtsrichter zustimmen muss, um die Gitter zu verwenden.

Ist Gefahr im Verzug, kann das Gitter sofort genutzt werden, die Zustimmung des Amtsrichters ist jedoch innerhalb von 24 Stunden einzuholen.
- Einwandfreie Funktion und Normmaße der Gitterstäbe, ggf. Abpolsterung
- Maßnahmen bevorzugen, bei denen der Mensch möglichst wenig eingeschränkt ist, z.B. Niederflurbett
- Bei Gefahr des Überkletterns nie Gitter einsetzen, besser: Sturz- bzw. Klingelmatte vor das Bett legen

Die Zeit, in der ein Gitter eingesetzt wird, ist auf das unbedingt notwendige Minimum zu begrenzen!

Nachbereitung
Zufriedenheit des Menschen mit der Schlafumgebung regelmäßig besprechen, bei Bedarf anpassen

Dokumentation der Pflege
- Mit dem Menschen getroffene Absprachen
- Im Nachtdienst: Zeitpunkt und Beobachtungen während der Beobachtungsgänge – auch wenn es keine Auffälligkeiten gab!

7.4 Pflege bei Schlafstörungen

Ursachen für erkrankungsbedingte Schlafstörungen [18]:
- Atempause (Schlafapnoe), z. B. durch sehr lautes Schnarchen: Arzt informieren
- Atempause durch beengte (obstruktive) Atemwege: Seitenlage bevorzugen, Gewichtsreduktion bei adipösen Menschen, Alkohol- und Nikotinkonsum vermeiden
- Atempause durch Störung des Atemzentrums (zentrale Schlafapnoe), ggf. ärztlich verordnete Atemmaske anwenden
- Starke, wiederkehrende Zuckungen der Gliedmaßen während des Schlafs: Arzt informieren
- Restless-Legs-Syndrom (erhöhter Bewegungsdrang der Beine): Arzt informieren
- Tag-Nacht-Rhythmus: feste Tagestruktur, Nachtcafé
- Schlafstörung durch Hunger: eiweißhaltige Spätmahlzeit
- Narkolepsie (sehr starke Schläfrigkeit am Tag): Arzt informieren

Weitere Ursachen [36]:
- Psychische Belastungen, z. B. Sorgen
- Lärm, Störung der Nachtruhe, z. B. durch Nachtdienst
- Wetter, z. B. bei Wetterumschlag
- Zu hohe oder zu niedrige Raumtemperatur
- Ungewohnte Umgebung
- Schwere Mahlzeiten, Alkohol, Koffein, Nikotin
- Schmerzen, Angst
- Bestimmte Medikamente

Indikationen

Pflegerische Maßnahmen bei Schlafstörungen sind indiziert, wenn ein Mensch regelmäßig oder an mehreren Tagen hintereinander Schlafstörungen aufweist.

! Bei Schlafstörungen informiert die Pflegefachkraft den Arzt.

Grundsätze

! Schlafmittel sind stets die letzte Möglichkeit, mit Schlafstörungen umzugehen. Sie dürfen nur nach ärztlicher Verordnung angewandt und sollten so früh als möglich abgesetzt werden.

Die Pflegefachkraft bespricht mit dem Menschen, welche Maßnahmen er bevorzugt und was ihm ggf. in der Vergangenheit geholfen hat. Auch beachtet sie die Schlafgewohnheiten des Menschen, die ggf. ungewöhnlich, für den jeweiligen Menschen jedoch passend sein können.

Material
- Je nach Maßnahme (▸ S. 140)
- Sind Art, Ausmaß oder Ursache der Schlafstörungen unklar: Schlafprotokoll

Vorbereitung

- Je nach Maßnahme
- Ggf. Pflegebedürftigen anleiten, das Protokoll selbst zu führen

Durchführung

Für die Pflege bei Schlafstörungen gibt es kein Patentrezept. Je nach Ursache gibt es unterschiedliche Maßnahmen (▶ Tab. 7.1)

Ursache für Schlafstörung	Maßnahmen
Sorgen	• Gespräch anbieten • beruhigende Aktivitäten am Abend • beruhigende Waschung • Seelsorge vermitteln
Bewegungsmangel	• Bewegungsangebot im Freien • Bettgymnastik • 10-Minuten-Aktivierung • Biografiebezogene Beschäftigung
Langeweile am Tag	• Gruppenaktivitäten • kleine Aufgaben übergeben
nächtliches Wasserlassen	• Arzt informieren, ggf. liegt eine Herzinsuffizienz vor
fehlende Sozialkontakte	• Sozialkontakte anbahnen (im Pflegeheim) • besprechen, wie vorhandene Kontakte ausgebaut oder neue Kontakte geknüpft werden können
zu hohe Erwartung an die Schlafdauer	• über realistische Schlafdauer informieren
zu häufiger/langer Tagschlaf	• über Folgen des Tagschlafs für den üblichen Schlafbedarf informieren
zu schweres Essen	• leichte Abendmahlzeit
Verzicht auf die Abendmahlzeit	• leichte Abendmahlzeit
Konsum anregender Getränke	• Schlaf fördernde Getränke, z. B. Kräutertee, heiße Milch • auf koffeinhaltige Getränke und Alkohol verzichten
gestörter Tag-Nacht-Rhythmus	• Tagesablauf strukturieren • Bewegung und Aktivität am Tag • Aufenthalt im Freien mit Tageslichteinfluss • warmes Bad

Tab. 7.1: Ursachen für und Maßnahmen gegen Schlafstörungen.

Inhalte des Schlafprotokolls um Art und Ausmaß der Schlafstörung zu bestimmen [19]:

- Bevor der Mensch das Licht ausmacht (Noten 1–6):
  - Stimmung
  - Leichtigkeit, der am Tag erledigten Aufgaben
  - Gefühlte Frische (1) bzw. Müdigkeit (6)

- Bevor der Mensch das Licht ausmacht (individuelle Angabe):
  - Zeitpunkt und Dauer von Schlafphasen am Tag
  - Alkoholkonsum in den letzten 4 Stunden, Art und Menge
  - Zeit des Zubettgehens
- Morgens nach dem Aufstehen (Noten 1–6):
  - Stimmung
  - Gefühlte Frische (1) bzw. Müdigkeit (6)
- Morgens nach dem Aufstehen (individuelle Angabe):
  - Zeitpunkt des Lichtlöschens am Vorabend
  - Dauer Lichtlöschen bis Einschlafen
  - Anzahl nächtlicher Wachphasen
  - Gesamtdauer der Wachphasen
  - Aufwach-Zeitpunkt
  - Schlafdauer gesamt
  - Uhrzeit des Aufstehens
  - Eingenommene Medikamente mit Art, Dosis, Uhrzeit

Inhalte des Schlafprotokolls um die Ursache der Schlafstörung zu bestimmen ▶ Abb 7.1, S. 142)

Nachbereitung

- Effektivität der Maßnahmen bewerten
- Einschätzung des Menschen einholen
- Änderung der Maßnahmen besprechen und umsetzen

Dokumentation der Pflege

- Ergebnisse des Schlafprotokolls
- Art und Zeitpunkt von Maßnahmen, die zur Schlafförderung durchgeführt wurden, ggf. Gründe für nicht durchgeführte Maßnahmen
- Schlafstörungen mit Art und Auswirkungen
- Zeitpunkt und Dauer ungeplanter Schlafphasen
- Im Nachtdienst: Zeitpunkt und Beobachtungen während sogenannter Beobachtungsgänge – auch wenn es keine Auffälligkeiten gab!
- Maßnahmen und Aktivitäten während der Nacht
- Ablehnung von Maßnahmen durch den Pflegebedürftigen und Begründung, sofern bekannt
- Erfolge

7

SCHLAFPROTOKOLL

Name: ______________________

Gestern:									Heute Morgen:		
Datum:	Mittagsschlaf: **+ ja** **– nein**	ich ging um __ Uhr zu Bett	nach dem Hinlegen schlief ich ein: 1. in weniger als 15 min 2. 15–30 min 3. 30–60 min 4. mehr als 60 min	ich wachte ca. __ Mal auf in der Nacht:	ich lag dann wach: 1. weniger als 15 min 2. 15–30 min 3. 30–60 min 4. mehr als 60 min	im Bett dachte ich über folgende Dinge nach:	Aktivitäten vor dem Zubettgehen:	Aktivitäten nach dem Zubettgehen:	ich erwachte ca. um ___ Uhr	ich stand um ___ Uhr auf	ich schlief ca. ___ Stunden

Abb. 7.1: Das Schlafprotokoll hilft, die Ursachen der Schlafstörung zu ermitteln.

8 Sich pflegen

8.1 Informationen sammeln

Pflegeprobleme

- Trockene oder fettige Haut/Haare, Vermehrte Schweißproduktion
- Juckreiz, Schmerzen
- Sensibilitäts- oder Durchblutungsstörung
- Erhöhter Hautturgor (Ödeme) oder reduzierter Hautturgor (Dehydratation)
- Offene/entzündete Hautareale, z.B. eitrig, Quaddeln, Panaritium (Nagelbettentzündung)
- Haarausfall
- Gebärmuttersenkung
- Harn- oder Stuhlinkontinenz
- Pathologischer Ausfluss, z.B. stinkend, gelblich, blutig
- Kann Körperpflege, z.B. Waschen der Füße, sich kämmen, Einstieg in die Badewanne, nicht selbstständig ausführen, benötigt Anleitung/Unterstützung bei ...

!

Pflegeprobleme erkennen und Maßnahmen ergreifen
Die Pflegefachkraft achtet auf Ursachen der Hautprobleme, z.B. unangemessene Hautpflege oder falsche Lagerung, und behebt sie nach Möglichkeit. Um die Intimsphäre nicht zu verletzten, stellt sie unangenehme Fragen unter vier Augen.

Effloreszenz	Beschreibung
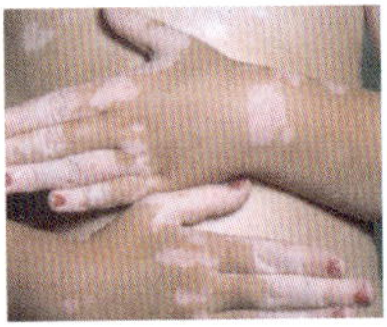	**Fleck** (Macula): Farbveränderung, z.B. durch Pigmentstörung
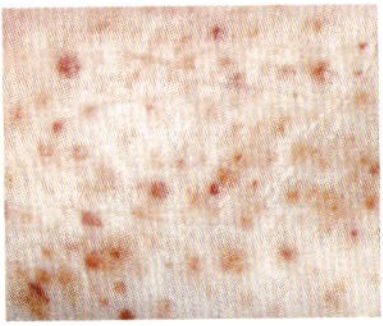	**Papel** (Papula): über Hautniveau erhabenes Knötchen
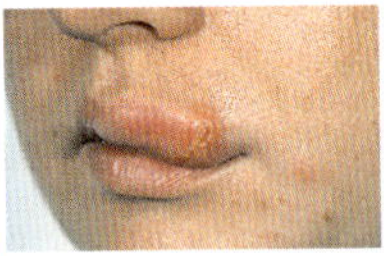	**Blase** (Bulla): mit Flüssigkeit gefüllter und über dem Hautniveau liegender Hohlraum

Effloreszenz	Beschreibung
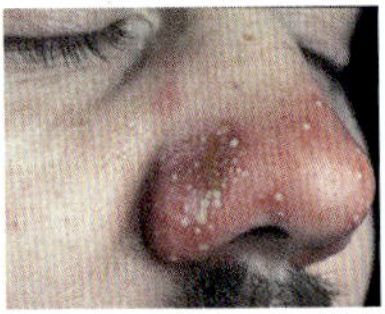	**Pustel** (Pustula): mit Eiter gefüllte Blase, oft um einen Haarbalg
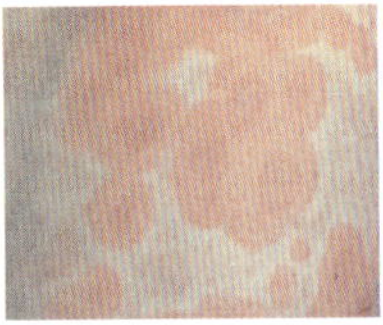	**Quaddel** (Urtica): Ödem der Oberhaut, meist mit Rötung, begleitet von starkem Juckreiz
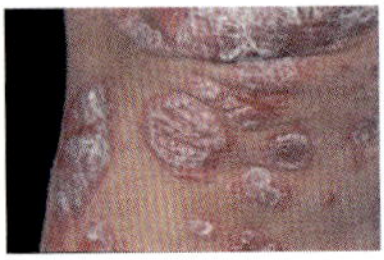	**Schuppe** (Squama): abgeschilferte, verhornte Zellen

Effloreszenz	Beschreibung	Effloreszenz	Beschreibung
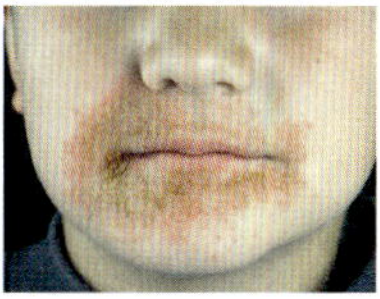	**Kruste, Borke** (Crusta): auf der Haut liegendes eingetrocknetes Sekret bzw. Blut	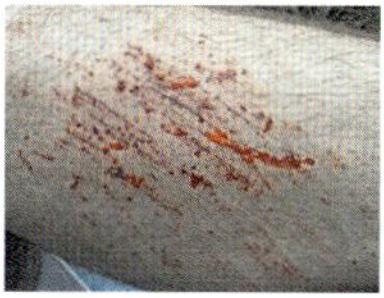	**Erosion**: Haut- oder Schleimhautdefekt durch Aufplatzen von Blasen oder Pusteln
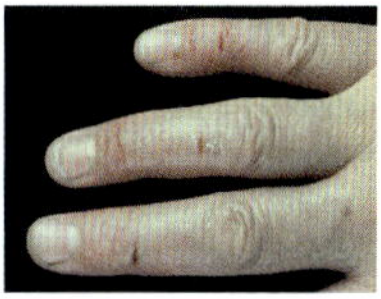	**Schrunde, Riss** (Rhagade): Einriss der Haut in Spaltform	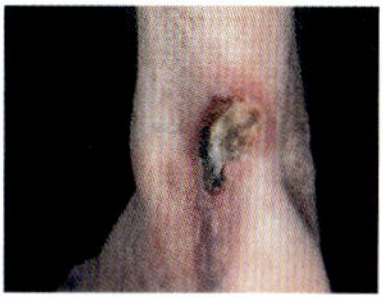	**Geschwür** (Ulcus): Defekt von den oberen bis in tiefere Hautschichten, oft mit Entzündung

Tab. 8.1: Effloreszenzen und ihre Beschreibung.

Ressourcen
- Komplett/teilweise selbstständige Körperpflege
- Gepflegtes Erscheinungsbild
- Intakte Haut
- Intaktes Wärme- und Kälteempfinden
- Äußert Wünsche bezüglich der Körperpflege
- Hat Lieblingspflegeprodukte

Dokumentation der Informationssammlung
- Tätigkeiten, die selbstständig/mit Unterstützung durchgeführt werden bzw. übernommen werden müssen
- Hautzustand: Durchblutung, Hautfarbe, Pigmentierung, Farbe, Temperatur, Spannungszustand
- Hautprobleme: Lokalisation, Größe, Aussehen/Äußerung, Ursache, ggf. Entwicklung
- Stärke der Sensibilitätsstörungen/Schmerzen auf einer Skala, z. B. von 1–10
- Zustand und Auffälligkeiten von Haaren und Nägeln, ggf. Lokalisation
- Benötigte Hilfsmittel und Umgang damit

Bei Pflegebedürftigen, die in ihrer Fähigkeit zur Kommunikation, Bewegung und Wahrnehmung eingeschränkt sind, kann es förderlich sein, in die Körperpflege das Konzept der Basalen Stimulation® zu integrieren. Besonders eignet sich dieses Konzept für bettlägerige Menschen, Pflegebedürftige im Delir oder mit Demenz und in der Begleitung Sterbender.

8.2 Allgemeine Pflegeziele

Hauptziel: lernt die eigene Körperpflege entsprechend seiner Fähigkeiten selbstständig durchzuführen, lernt Hilfsmittel sinnvoll einzusetzen

- Haut/Organ bleibt/ist wieder intakt und funktionsfähig
- Körperpflege findet in Häufigkeit und Art nach den Wünschen des Menschen statt
- Äußert Wohlbefinden
- Fähigkeiten zur Selbstpflege, z.B. halten des Handtuchs, nehmen zu
- Infektionen vermeiden
- Hautschäden heilen ab

8.3 Ganzkörperwäsche, -dusche, -bad

Medizinische Bäder ▸ S. 241

! **Aktivierung**
Die Ganzkörperwäsche ist eine gute Gelegenheit, mit dem Menschen in Kontakt zu treten und seine Fähigkeiten zu fördern. Die Pflegefachkraft unterstützt ihn nach seinem individuellen Bedürfnis und fördert seine Selbstständigkeit.

Biografie-Orientierung
Die Pflegefachkraft schützt die Intimsphäre des Menschen und orientiert die Körperpflege an seinen Gewohnheiten.

Indikationen

- Fehlende Ressourcen zur selbstständigen Körperpflege
- Reinigungsbedarf größerer Hautareale

! **Fokus Demenz**
Die Notwendigkeit, sich regelmäßig zu waschen, um die Haut gesund zu erhalten und unangenehme Körpergerüche zu vermeiden, kann vergessen werden. Die Pflegefachkraft erinnert den Menschen bei Bedarf an die Körperpflege bzw. unterstützt ihn.

Grundsätze

- Infizierte Hautareale zuletzt waschen
- Auskühlung vermeiden: nicht gewaschene Bereiche bedecken; abgetrocknete Bereiche ankleiden
- Reihenfolge des Waschens an die Gewohnheiten anpassen, ggf. Verbesserungsvorschläge anbringen, um Hygienerisiken zu vermeiden

! Um Alltagsaktivitäten nach einem Apoplex (▸ S. 421) erneut zu erlernen, führt die Pflegefachkraft die mit dem Waschhandschuh versehene Hand des Menschen, und bahnt so die selbstständige Bewegung an.

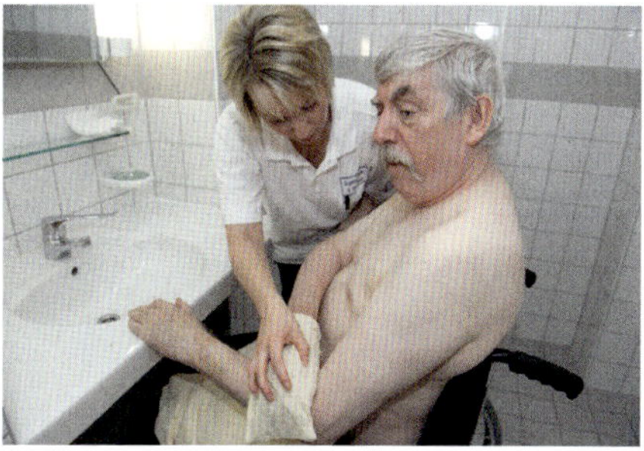

Abb. 8.1:
Die Pflegefachkraft führt die Hand des Menschen, damit er die Bewegung erlernen kann.

Ganzkörperwäsche im Bett

Material

- Waschschüssel
- 1–2 Handtücher
- 1–2 Waschlappen
- Waschzusatz nach Wunsch, möglichst ph-neutrale Seife oder Syndet
- Ggf. Körperlotion
- Ggf. ätherisches Öl, Mandelöl
- Frische Wäsche/Kleidung
- Sichtschutz

!

Basale Stimulation

Bei der Körperpflege nach Basaler Stimulation® werden immer 2 Waschlappen zum Waschen und im Idealfall auch zum Abtrocknen benutzt, um „modellierend" zu arbeiten und so den Pflegebedürftigen den betroffenen Körperteil spüren zu lassen.

Um die betroffene Extremität noch spürbarer zu machen, eignet sich ein vestibuläres Angebot der Basalen Stimulation®: Schaukelbewegungen. Dabei wird längs unter den Arm oder das Bein ein Duschhandtuch gelegt und an den oberen Seiten mit beiden Händen zusammengehalten, die Extremität hängt nun im Tuch. Anschließend wird sie mit dem Tuch langsam angehoben und leicht hin und her bewegt. Durch die Ummantelung erspürt der Mensch seine Extremität besser.

Auch werden möglichst eigene Waschzusätze des Pflegebedürftigen benutzt, um Vertrautes zu bieten.

Je nach Wunsch können dem Waschwasser auch 2–3 Tropfen eines ätherischen Öls und zum Lösen etwas Kaffeesahne zugesetzt werden. Das ätherische Öl fördert über den olfaktorischen Sinn das Wohlbefinden und kann Beschwerden wie Nausea, Schmerzen oder Unruhe lindern. Verträglichkeit vorher testen und Kontraindikationen beachten!

Wurde ein Öl benutzt, dann sollte die Hautpflege anschließend nur mit Mandelöl erfolgen und nicht mit Bodylotion, da das ätherische Öl den Eintritt der in den Lotionen enthaltenen Parabene in die Haut fördert.

! **Fokus Demenz**
Wenn der Mensch mit Tuben, Flaschen, Duschgels, Schampoo etc. nichts anzufangen weiß, stellt die Pflegefachkraft sicher, dass er diese Mittel nicht versehentlich oral aufnimmt.

Vorbereitung
- Raumtemperatur nach Wunsch bzw. rund 25 °C; Zugluft vermeiden
- Sichtschutz bereitstellen
- Utensilien bereitlegen
- Hilfsmittel erklären, anleiten und für Anwendung sorgen
- Blasen- und Darmentleerung ermöglichen
- Wassertemperatur nach Wunsch bzw. rund 37 °C

Durchführung
- Initialberührung: immer in gleicher Weise an der gleichen Körperstelle
- Wasser mit der Hand ertasten lassen, dabei erklären
- Bei eingeschränkter Wahrnehmung auch Waschlappen etc. zuerst ertasten lassen
- Nach Basaler Stimulation®: Mit Waschhandschuhen an beiden Händen waschen, Gliedmaßen umfassen, („modellierend" waschen), eine Hand hält immer Kontakt zum Pflegebedürftigen

! Achtung: Bei Herzerkrankungen herzfern beginnen! Ansonsten:
- Waschung gegen die Haarwuchsrichtung wirkt belebend.
- Waschung mit der Haarwuchsrichtung wirkt beruhigend.

- Ätherische Öle können die belebende bzw. beruhigende Waschung noch unterstützen
- Vor Auskühlung schützen:
  - Nur die Körperstellen auskleiden, die gerade gewaschen werden
  - Nach dem Dusch- bzw. Wannenband zügig abtrocknen und ankleiden
- Reste von Waschlotion sorgfältig entfernen
- „Modellierend" abtrocknen, dabei besonders auf Hautfalten achten
- Ggf. Hautpflege mit Mandelöl oder eigener Lotion

! Wichtiger als die Reihenfolge der Körperregionen beim Waschen ist das hygienische Vorgehen. Nach der Reinigung des Intim- und Analbereichs oder stark verschmutzter Körperstellen: Wasser, Waschlappen und Handtuch verwerfen, Hände desinfizieren, neue Materialien verwenden.

Nachbereitung
- Für Entspannung sorgen
- Getränk oder Mahlzeit anbieten
- Zimmer lüften, aber Zug vermeiden

Ganzkörperdusche bzw. -bad

Material
- 1–2 Handtücher
- 2–3 Waschhandschuhe
- Duschgel/Badezusatz
- Shampoo
- Rutschfeste Fußmatte
- Frische Wäsche/Kleidung

Vorbereitung
▶ Ganzkörperwäsche
- Bad vorheizen
- Ggf. Handtücher vorwärmen
- Zur Dusche/zum Bad begleiten
- Auskühlung auf dem Weg vermeiden
- Für Sicherheit sorgen, z. B. durch festes Schuhwerk

Durchführung
- Pflegebedürftigen in die Dusche/Wanne führen
- Wassertemperatur selbst testen, dann vom Pflegebedürftigen testen lassen
- Pflegebedürftigen abduschen
- Vom Oberkörper zum Unterkörper reinigen; Reihenfolge ▶ S. 148
- Sorgfältig abduschen
- Abtrocknen, dabei besonders auf Hautfalten achten
- Eincremen

! Generell gilt: Alle Tätigkeiten, die der Pflegebedürftige selbst durchführen kann, soll er auch selbst durchführen. Geführte Bewegungen können ein Mittelweg sein.

Nachbereitung ▶ **Ganzkörperwäsche**
Seifenreste in der Dusche/Wanne entfernen

! Maßnahmen, die mit der Ganzkörperwäsche verbunden werden können
- Mobilisieren (▶ S. 106), insbesondere der Gelenke, um Kontrakturen zu vermeiden
- Bettwäsche wechseln (▶ S. 127), Schlafumgebung gestalten (▶ S. 137)
- Antithrombosestrümpfe anziehen (▶ S. 246)
- Atemstimulierende Einreibung (▶ S. 24)
- Intertrigoprophylaxe (▶ S. 193)
- Hautpflege (▶ S. 169)

Dokumentation der Pflege
- Zeitpunkt und Art der Ganzkörperpflege, inkl. Grad der Übernahme oder Anleitung bzw. selbstständige Durchführung
- Ggf. Gründe für die Nichtdurchführung
- Beobachtungen während der Pflege, z. B. Verhalten, Verletzungen, Ausfluss, Schmerz, Zustand der Haut/Schleimhaut, mit Lokalisation, Ausmaß, Aussehen
- Ggf. genutzte Hautpflegemittel und aufgetretene Unverträglichkeiten
- Ernährungs- und Hautzustand
- Ggf. Ablehnung von Maßnahmen durch den Pflegebedürftigen und Begründung, sofern bekannt

8.4 Augen pflegen

Indikationen
- Fehlende Ressourcen zur selbstständigen Augenpflege
- Sekretbildung
- Fehlender oder unzureichender Lidschluss
- Verkrustung des Augenlids
- Erkrankungen des Augenlids

Kontraindikationen
Behandlungsbedürftige Verletzungen

Grundsätze
- Aseptische Bedingungen schaffen und Handschuhe tragen
- Utensilien, z. B. Salbentube, nur für eine Person verwenden, beim Öffnen Verfalldatum darauf notieren
- Kontakt der Hornhaut mit Gegenständen, z. B. Kompresse, vermeiden
- Keinen Druck auf die Hornhaut ausüben
- Fusselfreie Materialien verwenden
- Infiziertes Auge zum Schluss versorgen

Augen reinigen

Material
- Lauwarmes Wasser
- 1 keimarmer oder ggf. steriler Tupfer pro Auge, bei Verschmutzungen mehr
- Ggf. NaCl 0,9 %
- Abwurfschale

Durchführung
- Kopf leicht nach hinten beugen
- Tupfer mit handwarmem Wasser befeuchten
- Vom äußeren Augenwinkel zum inneren wischen, bei Bedarf wiederholen

! Bei Infektion des Auges von innen nach außen reinigen!

- Tupfer wechseln, bei gesunden Augen anderen Teil vom Waschlappen verwenden
- Anderes Auge reinigen

! Hartnäckige Verkrustungen einweichen: NaCl 0,9 % getränkten Wattepad 1–2 Minuten auf das geschlossene Auge legen.

Nachbereitung
Nach Sehvermögen erkundigen

Augen spülen

Ärztliche Anordnung und 5-R-Regel (▸ 15.4) beachten

Material
- Spülflüssigkeit nach Anordnung
- Spülspritze oder -pipette
- Nierenschale
- Ggf. Augenverband

Durchführung
- 30°-Seitenlage: Seite, auf der das Auge gespült werden soll
- Auffordern, nach oben zu blicken
- Spülflüssigkeit mit Einwegspritze oder Pipette aus Richtung Nase zum äußeren Augenwinkel laufen lassen
- Flüssigkeit mit Nierenschale auffangen
- Auge trocken tupfen

Nachbereitung
- Nach Sehvermögen erkundigen
- Nach Anordnung Verband anlegen

Augensalbe und -tropfen verabreichen

Ärztliche Anordnung und 5-R-Regel (▸ S. 378) beachten

Material
- Salbe/Tropfen nach Anordnung, in der Hand anwärmen
- 1–2 keimarme oder ggf. sterile Tupfer
- Abwurfschale

Durchführung
- Kopf leicht nach hinten beugen
- Unterlid mit Tupfer nach unten ziehen
- Augentropfen bzw. -salbe (ca. 1 cm) in den unteren Lidsack geben
- Augenlid vorsichtig lösen
- Auge einige Minuten locker geschlossen halten, Augapfel hin und her bewegen

! Bei gleichzeitiger Verabreichung von Salbe und Tropfen: Erst Tropfen verabreichen, 5–10 Minuten warten, Salbe verabreichen. **Ausnahme:** anderslautende Verordnung.

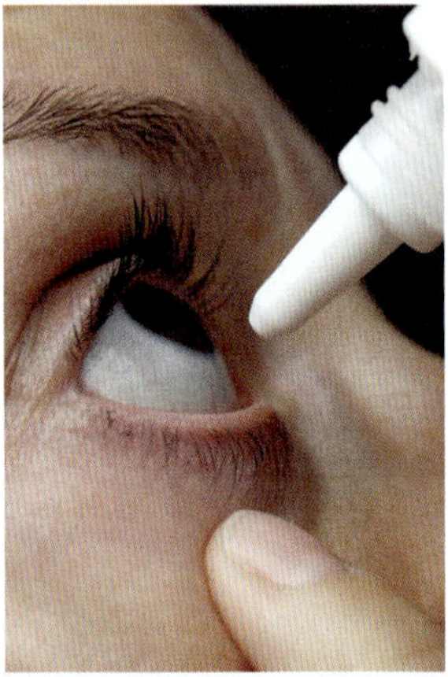

Abb. 8.2:
Um Augentropfen oder -salbe zu verabreichen, wird das Unterlid nach unten gezogen. Bei infektiösen Augenerkrankungen oder eigenen Verletzungen am Finger trägt die Pflegefachkraft Handschuhe und verwendet einen Tupfer.

Nachbereitung
Herauslaufende Salbe bzw. Tropfen mit sauberem Tupfer aufnehmen

Dokumentation der Pflege
- Zeitpunkt und Art der Maßnahme bzw. Anleitung
- Ggf. Gründe für die Nichtdurchführung
- Besonderheiten des Auges: Farbe, Sekret, Schwellung, Trockenheit, eingeschränkte Beweglichkeit, Entzündungszeichen mit mit Lokalisation, Ausmaß, Aussehen
- Ggf. Unverträglichkeiten gegenüber Hautpflegemitteln
- Ggf. Ablehnung von Maßnahmen durch den Pflegebedürftigen und Begründung, sofern bekannt

8.5 Ohren pflegen

Indikationen
- Fehlende Ressourcen zur selbstständigen Ohrenpflege
- Zerumen („Ohrenschmalz") oder Verschmutzungen in der Ohrmuschel

Kontraindikationen
Behandlungsbedürftige Verletzung

Grundsätze
Keine Gegenstände, z. B. Watteträger, in den Gehörgang einführen

Ohren reinigen

Material
- Lauwarmes Wasser
- Je Ohr 1–2 Kompressen oder einen Waschlappen
- Watteträger (für gebogene Ohrmuscheln)
- Ggf. Öl
- Abwurfschale

Durchführung
- Am Gehörgangeingang beginnen
- Von innen nach außen reinigen, äußere Ohrmuschel zum Schluss
- Ggf. mit ölgetränkter Kompresse Verkrustungen lösen

! Ausfluss, bei dem es sich nicht um Zerumen handelt, ist ein Grund, den HNO-Arzt einzuschalten.

Ohrentropfen verabreichen

- Ärztliche Anordnung und 5-R-Regel (▸ S. 378) beachten
- Ohr reinigen (▸ oben)

Material
- Tropfenflasche in der Hand anwärmen
- 1–2 keimarme oder ggf. sterile Tupfer

Durchführung
- Seitenlage: Seite, auf der keine Tropfen in das Ohr gegeben werden sollen
- Tropfen in den Gehörgang geben
- Seitenlage einige Minuten lang halten

Nachbereitung
Nach Hörvermögen erkundigen

Dokumentation der Pflege
- Zeitpunkt und Art der Maßnahmen, inkl. Grad der Übernahme, Anleitung bzw. selbstständigen Durchführung
- Ggf. Gründe für die Nichtdurchführung
- Beobachtungen, z. B. Sekret, Entzündungszeichen, Schmerzen
- Ggf. Ablehnung von Maßnahmen durch den Pflegebedürftigen und Begründung, sofern bekannt

8

8.6 Nase pflegen

Indikationen
- Fehlende Ressourcen zur selbstständigen Nasenpflege
- Behinderung der Nasenatmung
- Starke Sekretbildung
- Verschmutzung, z. B. Staub
- Sauerstofflangzeitgabe

Kontraindikationen
Behandlungsbedürftige Verletzung

! Eine freie Nasenatmung verbessert die Geruchswahrnehmung und kann den Appetit anregen.

Grundsätze
- Gegenstände, z. B. Nasensalbentube oder Watteträger, nur in Sichtweite in die Nase einführen
- Utensilien nur für einen Menschen verwenden

! Bei auffälligem Sekret, z. B. größeren Mengen oder dauerhafter Beimengung von Blut: Arzt informieren, bei Bedarf Probe abnehmen.

Nase reinigen

Material
- NaCl 0,9 %
- Lauwarmes Wasser
- Pro Nasenloch mind. 1 Watteträger
- 2 Tupfer oder 1 Waschlappen
- Abwurfschale
- Bei nässender Sekretion: Handschuhe

Durchführung
- Leichte Oberkörperhochlage, Kopf leicht in den Nacken gelegt
- Watteträger mit NaCl 0,9 % befeuchten
- Watteträger leicht drehend am oberen Rand in die Nase einführen
- Watteträger nach unten zeigend aus der Nase nehmen
- Vorgang mit neuem Watteträger wiederholen, bis kein Sekret anhaftet
- Nase außen mit feuchtem Waschlappen oder Tupfer in Richtung Nasenlöcher reinigen

! Nasenreinigung bei Sonde: fixierendes Pflaster lösen, Sonde nach der Reinigung an einer anderen Stelle fixieren.

Nachbereitung
Belüftung/Durchgängigkeit der Nase erfragen

Nasentropfen, -spray, -salbe verabreichen

- Ärztliche Anordnung und 5-R-Regel (▶ 15.4) beachten
- Nase reinigen (▶ S. 154)

Material
- Nasentropfen, -spray, -salbe, in der Hand anwärmen
- Bei Nasensalbe: 2 Watteträger
- Abwurfschale für Watteträger

Durchführung
- Leichte Oberkörperhochlage, Kopf leicht in den Nacken gelegt
- Auffordern, durch die Nase zu atmen
- Salbe auf Watteträger geben, im Sichtbereich in die Nase einstreichen
- Tropfen ohne Berührung der Nasenschleimhaut eintropfen
- Sprayflasche in die Nase einführen, Sprühstöße nach Anordnung verabreichen

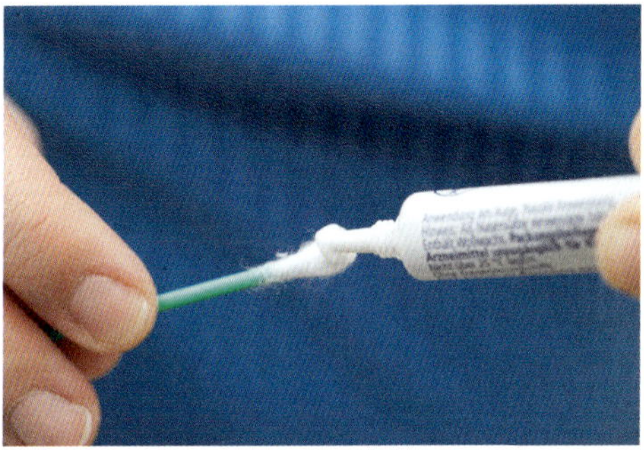

Abb. 8.3: Watteträger ermöglichen, Nasensalbe hygienisch zu verabreichen. Die Pflegefachkraft führt den Watteträger nur so weit in die Nase ein, dass sie die sogenannte äußere Nase von innen mit Creme versorgt.

Nachbereitung
Rückenlage einige Minuten beibehalten

! Um Gewöhnungseffekte zu vermeiden: Anwendungsdauer auf max. 1 Woche begrenzen. Bei längerer Verwendung: Rücksprache mit Arzt.

Dokumentation der Pflege
- Zeitpunkt und Art der Maßnahmen, inkl. Grad der Übernahme, Anleitung bzw. selbstständigen Durchführung
- Ggf. Gründe für die Nichtdurchführung
- Beobachtungen, z.B. Sekret, Entzündungszeichen, Schmerzen
- Ggf. Ablehnung von Maßnahmen durch den Pflegebedürftigen und Begründung, sofern bekannt

8.7 Mund und Zähne pflegen

! Auch wenn der Mensch nur eine Restbezahnung aufweist oder eine Prothese trägt, ist die tägliche Mund- und Zahn-/Prothesenpflege ebenso wichtig wie die halbjährliche Kontrolle beim Zahnarzt.
Durch die Stimulierung der Mundregion bei der Mundpflege wird die Konzentrationsfähigkeit des Menschen gefördert. Sie eignet sich daher gut als Einstieg in die Körperpflege und als Handlung zu Beginn des Tages.

Indikationen
- Fehlende Ressourcen zur selbstständigen Mund- und Zahnpflege
- Mundraum erfahrbar machen und gesund halten
- Wohlbefinden schaffen
- Funktion erhalten und absteigende Infektionen vermeiden

! **Fokus Demenz**
Der Pflegebedürftige kann die Mund- und Zahnpflege als Übergriff empfinden. Die Pflegefachkraft erklärt ihm die Maßnahme vorab und währenddessen ausführlich, um Gegenwehr zu vermeiden.

Grundsätze
- Einfühlsam vorgehen – Mundpflege ist eine Sinneserfahrung!
- Pflegemittel mit dem Menschen auswählen
- Nach jeder Mahlzeit durchführen – mindestens aber zweimal täglich
- Vertraute Gegenstände benutzen, neue Gegenstände vorab erklären
- Wird eine Prothese nicht regelmäßig getragen, verformt sich der Kiefer und die Prothese passt nicht mehr!

! Einige Menschen wünschen morgens auch vor der Mahlzeit eine Mund- und Zahnpflege. Nach dem Frühstück sollte sie trotzdem wiederholt werden, da das saure Milieu der Speisen die Kariesbildung fördert.

Zähne putzen

Material

! Zahnbürste alle 6–8 Wochen austauschen.

- Zahnbürste mit weichem oder mittlerem Härtegrad und gleich langen Borsten
- Zahncreme
- Evtl. Zahnseide oder Interdentalbürstchen
- Mundspiegel und ggf. kleine Taschenlampe
- Handtuch
- 1 Paar Handschuhe
- Zahnputzbecher mit Wasser und 1 Nierenschale (bei Prothesenträgern 2 Nierenschalen)
- Ggf. Lippenpflegecreme oder -stift

! Ist der Mensch gewohnt, Zahnseide oder Interdentalzahnbürsten zu verwenden, sollte dies auch jetzt ermöglicht werden.

Vorbereitung

! Bei Menschen mit Schluckstörungen nicht oder kaum schäumende Zahncreme und davon wenig verwenden.

- Mensch in Oberkörperhochlage bringen
- Handtuch unter den Hals und über die Brust legen
- Handschuhe anziehen

Durchführung

- Im Mund auf Verletzungen achten und Prothese ggf. entfernen, in Nierenschale ablegen (Prothesenpflege ▸ unten)
- Wasser und Nierenschale zum Spülen anreichen
- Ggf. Interdentalzahnbürste/Zahnseide anwenden
- Zahn für Zahn vom Zahnfleisch zum Zahn bürsten: Außenflächen, Innenflächen, Kauflächen
- Nicht zu fest drücken und kleine Bewegungen machen, um Zahnfleischverletzungen vorzubeugen (die Plaque löst sich schon durch Rüttelbewegungen)
- Zunge ebenfalls mitbürsten, vor allem bei Pflegebedürftigen mit Nahrungskarenz oder eingeschränkter Nahrungsaufnahme
- Wasser und Nierenschale zum Spülen anreichen

! **Fokus Demenz**
Ggf. benötigt der Mensch eine konkrete Anleitung, was mit der Zahnbürste zu tun ist.

Nachbereitung

- Prothese ggf. wieder einsetzen
- Bei Bedarf Lippen eincremen
- Zahnbürste ausgespült mit dem Kopf nach oben zum Trocknen stellen

Zahnprothese pflegen und Mundhöhle reinigen

!
- Prothese stets sicher halten
- Nicht genutzte Prothese in einem Glas, in einer Schale oder Prothesendose aufbewahren
- Aufbewahrungsbehälter mit Name kennzeichnen
- Prothese mit Seife, nicht mit Zahncreme putzen, da die darin enthaltenen Abrasivstoffe den Kunststoff angreifen können. Prothese danach gründlich abwaschen

Material
- 1 Paar Handschuhe
- Mullkompresse
- Weiche Prothesenzahnbürste und milde Seife
- Mundspiegel
- 2 Zahnputzbecher mit Wasser und 2 Nierenschalen
- 1–3 Kompressen
- Ggf. Mundwasser

Vorbereitung
- Zeitpunkt der Prothesenpflege absprechen
- Nach Schmerzen im Mundbereich fragen, Lokalisation ggf. vor der Mundpflege ansehen

Durchführung
- Prothese mit Mullkompresse aus dem Mund nehmen, mit Wasser abspülen, auf Defekte achten
- Zahn für Zahn bürsten: Außenflächen, Innenflächen, Kauflächen
- Mund ausspülen lassen
- Mund mit wassergetränkten Tupfern auswischen
- Mundhöhle ggf. mit Spiegel inspizieren, dabei auf Druckstellen achten
- Mund ggf. erneut ausspülen lassen
- Bei Bedarf Haftcreme auf die Prothese geben, Lippen abhalten und Prothese einsetzen, vorsichtig andrücken

! Prothesen zweimal täglich mit weicher Bürste und einem Tropfen milder Seife putzen. Anschließend lauwarm abspülen. Ggf. vor dem Einsetzen Mundwasser auftragen. Zwischen den Mahlzeiten Essensreste mit Wasser abspülen. Gewohnheiten des Pflegebedürftigen beachten.

Nachbereitung
Bei Defekten oder schlechter Passform Zahnarzt informieren. Haftcreme nur verwenden, bis die Prothese vom Zahntechniker wieder angepasst wurde.

Orale gustatorische Stimulation

Material

! Für die orale Stimulation verwendet die Pflegefachkraft Lebensmittel, von denen bekannt ist, dass der Mensch sie mag.

- Lebensmittel, mit dem ein Geschmacksreiz gesetzt werden soll
- Handschuhe
- Ggf. 1–3 Kompressen, um das Lebensmittel zu halten

Vorbereitung

! Die Pflegefachkraft klärt, ob der Schluckreflex vorhanden ist. Fehlt dieser, besteht die Gefahr einer Aspiration, die orale Stimulation sollte dann nicht durchgeführt werden.

Durchführung

- Wangen Richtung Mund ausstreichen (ohne Handschuhe)
- Mit dem Lebensmittel die Lippe berühren
- Vorsichtig in den vorderen Mundraum vortasten
- Lebensmittel im Mund kreisen, zwischenzeitlich vorne an die Lippen gehen, damit der Mensch bei Bedarf schlucken kann
- Entfernung des Lebensmittels ankündigen und langsam entfernen

Dokumentation der Pflege

- Zeitpunkt und Art der Maßnahmen, inkl. Grad der Übernahme, Anleitung bzw. selbstständigen Durchführung
- Ggf. Gründe für die Nichtdurchführung
- Beobachtungen der Mundhöhle und des Gebisses
- Beobachtung der Prothese, z.B. Defekte, Druckstellen
- Austauschzeitpunkt der Zahnbürste
- Zeiträume ohne Prothese
- Bei der oralen Stimulation verwendete Lebensmittel
- Reaktion auf orale Stimulation
- Ggf. Ablehnung von Maßnahmen durch den Pflegebedürftigen und Begründung, sofern bekannt

8.8 Haare pflegen

! Die Kopf- oder Bartbehaarung ohne Einwilligung des Menschen bzw. seines Betreuers zu schneiden, ist Körperverletzung!

Indikationen

- Fehlende oder unzureichende Fähigkeit zur eigenen Haarwäsche
- Erkrankungen der Kopfhaut oder Haare, z.B. Kopfläuse
- Verknotete Haare, z.B. durch Bettlägerigkeit
- Wohlbefinden steigern
- Kopfhaut stimulieren

Kontraindikationen

Bei der Haarwäsche:

- Erkältung, Pneumonie, Wunden der Kopfhaut
- Bei Schädel-Hirn-Verletzungen bzw. Verletzungen der Wirbelsäule Haare nur nach Rücksprache mit dem Arzt waschen

Grundsätze
- Haarpflegeprodukte mit dem Menschen auswählen
- Schmerzhaftes Ziehen an den Haaren vermeiden, bei langen Haaren: Büschel einige cm von der Kopfhaut entfernt festhalten, dann vorsichtig kämmen

Haare am Waschbecken waschen

! Die Frequenz der Haarwäsche hängt ab vom Zustand der Kopfhaut und Haare sowie den Wünschen des Menschen. Im Idealfall wird sie im Rahmen des Dusch- bzw. Wannenbades durchgeführt.

Material
- Shampoo je nach Zustand der Haare und Kopfhaut
- 1 Handtuch
- Kamm bzw. Bürste
- Stuhl oder Hocker
- Ggf. Föhn und Haarfestiger o. Ä.

! Bei der Haarwäsche kann die Basale Stimulation® angewendet werden, indem der Föhn dem Pflegebedürftigen eingeschaltet in die Hand gegeben wird und er die Vibrationen spürt. Vorsicht: nicht zu heiß einstellen.

Vorbereitung
- Raumtemperatur auf ca. 22 °C bringen
- Zugluft vermeiden
- Oberkörper auskleiden, Unterhemd ggf. anlassen

Durchführung
- Hocker ans Waschbecken rücken, Mensch darauf setzen
- Schultern durch Handtuch abdecken
- Kopf über das Waschbecken beugen
- Pflegebedürftigen die Wassertemperatur mit der Hand testen lassen, ggf. nachregulieren
- Haare befeuchten und schamponieren, dann sorgfältig ausspülen
- Haare vorsichtig auswringen
- Kopf hochnehmen, Haare frottieren und kämmen/bürsten
- Bei der Haarwäsche kann die Basale Stimulation® angewendet werden, indem der Föhn dem Pflegebedürftigen eingeschaltet in die Hand gegeben wird und er die Vibrationen spürt. Vorsicht: nicht zu heiß einstellen.
- Haare je nach Wunsch föhnen

Nachbereitung
Haare nach Wunsch frisieren, ggf. Haarfestiger o. Ä. verwenden

Haare im Bett waschen

! Bei Bedarf arbeiten die Pflegefachkräfte zu zweit, um die Maßnahme vorsichtig, aber zügig durchzuführen, die Sicherheit des Menschen zu gewährleisten und den eigenen Rücken zu schonen.

Material
- Haarwaschwanne
- 1 Gummiunterlage
- 2 Handtücher
- Shampoo je nach Zustand der Haare und Kopfhaut
- Kamm bzw. Bürste
- 1- oder 2-Litermaß und Zugang zu warmem Wasser
- 1–2 Ablaufeimer

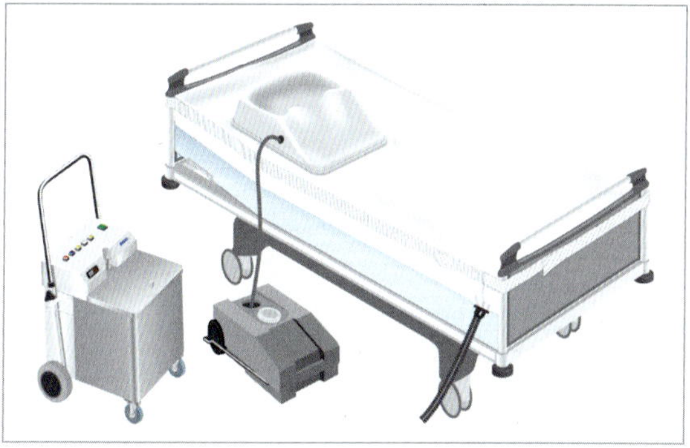

Abb. 8.4: Eine mobile Haarwaschwanne erleichtert die Haarwäsche im Bett.

Vorbereitung
- Haare am Waschbecken waschen ▶ S. 160
- Oberkörper anheben, Kopfkissen entfernen, Gummiunterlage ans Kopfende legen
- Waschbecken auf die Unterlage stellen, unteren Teil mit Handtuch polstern
- Mensch zurücklegen, Oberkörper durch Handtuch abdecken
- Ablaufschlauch im Eimer platzieren
- Erneut die Hände desinfizieren

Durchführung
- Wassertemperatur mit der Hand testen lassen, ggf. nachregulieren
- Wasser vorsichtig über den Kopf gießen

! Stirn mit einer Hand so schützen, dass kein Wasser ins Gesicht läuft.

- Haare schamponieren und auswaschen

! Achtung: Füllstand des Ablaufeimers im Auge behalten!

- Kopf anheben und mit Handtuch umwickeln/frottieren
- Zweite Pflegekraft entfernt Waschbecken und Gummiunterlage
- Haare kämmen bzw. bürsten
- Haare ggf. föhnen

Nachbereitung ▸ **Haare am Waschbecken waschen**

Trockenrasur und Bartpflege

Material

- Waschlappen und Wasser zur Gesichtsreinigung
- Handtuch
- Bartpflege: Kamm
- Trockenrasur:
  - Elektronischer Rasierapparat
  - Ggf. Pflegemittel, z.B. Aftershave
  - Ggf. Schere

! Die Basale Stimulation® kann bei der Rasur genutzt werden, indem dem Pflegebedürftigen der Rasierapparat in die Hand gegeben und eingeschaltet wird. Durch dieses vibratorische Angebot wird das Gefühl für die Hand, den Arm und evtl. sogar den Oberkörper verstärkt.

Vorbereitung

- Pflegebedürftigen hinsetzen oder in Oberkörperhochlage bringen
- Gesicht waschen und trocknen
- Handtuch über den Oberkörper legen

Durchführung

- Bartträger: Bart täglich kämmen
- Trockenrasur:
  - Sehr langen Bart mit Schere vorschneiden
  - Mit dem Rasierer gegen die Bartwuchsrichtung fahren, Haut dabei straffen: Im Gesicht nach oben, am Hals nach unten ziehen

Nachbereitung

- Ggf. Pflegemittel auftragen/leicht einklopfen
- Rasierapparat reinigen, ggf. Scherblatt desinfizieren

Nassrasur

! **Fokus Demenz**
Ist der Mensch nicht vollständig orientiert, stellt die Nassrasur ein unnötiges Risiko dar. Bei Bedarf kann sich der Mensch mit einem elektrischen Rasierer rasieren.

Material
- 2 Waschlappen und Wasser
- Handtuch
- Nassrasierer
- Rasierschaum/-creme, ggf. Pinsel
- Schüssel mit Wasser
- 1 Paar Handschuhe
- Ggf. Pflegemittel, z.B. Aftershave

Vorbereitung
- Pflegebedürftigen hinsetzen oder in Oberkörperhochlage bringen
- Gesicht waschen und trocknen
- Handtuch über den Oberkörper legen

Durchführung
- Rasierschaum/-creme in kreisenden Bewegungen auftragen, kurz einwirken lassen
- Mit dem Rasierer ein- bis dreimal gegen die Bartwuchsrichtung fahren, Haut dabei straffen (▸ Trockenrasur S. 162)
- Schaum zwischenzeitlich mit Wasser abstreifen
- Schaumreste mit warmem Waschlappen entfernen, Gesicht trocknen

Nachbereitung ▸ Trockenrasur

Dokumentation der Pflege
- Zeitpunkt und Art der Maßnahmen, inkl. Grad der Übernahme, Anleitung bzw. selbstständigen Durchführung
- Ggf. Gründe für die Nichtdurchführung
- Ggf. Gründe für die Nassrasur
- Beobachtungen, z.B. Zustand der Kopfhaut, Heilungsstand von Verletzungen
- Ggf. Ablehnung von Maßnahmen durch den Pflegebedürftigen und Begründung, sofern bekannt

8.9 Hände pflegen

! Besondere Vorsicht bei der Nagelpflege bei:
- Blutgerinnungsstörungen, z.B. Hämophilie (Bluterkrankheit)
- Antikoagulanzien-Therapie, z.B. Marcumar
- Nagelpilz ▸ Handschuhe tragen!
- Diabetes ▸ Podologin beauftragen
- Peripherer Arterieller Verschlusskrankheit ▸ Podologin beauftragen

Nagelveränderungen	Ursachen
weiße Punkte oder Streifen	• Verletzungen • Mangel an Kalium • Mangel an Zink
Dellen im Nagel (Tüpfelnägel)	• Psoriasis
weiche, brüchige Nägel	• Wasserkontakt • Reinigungsmittel • Sonneneinwirkung
splitternde Nägel	• Wasserkontakt • Reinigungsmittel
Querfurchen	• Infektionsfolgen • Verletzungen des Nagelbettes
Längsfurchen	• Alter
Verfärbungen	• Chemikalien • Nikotin • Nagelpilz • chronische Infekte
hochgebogene Nägel (Löffelnägel)	• Chemikalien • Reinigungsmittel • Schilddrüsenerkrankungen
stark gewölbte Nägel (Uhrglasnägel)	• Vererbung • Herzerkrankungen • Lungenerkrankungen

Tab. 8.2: Veränderungen der Nägel.

Indikationen

- Fehlende Ressourcen zur selbstständigen Hand- und Nagelpflege
- Zu lange Nägel
- Erkrankungen der Hände und/oder Nägel
- Verschmutzung der Nägel
- Ausgefranste Nägel
- Steigerung des Wohlbefindens
- Vermeidung bzw. Behandlung von Erkrankungen

Kontraindikationen

Wunden an den Händen, die ärztlicherseits zu behandeln sind

Grundsätze

Gewohnheiten und Wünsche des Menschen beachten

! Kurze Fingernägel verringern das Verletzungsrisiko, insbesondere bei Juckreiz. Sind einer Frau, die immer lange Fingernägel trug, auch jetzt lange Fingernägel wichtig, ist dies zu akzeptieren. Würden die Fingernägel gegen den Willen der Frau geschnitten, wäre dies Körperverletzung.

Material
- Handtuch
- Kleine Schüssel mit ca. 38 °C warmem Wasser und Waschlotion
- Weiche Nagelbürste
- Ggf. Nagellackentferner und Wattepads
- Persönliches Nagelpflegeset mit:
  - Holz- oder Gummistäbchen
  - Nagelschere
  - Nagelfeile
- Bei Infektion bzw. Erkrankung der Hände: 1 Paar Handschuhe
- Hand- und Nagelcreme, ggf. Nagelöl

Vorbereitung
Ggf. Nagellack entfernen

Durchführung
- 5–10 Minuten Handbad mit etwas Waschlotion
- Nägel am Ende des Handbades vorsichtig von der Falz zur Nagelspitze bürsten
- Hände sorgfältig abtrocknen, Handtuch unter die Hände legen
- Nagelhaut mit Holz- oder Gummistäbchen zurückschieben
- Sehr lange Nägel schneiden
- Nägelränder glatt feilen, ggf. kürzen, Wunsch des Menschen beachten
- Hände und Nägel massierend eincremen, ggf. Nagelöl auf die Nagelfalz streichen, 5 Min. einwirken lassen, dann einmassieren

! Auch bei vorsichtiger Nagelpflege kann es zu Verletzung kommen. Die Pflegefachkraft desinfiziert diese umgehend.

Bei einigen Frauen tragen lackierte Nägel erheblich zum Wohlbefinden bei. Die Pflegefachkraft bietet an, eine Kosmetikerin zu bestellen, sofern sie diesem Wunsch nicht selbst nachkommen kann.

! Die Basale Stimulation® kann in die Hand- und Nagelpflege integriert bzw. an diese angeschlossen werden. Es bietet sich eine Hand-/Fußmassage oder das Ausstreichen der Hände zu den Fingern bzw. der Füße und Beine zu den Zehen hin an. Dafür kann z.B. Mandelöl benutzt werden. Die Ausstreichung/Massage fördert die Kommunikation zwischen Pflegefachkraft und Pflegebedürftigem, sie beruhigt und kann Schmerzen lindern.

Nachbereitung
Bei Haut- oder Nagelerkrankungen: Nagelpflegeset desinfizieren

Dokumentation der Pflege
- Zeitpunkt und Art der Maßnahmen, inkl. Grad der Übernahme, Anleitung bzw. selbstständigen Durchführung
- Ggf. Gründe für die Nichtdurchführung
- Veränderungen der Nägel (▶ Tab. 8.2, S. 164)
- Beobachtung der Hände, z.B. Hautzustand, Verletzungen
- Ggf. Ablehnung von Maßnahmen durch den Pflegebedürftigen und Begründung, sofern bekannt

8.10 Intim- und Analbereich pflegen

! Übernimmt der Mensch die Intim- und Analpflege selbst, achtet die Pflegefachkraft auf versteckte Äußerungen zu Problemen in diesem Bereich.

Indikationen
- Unzureichende Ressourcen zur selbstständigen Intim- und Analpflege
- Harn- oder Stuhlinkontinenz
- Erkrankungen im Genital- bzw. Analbereich

Grundsätze

! Intimbereich vor dem Analbereich versorgen.

- Intimsphäre wahren, andere Menschen aus dem Zimmer schicken bzw. Sichtschutz anwenden
- Maßnahmen, die der Mensch selbst übernehmen kann, übernimmt er selbst
- Vertraut der Mensch einer bestimmten Pflegefachkraft besonders oder wünscht er, durch eine gleichgeschlechtliche Pflegefachkraft versorgt zu werden, sollte diesem Wunsch nachgekommen werden
- Übermäßige Intimhygiene oder Verwendung von viel oder ungeeigneter Waschlotion schädigt die Vaginalflora, der Haut und erhöht das Erkrankungsrisiko
- Keine abfällige oder verniedlichende Sprache verwenden
- Findet die Intim- und Analpflege im Rahmen der Ganzkörperwaschung statt, wechselt die Pflegefachkraft nach der Intim- und Analpflege Waschwasser, Waschlappen und Handtuch

! Plötzlich auftretende Blutungen im Genital- oder Analbereich sind sofort dem Arzt zu melden.

Material
- Wasserfeste Unterlage
- 2 Paar Handschuhe
- Waschschüssel mit warmem Wasser, ggf. Waschlotion für den Intimbereich
- 2–3 Mullläppchen

- 1–2 sehr weiche Waschlappen, ggf. zusätzlich Einwegwaschlappen
- Sehr weiches Handtuch
- Weiches WC-Papier, trocken und feucht
- Ggf. Wundschutzcreme
- Abwurfgefäß

! Da feuchtes WC-Papier allergische Reaktionen hervorrufen kann, verwendet die Pflegefachkraft Produkte ohne Duftstoffe und pflegende Substanzen.

Vorbereitung

- Wasserfeste Unterlage unter das Gesäß legen
- Handschuhe anziehen
- Ggf. ablenkendes Gespräch führen
- Intimbereich auskleiden
- Beine leicht spreizen, bei der Frau anwinkeln

Durchführung

- Grobe Verschmutzungen mit Einwegwaschlappen oder feuchtem WC-Papier entfernen, Handschuhe wechseln, dazwischen Hände desinfizieren
- **Intimpflege bei der Frau:**
  - Innere Labien (Schamlippen) spreizen
  - Waschrichtung: von vorne nach hinten mit einem Strich
  - Reihenfolge: Innenseite dann Außenseite der inneren Labien, dann Innenseite und Außenseite der äußeren Labien
  - Mullläppchen bzw. Stelle des Waschlappens dazwischen immer wechseln
  - Leistenbeugen und Bikinizone von vorne nach hinten reinigen
  - Intimbereich mit weichem Handtuch vorsichtig trocken tupfen
  - bei starkem Schwitzen Kompressen in Leistenbeugen einlegen

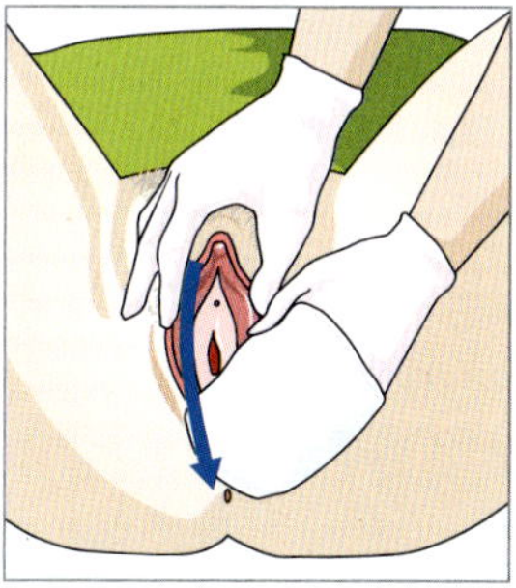

Abb. 8.5:
Waschrichtung bei der Intimpflege der Frau.

- **Intimpflege beim Mann:**
  - Vorhaut vorsichtig zurückschieben
  - Vom Eingang der Harnröhre zur Vorhaut reinigen
  - Eichel trocken tupfen
  - Vorhaut zurückziehen, um Paraphimose (verengte Vorhaut durch unsachgemäßen Umgang) zu vermeiden

! Kommt es während der Intimpflege zur Erektion, bleibt die Pflegefachkraft ruhig und unterbricht die Pflegemaßnahme kurzfristig.

- In folgender Reihenfolge waschen und trocknen: Penis, Hodensack, Leistenbeuge
- bei starkem Schwitzen Kompressen in Leistenbeugen einlegen

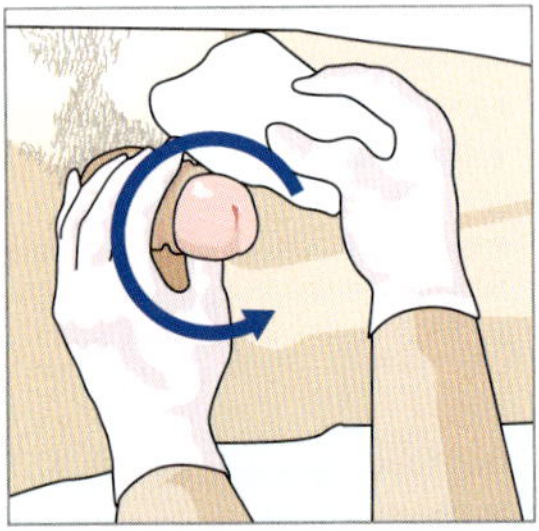

Abb. 8.6:
Waschrichtung bei der Intimpflege des Mannes.

- Pflegebedürftigen auf die Seite legen
- Stuhlreste mit WC-Papier entfernen
- Mit nassem Waschlappen in Richtung Anus waschen, Waschlappen immer wieder ausspülen

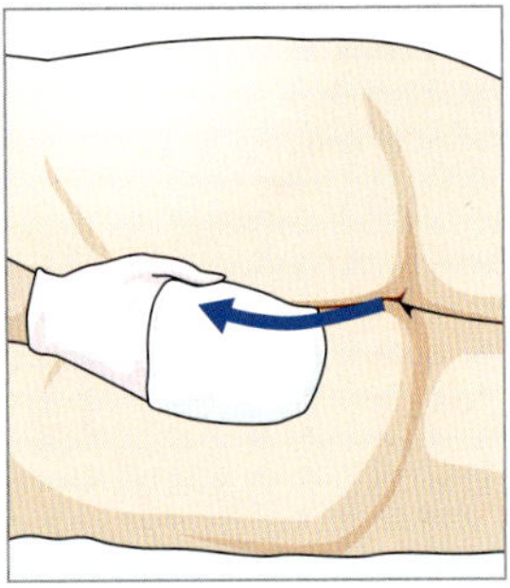

Abb. 8.7:
Waschrichtung bei der Analpflege.

- Analbereich trocken tupfen, ggf. Wundschutzcreme – in Maßen! – auftragen
- Ggf. Inkontinenzhilfsmittel anlegen (▶ S. 84)

Nachbereitung
Pflegebedürftigen ankleiden und in gewünschte bzw. nach Lagerungsplan vorgesehene Position bringen

! Bemerkt die Pflegefachkraft während der Intimpflege eine Phimose (Vorhautverengung), eine Schwellung der Eichel, des Hodensacks oder eine Verhärtung des Hodens, informiert sie den Pflegebedürftigen und den Arzt.

Dokumentation der Pflege
- Zeitpunkt und Art der Maßnahmen, inkl. Grad der Übernahme, Anleitung bzw. selbstständigen Durchführung
- Ggf. Gründe für die Nichtdurchführung
- Beobachtungen, z.B. Sekret, Blutung, Entzündungszeichen
- Ggf. Ablehnung von Maßnahmen durch den Pflegebedürftigen und Begründung, sofern bekannt

8.11 Haut pflegen

Mögliche Beobachtungen	Beispiele für Ursachen
fettige Haut	• starke Talgsekretion • Verwendung von zu fetthaltigen Hautpflegemitteln
trockene, schuppige Haut	• verminderte Talksekretion • keine Verwendung von Hautpflegemitteln • Verwendung von austrocknenden Hautpflegemitteln • Neurodermitis
verschwitzte Haut	• zu warme Kleidung • luftundurchlässige Kleidung • Fieber • Schock • Hypoglykämie • Anstrengung • hohe Außentemperatur
entzündete Haut (Rötung, Schwellung, Schmerz, Bläschen-, Fleck- und Quaddelbildung)	• Mykose (Pilzinfektion) • Intertrigo • Hautwunden • virale Erkrankungen • Neurodermitis
dünne, pergamentartige Haut	• altersbedingte Hautveränderung • Haut an einer ehemaligen Dekubituslokalisation • Haut, die häufig hohem Druck ausgesetzt ist • Kortisontherapie
Zyanose/Blaufärbung der Haut	• Sauerstoffmangel, z.B. durch Atemnot, starke Unterkühlung, Herzinsuffizienz
verbrannte Haut	• Sonnenbrand • Verbrennung oder Verbrühung
blasse Haut	• heller Hauttyp • zu wenig Aufnahme von Sonnenlicht • Anzeichen einer beginnenden Erkrankung • Angst • Hypothermie

Mögliche Beobachtungen	Beispiele für Ursachen
Ikterus (Gelbfärbung)	• Hepatitis • Gallenstein • Addison-Krankheit
Pigmentstörungen	• physiologische Altersflecken
Rötung	• Fieber • Entzündung • Hypertonie (▶ S. 267) • Verbrennung/Verbrühung

Tab. 8.3: Beobachtungsmerkmale der Haut.

! Kalter, klebriger Schweiß spricht für eine akute Erkrankung. Die Pflegefachkraft informiert den Arzt.

Hautpflegemittel	Besonderheiten
Wasser-in-Öl-Emulsion	• von Öl umschlossene Wasseranteile • Anteil Öl > Anteil Wasser • rückfettende Wirkung • luft- und wärmedurchlässig
Öl-in-Wasser-Emulsion	• von Wasser umschlossene Ölanteile • Anteil Wasser > Anteil Öl • feuchtigkeitsspendende Wirkung • verdunstende Feuchtigkeit wirkt kühlend
Cremes	• hoher Wasseranteil, beide Emulsionsformen möglich
Lotionen	• gute Verteilbarkeit, beide Emulsionsformen möglich
Salben	• hoher Fettanteil • Luft- und Wärmedurchtritt erschwert • als Wasser-in-Öl-Emulsion möglich
Pflegepuder	• leicht kühlend • Aufnahme überschüssiger Feuchtigkeit • kann Klümpchen bilden, die an der Haut reiben
Mandelöl	• neutrales Öl • anwendbar nach der Körperpflege mit ätherischen Ölen

Tab. 8.4: Verschiedene Hautpflegemittel und ihre Besonderheiten.

! Die Basale Stimulation® kann sehr gut in die Hautpflege einbezogen werden, indem das Körperpflegeprodukt beruhigend (mit der Haarwuchsrichtung) oder anregend (gegen die Haarwuchsrichtung) angewendet wird und das Eincremen „modellierend" erfolgt. Dabei hält die Pflegefachkraft ständig Kontakt zur Haut des Pflegebedürftigen.

Wurde ein ätherisches Öl bei der Körperpflege angewendet, sollte zur Hautpflege nur Mandelöl verwendet werden. Eigene Körperlotionen sollten erst ein paar Stunden nach Anwendung des Öls wieder verwendet werden.

Indikationen
- Haut intakt halten bzw. wiederherstellen
- Verletzungen der Haut vermeiden
- Haut geschmeidig halten

Kontraindikationen
Hauterkrankungen, die eine spezielle, vom Arzt verordnete Versorgung notwendig machen

Grundsätze
- Die Pflegefachkraft beobachtet:
  - Hauttyp
  - Hautfarbe und -temperatur
  - Hautturgor (Spannungszustand der Haut)
  - Missempfindungen und Hautschäden
  - Schweißbildung, Geruch
- Auf Sonnenschutzmaßnahmen achten (▶ S. 172)

! Ursache für Ödeme können eine Herz- oder Niereninsuffizienz, Albuminmangel oder ein gestörter Lymphabfluss sein. Die Pflegefachkraft informiert bei neuen Ödemen den Arzt.

! **Fokus Demenz**
Das Eincremen der Haut kann als Annäherungsversuch missdeutet werden, die Pflegefachkraft erklärt dem Menschen vor und während der Maßnahme, was sie macht.

Material
- Körperpflegeprodukte je nach Hauttyp und Indikation
- Ggf. 1 Paar Handschuhe
- Bei großzügigem Auskleidungsbedarf: ggf. Handtuch

Vorbereitung
- Zugluft vermeiden, bei großzügigem Auskleidungsbedarf: Raumtemperatur auf 22 °C erhöhen
- Zu versorgende Hautstelle freilegen, ggf. reinigen
- Ggf. frische Kleidung bereitlegen, bei Hautpflegeprodukten, die viel Fett an die Kleidung abgeben könnten, gut waschbare Kleidung wählen

Durchführung
- Hautpflegemittel je nach Art und Herstellerangaben auftragen
- Nach Basaler Stimulation®: beruhigend oder anregend auftragen, dabei immer mit einer Hand Kontakt zum Menschen halten und „modellierend" eincremen
- Ggf. kurz warten, bevor der Pflegebedürftige wieder angekleidet wird, bei Bedarf Handtuch als Wärmeschutz umlegen
- Ankleiden

Maßnahmen um Juckreiz nicht zu verschlimmern
- Fingernägel kurz halten
- Anleiten, bei starkem Juckreiz sanft zu reiben, statt zu kratzen
- Auf luftdurchlässige, nicht kratzende Kleidung achten
- Haut vorsichtig mit Coldpack (mit Tuch umwickelt) kühlen
- Antihistaminika nach ärztlicher Anordnung verabreichen

Sonnenschutzmaßnahmen
- Direkte Sonneneinstrahlung meiden
- Helle Kleidung
- Sonnenschirme und -hüte nutzen
- Sonnenbrille
- Sonnenschutzcreme für alle Körperregionen, die der Sonne besonders ausgesetzt sind, z.B. Gesicht, Nacken, Unterarme und Hände

Dokumentation der Pflege
- Zeitpunkt und Art der Maßnahmen, inkl. Grad der Übernahme, Anleitung bzw. selbstständigen Durchführung
- Ggf. Gründe für die Nichtdurchführung
- Zustand der Haut (▸ Tab. 8.3, S. 170)
- Verwendete Hautpflegemittel
- Ggf. Ablehnung von Maßnahmen durch den Pflegebedürftigen und Begründung, sofern bekannt

8.12 Füße pflegen

Veränderungen der Nägel ▸ S. 164

In folgenden Fällen sollte die Fußpflege durch einen Podologen (medizinischer Fußpfleger) durchgeführt werden:
- Gerinnungsstörungen, z.B. Hämophilie (Bluterkrankheit)
- Antikoagulanzien-Therapie
- Diabetes mellitus
- Arterielle Durchblutungsstörungen

Bei Erkrankungen des Fußes informiert die Pflegefachkraft einen Podologen bzw. den Arzt.

Um die Basale Stimulation® einzubeziehen, kann das Fußbad in einem so genannten Fußsprudelbad durchgeführt werden. Die Vibrationen der Bläschen fördern die Erdung (das Gefühl, Boden unter den Füßen zu haben) und bieten eine Sinneserfahrung für den Fuß und das Bein.

Maßnahmen, die Erkrankungen des Fußes vorbeugen:
- Schuhe mehrmals täglich wechseln
- Ausreichend weite Schuhe

- Moderate Absätze bzw. dosierter Einsatz hochhackiger Schuhe
- Strümpfe täglich wechseln, bei Schweißfüßen häufiger
- Luftdurchlässige Baumwollstrümpfe

Indikationen
- Fehlende Ressourcen zur selbstständigen Fußpflege
- Erkrankungen der Füße/Fußnägel
- Verschmutzung der Nägel
- Ausgefranste/zu lange Nägel
- Wohlbefinden steigern
- Erkrankungen vermeiden bzw. behandeln

Kontraindikationen
Wunden an den Füßen, die ärztlicherseits zu behandeln sind

Grundsätze
- Gewohnheiten und Wünsche des Menschen beachten
- Fußnägel sollten weder zu lang noch zu kurz sein, damit der Druck auf den Zehennagel im Schuh und das Risiko eines eingewachsenen Zehennagels nicht erhöht wird

! Sehr trockene Füße bzw. hartnäckige Hornhaut können mit einer Cremepackung (dick aufgetragene Fußcreme) und darübergezogenen Socken über Nacht behandelt werden, wenn der Mensch dies toleriert.

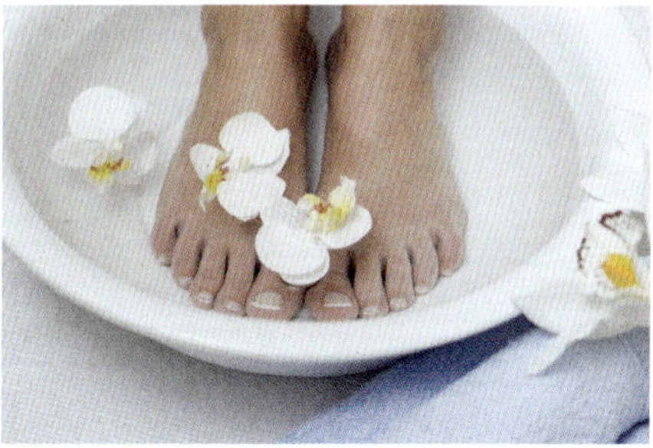

Abb. 8.8:
Ein Fußbad mit Wohlfühlfaktor.

Material
- Ggf. Nagellackentferner und Wattepads
- 1 Paar Handschuhe
- Waschschüssel mit Wasser (ca. 38 °C) und etwas Waschlotion
- Waschlappen und Handtuch
- Weiche Nagelbürste und Bimsstein
- Persönliches Nagelpflegeset des Menschen mit:
  - Holz- oder Gummistäbchen
  - Spitz zulaufendes, vorne jedoch abgerundetes Fußpflegeinstrument
  - Nagelknipser und -feile
- Ggf. Hautpflegemittel/Fußcreme

Vorbereitung
- Nagellack bei Bedarf entfernen
- Entspannte Lage schaffen, z. B. im Sessel
- Wassertemperatur vorab mit der Hand prüfen lassen, ggf. nachregulieren, Waschlotion hinzugeben

Durchführung
- Füße ca. 10 Minuten baden, am Ende des Bades:
  - Nägel vorsichtig von der Falz zur Nagelspitze bürsten
  - Füße mit Waschlappen abreiben
- Füße abtrocknen, auf Besonderheiten achten, auf Handtuch platzieren
- Hornhaut vorsichtig mit Bimsstein abreiben
- Nagelhaut mit Holz- oder Gummistäbchen zurückschieben
- Verschmutzungen unter den Nägeln vorsichtig entfernen, ohne das Nagelbett zu verletzen
- Sehr lange Nägel mit dem Knipser kürzen, raue Nagelränder glatt feilen
- Für einige Frauen tragen lackierte Nägel erheblich zum Wohlbefinden bei, die Pflegefachkraft bietet an, eine Kosmetikerin zu bestellen, sofern sie diesem Wunsch nicht nachkommen kann
- Bei Bedarf Füße eincremen bzw. schweißhemmendes Mittel auftragen
- Ggf. eine Fußmassage oder eine Ausstreichung der Beine nach Basale Stimulation® anschließen

! Auch bei vorsichtiger Nagelpflege kann es zu Verletzungen kommen. Die Pflegefachkraft desinfiziert diese umgehend.

Frisch eingecremte Füße stellen ein Sturzrisiko dar. Der Mensch bleibt einige Minuten sitzen, zieht dann Strümpfe und festes Schuhwerk an.

Nachbereitung
Bestandteile des Nagelpflegesets desinfizieren

Dokumentation der Pflege
- Zeitpunkt und Art der Maßnahmen, inkl. Grad der Übernahme, Anleitung bzw. selbstständigen Durchführung
- Ggf. Gründe für die Nichtdurchführung
- Beobachtungen, z. B. Probleme mit dem Schuhwerk, Druckstellen, Entzündungszeichen
- Einschaltung eines Podologen
- Ggf. Ablehnung von Maßnahmen durch den Pflegebedürftigen und Begründung, sofern bekannt

8.13 Beim An- und Auskleiden unterstützen

! Einen Menschen an- und auszukleiden kostet Zeit. Trägt der Mensch am Tag jedoch Tagesbekleidung, so trägt dies erheblich zu seinem Wohlgefühl bei und fördert den Tag-Nacht-Rhythmus. Die Pflegefachkraft achtet darauf, dass der Mensch tagsüber keine Nachtbekleidung trägt, sofern er dies nicht ausdrücklich wünscht.

Indikationen
- Probleme der Fein- oder Grobmotorik, Bettlägerigkeit
- Sehbehinderung oder Blindheit
- Probleme, die Kleidung entsprechend der Witterung auszuwählen
- Einschränkung nach Operationen

Grundsätze
- Geschmack und Vorlieben des Menschen berücksichtigen, Kleidungsstücke ggf. vorschlagen bzw. zeigen oder gemeinsam auswählen; bei Bedarf auf unpassende Kleidung hinweisen
- Ab- und Zuleitungen beachten, abknickende Schläuche verhindern
- Pflegebedürftigen im Sitzen oder Liegen an- bzw. auskleiden, die Pflegefachkraft kleidet nur Menschen mit sehr gutem Gleichgewichtssinn im Stehen an bzw. aus

Material
- Benötigte Kleidung
- Ggf. Haltemöglichkeiten wie Gürtel, Hosenträger
- Ggf. Schmuck, Armbanduhr

Vorbereitung
- Witterungsverhältnisse (er)klären
- Wünsche und Vorlieben erfragen, Ziel der Kleiderwahl festlegen
- Zugluft vermeiden
- Andere Menschen ggf. aus dem Zimmer schicken

Durchführung

! Bei einer einseitigen Lähmung beginnt die Pflegefachkraft beim Ankleiden mit der gelähmten und beim Auskleiden mit der gesunden Seite.

Ankleiden:
- Oberbekleidung des Oberkörpers:
  - Alle Knöpfe, Reißverschlüsse etc. öffnen
  - Oberteil über den Kopf führen
  - Ärmel raffen, Hände umfassen und nacheinander durch die Ärmel führen
  - Oberteil vorne, dann hinten faltenfrei bis zum Hosenbund, ggf. tiefer ziehen
  - Knöpfe, Reißverschlüsse etc. schließen

! Je nach Beweglichkeit von Kopf, Armen und Händen sowie nach Weite des Halsausschnitts und der Ärmel kann es besser sein, das Oberteil erst über die Arme und zum Schluss von vorne über den Kopf zu führen.

- Oberbekleidung der Beine:
  - Alle Knöpfe, Reißverschlüsse etc. öffnen, Hosenbeine raffen
  - Hosenbeine nacheinander über die Füße ziehen
  - Beine möglichst aufstellen und Hosenbeine bis unter das Gesäß führen
  - Beine ablegen, Pflegebedürftigen auf die Seite legen, Hosenbund über das Gesäß führen
  - Seite wechseln, Vorgang wiederholen
  - Um den Stoff glattzuziehen, Vorgang ggf. noch weitere Male wiederholen
  - Verschlüsse schließen und Strümpfe anziehen

! Dem sitzenden Menschen zieht die Pflegefachkraft Strümpfe und Schuhe an, bevor er sich hinstellt, um die Hose über das Gesäß zu ziehen. Auf diese Weise hat er einen sicheren Stand und ein geringeres Sturzrisiko.

Auskleiden:

- Oberbekleidung des Oberkörpers ohne Verschlüsse:
  - Kleidung von Bauch, Brust und Rücken möglichst weit nach oben schieben
  - Oberarm des Menschen greifen, Kleidung an der gleichen Seite über die Hand schieben, Ellenbogen dabei sanft nach unten ziehen
  - Oberteil vorsichtig über den Kopf führen und über den anderen Arm abrollen
- Oberbekleidung des Oberkörpers – durchgeknöpft oder mit Reißverschluss:
  - Knöpfe, Reißverschlüsse etc. öffnen
  - Kleidung über eine Schulter schieben
  - An der gleichen Seite den Oberarm sanft nach oben führen und Ärmel über die Hand führen
  - Mensch nach vorne beugen, Kleidung über den Rücken auskleiden und über den anderen Arm abrollen
- Oberbekleidung der Beine:
  - Alle Knöpfe, Reißverschlüsse etc. öffnen
  - Vorgehen wie beim Ankleiden in umgekehrter Reihenfolge
  - Schuhe und Strümpfe beim sitzenden Menschen erst auskleiden, wenn der Mensch für den Rest des Vorgangs sitzen kann

Nachbereitung

- Bei Bedarf Schmuck, Uhr o. Ä. anlegen bzw. dabei unterstützen
- Defekte Kleidung reparieren lassen, ggf. entsorgen
- Bei zu enger/zu weiter Kleidung klären, ob diese angepasst werden soll

Dokumentation der Pflege

- Zeitpunkt und Art der Maßnahmen, inkl. Grad der Übernahme, Anleitung bzw. selbstständigen Durchführung
- Ggf. Gründe für die Nichtdurchführung
- Beobachtungen, z.B. Beweglichkeit, Auffälligkeit der Haut
- Ggf. Ablehnung von Maßnahmen durch den Pflegebedürftigen und Begründung, sofern bekannt

9 Kommunizieren und Kontakte pflegen

9.1 Informationen sammeln

Pflegeprobleme

- Eingeschränktes Hörvermögen:
  - Schwierigkeit, hohe Töne zu hören
  - Verstärkte Hintergrundgeräusche durch nicht korrekt eingestelltes Hörgerät
  - Schwierigkeit, Geräuschen eine Richtung zuzuordnen
- Eingeschränktes Sprech-/Sprachvermögen:
  - Wortfindungsstörungen
  - Schwierigkeit, Wörter oder bestimmte Laute auszusprechen
  - Schwierigkeit, die Landessprache zu sprechen/zu verstehen

! **Fokus Demenz**

Demenzerkrankungen gehen früher oder später mit Kommunikationsproblemen einher. Angehörigen wird der Umgang erleichtert, wenn sie wissen, dass Kommunikationsprobleme eintreten werden. Der Arzt klärt über die Entwicklung der Krankheit auf, die Pflegefachkraft gibt Hinweise für den Umgang mit dem Menschen in dieser Phase.

Ressourcen

- Kann gut mit dem Hörgerät umgehen
- Kann auf anderem Weg kommunizieren, z.B. aufschreiben
- Bei sehr wichtigen Inhalten kann ein Familienmitglied dolmetschen

Dokumentation der Informationssammlung

- Genaue Problembeschreibung
- Beschreibung der Ursachen und der Symptome, die sich durch das Problem zeigen
- Einsatz von und Fertigkeiten mit Hilfsmitteln
- Personen, die zur Unterstützung infrage kommen
- Art und Weise, wie bisher mit dem Problem umgegangen wurde

9.2 Allgemeine Pflegeziele

- Kann am sozialen Leben teilnehmen
- Die notwendigen Informationen sind dem Pflegebedürftigen bekannt
- Hörgerätesituation ist verbessert
- Sprache bzw. Fähigkeit zu sprechen wird besser

9.3 Grundregeln der Kommunikation

Checkliste Höflichkeit ▶ S. 483

Kommunikationsweg	Ausdruck durch:
verbale Kommunikation	• Sprache • Art der Betonung • Sprechgeschwindigkeit • Lautstärke
nonverbale Kommunikation	• Gestik • Mimik • Blickkontakt • Berührung • Körperhaltung

Tab. 9.1: Verbale und nonverbale Kommunikation und ihre Ausdrucksmöglichkeiten.

! Um den zuhörenden Menschen nicht zu verwirren, sollten verbale und nonverbale Kommunikation die gleiche Botschaft tragen (kongruent sein).
Sagen Gestik und Mimik etwas anderes als die verbale Kommunikation, spricht man von inkongruenter Kommunikation.

Allgemein gilt:

- Pflegebedürftigen von vorn ansprechen
- In normaler Lautstärke sprechen, bei Bedarf lauter sprechen
- In normaler, leicht tiefer Tonlage sprechen
- **Einfühlsam** (empathisch) sein und Emotionen zulassen:
  - Sich in den Menschen hineinversetzen
  - Empfindungen des Menschen nicht bewerten
- **Wertschätzen**:
  - Den Menschen annehmen, wie er ist
  - Einstellung des Menschen weder bejahen noch ablehnen
- **Echt** (kongruent, authentisch) sein: das Gesagte auch meinen

! Für besonders wichtige Gespräche gilt:

- Die Pflegefachkraft bereitet sich vor und überlegt sich, was sie sagen möchte, wie der Mensch reagieren könnte und was nach dem Gespräch geschehen wird/soll.
- Sie nimmt sich ausreichend Zeit.
- Sie schafft einen geschützten Rahmen, sodass nur Menschen am Gespräch teilnehmen, für die es bestimmt ist.
- Verständnisfragen klärt sie direkt.
- Die Pflegefachkraft bleibt sachlich, aber einfühlsam, wertschätzend und kongruent.

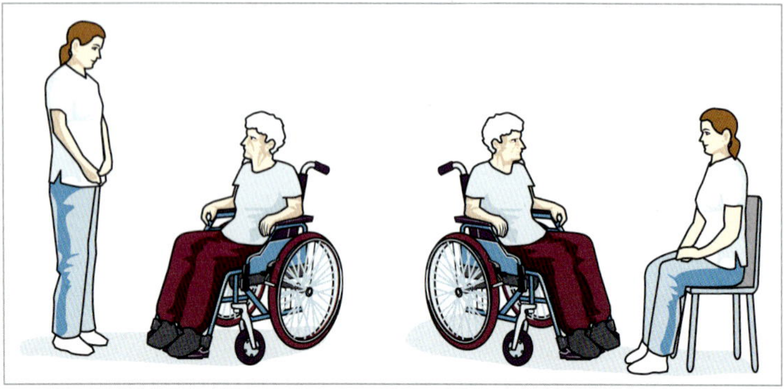

Abb. 9.1: Auf Augenhöhe miteinander zu sprechen, verdeutlicht die Gleichberechtigung in der „Pflege-Beziehung".

Verhaltensweisen, die das Gespräch **fördern**:
- Gesagtes wiederholen bzw. umschreiben
- Bei Bedarf klären, ob Inhalte korrekt verstanden wurden, ggf. nachfragen
- Zusammenfassen und den roten Faden halten
- Gefühle benennen

Verhaltensweisen, die das Gespräch **hemmen**:
- Verniedlichungen
- Befehlston
- Drohungen
- Gespräch vorschnell durch eilige Ratschläge beenden
- Kritik oder vorwurfsvolles Verhalten

! Fokus Demenz
Menschen mit einer Demenz können auf die o.g. Verhaltensweisen paradox, d.h. anders als erwartet, reagieren. Die Pflegefachkraft nimmt dies wahr und stellt ihre Kommunikation darauf ein.

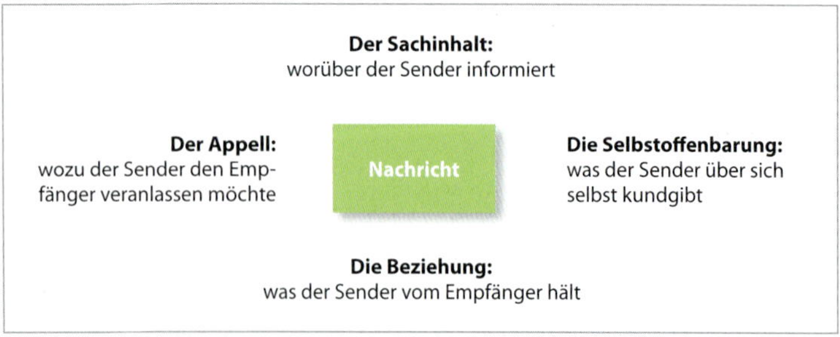

Abb. 9.2: Die vier Seiten einer Nachricht.

Sprach- und Sprechprobleme können sehr unterschiedlich sein. Die Pflegefachkraft bespricht das Vorgehen im Alltag mit dem Arzt bzw. Logopäden. Allgemein können folgende Vorgehensweisen hilfreich sein:

- Geduld haben
- Mimik und Gestik verstärkten
- Geschlossene statt offene Fragen stellen
- Bei Wortfindungsstörungen helfen, die gesuchten Worte zu finden

Informieren

! Ziel des Informationsgesprächs ist, den Wissensstand des Pflegebedürftigen bzw. seiner Angehörigen so zu erweitern, damit sie eine Entscheidung treffen können.

Vorbereitung

- Klären, wer zu informieren ist
- Wissensstand der zu informierenden Person klären
- Termin festlegen

Durchführung

- Zu informierende Personen auffordern, bei Unklarheiten Rückfragen zu stellen
- Sprache wählen, die die Person versteht, Fachsprache ggf. vermeiden
- Maximal 5–7 Informationen geben, damit der Informierte diese auch behalten kann
- Kurze Gesprächspausen, damit der Mensch das Gesagte verarbeiten kann
- Informationen strukturiert weitergeben, z.B. vom Allgemeinen zum Speziellen, von morgens bis abends oder nach Themen getrennt, bei Bedarf wiederholen
- Rückfragen ermöglichen, um zu klären, ob die Information verstanden wurde

! Schriftliche Informationen, z.B. ein Faltblatt, können Informationsgespräche vor- bzw. nachbereiten.

Nachbereitung

- Wenn – je nach Thema – einige Zeit vergangen ist, klären:
  - Wurde die Information verstanden?
  - Kann sich der Mensch an die Information erinnern?
- Bei Bedarf erneut informieren

Anleiten

! Ziel der Anleitung ist es, dass der Pflegebedürftige bzw. seine Angehörigen Fertigkeiten erlernen, um einen höheren Grad der Selbstständigkeit zu erreichen.

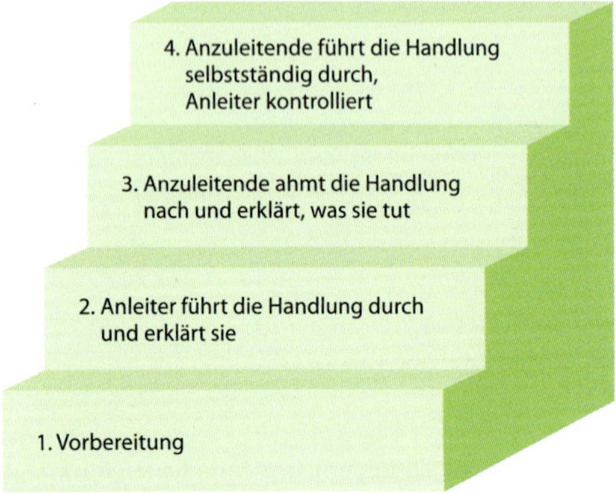

Abb. 9.3: Die vier Stufen der Anleitung.

Vorbereitung
- Bedarf an Anleitung klären:
  - Welche Handlung?
  - Welche Personen?
  - Wünsche an die Anleitung
- Vorwissen klären
- Ziele der Anleitung festlegen
- Pflegebedürftigen bzw. Angehörigen motivieren bzw. verdeutlichen, welche Vorteile eine höhere Selbstständigkeit mit sich bringt
- Termin festlegen

! Je nach Thema ist vor der Anleitung eine Information (▸ S. 181) sinnvoll.

Durchführung
- Anleiter demonstriert und erklärt Handlung:
  - Jeden Schritt erklären
  - Pflegebedürftigen/Angehörigen ermuntern, Rückfragen zu stellen
  - Ggf. etwas langsamer als üblich vorgehen
- Pflegebedürftiger/Angehöriger führt die Handlung mit Unterstützung durch:
  - Pflegebedürftiger/Angehöriger erklärt, was er vorhat, bevor er einen Schritt durchführt
  - Pflegefachkraft korrigiert bzw. greift bei Bedarf ein
  - Ggf. sind „Trockenübungen" möglich

- Pflegebedürftiger/Angehöriger führt die Handlung selbstständig durch:
  - Pflegefachkraft hält sich im Hintergrund, steht jedoch bei Problemen zur Verfügung
  - Bestehen keine Probleme, kann der Pflegebedürftige/Angehörige die Maßnahme selbstständig durchführen

Nachbereitung
- Klären, ob der Pflegebedürftige/Angehörige mit der Maßnahme nach wie vor zurechtkommt
- Ggf. Rückfragen klären
- Bei Bedarf erneut anleiten

! Eine erfolgreiche Anleitung bedeutet nicht zwangsläufig, dass der Mensch die Tätigkeit ab sofort für immer korrekt ausführt. Die Pflegefachkraft achtet regelmäßig auf die Durchführung, fragt nach Problemen oder übernimmt die Maßnahme bei Bedarf selbst.

Beraten

! Ziel der Beratung ist, dem Menschen Hilfestellung zu geben, sich in einer neuen Situation gut zurechtzufinden.

Vorbereitung
- Klären, wer zu beraten ist
- Beratungsbedarf klären, Probleme des Pflegebedürftigen bzw. seiner Angehörigen erfragen
- Termin festlegen

Durchführung
- Lösungsmöglichkeiten vorschlagen bzw. gemeinsam erarbeiten
- Klären, wer wofür zuständig ist und bis wann es erledigt sein sollte

Nachbereitung
- Erfragen, ob die Beratungsinhalte umgesetzt werden konnten
- Ggf. erneut beraten
- Klären, ob weiterer Beratungsbedarf besteht

Dokumentation der Pflege
- Zeitpunkt und Ziel des Informations- bzw. Beratungsgesprächs
- Zeitpunkt, Ziel und Art (Demonstration, Unterstützung, Supervision) der Anleitung
- Ergebnis des Gesprächs bzw. der Anleitung
- Absprachen, die nach dem Gespräch bzw. der Anleitung getroffen wurden
- Ablehnung des Gesprächs bzw. der Anleitung und Begründung, sofern bekannt
- Beobachtungen während des Gesprächs bzw. der Anleitung
- Ausgehändigte Unterlagen

9.4 Beziehungen eingehen und pflegen

! Beziehungen können unterschiedlich stark und gut sein. Jede Interaktion ist eine Beziehung – auch wenn sie nur kurz dauert.

! **Einsamkeit**
Unter Einsamkeit wird die Abgeschiedenheit von der räumlichen und/oder seelischen Umwelt verstanden. [4] Sowohl das Bedürfnis nach Einsamkeit als auch das nach Gesellschaft sind normal, jedoch sind sie bei jedem Menschen unterschiedlich ausgeprägt. Auch in Gegenwart anderer Menschen kann sich ein Mensch einsam fühlen.
Ursache für Einsamkeit können ebenso äußerlich sichtbare Eigenschaften, z.B. eine Entstellung oder Behinderung, sein wie Immobilität (▶ S. 125), eine neue Umgebung oder Umstände, die zu Scham führen, z.B. Inkontinenz (▶ S. 80, S. 98).
Anzeichen für Einsamkeit sind z.B. Appetitlosigkeit, Schlaflosigkeit (▶ S. 139), Langeweile, Rückzug, Sorge, wenige oder keine Sozialkontakte.
Aufgabe der Pflegefachkräfte ist, Kontakte und Beziehungen sowie das Selbstwertgefühl des Menschen zu fördern und Kommunikation zu ermöglichen. Gewohnheiten, die Einsamkeit fördern, z.B. Rückzug, zeigen die Pflegefachkräfte dem Menschen auf und überlegen gemeinsam mit ihm Strategien, die Einsamkeit zu überwinden. Hierzu zählen z.B. Aktivitäten in der Gruppe, aber auch die Einbeziehung in die Alltagsgestaltung. Mitunter kann es notwendig sein, einem Menschen seine Einsamkeit zunächst bewusst zu machen, bevor an dieser gearbeitet werden kann.

Grundsätze
- Die Pflegefachkraft gestaltet eine professionelle Beziehung zum Pflegebedürftigen.
- Die Qualität der Pflegebeziehung hängt von der Grundhaltung der Pflegefachkraft ab. Diese sollte geduldig, wertschätzend, empathisch sein.
- Gespräche, auch Smalltalk, stärken die Beziehung.
- Gemeinsame Aktivitäten helfen, den anderen besser zu kennen und einzuschätzen.

! Ist ein Mensch auf die Pflege anderer angewiesen, entsteht ein Abhängigkeitsverhältnis. Auch wird körperliche Nähe notwendig, die der Beziehung oft nicht angemessen ist. Das professionelle Verhalten der Pflegefachkraft ist besonders wichtig, damit der Pflegebedürftige sich wertgeschätzt fühlt.

10 Gefährdungen vermeiden, für Sicherheit sorgen

Gefährdungen können folgender Art sein:
- **Physisch,** z. B. Verletzungsrisiken, Hilflosigkeit
- **Psychisch,** z. B. Vernachlässigung
- **Sozial,** z. B. mangelnde soziale Kontakte
- **Finanziell,** z. B. unzureichende Mittel, um den Lebensunterhalt zu bestreiten

! **Angst**
Hat ein Mensch Angst, fühlt er seine Sicherheit und Unversehrtheit bedroht. Kontrollverlust, Machtlosigkeit (▸ S. 208) und Hilflosigkeit (▸ S. 224) können Angst auslösen und sind Warnsignale. Panik wird als übermäßige Steigerung der Angst empfunden. [29, 52] Die Ursache der Angst kann unbekannt sein [3], infrage kommen beispielsweise Abhängigkeit; Ungewissheit, z. B. vor einem Heimeinzug; Trauer (▸ S. 235), der nahende Tod, Einsamkeit (▸ S. 184) und auch konkrete körperliche Ereignisse, z. B. Atemnot (▸ S. 23).

Erkennbar wird Angst an sehr vielfältigen Symptomen, z. B. Zittern, geäußerten Sorgen, Schlaflosigkeit, geweiteten Pupillen, starkem Schwitzen, verändertem Essverhalten. Angst zu haben, kann Scham hervorrufen, deswegen äußern viele Menschen ihre Angst nicht. Die Pflegefachkraft ist gefordert, auch auf versteckte Zeichen zu achten, sie zu thematisieren und mit dem Menschen zu besprechen, was gegen die Angst getan bzw. wie mit dieser umgegangen werden kann. Um den Verlauf der Angst zu messen, können Skalen, z. B. von 1 bis 10, angewandt werden. [3]

Die Pflegefachkraft hilft dem Menschen, mit der Angst umzugehen, z. B. indem sie ihn unterstützt, die Angst zu erkennen, ihre Ursache zu finden, darüber zu sprechen und die Ursache anzugehen. Gleichzeitig vermittelt sie dem Menschen Sicherheit, z. B. durch eine ruhige Umgebung, Anleitung von Alltagsaktivitäten, Entspannungsmethoden oder indem sie den Menschen nicht allein lässt.

Allgemeine Ziele, um Gefährdungen zu vermeiden und für Sicherheit zu sorgen:
- Gefährdungen frühzeitig erkennen
- Maßnahmen zur Prävention und Prophylaxe (▸ S. 187) frühestmöglich einleiten
- Frühzeitig informieren, beraten und anleiten
- Bei Bedarf an entsprechende Experten, z. B. Sozialarbeiter, verweisen

! **Compliance**
Unter „Compliance“ wird die Befolgung von Ratschlägen verstanden. „Non-Compliance“ meint entsprechend die Nichtbefolgung. Teilweise wird in diesem Zusammenhang nur die Einnahme von Medikamenten betrachtet, je nach Autor wird jedoch auch die Befolgung anderer Ratschläge, z. B. durch Pflegefachkräfte, gemeint.
Ob ein Mensch medizinisch-therapeutische Ratschläge befolgt, hängt von verschiedenen Faktoren ab. Einen hohen Einfluss auf die Befolgung der Ratschläge oder Therapiemaßnahmen haben die Qualität der Beziehung zu der beratenden Person sowie das Vertrauen zu dieser und die Kontinuität, mit der der Mensch von der Person betreut wird. Ebenso haben die Einschätzung des Menschen, ▸

ob die Befolgung der Ratschläge helfen wird, die Stärke der Symptome und die Bedeutung der Ratschläge für die Lebensführung einen entscheidenden Einfluss auf die Compliance.

Um die Compliance zu stärken, sorgen die Pflegefachkräfte für Betreuungskontinuität, sie informieren den Menschen über den Zweck der Ratschläge und klären mit ihm, wie deren Befolgung möglichst reibungslos in den Alltag integriert werden kann. Die Vorerfahrungen des Menschen sind dabei mit entscheidend; schriftliche Informationen können helfen, das Vorgehen bei der jeweiligen Maßnahme nicht zu vergessen.

10.1 Prävention

Definition: alle Maßnahmen, „die eine gesundheitliche Schädigung gezielt verhindern, weniger wahrscheinlich machen oder ihren Eintritt verzögern". [10]
Präventionsmaßnahmen werden unterschieden in:

- **Primärprävention:** Entstehung von Krankheiten soll vermieden werden, z. B. durch Impfungen und Prophylaxen.
- **Sekundärprävention:** Krankheiten sollen frühzeitig erkannt werden, z. B. durch Früherkennungsuntersuchungen.
- **Tertiärprävention:** Krankheitsverläufe sollen gemildert werden, z. B. durch Mobilisation.

Dokumentation der Pflege

- Zeitpunkt und Art durchgeführter Präventionsmaßnahmen
- Ablehnung von Maßnahmen durch den Pflegebedürftigen und Begründung, sofern bekannt
- Zeitpunkt, Ziel und Art (Demonstration, Unterstützung, Supervision) durchgeführter Anleitungen sowie deren Ergebnis

10.2 Prophylaxen

Definition: alle Maßnahmen, die dazu dienen, Krankheiten zu verhüten, ihnen vorzubeugen oder ihre Folgen zu vermeiden.

Um Prophylaxen sinnvoll einzusetzen, geht die Pflegefachkraft wie folgt vor:

- **Initiales Screening** (Einschätzung/Assessment): Alle Pflegebedürftigen werden einer allgemeinen Risikobewertung unterzogen.
- **Detailliertes Assessment:** Alle, die im initialen Assessment durch Risikofaktoren auffallen, werden genauer beobachtet bzw. Risikofaktoren konkreter erfragt.
- **Erfahrungswerte** werden mit den Assessment-Ergebnissen verglichen und bei Bedarf im Team besprochen.

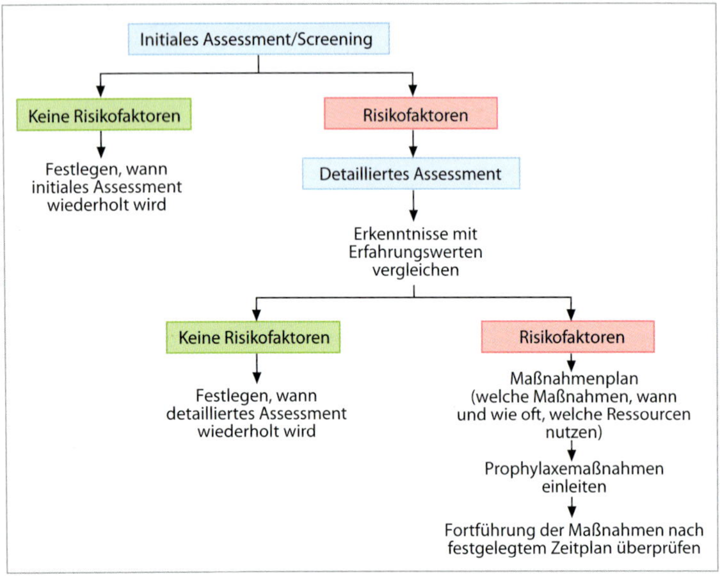

Abb. 10.1: Vorgehensweise beim Assessment.

Der Wiederholungszeitpunkt des Assessments hängt ab von:

- Art der Prophylaxe
- Situation und Zustand des Menschen
- Änderung der Bedingungen, z. B. Einzug in ein Pflegeheim
- Anzeichen, dass die Prophylaxe nicht wirkt
- Dauer der Pflegebeziehung und Einschätzungskompetenz der Pflegefachkraft in Bezug auf den individuellen Menschen
- Hausinternen Standards
- Expertenstandards

! Bei jeder Überarbeitung der Pflegeplanung macht sich die Pflegefachkraft Gedanken über die Aufnahme, Fortführung oder Änderung von Prophylaxen.

Die Pflegefachkraft informiert und berät zu Prophylaxen, die der Mensch selbst durchführen kann. Bei Bedarf leitet sie den Menschen an oder übernimmt – je nach Zustand – Prophylaxen. Bei Bedarf bezieht sie andere Berufsgruppen, z. B. Physiotherapeuten und Logopäden, ein.

Aspirationsprophylaxe

Definition: Maßnahmen, um ein Eindringen von Fremdkörpern in die Atemwege zu vermeiden.

Risikofaktoren für eine Aspiration
- Schluckprobleme
- Speichelpfütze im Mund
- Häufiges Räuspern und Husten beim Essen
- Speisereste, die im Mund verbleiben
- Reanimation (▶ S. 415) ohne zuvor die Mundhöhle auf Inhalte zu überprüfen

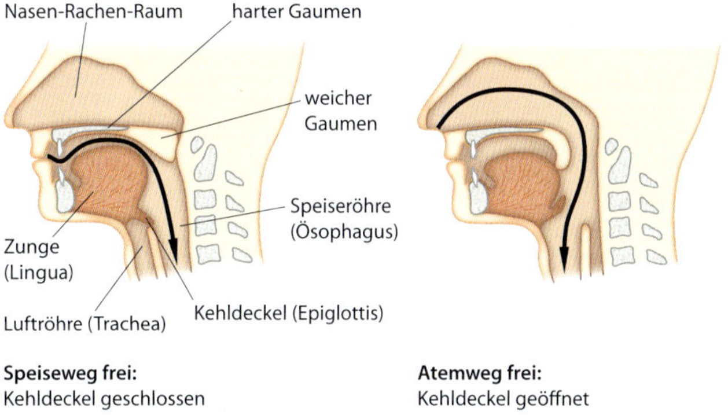

Abb. 10.2: Beim Verschlucken ist der Kehldeckel geöffnet, obwohl der Mensch eigentlich gerade schluckt und nicht atmet.

Maßnahmen zur Prophylaxe
- Ruhige Essens- und Trinksituation in sitzender Position oder zumindest Oberkörperhochlage
- Kleine, mundgerechte Portionen
- Speisen mit unterschiedlicher Konsistenz vermeiden
- Getränke ohne Kohlensäure, bei Bedarf geschmacksneutral andicken
- Mit pürierter Nahrung üben zu schlucken, Konsistenz langsam erhöhen
- Saure Geschmacksrichtungen meiden
- Logopädische Therapie

! Schnabelbecher verstärken das Risiko, sich zu verschlucken und sollten nur bei echtem Bedarf eingesetzt werden.

! **Fokus Demenz**
Hat ein Mensch mit Demenz eine Schluckstörung, sollten ihm keine Lebensmittel zur freien Verfügung, z. B. an einer Essstation, angeboten werden. Die Pflegefachkraft begleitet bzw. beobachtet ihn während der Nahrungsaufnahme.

Dokumentation der Pflege
- Zeitpunkt und Art durchgeführter Maßnahmen
- Reaktion des Menschen auf Maßnahmen und Beobachtungen
- Ablehnung von Maßnahmen durch den Pflegebedürftigen und Begründung, sofern bekannt
- Zeitpunkt, Ziel und Art (Demonstration, Unterstützung, Supervision) durchgeführter Anleitungen sowie deren Ergebnis

Bettlägerigkeitsprophylaxe

Definition: Maßnahmen, um die Fähigkeit eines Menschen zu fördern, das Bett selbstständig oder mit Hilfe zu verlassen.

! Bettlägerigkeit erhöht das Risiko für Pneumonie, Thrombose, Dekubitus, Kontraktur und Obstipation. Wird Bettlägerigkeit vermieden, ist der Pflegeaufwand für andere Prophylaxen erheblich geringer. Nach einer Phase der Bettlägerigkeit ist das Sturzrisiko erhöht.

Risikofaktoren für Bettlägerigkeit
- Eingeschränkte Mobilität:
  - Kürzere, veränderte Bewegungsabläufe
  - Kürzere Strecken
  - Hilfsmitteleinsatz
  - Veränderungen in den letzten Monaten
- Krankenhausaufenthalte in den letzten Monaten
- Stürze in den letzten Monaten
- Unterstützungsbedarf im Alltag [53]
- Kraftlosigkeit
- Depressive Zustände

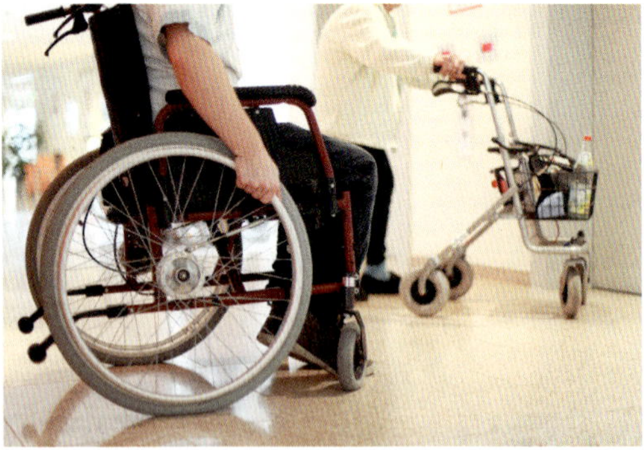

Abb. 10.3: Eine der leichtesten Prophylaxe-Übungen: Menschen, die nicht allein laufen können, „gehen sitzend" im Rollstuhl.

Maßnahmen zur Prophylaxe

- Mobilisation (▸ S. 106)
- Bewegungsplan erstellen und anwenden (▸ S. 107)
- Mit Bewegung im Zusammenhang stehende Ängste besprechen
- Rollstuhleinsatz minimieren, sofern der Mensch gehen kann
- Fußstützen des Rollstuhls abnehmen und Pflegebedürftigen im Rollstuhl laufen lassen
- Aktivierend pflegen (▸ S. 117)
- Transfers immer einheitlich durchführen
- Zur Teilnahme an Bewegungsgruppen motivieren
- An der Biografie orientierte Bewegungsangebote machen
- Hindernisse und Stolperfallen entfernen
- Ursache der abnehmenden Mobilität klären

! **Drei-Schritte-Programm**
Menschen, die nur noch wenig gehen können, gehen bei jedem Weg die letzten drei Schritte, bei Bedarf mit Unterstützung. Fähigkeiten werden so erhalten oder auch ausgebaut. Die Anzahl der Schritte kann langsam erhöht werden. [53]

Dokumentation der Pflege

- Konkrete Vorgehensweise beim Transfer
- Zeitpunkt und Art durchgeführter Maßnahmen
- Reaktion des Menschen auf Maßnahmen und Beobachtungen
- Ablehnung von Maßnahmen durch den Pflegebedürftigen und Begründung, sofern bekannt
- Zeitpunkt, Ziel und Art (Demonstration, Unterstützung, Supervision) durchgeführter Anleitungen sowie deren Ergebnis

Dehydratationsprophylaxe ▸ S. 58

Dekubitusprophylaxe

Definition: Maßnahmen, um die Bildung eines Dekubitus (Druckgeschwürs) zu vermeiden.

Versorgung des Dekubitus (▸ S. 257)

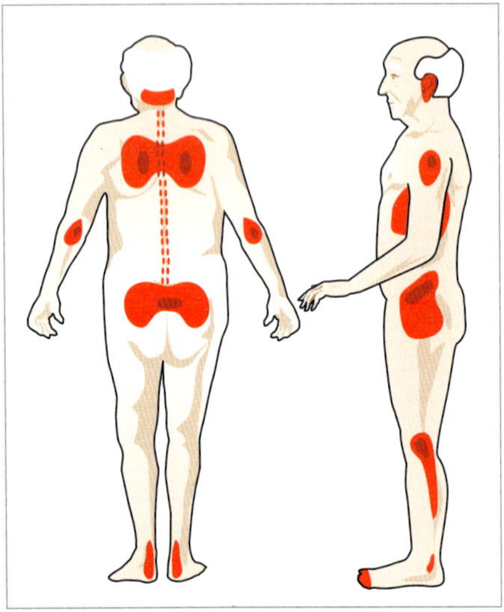

Abb. 10.4: Dekubitusgefährdete Körperstellen.

Risikofaktoren für einen Dekubitus

- Einschränkung von Mobilität und selbstständiger Bewegung
  - Nutzung von Hilfsmitteln beim Gehen, Rollstuhlnutzung
  - Unterstützungsbedarf beim Transfer
  - Bettlägerigkeit
- Druckeinwirkung durch Gegenstände, z. B. Katheter
- Missempfindungen der Haut
- Adipositas
- Fieber
- Inkontinenz [21]

Maßnahmen zur Prophylaxe

! Um einen Dekubitus früh zu erkennen, muss die Haut regelmäßig beobachtet werden. Ein Dekubitus ersten Grades ist an einer nicht wegdrückbaren Rötung zu erkennen.

- Mobilisation (▶ S. 106)
- Bewegungsplan erstellen und anwenden (▶ S. 107)
- Lagerungsplan erstellen und anwenden (▶ S. 130)
- Wechseldruckmatratze einsetzen
- Intertrigoprophylaxe (▶ S. 193)
- Fingerdrucktest

Dokumentation der Pflege
- Zeitpunkt und Art durchgeführter Maßnahmen
- Reaktion des Menschen auf Maßnahmen und Beobachtungen
- Entwicklung der Mobilität und des Hautzustandes
- Ablehnung von Maßnahmen durch den Pflegebedürftigen und Begründung, sofern bekannt
- Zeitpunkt, Ziel und Art (Demonstration, Unterstützung, Supervision) durchgeführter Anleitungen sowie deren Ergebnis

Intertrigoprophylaxe

Definition: Maßnahmen, um die Schädigung der Haut, Wundsein und Bildung von Infektionen in Hautfalten zu vermeiden.

! Die Prüfung der Risikofaktoren für eine Intertrigo sowie die Maßnahmen zur Prophylaxe lassen sich gut in die Körperpflege integrieren.

Risikofaktoren für eine Intertrigo
- Hautfaltenbildung
- Juckende, brennende Haut
- Starkes Schwitzen
- Inkontinenz
- Pflegebedürftigen im Bett „hochziehen"

Maßnahmen zur Prophylaxe
- Weiche, luftdurchlässige Kleidung
- Hautfalten sorgfältig waschen und trocknen
- Weiche Mullkompressen in Hautfalten legen
- Harnkontinenz fördern (▸ S. 80)
- Bei Harninkontinenz: Vorlagen nach wenigen Stunden wechseln

Dokumentation der Pflege
- Zeitpunkt und Art durchgeführter Maßnahmen
- Hautzustand
- Ablehnung von Maßnahmen durch den Pflegebedürftigen und Begründung, sofern bekannt
- Zeitpunkt, Ziel und Art (Demonstration, Unterstützung, Supervision) durchgeführter Anleitungen sowie deren Ergebnis

Kontrakturprophylaxe

Definition: Maßnahmen, um die Bildung von Kontrakturen (dauerhaft verkürzte Muskeln) zu vermeiden.

Die Kontrakturprophylaxe steht derzeit in der Diskussion: Wissenschaftliche Erkenntnisse um die Risikofaktoren für Kontrakturen sowie Maßnahmen, welche diese vermeiden, sind noch nicht ausreichend vorhanden.

Risikofaktoren für eine Kontraktur

- Immobilität
- Lähmungen
- Schmerzen bei der Bewegung

Maßnahmen zur Prophylaxe

- Mobilisation (▶ S. 106)
- Aktivierend pflegen (▶ S. 117)
- Bettlägerigkeitsprophylaxe (▶ S. 190)
- Bewegungsplan erstellen und anwenden (▶ S. 107)
- Lagerungsplan erstellen und anwenden (▶ S. 130)
- Auf Weichlagerung verzichten, wenn das Dekubitusrisiko dies zulässt [41]

! Eine Kontraktur lässt sich nur schwer rückgängig machen, entscheidend ist der rechtzeitige Beginn der Prophylaxe. Im Idealfall sind Physiotherapeuten beteiligt.

Dokumentation der Pflege

- Zeitpunkt und Art durchgeführter Maßnahmen
- Reaktion des Menschen auf Maßnahmen und Beobachtungen
- Entwicklung der Mobilität
- Ablehnung von Maßnahmen durch den Pflegebedürftigen und Begründung, sofern bekannt
- Zeitpunkt, Ziel und Art (Demonstration, Unterstützung, Supervision) durchgeführter Anleitungen sowie deren Ergebnis

Obstipationsprophylaxe

Definition: Maßnahmen, um regelmäßigen, schmerzfreien Stuhlgang zu erreichen.

! Von Obstipation wird gesprochen, wenn der Mensch weniger als 3 x pro Woche Stuhlgang hat und im Schnitt weniger als 35 g pro Tag ausscheidet. [10]

Risikofaktoren für Obstipation

- Bewegungsmangel/Immobilität
- Unzureichende Flüssigkeitsaufnahme
- Art der Ernährung:
  - Zu geringe Nahrungsaufnahme
  - Ballaststoffarme Ernährung
  - Individueller Zusammenhang zwischen bestimmten Nahrungsmitteln und Obstipation
- Abnehmende Stuhlfrequenz
- Zunehmend harte Stuhlkonsistenz
- Einnahme von Opiaten

! Manche Medikamente rufen Obstipation hervor. Liegt dieser Verdacht nahe, informiert die Pflegefachkraft den Arzt.

Maßnahmen zur Prophylaxe

- Mobilisation (▶ S. 106)
- Ausreichende Flüssigkeitszufuhr (▶ S. 66)
- Ballaststoffreiche Ernährung

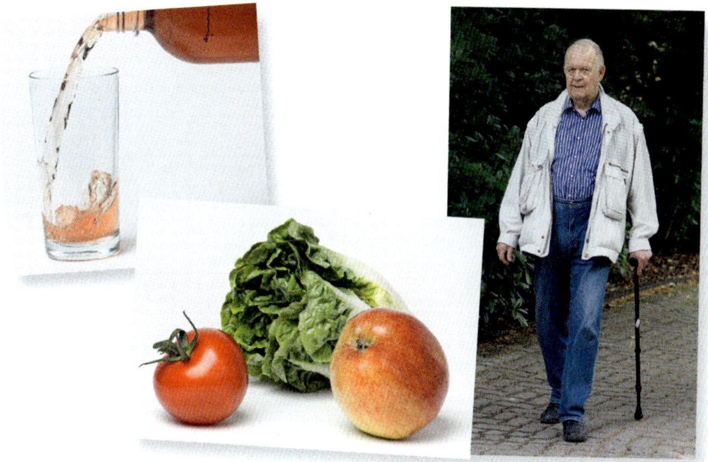

Abb. 10.5: Die wichtigsten Faktoren, um eine Obstipation zu vermeiden.

Dokumentation der Pflege

- Zeitpunkt und Art durchgeführter Maßnahmen
- Zeitpunkt, Menge und Qualität des Stuhls
- Begleitsymptome der Defäkation
- Ablehnung von Maßnahmen durch den Pflegebedürftigen und Begründung, sofern bekannt
- Zeitpunkt, Ziel und Art (Demonstration, Unterstützung, Supervision) durchgeführter Anleitungen sowie deren Ergebnis

Pneumonieprophylaxe

Definition: Maßnahmen, um der Entstehung einer Pneumonie oder Bronchitis vorzubeugen.

Risikofaktoren für eine Pneumonie

- Alter über 65 Jahre
- Herzinsuffizienz (▶ S. 264)
- Operationen am Thorax oder Abdomen
- Vorhandene Atelektasen (nicht entfaltete Lungenbläschen)

Atemerfassungs-Skala nach Bienstein

Patient Name: ______________________ Vorname: ______________________ Station: __________

			Punkte		
Bereitschaft zur Mitarbeit	**0** kontinuierliche Mitarbeit **1** Mitarbeit nach Aufforderung	**2** nur nach Aufforderung **3** keine Mitarbeit			
Vorliegend, akute Atemwegserkrankung	**0** keine **1** leichter Infekt (Nase / Rachen)	**2** Bronchialinfekt **3** Lungenerkrankung			
Frühere Lungenerkrankung	**0** keine **1** leichte „grippale" Infekte	**2** schwere Verläufe **3** mit bleibender Einschränkung der Atmung			
Immunschwäche	**0** keine **1** leicht (lokale Infektion)	**2** erhöhte **3** völlige			
Raucher (R) / Passivraucher (P)	**0** Nichtraucher, P geringfügig **1** 6 leichte Zigaretten / Tag / P regelmäßig	**2** 6 starke Zigaretten / Tag / P regelmäßig **3** mehr als 6 starke Z. / Tag / P ständig			
Schmerzen	**0** keine **1** leichte (Dauer-)Schmerzen	**2** mäßige Schmerzen, atmungsbeeinflussend **3** wie vor, jedoch stark			
Schluckstörungen	**0** keine **1** bei flüssiger Nahrung	**2** bei breiiger Nahrung **3** komplette Schluckstörung			
Manipulative oro-tracheale Maßnahmen	**0** keine **1** Nasen- und Mundpflege	**2** oro-nasale Absaugung **3** oro-nasale und endotracheale Absaugung			
Mobilitätseinschränkungen	**0** keine **1** Gehhilfen	**2** hauptsächlich Bettruhe **3** völlige Immobilität			
Berufstätigkeit	**0** nicht lungengefährdend **1** Arbeit < in lungengefährdendem Beruf	**2** 2–10 Jahre in ... **3** > 10 Jahre in ...			
Intubationsnarkose Beatmung	**0** keine in den letzten 3 Wo. **1** kurze (< 2 Std.)	**2** länger (> 2 Std.) **3** lang (> 12 Std.)			
Bewusstseinslage	**0** eine Einschränkung **1** leichte E. (reagiert adäquat auf Ansprache)	**2** reagiert (jedoch inadäquat) **3** keine Reaktion auf Anspr.			
Atemanstrengung Zwerchfell- u. Thoraxatmung	**0** ohne Anstrengung **1** mit Anstrengung	**2** mit großer Hilfestellung **3** keine Zwerchfell- u. Thoraxatmung möglich			
Atemfrequenz	**0** 14–20 Atemzüge / min. **1** Atmung unregelmäßig	**2** Atmung brady- oder tachypnoeisch **3** Atmung sehr unregelmäßig			
Medikamente mit atemdepressiver Wirkung	**0** keine **1** unregelmäßige Einnahme, geringe Atemdepression	**2** regelmäßige Einnahme, mäßige Atemdepression **3** regelmäßige Einnahme (Opiate, Barbiturate)			
	Datum	Hz Summe:			
	Datum	Hz Summe:			
	Datum	Hz Summe:			

Bewertung:
0 – 6 Punkte = nicht gefährdet
7 – 15 Punkte = gefährdet ▸ prophylaktische Maßnahmen!
16 – 45 Punkte = stark gefährdet ▸ prophylaktische Maßnahmen!

Abb. 10.6: Atemerfassungsskala nach Bienstein zur frühzeitigen Erkennung von Menschen mit Pneumoniegefährdung.

Maßnahmen zur Prophylaxe

- Atemübungen (▸ S. 29), Einreibungen (▸ S. 24), atemunterstützende Lagerung (▸ S. 26)
- Bei Schonatmung: Schmerztherapie (▸ S. 226)
- Mobilisation (▸ S. 106)
- Ausreichende Flüssigkeitszufuhr (▸ S. 66)
- Inhalation (▸ S. 34) und Vibrationsmassage (▸ S. 36)
- Zum Abhusten anleiten, bei Bedarf absaugen (▸ S. 37)
- Oberkörperhochlagerung
- Aspirationsprophylaxe (▸ S. 189)
- Mundpflege (▸ S. 156) und Nasenpflege (▸ S. 154)

Dokumentation der Pflege

- Zeitpunkt und Art durchgeführter Maßnahmen
- Reaktion des Menschen auf Maßnahmen und Beobachtungen
- Ablehnung von Maßnahmen durch den Pflegebedürftigen und Begründung, sofern bekannt
- Zeitpunkt, Ziel und Art (Demonstration, Unterstützung, Supervision) durchgeführter Anleitungen sowie deren Ergebnis

Soor- und Parotitisprophylaxe

Definition: Maßnahmen, um der Bildung einer Soorinfektion bzw. einer Entzündung der Ohrspeicheldrüse entgegenzuwirken.
Soor: Pilzkolonien auf der Haut bzw. Schleimhaut. [10]
Parotitis: Entzündung der Ohrspeicheldrüse.

Risikofaktoren für Soor und Parotitis

- Keine oder geringe orale Nahrungs- und Flüssigkeitsaufnahme
- Mundtrockenheit
- Verletzungen im Mundraum
- Schmerzen beim Kauen
- Keine oder unzureichende Mundpflege
- Orale Cortison- oder Antibiotikagabe

Maßnahmen zur Prophylaxe

- Orale Ernährung
- Ausreichende Flüssigkeitszufuhr (▸ S. 66)
- Mundpflege (▸ S. 156)
- Spüllösungen nach ärztlicher Anordnung
- Zuckerfreie Kaugummis oder -bonbons

Dokumentation der Pflege

- Zeitpunkt und Art durchgeführter Maßnahmen
- Hautzustand
- Ablehnung von Maßnahmen durch den Pflegebedürftigen und Begründung, sofern bekannt
- Zeitpunkt, Ziel und Art (Demonstration, Unterstützung, Supervision) durchgeführter Anleitungen sowie deren Ergebnis

Sturzprophylaxe

Definition: Maßnahmen und Umgebungsgestaltung, um das Risiko eines Sturzes zu senken.

! Um keine Risikofaktoren zu übersehen, entfällt bei der Sturzprophylaxe das initiale Assessment (▶ S. 187). Die Pflegefachkraft führt immer ein detailliertes Assessment durch.

Risikofaktoren für einen Sturz

! Schuhwerk, das keinen Halt gibt, und Stolperfallen in der Umgebung sind Risikofaktoren, die nicht sein müssen und oft leicht behoben werden können.

- Höheres Alter
- Vorangegangener Sturz und/oder Angst vor einem Sturz
- Eingeschränkte Mobilität und/oder Erkrankungen des Bewegungsapparates, Hilfsmittelverwendung
- Sehprobleme bzw. -störungen
- Kreislaufprobleme und/oder Medikamente, die den Kreislauf und/oder das Bewusstsein beeinflussen
- Diabetes (Achtung: Hypoglykämie!), Epilepsie, Herzerkrankungen (Achtung: Ohnmacht)
- Vermehrter, auch nächtlicher Harndrang
- Einnahme von mehr als drei Medikamenten [27]

! **Fokus Demenz**
Eine Demenz und auch andere geistige Einschränkung erhöhen das Sturzrisiko.

Maßnahmen in der Umgebung

- Handläufe und rutschfester Boden
- Hilfsmittel regelmäßig warten und ggf. reparieren
- Gute Erreichbarkeit von Gegenständen, z. B. Lichtschalter, Urinflasche in der Nacht
- Gute Beleuchtung
- Bremsen für mobile Gegenstände
- Stolperfallen entfernen
- Betthöhe korrekt einstellen

Maßnahmen durch Training und Kleidung

- Festes Schuhwerk bzw. rutschfeste Strümpfe
- Hüftprotektoren nutzen
- Kraft- und Balancetraining, nach individuellem Bedarf, ggf. in Rücksprache mit Physiotherapeut, z. B.:
  - Hüften kreisen
  - Über die Schulter blicken
  - Im Rollstuhl gehen
  - Arme kreisen

- Beim An- und Auskleiden möglichst hinsetzen, Ein-Bein-Stand vermeiden
- Sehhilfsmittel auf Eignung prüfen lassen
- Beim Gehen unterstützen
- Mangelernährung vermeiden (▶ S. 61)

!

Fokus Demenz

Bettgitter und Superweichmatratzen führen zu verringerter Bewegung, abnehmender Mobilität und damit zu einem erhöhten Sturzrisiko. Menschen mit Demenz könnten versuchen, das Bettgitter zu übersteigen – und fallen dann besonders tief. Daher: Bettgitter nur sehr sparsam und wohl überlegt nach amtsrichterlicher Genehmigung einsetzen, ggf. reichen Teilgitter, die nur den Kopfteil des Bettes betreffen. (Verwendung von Bettgittern ▶ S. 138)

Dokumentation der Pflege

- Zeitpunkt und Art durchgeführter Maßnahmen
- Zeitpunkt und Art der Umgebungsumgestaltung
- Entwicklung der Mobilität
- Ablehnung von Maßnahmen durch den Pflegebedürftigen und Begründung, sofern bekannt
- Zeitpunkt, Ziel und Art (Demonstration, Unterstützung, Supervision) durchgeführter Anleitungen sowie deren Ergebnis

Ist es trotz der Prophylaxe zu einem Sturz gekommen, dokumentiert die Pflegefachkraft in einem Sturzereignisprotokoll:

- Zeitpunkt
- Umstand und – sofern bekannt – Ursache
- Folgen des Sturzes

Thromboseprophylaxe

Definition: Maßnahmen, um die Bildung eines Blutgerinnsels zu verhindern.

!

Ein wandernder Thrombus (Blutkoagel) kann zur Lungenembolie und damit zum Tod führen. Die Thromboseprophylaxe wirkt dem entgegen.

Risikofaktoren für eine Thrombose

- Frauen > 40 Jahre
- Immobilität
- Adipositas
- Varikosis (Krampfadern ▶ S. 275)
- Diabetes mellitus (▶ S. 340)
- Erhöhte Gerinnungsneigung
- Gefäßerkrankungen
- Rauchen
- Längere Flüge

Maßnahmen zur Prophylaxe

! **L-S-Regel**
Liegen und **L**aufen ist besser als **S**itzen und **S**tehen.

- Mobilisation (▶ S. 106) und regelmäßige Bewegungsübungen, besonders der Beine
- Kompressionstherapie mit vorherigem Ausstreichen der Venen (▶ S. 245)
- Beim Liegen:
  - Beine ca. 20° hochlagern
  - Oberkörper flach lassen
  - Beine nicht übereinanderlegen
  - Bewegungsfreiheit der Beine zulassen
  - „Knick" in der Leiste vermeiden
- Ausreichende Flüssigkeitszufuhr (▶ S. 66), bei Bedarf Obstipationsprophylaxe (▶ S. 194)
- Nach ärztlicher Anordnung: Heparin-Therapie
- Bei Adipositas: Gewichtsreduktion
- Einschnürende Kleidung vermeiden
- Lange Wärmeeinwirkung, z. B. Vollbäder, vermeiden
- Bei Bettlägerigkeit Fußgymnastik (mit Fußspitze Gegendruck erzeugen)

! Liegt eine Thrombose vor, sind die Bein-Hochlagerung und das Ausstreichen der Venen kontraindiziert! Thromboseprophylaxe mit dem Arzt besprechen!

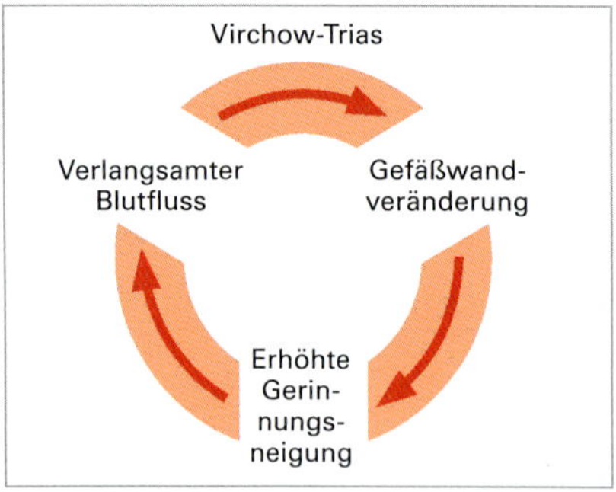

Abb. 10.7: Die Virchow-Trias zeigt Hauptursachen der Thrombose.

Dokumentation der Pflege
- Zeitpunkt und Art durchgeführter Maßnahmen
- Aussehen und Auffälligkeiten an den Beinen
- Ablehnung von Maßnahmen durch den Pflegebedürftigen und Begründung, sofern bekannt
- Zeitpunkt, Ziel und Art (Demonstration, Unterstützung, Supervision) durchgeführter Anleitungen sowie deren Ergebnis

Zystitisprophylaxe

Definition: Maßnahmen, um eine Zystitis (Blasenentzündung) und damit einen ggf. in die Nieren aufsteigenden Harnwegsinfekt zu vermeiden.

Risikofaktoren für eine Zystitis
- Unzureichende Flüssigkeitszufuhr
- Unzureichende Intimpflege
- Harnverhalt
- Restharnbildung
- Transurethraler Katheter

Maßnahmen zur Prophylaxe
- Ausreichende Flüssigkeitszufuhr (▶ S. 66)
- Sorgfältige Intimpflege
- Beim Toilettengang, Toilettentraining (▶ S. 83) unterstützen
- Baumwollunterwäsche
- Bei Harninkontinenz: Vorlagen nach wenigen Stunden wechseln

Dokumentation der Pflege
- Zeitpunkt und Art durchgeführter Maßnahmen
- Aufgenommene Flüssigkeitsmenge, sofern diese erfahrungsgemäß zu gering ist
- Schmerzen bei der Miktion
- Ablehnung von Maßnahmen durch den Pflegebedürftigen und Begründung, sofern bekannt
- Zeitpunkt, Ziel und Art (Demonstration, Unterstützung, Supervision) durchgeführter Anleitungen sowie deren Ergebnis

10.3 Suizidprävention

Definition: Maßnahmen, um einen Menschen vor Selbsttötung zu schützen.
Stadien des Suizids (Selbsttötung):
I: über Suizid nachdenken
II: Gedanken schwanken zwischen Suizid und Weiterleben
III: Suizid vorbereiten und durchführen

Risikofaktoren für einen Suizid
- Depression und chronische Krankheiten mit fehlender Heilungsaussicht
- Familiäre und häusliche Schwierigkeiten
- Einsamkeit und Verlust von Bezugspersonen
- Wiederkehrende Angstzustände
- Vorangegangene Suizidversuche
- Krankheiten mit massiver Veränderung des Erscheinungsbildes
- Suchtkrankheiten

Alarmzeichen für einen Suizid
- Hinweise auf ein Suizid-Vorhaben sind z.B. große Aufräumarbeiten, Verschenken von Besitz, plötzliche Rückzahlung von Schulden
- Äußerung von Todesgedanken

Maßnahmen zur Suizidprävention
- In den sozialen Alltag einbinden
- Gespräche, Arzt informieren, Vorschlag: Psychotherapie
- Bauliche Suizidprävention, z.B. Verzicht auf Einrichtungs- und Ausstattungsgegenstände, die ein Erhängen erlauben, durch Experten
- Medikamentöse Therapie nach ärztlicher Anordnung
- Versprechen geben lassen, keinen Suizid zu begehen

Achtung: Antriebsteigernde Medikamente und Alkohol erleichtern die Durchführung eines Suizids!

Dokumentation der Pflege
- Verhalten des Pflegebedürftigen, ggf. auffällige Äußerungen zitieren
- Situationen, die dem Menschen psychisch gut bzw. nicht gut tun
- Ggf. Beaufsichtigung des Menschen

10.4 Pflegeversicherung

Die Pflegeversicherung dient der Absicherung des Risikos der Pflegebedürftigkeit (§ 1, SGB XI).

Pflegebedürftigkeitsbegriff

Vom Pflegebedürftigkeitsbegriff hängt viel ab:
- Wer gilt als pflegebedürftig?
- Wer erhält Leistungen der Pflegekasse?
- Wie hoch ist die Anzahl der Pflegebedürftigen – und wie hoch sind damit die Ausgaben der Pflegekasse?
- Wer hat Anspruch auf Leistungen, die sich aus dem Pflegezeitgesetz begründen?

Vom Pflegebedürftigkeitsbegriff hängt im Einzelfall, aber auch volkswirtschaftlich gesehen, viel ab. Die Diskussion um einen neuen Pflegebedürftigkeitsbegriff dauert seit Jahren an. Ein Grund für einen neuen Begriff besteht in der aktuell unzureichenden Berücksichtigung von Menschen mit Demenz. Die zum Zeitpunkt der Drucklegung dieses Buches gültige Definition für Pflegebedürftigkeit lautet:

„Pflegebedürftig [...] sind Personen, die wegen einer körperlichen, geistigen oder seelischen Krankheit oder Behinderung für die gewöhnlichen und regelmäßig wiederkehrenden Verrichtungen im Ablauf des täglichen Lebens auf Dauer, voraussichtlich für mindestens sechs Monate, in erheblichem Umfang oder höherem Maße der Hilfe bedürfen.“ (§ 14 SGB XI)

Am 1. Januar 2013 trat das Pflege-Neuausrichtungsgesetz in Kraft. Dessen Ziel ist unter anderem, den Bedürfnissen von Menschen mit einem erhöhten Betreuungsaufwand, z.B. bei Demenz, gerechter zu werden.

Als Krankheit oder Behinderung gelten laut § 14 SGB XI:
- Verluste, Lähmungen oder andere Funktionsstörungen am Stütz- und Bewegungsapparat
- Funktionsstörungen der inneren Organe oder der Sinnesorgane
- Störungen des Zentralnervensystems wie Antriebs-, Gedächtnis- oder Orientierungsstörungen sowie endogene Psychosen, Neurosen oder geistige Behinderungen

Die Aussage „Ablauf des täglichen Lebens" beinhaltet, dass sich der Unterstützungsbedarf auf folgende Bereiche beziehen muss:
- Körperpflege
- Ernährung
- Mobilität

} Grundpflege nach §§ 14, 15 SGB XI

- Hauswirtschaftliche Versorgung

Pflegestufen

Pflegebedürftigkeit kann sehr unterschiedlich sein, der Gesetzgeber unterscheidet drei Stufen. Welche Pflegestufe ein Mensch erhält, hängt ab vom „Zeitaufwand, den ein Familienangehöriger oder eine andere nicht als Pflegekraft ausgebildete Person für die erforderlichen Leistungen der Grundpflege und der hauswirtschaftlichen Versorgung benötigt" (§ 15 SGB XI). Entscheidend ist der wöchentliche Tagesdurchschnitt. Die hauswirtschaftliche Unterstützung darf nie im Vordergrund stehen.

!

Pflegestufe „0"
Die Pflegestufe „0" wurde eingeführt, um Menschen ohne Pflegestufe, deren Alltagskompetenz jedoch erheblich eingeschränkt ist, Unterstützung in Form von Pflegesach- oder -geldleistungen (▸ Tab. 10.1, S. 204) zu ermöglichen. Dieser Anspruch besteht seit dem 1. Januar 2013 und beruht auf § 123, SGB XI.

- **Pflegestufe I** – erheblich Pflegebedürftige: ≥ 90 Minuten Unterstützungsbedarf im Tagesdurchschnitt – davon > 45 Minuten in der Grundpflege
- **Pflegestufe II** – Schwerpflegebedürftige: ≥ drei Stunden Unterstützungsbedarf im Tagesdurchschnitt – davon > zwei Stunden in der Grundpflege
- **Pflegestufe III** – Schwerstpflegebedürftige: ≥ fünf Stunden Unterstützungsbedarf im Tagesdurchschnitt – davon > vier Stunden in der Grundpflege

!

Die Pflegestufe III kann um die Härtefallregelung ergänzt werden, wenn „ein außergewöhnlich hoher und intensiver Pflegeaufwand ... das übliche Maß der Pflegestufe III weit übersteigt". (§ 43 SGB XI)

Leistungen der Pflegeversicherung

Der Medizinische Dienst der Krankenversicherung (MDK) entscheidet, welche Pflegestufe ein Mensch erhält. Gilt ein Mensch im Sinne der Pflegeversicherung als pflegebedürftig, kann er wählen zwischen:

- **Pflegegeld:** Finanzielle Leistung, mit der der Mensch seine grundpflegerische und hauswirtschaftliche Versorgung selbst sicherstellen kann.
- **Sachleistungen:** Leistungen, die Pflegefach- oder -hilfskräfte erbringen.

Pflegestufe	Anspruch, wenn Pflegesachleistungen genutzt werden	Anspruch, wenn Pflegegeld gewählt wird
Pflegestufe „0“	225 €	120 €
Pflegestufe I	665 €	305 €
Pflegestufe II	1.250 €	525 €
Pflegestufe III	1.550 €	700 €
Härtefallregelung	Bis zu 1.918 €	entfällt

Tab. 10.1: Pflegestufen und die jeweiligen Geld- bzw. Sachleistungen nach §§ 36, 37, 123 SGB XI.

10

Beratung bei Geldleistungen
Empfänger von Pflegegeld müssen nach § 37 SGB XI regelmäßige Beratungen in Anspruch nehmen, um sicherzustellen, dass der Mensch gut versorgt wird.

- Pflegestufe I und II: eine Beratung pro Halbjahr
- Pflegestufe III: eine Beratung pro Vierteljahr

10.5 Case-Management und Entlassungsplanung

Definition: Case-Management und Entlassungsplanung dienen der sektoren- und berufsgruppenübergreifenden Zusammenarbeit mit dem Ziel, eine größtmögliche Betreuungskontinuität herzustellen und eine Über- bzw. Unterversorgung zu vermeiden.

Ebenso wie die Übergabe zwischen zwei Schichten ist die Überleitung bzw. Entlassungsplanung – egal von welcher in welche Einrichtung – sehr wichtig, um den Menschen auf einem gleichbleibend hohen Niveau und mit Kontinuität zu versorgen.

Case-Management

Im Case-Management wird der individuelle Fall eines Menschen betrachtet. Aufgaben sind:

- Leistungen verschiedener Berufsgruppen, z.B. Therapeuten, Fachärzte, Hausarzt, Pflegedienst, planen, organisieren, koordinieren, überwachen
- Verständigung der beteiligten Berufsgruppen auf ein gemeinsames Ziel

- Ggf. Behörden und Ämter einschalten, z. B. MDK
- Kontinuität und Verlässlichkeit herstellen
- Dem Menschen Orientierung geben
- Qualität und Kosten im Auge behalten

! Der Case-Manager handelt im Sinne des Menschen und bezieht ihn aktiv in die Planung und Absprachen ein.

Die Rolle des Case-Managers kann von verschiedenen Berufsgruppen wahrgenommen werden. Es gibt spezielle Fortbildungen im Bereich Case-Management.

Entlassungsplanung

Ziele der Entlassungsplanung:
- Pflegekontinuität sicherstellen
- Die übernehmende Einrichtung bzw. Person auf den Pflegebedarf vorbereiten und bei Bedarf informieren, beraten, schulen
- Der übernehmenden Einrichtung ermöglichen, rechtzeitig benötigte Utensilien zu besorgen
- Drehtüreffekte, also die Rückkehr des Menschen wg. einer unzureichenden Versorgung, in der neuen Einrichtung, vermeiden

! Ein gutes Entlassungsmanagement ist in alle Richtungen notwendig, egal ob der Mensch von oder in ein Krankenhaus, Pflegeheim, häuslichen Pflegedienst, in die Versorgung durch Angehörige, Tagespflege, Kurzzeitpflege oder Rehabilitationseinrichtung verlegt wird.

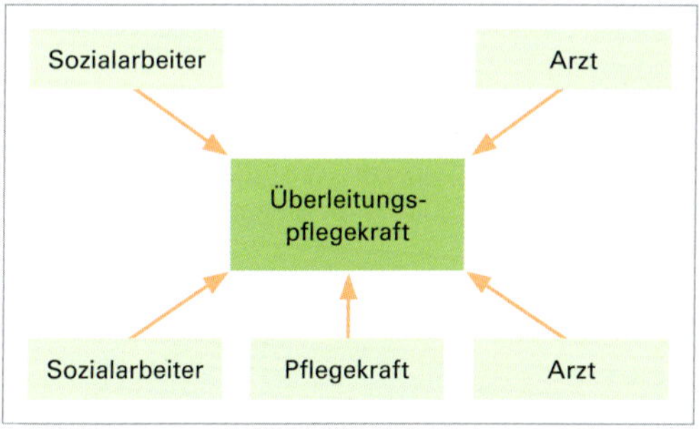

Abb. 10.8: Die überleitende Pflegefachkraft stellt die Schnittstelle zwischen den verschiedenen beteiligten Personen und Einrichtungen dar.

Expertenstandard Entlassungsmanagement
Da eine unzureichende Pflegeüberleitung mit einer hohen Belastung des Menschen, einem Qualitätsverlust und oft mit erhöhten Kosten einhergeht, hat das Deutsche Netzwerk für Qualitätsentwicklung in der Pflege (DNQP) einen Expertenstandard zum Entlassungsmanagement in der Pflege entwickelt. [22]

Der Expertenstandard betrachtet die Entlassung aus dem Krankenhauses in eine andere Pflegeeinrichtung oder die häusliche Versorgung. Im Folgenden wird der Blickwinkel aus einer Pflegeeinrichtung oder der ambulanten Pflege betrachtet, denn:

! Neben einer „Bringschuld" für Informationen gibt es immer auch eine „Holschuld"!

Maßnahmen bei anstehender Verlegung aus dem Pflegeheim in eine andere Einrichtung:

- Verlegung mit dem Menschen besprechen
- Aufnehmende Einrichtung vor Aufnahme informieren über: Pflegebedarf und -probleme
- Überleitungsbogen ausfüllen und mitgeben
- Besondere Gegenstände und Hilfsmittel, z.B. Inhalationsgerät, mitgeben bzw. Mitnahmenotwendigkeit klären
- Ggf. Angehörige informieren
- Ggf. Utensilien des Menschen, z.B. Tasche, kennzeichnen
- Ggf. Versichertenkarte mitgeben
- Patientenverfügung (▶ S. 473) ggf. in Kopie mitgeben

10

Maßnahmen nach durchgeführter Verlegung in eine andere Einrichtung:

- An der Versorgung beteiligte Personen über Verlegung informieren
- ≤48 Stunden nach Verlegung Kontakt mit aufnehmender Einrichtung aufnehmen
- Voraussichtlichen Entlassungstermin und voraussichtlich bei Entlassung bestehenden Pflegebedarf erfragen
- Ggf. Anleitungstermin der Pflegefachkräfte vereinbaren und wahrnehmen
- Bedarf an neuen Hilfsmitteln und/oder Medikamenten erfragen und beschaffen
- Weiteres Gespräch vereinbaren: Zwischengespräch oder spätestens 24 Stunden vor Entlassung, um Pflegebedarf erneut zu erfragen
- Klären, wer den Rücktransport organisiert, und an Überleitungsbogen erinnern

Nach der Rückkehr des Menschen:

- Pflegeplanung aktualisieren, Screenings durchführen (▶ S. 187)
- Nach festgelegtem Zeitraum Pflegeplanung erneut aktualisieren
- Weitere Beteiligte und ggf. Angehörige über die Rückverlegung informieren
- Klären, ob der Pflegebedürftige Hautschädigungen (Dekubitus) erlitten hat

! Die Pflegefachkraft bezieht die Wünsche und Anliegen des Menschen sowie ggf. seiner Angehörigen in die Entlassungsplanung ein.

10.6 Sicherer Wohnraum

Ob der Wohnraum eines alten Menschen für seine Bedürfnisse sicher ist, hängt von baulichen Gegebenheiten, der Einrichtung und der Ausstattung des Wohnraums ab. In der Regel kann die Pflegefachkraft darauf wenig Einfluss nehmen. Sie kann jedoch beratend tätig werden und empfehlen, bei Neugestaltung einen Experten hinzuzuziehen. Auf folgende Faktoren hat die Pflegefachkraft ggf. täglich Einfluss.

- Ausreichende Beleuchtung
- Freie Wege schaffen, z.B. Möbel verrücken, frei liegende Kabel umlegen, Schwellen durch Teppiche beseitigen

- Benutzung anleiten:
  - Haltegriffe und Handläufe
  - Türspion und Gegensprechanlage
  - Orientierungshilfen
  - Hausnotruf
- Wichtige Gegenstände, z.B. Telefon, in Reichweite legen
- Betten auf die richtige Höhe einstellen
- Ausreichende Belüftung und Raumtemperatur
- Defekte elektrische Geräte entfernen

! Liegt eine körperliche oder geistige Beeinträchtigung vor, entlasten – unter bestimmten Voraussetzungen – der Staat (Steuererklärung beim Finanzamt), die Pflegeversicherung und die Sozialhilfe den Pflegebedürftigen von Kosten.

! **Fokus Demenz**
Menschen mit Demenz können Risiken oft nicht einschätzen. Die Pflegefachkraft entfernt Gefahrenstoffe, z.B. Reinigungsmittel, oder Gegenstände, von denen eine erhöhte Gefahr ausgeht, z.B. Elektrogeräte, mit denen der Mensch nicht umgehen kann. Ist es nicht möglich, die Gegenstände zu entfernen, werden sie so untergebracht, dass der Mensch sie nicht sehen kann.

10.7 Hilfsmittel

Definition: Ge- oder Verbrauchsartikel, die dem Menschen bei Krankheit bzw. Pflegebedürftigkeit eine Teilhabe am Leben ermöglichen bzw. ihre Versorgung erleichtern. Die Hilfsmittelversorgung wird im SGB V zur Gesetzlichen Krankenversicherung sowie im SGB XI zur Sozialen Pflegeversicherung geklärt.
Hilfsmittel können genehmigt und finanziert werden über:

- **Krankenkasse**, wenn das Hilfsmittel der Krankenbehandlung dient, einer Behinderung vorbeugt oder diese ausgleicht (§ 32, SGB V)
- **Pflegekasse**, wenn mindestens Pflegestufe I vorliegt und die Pflege durch das Hilfsmittel erleichtert, die Beschwerden gelindert oder eine selbstständige Lebensführung ermöglichst wird ($ 40 SGB XI)
- **Sozialhilfeträger** (in Ausnahmefällen)

Ist unklar, ob ein Mensch ein Hilfsmittel tatsächlich benötigt, können die Kranken- sowie die Pflegeversicherung den MDK um Rat fragen.

! Welche Hilfsmittel die Kranken- bzw. Pflegekassen finanzieren, wird im Hilfsmittelverzeichnis festgelegt, das die Spitzenverbände der Krankenkassen erstellen (§ 139 SGB V). Ergänzt werden bei Bedarf Hilfsmittel, welche die Pflegekasse zusätzlich finanziert (§ 78 SGB XI). Die jeweils aktuelle Fassung des Hilfsmittelverzeichnisses veröffentlicht der Spitzenverband Bund der Krankenkassen: www.gkv-spitzenverband.de

Stationäre Pflegeeinrichtungen sind verpflichtet, bestimmte Hilfsmittel vorzuhalten.

10.8 Aggression, Gewalt und Deeskalation

Aggression und Gewalt können gegen Personen oder Gegenstände ausgeübt werden. Richten sie sich gegen Personen, wird zwischen Selbst- und Fremdgefährdung unterschieden.

! Die präventive Deeskalation sollte stets Vorrang vor dem Umgang mit Aggression und Gewalt haben.

Formen der Gewalt:
- **Physische Gewalt:** körperliche Schädigung.
- **Psychische Gewalt:** geistige, seelische Schädigung.
- **Strukturelle Gewalt:** Behinderung der freien Entfaltung.

10

Gründe für Gewalt
- Von Seiten der Pflegefachkraft:
  - Überforderung
  - Angst
  - Private Probleme
  - Minderwertigkeitsgefühl
- Von Seiten des Pflegebedürftigen:
  - Psychische Erkrankung
  - Unkontrollierte körperliche Kraft
  - Überforderung
  - Abhängigkeit
  - Mangelndes Eingehen auf seine Bedürfnisse

! Die Gewohnheit, Konflikten mit Gewalt zu begegnen, kann auf beiden Seiten vorhanden sein und ist immer ernst zu nehmen.

Erscheinungsformen von Gewalt in der Pflege sind z. B.:
- Mobbing
- Fixierung oder Ruhigstellung durch Medikamente
- Sexuelle Belästigung
- Aggressiver Umgang, ruppige Bewegungen und Sprache
- Verniedlichung, kindliche Behandlung
- Vernachlässigung bzw. Ignoranz körperlicher, geistiger, seelischer oder sozialer Bedürfnisse oder Handlungen gegen den Willen des Menschen
- Soziale Ausgrenzung, z. B. durch Nichteinsetzen des Hörgerätes
- Machtmissbrauch
- Kalt duschen

! **Macht**
„Macht ist die Befugnis und die Fähigkeit, über jemanden oder etwas zu bestimmen." [49] Die Ausübung von Macht betrifft immer die Interaktion zwischen Menschen. Sie kann geschehen durch Informationskontrolle bzw. gezielte Weitergabe von Informationen, durch Belohnung/Bestrafung, Taten, aber auch durch Unterlassung und Ignoranz.

Pflegefachkräfte befinden sich im Vergleich zu Pflegebedürftigen normalerweise in der mächtigeren Position, z. B. weil sie mehr Informationen haben oder bekommen, sich besser auskennen und in einer besseren körperlichen Verfassung sind. Opfer von Macht, die sich zu Aggression und Gewalt entwickeln kann, werden vor allem Menschen, die als „schwierig" gelten, z. B. weil sie unbequeme Fragen stellen oder viel Unterstützung benötigen.
Für die Pflegefachkräfte ist es wichtig, sich der eigenen Rolle bewusst zu werden, den Pflegebedürftigen so anzunehmen, wie er ist, und ihn zu verstehen. Kann der Pflegebedürftige mitentscheiden, statt sich nur zu fügen, und wird seine Selbstfürsorgefähigkeit gefördert, sinkt die Gefahr, dass ihm gegenüber Macht ausgeübt wird.

Maßnahmen zur Gewaltvermeidung

! Augen und Ohren offen halten: beobachtete Gewalt oder deren Anzeichen, z. B. unklare blaue Flecken, im Team besprechen, nicht tabuisieren.

Gewalt gegen pflegebedürftige Menschen kann durch folgendes Vorgehen vermieden werden:

- Aggressionsfördernde Faktoren minimieren/unterlassen, z. B.:
  - Bewegungseinschränkung
  - Stressfaktoren wie Lärm, Reizüberflutung
  - Demonstration von Macht, Bedrohung, Zwang
  - Frustrationserlebnisse
  - Verstärkter Alkoholgenuss
- Aggressionsvermeidende Faktoren fördern, z. B.:
  - Bezugspflege
  - Bewegungsfreiheit
  - Gleichberechtigtes Verhältnis und Recht des Menschen über die eigene Person zu entscheiden
  - Gelegenheit, dem Ärger Luft zu machen, z. B. Angebote zur Entspannung
- Erste Anzeichen für Aggression frühzeitig erkennen: [34]
  - Rauerer Kommunikationsstil als üblich
  - Aggressive Gebärden, aggressive Sprache
  - Unruhe oder Rückzug
  - Ruppiger Umgang mit Menschen oder Gegenständen
  - Verweigerung
- Körperliche Bedürfnisse des Menschen:
  - Erfragen
  - Beobachten
  - Ihnen nachkommen oder notwendige Ablehnung besprechen
- Auf geistige, seelische und soziale Anregungen achten, z. B. durch:
  - Kommunikationsangebote und -unterstützung
  - Gruppenaktivitäten
  - Spirituellen Bedürfnissen nachkommen
  - Ansprache und Gesprächsangebote

- Medikamente nur nach ärztlicher Anordnung verabreichen, Bedarfsanordnungen von Medikamenten nicht missbrauchen
- Ablehnung von Maßnahmen akzeptieren, bei Bedarf Arzt informieren

! Von zentraler Bedeutung, um Aggression und Gewalt des Pflegebedürftigen zu vermeiden, ist, Abweisung und Vernachlässigung des Menschen zu vermeiden, Macht (▶ S. 208) und Hilflosigkeit (▶ S. 224) nicht zu missbrauchen und für eine stabile Pflegebeziehung zu sorgen. Die Pflegefachkräfte sollte ihr Verhalten regelmäßig reflektieren.

! Fixierungen sind stets der letzte Ausweg und müssen rechtssicher gehandhabt werden: Angehörige/gesetzlichen Betreuer, Hausarzt und Amtsrichter einbeziehen.

Wichtig ist, dass die Pflegefachkraft auch auf sich selbst achtet. Ein ausgeruhter, ausgeglichener Mensch neigt weniger zu Gewaltanwendung:

- Überforderung vermeiden, drohende Überforderung mit der Wohnbereichsleitung oder PDL besprechen
- Auf ausreichende Pausen, Freizeit und gesunde Lebensführung achten
- Belastende Situationen im Team nachbesprechen, Konsequenzen für künftige Situationen ziehen
- Sexuelle Belästigungen:
  - Entschieden zurückweisen
  - Umgehend der Wohnbereichsleitung oder PDL melden
  - Pflegebedürftigen ggf. durch andere Pflegefachkraft versorgen lassen
- Starke Abneigungen gegen bestimmte Menschen im Team thematisieren, Pflegebedürftigen nach Möglichkeit durch andere Pflegefachkraft versorgen lassen

! Alle Situationen, in denen es zu Gewaltanwendung gekommen ist – egal von welcher Seite – sollten sorgfältig dokumentiert werden. Die Nachbesprechung der Situation hilft, auslösende Faktoren zu erkennen und künftig zu vermeiden.

Deeskalation – aggressives Verhalten vermeiden

Deeskalationsstrategien sind gerade dann sinnvoll, wenn sich aggressives Verhalten erst entwickelt, dessen Steigerung jedoch vermieden werden soll:

- Gespräch anbieten
- Aktiv zuhören
- Ggf. Personen räumlich voneinander trennen
- Für Ablenkung sorgen
- Situation besprechen

11 Sinn finden und sich beschäftigen

11.1 Informationen sammeln

Pflegeprobleme
- Macht sich Sorgen, zeigt fehlende Zuversicht
- Hadert mit dem eigenen Schicksal bzw. Leben
- Langweilt sich
- Ist antriebsarm
- Ist desorientiert
- Isoliert sich, ist viel allein
- Kommt mit neuer Situation, z.B. Einzug ins Pflegeheim, nicht zurecht
- Hilflosigkeit

Ressourcen
- Ist zuversichtlich, optimistisch
- Ist aktiv, zeigt Tatendrang
- Hat Hobbys
- Pflegt soziale Kontakte

! **Hoffnungslosigkeit**
Ein hoffnungsvoller Mensch fühlt sich wohl und geborgen, er vertraut auf die Zukunft, sieht eine Perspektive. Intakte Beziehungen, Selbstvertrauen, Entscheidungsspielraum, Glaube, geistige Fähigkeiten – all diese und weitere Eigenschaften geben einem Menschen Hoffnung. Fehlen sie, kann dies zu Hoffnungslosigkeit führen: Der Mensch hat den Eindruck, sein Leben nicht kontrollieren zu können, keine Wahl zu haben, er kann sich wie gelähmt fühlen. Auch Schmerzen und Krankheit können zu Hoffnungslosigkeit führen oder diese verstärken.
Anzeichen für Hoffnungslosigkeit können Äußerungen sein, sich ausgeliefert zu fühlen, keine Perspektive zu sehen, sich als Verlierer zu fühlen. [31] Die Pflegefachkraft gibt dem Menschen Hoffnung, damit er seine Situation bewältigen kann, indem sie Anzeichen für Hoffnungslosigkeit wahrnimmt, Lösungsmöglichkeiten mit ihm erarbeitet, Alternativen verdeutlicht, Ressourcen aufzeigt und nutzt. [5, 6]
Mit Hoffnung eng verbunden ist das sogenannte Kohärenzgefühl. Dieses gibt einem Menschen eine positive Grundeinstellung zum Leben und die Überzeugung, das Leben meistern und beeinflussen zu können. [7]

! **Coping**
Unter „Coping“ wird der Umgang mit einer schwierigen Situation, z.B. mit einer Krankheit, verstanden. Coping kann mit „Bewältigung“ übersetzt werden. Ein Mensch mit einer guten Coping-Strategie fühlt sich einer schwierigen Situation gewachsen. Es liegt ein Gleichgewicht vor zwischen den Ereignissen, die aus dem üblichen Alltag hervorstechen, z.B. Pflegebedürftigkeit oder Krankheit, und den Möglichkeiten, die der Mensch hat, mit dieser Situation umzugehen. Aus Sicht der Salutogenese nach Antonovsky ist das Kohärenzgefühl (▶ oben) entscheidend für eine zuversichtliche und vertrauensvolle Grundeinstellung. Menschen mit einen hohen Kohärenzgefühl können einerseits Lebensereignisse gut ▶

einschätzen und nachvollziehen, andererseits empfinden sie Lebensfreude und vertrauen in die eigenen Möglichkeiten.
Als Ressourcen für gutes Coping dienen u.a. stabile, verlässliche Beziehungen, die Fähigkeit Gefühle zu regulieren, Veränderungen anzunehmen und ein gutes Selbstwertgefühl. [50] Aufgabe der Pflegefachkräfte ist, Ressourcen in Gesprächen zu stärken, den Blick auf sie zu lenken und mit dem Menschen Bewältigungsstrategien zu entwickeln. Stoßen die Pflegefachkräfte an die Grenzen ihrer Möglichkeiten, schalten sie bei Bedarf einen Psychologen bzw. Psychiater ein.

Dokumentation der Informationssammlung
- Bewusstseinszustand
- Äußerungen
- Gemütszustand
- Art und Dauer von Aktivitäten
- Soziale Kontakte

11.2 Allgemeine Pflegeziele

- Fühlt sich integriert
- Nimmt Kontakt auf zu Pflegefachkräften und anderen Pflegebedürftigen
- Äußert Selbstwertgefühl
- Kann seine Hobbys pflegen

Strukturierungsmöglichkeiten	Beispiele
verlässliche bzw. feste Zeiten	• zum Aufstehen • zum Essen • zum Zubettgehen
regelmäßige Tätigkeiten	• Hobbys • Haushaltstätigkeiten • Gruppenaktivitäten
Pläne	• Tagespläne • Wochenpläne • Berücksichtigung der Jahreszeiten

Tab. 11.1: Möglichkeiten und Beispiele, dem Tagesablauf Struktur zu geben.

! Eine klare Tagestruktur gibt dem Menschen Halt, sie sollte ihn weder über- noch unterfordern – und bei Bedarf, z.B. bei einer akuten Erkrankung, angepasst werden.

- Soziale Kontakte erhalten bzw. fördern
- Kommunikation fördern
- Geistige Aktivität anregen
- Desorientierung frühzeitig erkennen, um Maßnahmen einzuleiten

11.3 Beschäftigungen anbieten

Indikationen
- Fehlende Eigeninitiative
- Fehlende bzw. eingeschränkte Fähigkeit, Aktivitäten selbst zu planen und eigenständig durchzuführen

Kontraindikationen
Kann der Mensch seinen Tag selbstständig gestalten, so kann ihm dennoch die Teilnahme an Gruppenaktivitäten angeboten werden. Die selbstständige Tagesgestaltung sollte ihm jedoch nicht abgenommen werden, um seine Selbstständigkeit zu erhalten.

Grundsätze
- Nicht jede Aktivität gefällt jedem und passt zu jedem Menschen
- Grundsätzlich sollte die Aktivität dem Menschen gefallen und Freude bereiten

Material
- Je nach Aktivität
- Je nach Fertigkeiten: bestimmte Hilfsmittel, z.B. Schere für Linkshänder

! **Fokus Demenz**
Die Pflegefachkraft beobachtet, wie der Pflegebedürftige mit Gegenständen umgeht und hilft ihm bei Bedarf.

Vorbereitung
- Ziel der Beschäftigung festlegen, z.B.:
  - Soziale Kontakte erleben
  - Fein- oder Grobmotorik verbessern/erhalten
  - Gedächtnis verbessern/erhalten
  - Gutes Selbstwertgefühl

! Gruppenaktivitäten in der Altenpflege benötigen ein konkretes Ziel. Sie sollten die Lebensqualität und -freude erhöhen sowie Ressourcen erhalten und fördern.

- Thema festlegen, z.B. nach Wünschen der Pflegebedürftigen, nach Jahreszeit, z.B.:
  - Koch- oder Backaktivitäten
  - Textilarbeiten, z.B. stricken, häkeln
  - Malerisches Arbeiten, z.B. mit Papier, mit Holz
  - Gartenarbeit
  - Musizieren
  - Sport und Bewegung
- Teilnehmerkreis festlegen:
  - Notwendige Voraussetzungen, z.B. motorisch, kognitiv (geistig)
  - Biografische Voraussetzungen, z.B. bestimmtes Alter
  - Gruppengröße festlegen

- Ort und Material festlegen und organisieren
- Ablauf festlegen:
  - Datum und Zeit

! Eine Aktivität kann, muss jedoch nicht immer eine Stunde oder länger dauern. Eine kurzfristige, aber intensive Aktivität ist besser als keine!

  - Einzelne Schritte in der Anleitung bzw. Moderation der Gruppe
  - Sitzordnung
- Ggf. weitere unterstützende Personen zur Hilfe holen
- Teilnehmer über Zeit und Ort informieren, ggf. zum Raum begleiten

! Mitunter ist eine Einzelaktivität sinnvoller als eine Gruppenaktivität, z.B. bei bettlägerigen Menschen.

Nicht immer können Aktivitäten aufwendig vorbereitet werden, deshalb gilt: eigene Checkliste und ggf. Kiste mit Materialien erstellen, die bei erneutem Bedarf hervorgeholt werden kann.

Durchführung
- Teilnehmer mit Namen begrüßen, ggf. untereinander vorstellen lassen
- Ziel und Vorhaben der Aktivität vorstellen bzw. Aktivität zur Einstimmung
- Vorgehen erklären
- Mit der Aktivität beginnen, Pflegebedürftige bei Bedarf unterstützen bzw. aktiv mit einbeziehen
- Abschluss der Aktivität ankündigen
- Raum für Gespräche geben

Beschäftigungsangebot	Beispiele und Ziele	Zu beachten
Bewegungsförderung	Beispiele: • Seniorengymnastik, z.B. Wassergymnastik, Atemgymnastik, Gymnastik im Rollstuhl • (Sitz-)Tanzgruppe, z.B. mit Koordinationstraining • konkrete Sportart, z.B. Walken Ziele: • Sturzprophylaxe • verbesserte Ausdauer • körperliche Kraft erhalten/fördern • Gleichgewichtssinn erhalten/fördern • guter Schlaf • Balance verbessern/erhalten • Gedächtnis verbessern/erhalten	• mit langsamem Aufwärmen beginnen • möglichst den ganzen Körper mit einbeziehen • auf natürliche Bewegungsabläufe achten • Überforderung vermeiden • Verletzungsgefahr einschätzen und minimieren • Nicht jede Aktivität ist für jeden Menschen sinnvoll.

Beschäftigungsangebot	Beispiele und Ziele	Zu beachten
Alltagskompetenztraining	Beispiele: • Teilbewegungen der im Alltag benötigten Bewegungen einüben, z. B. durch Gesellschaftsspiele mit entsprechenden Figuren oder entsprechend notwendigen Bewegungen • Schleifen binden • Reißverschlüsse öffnen und schließen • Gemüse/Obst schneiden • Backen • Papier schneiden • Schreiben Ziele: • verbesserte Fein- bzw. Grobmotorik	• Training auf die Bedürfnisse des einzelnen Menschen zuschneiden • Pflegebedürftige über das Ziel informieren • im Alltag Gelegenheiten anbieten, das Gelernte selbstständig umzusetzen • ggf. ist ein Einzeltraining sinnvoller als eine Gruppenaktivität
Entspannungstraining	Beispiele: • Autogenes Training • Yoga • Traumreisen • Klangmassage Ziele: • guter Schlaf • Abbau von Sorgen und Ängsten	• Wichtig ist, dass der Mensch sich auf die Methode einlassen kann. • Nicht jedes Entspannungstraining ist für jeden Menschen geeignet.
Gedächtnistraining	Beispiele: • Gedichte auswendig lernen • Rechenaufgaben • Memory-Spiel • Redewendungen, Obstsorten, Länder etc. aufzählen • gemeinsam angeschauten Film besprechen • „Ich packe meinen Koffer“ Ziele (je nach Aktivität): • Kurzzeitgedächtnis verbessern/erhalten • Langzeitgedächtnis verbessern/erhalten • Selbstständigkeit verbessern/erhalten	• ggf. in kleinen Schritten beginnen • Frühe Erfolge steigern die Motivation.

Beschäftigungsangebot	Beispiele und Ziele	Zu beachten
Konzentrationstraining	Beispiele: • vorgemachte Bewegungen nachahmen • zwei gleichzeitige Tätigkeiten, z. B. bestimmte Bewegung machen, dabei eine Redewendung nennen • Gesellschaftsspiele • Kartenspiele • Konzentrationsspiele am Computer • Holzgeschicklichkeitsspiele • Puzzle Ziele: • kognitive (geistige) Fähigkeiten verbessern/erhalten • Spielregeln erinnern und anwenden können	• Übungen dem kognitiven Stand (geistigen Fähigkeiten) anpassen • fördern, aber nicht überfordern • ggf. Gesellschaftsspiele mit extra gut zu erkennenden Karten, Figuren etc. verwenden
Musikalische Aktivitäten	Beispiele: • Chor • Musikinstrument spielen • Konzert besuchen • CD oder alte Platten hören • in der Einrichtung selbst ein Konzert geben Ziele: • Konzentration verbessern/erhalten • Schulung von Gehör und Stimme • Stressreduktion • Gedächtnistraining • Steigerung des Zusammengehörigkeitsgefühls	• Musik sollte nicht als Dauerberieselung genutzt werden – dann verliert sie ihren Nutzen. • auf Musikgeschmack Rücksicht nehmen
Kreative Aktivitäten	Beispiele: • Malen • Basteln • Handarbeiten • kreatives Schreiben • Tischlern • Spontantheater Ziele: • Fein- bzw. Grobmotorik verbessern/erhalten • gutes Selbstwertgefühl • soziale Kontakte erleben	• Die Motivation wird erhöht, wenn die hergestellten Gegenstände genutzt oder z. B. verschenkt werden können.

Tab. 11.2: Verschiedene Beschäftigungsangebote, Beispiele und Besonderheiten, die beachtet werden sollten.

! Oft sind Beschäftigungsangebote in Pflegeheimen vor allem auf Frauen ausgerichtet, z. B. Schreinern, Sportsendungen oder gezielte Gesprächskreise für Männer können ihren Bedürfnisse gerecht werden. Eine Befragung zu Wünschen zur Alltagsgestaltung kann weitere Ideen liefern.

Nachbereitung

- Rückmeldung der Teilnehmer einholen
- Verhalten und ggf. Probleme an die zuständige Pflegefachkraft weitergeben
- Raum aufräumen

Übungen zur Förderung des Bewegungsapparates und der Motorik ▶ Abb. 6.6, S. 121

Dokumentation der Pflege

- Zeitpunkt und Art der Aktivität
- Verhalten während der Aktivität
- Ggf. Probleme während der Aktivität
- Äußerungen während oder nach der Aktivität, z.B. Freude, Langeweile
- Ablehnung von Maßnahmen durch den Pflegebedürftigen und Begründung, sofern bekannt

12 Sich als Mann bzw. Frau fühlen

Körperbild
Das Körperbild ist die bewusste und unbewusste Wahrnehmung und Einstellung eines Menschen zu seinem Körper. [6] Das Körperbild eines Menschen kann, z.B. durch Krankheit oder Bettlägerigkeit, gestört werden. Die Pflegefachkraft hilft dem Menschen, die Erwartungen an den eigenen Körper zu erkennen und körperliche Veränderungen von der Wertschätzung sich selbst gegenüber zu trennen. Sie bespricht mit ihm, welche körperlichen Veränderungen im Alter normal sind und beobachtet, ob sich der Mensch aufgrund des veränderten Körperbildes isoliert. Ist dies der Fall, unterstützt ihn die Pflegefachkraft, z.B. indem sie sein Augenmerk auf Körperbereiche lenkt, die der Mensch an sich mag bzw. als positiv empfindet. Zudem kann sie Kontakt zu einer Selbsthilfegruppe mit Gleichgesinnten herstellen. Bestimmte Kleidungsstücke, Perücken oder Kosmetik können – je nach Situation – das Selbstwertgefühl eines Menschen weiter verbessern.

12.1 Informationen sammeln

Pflegeprobleme
- Vermisst den/einen Partner (anders- oder gleichgeschlechtlich)
- Partner lebt an einem anderen Ort
- Partner ist verstorben
- Gestörtes Körperbild, z.B. aufgrund einer Amputation
- Kann die eigene Sexualität nicht ausleben, z.B. verhält sich übergriffig gegenüber Pflegefachkräften/anderen Pflegebedürftigen
- Fühlt sich im familiären/partnerschaftlichen Rollenverständnis eingeschränkt, z.B. aufgrund von Krankheit

Ressourcen
- Ist glücklich in der eigenen Partnerschaft
- Sieht die eigenen Stärken, fühlt sich vollwertig
- Hat ein gutes soziales Netz
- Ist offen für eine neue Partnerschaft
- Kann das eigene Verhalten reflektieren und äußern
- Kann die eigene Rolle den Umständen anpassen

Dokumentation der Informationssammlung
- Psychische Situation des Menschen
- Wünsche des Menschen
- Bewältigungsmuster

12.2 Allgemeine Pflegeziele

- Selbstwertgefühl als Mann/Frau steigern bzw. erhalten
- Fühlt sich in Bezug auf sexuelle Themen gehört und verstanden
- Fühlt sich bei der Suche nach Lösungen unterstützt
- Wächst in die veränderte Rolle hinein

12.3 Mit sexuellen Bedürfnissen umgehen

Indikationen

- Pflegebedürftiger äußert Gesprächsbedarf über die eigene Sexualität
- Pflegebedürftiger zeigt sexualisiertes Verhalten/sexuelle Reaktionen
- Äußert sexuelle Probleme, Rollenschwierigkeiten in der Familie oder Partnerschaft

Kontraindikationen

! Gespräche über die eigene Sexualität betreffen einen der intimsten Bereiche des Menschen und sollten nur stattfinden, wenn der Pflegebedürftige sie eindeutig wünscht oder sein sexualisiertes Verhalten andere Pflegebedürftige oder Pflegefachkräfte beeinträchtigt.

Grundsätze

- Sexuelle Themen nicht tabuisieren
- Für Gespräche geschützten Raum bieten
- Einfühlsames Gesprächsverhalten
- Schwerpunktmäßig Themen besprechen, die der Pflegebedürftige selbst anspricht oder andeutet
- Besprechen, welche Tätigkeiten oder Dinge dem Pflegebedürftigen in der eigenen Rolle gut tun
- Möglichkeiten, die Intimsphäre zu wahren:
  - An die Tür klopfen und das „Herein" abwarten
  - Störungsfreie Zeiten ermöglichen
  - Schild „Bitte nicht stören" anbieten
  - Intim- und Analpflege durch Pflegefachkraft durchführen, die dem Menschen nahesteht und ihm sympathisch ist, Wechsel der Pflegefachkraft vermeiden

! Sexuelle Bedürfnisse gibt es in jedem Alter. Die Pflegefachkraft akzeptiert die Zuneigung des Pflegebedürftigen zu anderen Menschen und räumt ihr Zeit und Schutz ein, sodass der Pflegebedürftige seine sexuellen Bedürfnisse ausleben kann, solange dieser damit keine anderen Menschen belastet.

Vorbereitung

- Sich Zeit nehmen
- Einen geeigneten Raum für Gespräche suchen

Durchführung

- Erfragen, worüber der Mensch sprechen möchte
- Fragen vorsichtig stellen
- Dem Menschen bei unangenehmen Themen ggf. entgegenkommen
- Akzeptieren, wenn der Mensch eine Frage nicht beantworten möchte
- Je nach Thema Ratschläge oder Hilfestellung geben, ggf. interdisziplinäre Fallbesprechung organisieren, gegenüber dem Arzt eine Überweisung zum Sexualtherapeuten vorschlagen

! Die Pflegefachkraft achtet besonders auf junge Menschen und schickt z.B. Auszubildende, FSJler und Praktikanten nicht zu Pflegebedürftigen, die sexuell übergriffig sind.

Nachbereitung

- Rückmeldung des Menschen einholen
- Auf weiteren Gesprächsbedarf achten

Dokumentation der Pflege

- Zeitpunkt und Thema des Gesprächs, zuvor mit dem Pflegebedürftigen besprechen, was dokumentiert werden darf und welche anderen Berufsgruppen einbezogen/informiert werden dürfen
- Ggf. Ergebnisse bzw. getroffene Absprachen
- Ggf. vereinbarter Termin für ein weiteres Gespräch

13 Mit existenziellen Erfahrungen umgehen

Krise

In der Altenpflege bedeutet „Krise" eine unerwartete, hohe Belastung oder einen Wendepunkt. Ursachen können z.B. Krankheit, Tod einer engen Bezugsperson, Einzug in ein Pflegeheim oder eine plötzlich stark reduzierte Selbstständigkeit sein. Krisen verlaufen in vier Phasen:

- Versuch, die Situation mit gewohnten Strategien zu meistern: Vorhandene Strategien misslingen, es können sich Gefühle wie Angst oder Beunruhigung einstellen.
- Erkenntnis, dass gewohnte Strategien nicht helfen: Der Mensch ist überfordert, negative Gefühle und Unsicherheit nehmen zu, es fehlt eine Perspektive.
- Alle Ressourcen werden genutzt, um die Situation abzuwehren; ggf. wird das Problem gelöst und dadurch das Selbstwertgefühl gestärkt.
- Erschöpfung, Hilflosigkeit und Ratlosigkeit breiten sich aus, die Krise kann noch positiv oder negativ ausgehen. Geht sie negativ aus, ist der Mensch erschöpft, professionelle Hilfe ist notwendig. [8, 56]

Ob ein Mensch eine Situation als Krise empfindet, ist individuell unterschiedlich. Die Pflegefachkraft achtet auf äußere Merkmale einer Krise, z.B. Ängstlichkeit, Verzweiflung, Schlaflosigkeit, Herzklopfen, verstärkte Schweißbildung, Weinen, Schreien. [56]

Aufgabe der Pflegefachkraft ist, dem Menschen zu helfen, seine Ressourcen zu nutzen. Sie bietet ihm Gespräche an, informiert und berät ihn und leitet ihn an (▸ S. 181). Ebenso nimmt sie den Menschen ernst und begegnet ihm mit Wertschätzung. Bei Bedarf übernimmt sie Alltagsaktivitäten des Menschen oder unterstützt ihn bei diesen (▸ S. 117). Damit die Pflegefachkraft nicht selbst in die Krise hineingezogen wird, ist es wichtig, dass sie sich professionell abgrenzt und die Krise des Menschen nicht zum eigenen Problem macht.

Hilflosigkeit

Von „Hilflosigkeit" spricht man, wenn ein Mensch die Fähigkeit verloren hat oder verloren glaubt, sich selbst zu helfen und die Situation zu kontrollieren. Oft ist sie verknüpft mit Angst (▸ S. 186) und Hoffnungslosigkeit (▸ S. 212). Hilflosigkeit kann sich sowohl in großer Ruhe als auch in ausdrucksstarkem Leiden, in Aggression (▸ S. 208) oder hoher Anpassung äußern und bringt die Gefahr des Rückzugs mit sich. Um den Menschen aus seiner Hilflosigkeit zu holen, aktiviert die Pflegefachkraft den Menschen im Rahmen der Pflege (▸ S. 117), sie berät ihn (▸ S. 183), zeigt ihm seine Handlungsmöglichkeiten sowie den Sinn seiner Handlungen auf und sorgt für eine gleichberechtigte Pflegebeziehung.

Ursachen für Hilflosigkeit können sein: Krankheit, Pflegebedürftigkeit, geringer Einfluss bzw. Handlungsspielraum, z.B. im Heimalltag. Depressionen (▸ S. 295) können als Folge der Hilflosigkeit hinzukommen, vorhandene Depressionen können jedoch auch mit Hilflosigkeit verwechselt werden.

Eine besondere Form stellt die erlernte Hilflosigkeit dar: Der Mensch glaubt, dass seine Handlungen nichts bewirken bzw. dass er seine Umwelt nicht beeinflussen kann, und fühlt sich hilflos.

Für alle Pflegefachkräfte ist es wichtig, die eigenen Grenzen zu kennen und bei Bedarf andere Berufsgruppen, z.B. Psychologen oder Seelsorger, einzubeziehen.

13.1 Informationen sammeln

Pflegeprobleme
- Hat akute Schmerzen
- Hat chronische Schmerzen
- Hat Angst vor wiederkehrenden Schmerzen
- Leidet unter der Abhängigkeit aufgrund der eigenen Pflegebedürftigkeit
- Fühlt sich hilflos
- Trauert
- Hat Angst/Sorgen in Bezug auf den eigenen Tod
- Fühlt sich einsam
- Befindet sich in einem Stadium der Ungewissheit
- Hat finanzielle Sorgen
- Fühlt sich überflüssig oder hilflos

Selbstpflegedefizit
Unter „Selbstpflege" wird die Fähigkeit eines Menschen verstanden, alle „zum (Über)leben benötigten Aktivitäten selbst zu bewältigen". [9]
Kann ein Mensch seinen Bedürfnissen nicht aus eigener Kraft gerecht werden, spricht man von „Selbstpflegedefizit". Ursache hierfür können psychische bzw. physische Krankheit, Behinderung, fehlendes Wissen, emotionale Probleme oder eine fehlende bzw. unzureichende soziale Unterstützung sein. [2] Die Pflegefachkraft hilft dem Menschen, seinen Selbstpflegebedürfnissen nachzukommen, indem sie ihn bei seinen Aktivitäten anleitet, unterstützt oder die Aktivitäten bei Bedarf übernimmt. Stets achtet sie darauf, die vorhandenen Selbstpflegefähigkeiten des Menschen zu erhalten bzw. dessen Selbstpflegefähigkeiten wiederzugewinnen, indem sie den Menschen anleitet und entsprechende Tätigkeiten mit ihm übt (▶ S. 117). Voraussetzung hierfür ist, in der Pflegeanamnese (▶ S. 15) sowohl auf Probleme als auch auf Fähigkeiten der Selbstpflege zu achten. Die Pflegefachkraft beobachtet diese, erfragt und bespricht sie mit dem Menschen.
Der komplette oder teilweise Verlust der Selbstpflegefähigkeit belastet die meisten Menschen und kann als existenzgefährdende Angst wahrgenommen werden oder auch eine Trauerreaktion (▶ S. 235) herbeiführen. In dieser Situation ist es besonders wichtig, dem Menschen wertschätzend zu begegnen und mit ihm zu besprechen, welche Selbstpflegefähigkeiten weiter ausgebaut werden können bzw. wie mit nicht mehr vorhandenen Selbstpflegefähigkeiten im Sinne des Menschen umgegangen werden kann.

Ressourcen
- Kennt Maßnahmen, mit den Schmerzen umzugehen bzw. sie gering zu halten
- Hat ein gutes Selbstwertgefühl
- Weiß sich zu helfen
- Aktiviert die eigenen Ressourcen
- Weiß mit seiner Trauer umzugehen
- Setzt sich mit dem eigenen Tod auseinander
- Kennt unterstützende Angebote und nutzt sie bei Bedarf

Dokumentation der Informationssammlung
- Seelischer Zustand
- Ängste
- Maßnahmen, die bisher bei existenziellen Ängsten bzw. Schmerzen geholfen haben
- Bewältigungsstrategien des Pflegebedürftigen

13.2 Allgemeine Pflegeziele

- Fühlt sich wohl
- Hat keine Schmerzen bzw. Schmerzen werden frühzeitig erkannt
- Schmerzen beeinträchtigen den Alltag nicht
- Kommt mit dem Verlust nahestehender Menschen zurecht
- Hat keine Angst vor dem eigenen Sterben/Tod
- Fühlt sich beraten und unterstützt und äußert dies auf Nachfrage
- Kann eigene Bewältigungsstrategien sinnvoll einsetzen

! Die Pflegefachkraft klärt:
- Wo benötigt der Mensch Hilfe?
- Welche Bewältigungsstrategien hat der Mensch bereits eingesetzt und wie haben sei geholfen?
- Welche Prozesse beeinflussen den Hilfebedarf?

13.3 Mit Schmerzen umgehen

! Schmerzen können im Alter aus unterschiedlichen Gründen nicht angegeben werden:
- Schmerzen werden fälschlicherweise als im Alter normal empfunden
- Schmerzen zu äußern, fällt schwer
- Angst vor Nebenwirkungen von Schmerzmitteln oder Abhängigkeit
- Angst vor den Ursachen der Schmerzen

Die Pflegefachkraft achtet auf versteckte Schmerzäußerungen, nimmt Schmerzen nie als „vom Alter gegeben" hin und sorgt für ein geeignetes, mit dem Arzt besprochenes Schmerzmanagement.

Schmerzformen
- **Nozizeptiver Schmerz** durch Verletzung oder Schädigung von Haut, Muskeln, Knochen oder Eingeweiden bei intaktem Nervensystem:
  - Körperschmerz (parietaler Schmerz): heller, stechender und örtlich eingrenzbarer Schmerz
  - Eingeweideschmerz (viszeraler Schmerz): dumpfer, ziehender oder drückender Schmerz, ggf. mit Schweißausbruch, Übelkeit/Erbrechen; durch Dehnung oder Reizung im Brust- oder Bauchraum
  - Beispiele: Verletzungen, Muskelkrämpfe, Ulcus ventriculi (Magengeschwür ▶ S. 301)

- **Neuropathischer Schmerz** durch Schädigung der peripheren Nerven, Nervenwurzeln oder des Zentralnervensystems; Reizung des zentralen oder peripheren Nervensystems, z.B. durch schädigende Substanzen oder entartete Zellen:
  - Entstehungsort ≠ Schmerzort
  - Brennender, einschießender Schmerz mit sehr starken Empfindungen
  - Beispiele: Trigeminusneuralgie (Lähmung des Nervus Trigeminus)
- **Somatoformer Schmerz:** Funktionsstörungen ohne organische Ursache, psychisch ausgelöst durch Belastungen und Konflikte, z.B. Kopfschmerzen, Oberbauchbeschwerden

! **Folgen einer unzureichenden Schmerzbehandlung**
- Hypertonie (▶ S. 267) und Tachykardie (▶ S. 43)
- Wundheilungsstörung
- Muskelkrämpfe
- Schonhaltung – mit entsprechenden Folgen je nach Körperteil
- Bewegungseinschränkung und ggf. erhöhtes Thromboserisiko
- Depression

Indikationen
- Verbale und nonverbale Schmerzäußerungen
- Eingeschränkte Alltagsaktivitäten aufgrund von Schmerzen
- Reduzierter Allgemeinzustand bzw. psychische Belastung

! Nicht adäquat behandelte Schmerzen führen zu einem Schmerzgedächtnis, das künftig eintretende Schmerzen stärker erscheinen lässt. Unbehandelte Schmerzen im Alter können zu Depressionen führen.

Kontraindikationen
Ablehnung der Schmerzbehandlung durch den Pflegebedürftigen

Grundsätze

! Medikamentöse Schmerzmittel dürfen nur nach ärztlicher Anordnung und in der dokumentierten Dosierung verabreicht werden. Spätestens ab einer Schmerzintensität von 3/10 auf der nummerischen Rangskala (▶ Abb. 13.1, S. 228) schaltet die Pflegefachkraft den Arzt ein.

- Ebenen, die in der Schmerzbekämpfung zu berücksichtigen sind:
  - Physische Ebene
  - Psychische Ebene
  - Soziale Ebene
  - Spirituelle Ebene
- Für ein kompetentes Schmerzmanagement benötigt die Pflegefachkraft:
  - Wissen zur systematischen Schmerzeinschätzung
  - Erfahrung, nonverbale Schmerzäußerungen zu erkennen
  - Wissen zur medikamentösen Schmerzbehandlung
  - Wissen zu nichtmedikamentöser Schmerzlinderung und Kontraindikationen
  - Beratungs- und Schulungskompetenz in Bezug auf Schmerz und schmerzbedingte Probleme [26]

! Ist vor einer Prozedur mit Schmerzen zu rechnen, sind diese möglichst von vornherein durch gutes Schmerzmanagement zu vermeiden.

Vorbereitung

! Die Vorbereitung im Umgang mit Schmerzen hat zum Ziel, den Schmerz einzuschätzen.

- Lokalisation und Schmerzqualität, z. B. stechend, ziehend, klären
- Erstes Auftreten, ggf. bekannte Zusammenhänge, zeitlichen Verlauf klären
- Schmerz-Ersteinschätzung durch geeignete Schmerzskala (▶ Abb. 13.1)
- Zeitpunkt für erneute Schmerzeinschätzung festlegen:
  - Schmerzeinschätzung in Ruhe
  - Schmerzeinschätzung unter Belastung
- Klären, was den Schmerz verstärkt und was ihn lindert
- Auswirkungen des Schmerzes auf den Alltag und Begleitsymptome klären [26]

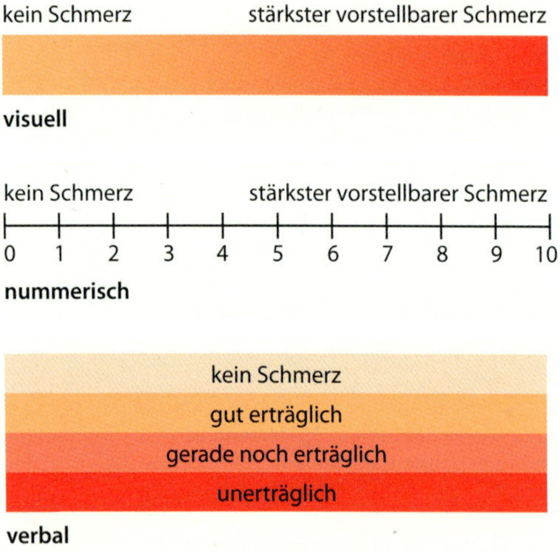

Abb. 13.1: Verschiedene Schmerzskalen.

! Die zuverlässigste Schmerzeinschätzung ist die des Menschen selbst. Kann er sich nicht äußern, geben eine beschleunigte oder angestrengte Atmung, Schmerzlaute wie Stöhnen oder Weinen, ein verzerrter oder ängstlicher Gesichtsausdruck, eine angespannte oder gekrümmte Körperhaltung Aufschluss über möglicherweise vorhandene Schmerzen.

Durchführung

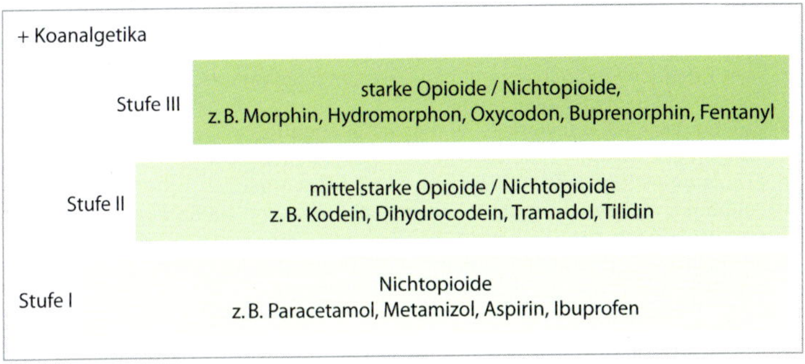

Abb. 13.2: WHO-Stufenschema zur Schmerztherapie. Medikamente werden nur nach ärztlicher Anordnung verabreicht.

! Lange ging man davon aus, dass Opioide (▶ S. 453) generell zur Abhängigkeit führen. Inzwischen ist belegt, dass dies nicht der Fall ist, wenn sie zur Schmerzbekämpfung eingesetzt werden.

Schmerzmittel immer auf möglichst schonendem Weg verabreichen. Durch eine Injektion zusätzliche Schmerzen zu verursachen, ergibt keinen Sinn, wenn das Medikament auch oral verabreicht werden kann.

- Schmerzlindernde Medikamente nach ärztlicher Anordnung verabreichen
- Maßnahmen zur Linderung von Nebenwirkungen nach ärztlicher Anordnung durchführen
- Haut zur Schmerzbekämpfung stimulieren:
  - Kälte oder Wärme – je nach Ursache

! Bei entzündlichen Prozessen ohne Abflussmöglichkeit ist Wärme kontraindiziert.

  - Massagen
- Lage verändern, um den betroffenen Körperteil zu entlasten bzw. zu unterstützen
- Ablenkung
- Entspannungsübungen, z. B. Atemübungen, Autogenes Training [26]
- Mit dem Menschen überlegen, wie er die Schmerzen bekämpfen kann

Nachbereitung

- Effekt der Schmerzbehandlung erfragen:
  - Intravenöse Schmerzmittelgabe: nach 30 Min.
  - Orale Schmerzmittelgabe: nach 1 Stunde
  - Transdermale Schmerzmittelgabe: nach ca. 12 Stunden
- Schmerzqualität und -intensität nach zuvor festgelegtem Zeitraum erneut erfassen
- Bei Bedarf Arzt (erneut) einschalten

Dokumentation der Pflege
- Zeitpunkt und Ergebnis der Messung der Schmerzintensität
- Verwendete Skala
- Vom Pflegebedürftigen angegebene Schmerzqualität, Lokalisation, zeitlicher Verlauf und Begleiterscheinungen
- Ggf. beobachtete nonverbale Schmerzäußerungen
- Festgelegter Zeitpunkt für die erneute Schmerzeinschätzung
- Art, Zeitpunkt und Effekt unternommener Maßnahmen
- Zeitpunkt, zu dem ein Arzt eingeschaltet wurde, und Name des Arztes, ggf. Absprachen mit ihm
- Ablehnung von Maßnahmen durch den Pflegebedürftigen und Begründung, sofern bekannt

13.4 Mit dem Sterben umgehen

Sterbephasen nach Elisabeth Kübler-Ross
- Verleugnen
- Protestieren
- Verhandeln
- Depression
- Einwilligen

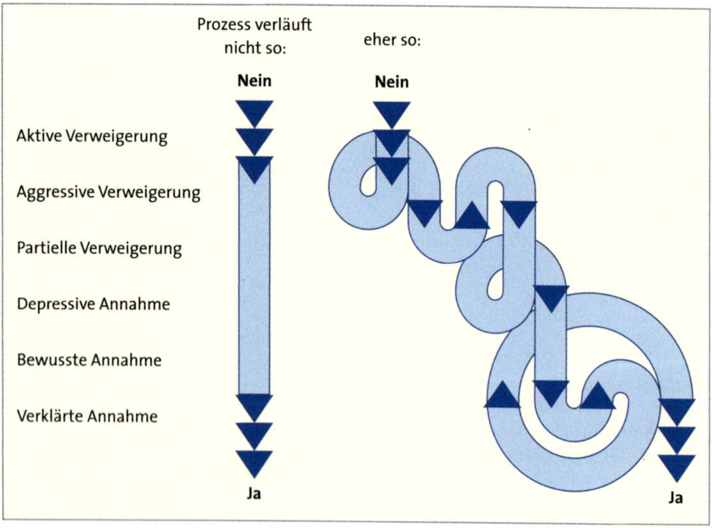

Abb. 13.3:
Verarbeitungsprozess nach Emil A. Herzig (Hrsg.): Betreuung Sterbender, Beiträge zur Begleitung Sterbender im Krankenhaus, Basel 1981, 3. A., S. 19–23.

! Einzelne Phasen können übersprungen oder wiederholt werden. Die Sterbephasen sind kein fester Regelkreislauf, der immer gleich abläuft. Im Vordergrund steht die Verarbeitung des Sterbegeschehens.

Wichtige Begriffe
- **Hilfe beim Sterben:** dem Sterbenden einen leichten Tod ermöglichen, ohne sein Leben zu verkürzen, z.B. Schmerzlinderung
- **Hilfe zum Sterben:** dem Kranken helfen, sein Leben zu beenden:
  - **Hilfe bei der Selbsttötung:** die entscheidende Handlung zur Selbsttötung nimmt der Kranke selbst vor, z.B. die Einnahme von Tabletten
  - **Passive Sterbehilfe:** lebensverlängernde Maßnahmen unterlassen oder abbrechen, z.B. Reanimation oder künstliche Ernährung bei einem tödlich erkrankten Menschen. Maßgebend ist der Wunsch des Pflegebedürftigen.
  - **Aktive Sterbehilfe:** Tötung auf Verlangen. Da die entscheidende Handlung nicht vom Pflegebedürftigen selbst durchgeführt wird, macht sich die handelnde Person strafbar.
  - **Tötung „aus Mitleid"** ist nie gerechtfertigt, immer strafbar und wird, je nach Umstand, als Totschlag oder Mord gewertet.

Indikationen zur Sterbegleitung
- Wegen des sehr hohen Alters oder aufgrund einer schweren Erkrankung ist mit dem baldigen Beginn des Sterbeprozesses zu rechnen
- Der Mensch beschäftigt sich mit dem Thema

Kontraindikationen

! Möchte der Pflegebedürftige das eigene Sterben nicht thematisieren, hält sich die Pflegefachkraft an diesen Wunsch. Sie übersieht das Sterbegeschehen jedoch nicht aus eigener Hilflosigkeit, sondern bespricht sich bei Bedarf mit Kollegen bzw. bittet um Unterstützung oder bitte um/organisiert seine Fallbesprechung.

Grundsätze
- Soziales Umfeld mit einbeziehen
- Für Gespräche zur Verfügung stehen
- Das Geschehen nicht ignorieren oder banalisieren
- Bei Bedarf andere Berufsgruppen hinzuziehen
- Ruhig vorgehen, Hektik vermeiden

Sterbebegleitung

Vorbereitung
- Ob und welche Hilfe oder Gespräche der Mensch wünscht, kann sich ändern, die Pflegefachkraft erfragt die Bedürfnisse des Menschen
- Umgebung angenehm gestalten, z.B.:
  - Grelles Licht vermeiden
  - Lautstärke minimieren
  - Ggf. für leise Musik sorgen
  - Warme Farben verwenden

Pflege

! Das aktive Zuhören ist gerade bei Sterbenden ein angemessener Kommunikationsstil.

- Dem Pflegebedürftigen regelmäßig Gesprächsangebote machen zu:
  - Wo benötigt bzw. wünscht er Hilfe
  - Was ist ihm wichtig
  - Wann möchte er allein/nicht allein sein
  - Wo benötigt er Unterstützung, um „letzte Geschäfte" zu erledigen
- Auf verbale und nonverbale Signale des Menschen achten und darauf eingehen
- Belastbarkeit des Menschen berücksichtigen
- Nicht im Beisein des Sterbenden mit dritten Personen über ihn reden
- Bei terminaler Unruhe: nach deren Ursache suchen (▶ Tab. 13.1)
- Bedürfnis nach Körperpflege mit dem Menschen abstimmen
- Bedürfnis nach Nahrungs- und Flüssigkeitsaufnahme mit dem Menschen abstimmen und darauf eingehen, Wunschkost und ggf. kleine Portionen anbieten

13

Mögliche Ursache	Beispiele zur Vorgehensweise
Angst vor dem Tod	• Gespräch anbieten • Gespräch mit Seelsorger/Geistlichem organisieren
Sorgen, z.B. um Angehörige	• Gespräch mit Angehörigen organisieren • gemeinsam nach Lösungswegen suchen • ggf. weitere Berufsgruppe, z.B. Sozialarbeiter, einschalten
Dehydratation	• Flüssigkeit anbieten, aber nicht aufzwingen • Mundpflege anbieten (▶ S. 156)
Schmerzen	• S. 226
Dyspnoe (▶ Tab. 13.2)	• für atemerleichternde Lagerung sorgen (▶ S. 26) • auf ärztliche Anordnung Sauerstoff verabreichen • für Frischluft sorgen • Zimmer nicht zu warm halten
unerwünschte Wirkungen der Medikation, z.B. starke Schläfrigkeit, reduziertes Bewusstsein, keine Schmerzstillung	Arzt einschalten
Lagerung	• für entspannte Lage sorgen • Lage regelmäßig wechseln • Bett nach Belieben sehr weich oder z.B. möglichst leer gestalten • bei Besuch darauf achten, dass Gespräche mit dem Besuch möglich sind

Tab. 13.1: Mögliche Ursachen der terminalen Unruhe und Vorgehensweisen.

Bezeichnung	**Atemmuster**
normale Ruheatmung	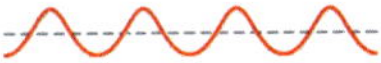
Cheyne-Strokes-Atmung	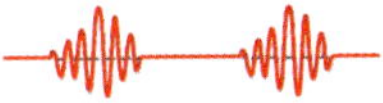
Schnappatmung	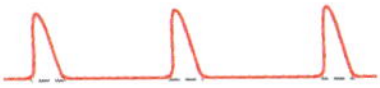

Tab. 13.2: Veränderte Atmung beim Sterbenden.

! Die Durchführung von Prophylaxen kann für den Pflegebedürftigen anstrengend sein. In der Phase des Sterbens ist das Wohlergehen des Menschen wichtiger, als eine Prophylaxe durchzuführen. Unterlässt die Pflegefachkraft eine Prophylaxe, so sind die Gründe dafür schriftlich zu dokumentieren.

Nachbereitung

Die Sterbebegleitung ist ein Prozess, der bis zum Tod des Menschen dauert. Um die letzte Zeit des Lebens möglichst angenehm und im Sinne des Sterbenden zu gestalten, hält die Pflegefachkraft immer wieder Rücksprache mit dem Menschen bzw. seinen Angehörigen oder gesetzlichen Vertretern und klärt mit ihnen die nächsten Schritte.

Versorgung des Toten

Vorbereitung

- Tod feststellen (▸ Tab. 13.3, S. 234, Tab. 13.4, S. 234)
- Todeszeitpunkt dokumentieren
- Angehörige informieren und klären, ob sie an der Versorgung des Toten mitwirken möchten
- Klären, ob religiöse Rituale zu beachten sind
- Angehörigen Zeit mit dem Toten in einem separaten Raum ermöglichen
- Wertgegenstände sichern und dokumentieren, um sie später Angehörigen bzw. dem Notar zu übergeben

! Den Totenschein darf nur ein Arzt ausstellen.

! Um möglichen Vorwürfen der Unterschlagung zu begegnen, sollte der Nachlass zu zweit – also mit einem Zeugen – gesichert werden.

	Kennzeichen	Bezeichnung	Besonderheit
unsichere Todeszeichen	Atem- und Herzstillstand	klinischer Tod	Reanimation ist innerhalb weniger Minuten nach dem Auftreten dieser Zeichen möglich (Patiententestament beachten!)
sichere Todeszeichen	• Totenflecken • Totenstarre • Fäulnis	biologischer Tod	irreversibles Versagen des Zentralen Nervensystems (Hirntod)

Tab. 13.3: Sichere und unsichere Todeszeichen.

Zeichen	Beschreibung	Zeit
Totenflecken	Blut sackt in tiefer gelegene Körperpartien	sichtbar 30 bis 60 Minuten nach dem Tod, nicht mehr wegzudrücken nach 12 Stunden
Totenstarre	muskuläre Verkrampfung	Kiefergelenkstarre nach 2 bis 3 Stunden, am ganzen Körper nach 8 bis 10 Stunden
Fäulnis	biologischer Abbau von Organeiweiß durch frei werdende Enzyme	bewirkt nach ca. 3 bis 4 Tagen die vollständige Lösung der Totenstarre

Tab. 13.4: Sichere Todeszeichen, ihr Aussehen und Eintreten.

Durchführung

- Hilfsmittel, Zu- und Ableitungen, Verbände entfernen
- Ausscheidungen entfernen, Verstorbenen ggf. waschen
- Frisches Oberteil, ggf. Kleidung nach Absprache ankleiden
- Frisches Laken aufziehen und Verstorbenen flach lagern
- Augen durch feuchte Tupfer auf den Lidern schließen
- Unterkiefer stützen, ohne Gesichtszüge zu verzerren
- Arme seitlich an den Körper legen, ggf. vor der Brust falten
- Raum kühl halten, Heizung ausschalten

Nachbereitung

- Je nach Zustand und Aussehen des Toten kann es sinnvoll sein, den Angehörigen erst nach der Versorgung des Toten Zeit mit ihm zu ermöglichen. Dies sollte sensibel mit den Angehörigen besprochen werden.
- Papiere für die Bestattung bereitlegen – sofern dies nicht von Angehörigen erledigt wird:
  - Todesbescheinigung
  - Personalausweis/Reisepass und Geburtsurkunde, ggf. Heiratsurkunde, ggf. Sterbeurkunde des Ehepartners bzw. Scheidungsurkunde
  - Krankenversicherungskarte
  - Mitgliedsunterlagen mit letzter Beitragsquittung von Verbänden, die Sterbegelder oder Beihilfen gewähren, z. B. Gewerkschaften
  - Testament
  - Ggf. Bestattungsvorsorgevertrag
  - Ggf. Grabstellennachweis

Dokumentation der Pflege
- Verhalten des Menschen
- Zeitpunkt und Art der Maßnahmen, ggf. Ergebnisse
- Zeitpunkt, zu dem ein Arzt verständigt wurde
- Absprachen mit dem Arzt
- Todeszeitpunkt
- Absprachen mit Angehörigen
- Art und Anzahl der gesicherten Wertgegenstände
- Ablehnung von Maßnahmen durch den Pflegebedürftigen/durch Angehörige und Begründung, sofern bekannt

13.5 Mit Trauer umgehen

Verlust und Trauer
Trauer ist die Reaktion auf einen Verlust. Dieser kann im Tod eines Menschen bestehen, aber auch im Verlust von Selbstständigkeit, Gesundheit, geistigen Fähigkeiten oder materiellen Werten, z.B. der eigenen Wohnung.
Jeder Mensch trauert anders, durchläuft dabei jedoch Trauerphasen, die in unterschiedlicher Reihenfolge ablaufen und sich wiederholen können:
- Nicht Wahrhaben-Wollen
- Aufbrechende Emotionen
- Suchen und finden, was wichtig war, und sich davon trennen
- Sich selbst und Bezug zur Welt finden [39]

Das Ziel der Trauerbegleitung besteht in der Akzeptanz des Verlustes. Wird dieses nicht erreicht oder die Trauer gar unterdrückt, kann es zu einer Depression oder psychischen Störung kommen.
Für Pflegefachkräfte, die mit Trauer konfrontiert werden, ist es wichtig, sich über die eigene Vorstellung von Verlust und Trauer klar zu sein und bei Bedarf Hilfe, z.B. durch Supervision, in Anspruch zu nehmen. Für Menschen, die sich im Bereich Trauerbegleitung spezialisieren möchten, gibt es entsprechende Weiterbildungen.

Indikationen
- Verbale oder nonverbale Äußerung des Pflegebedürftigen, über die Trauer sprechen zu wollen
- Zeichen von Trauer, z.B. (Zeller/Forster Verlust):
  - Traurigkeit, Weinen
  - Hoffnungslosigkeit (▶ S. 212)
  - Verzweiflung
  - Stimmungsschwankungen
  - Isolation
- Bedürfnis im Team, über die Trauer um einen Menschen zu sprechen

Kontraindikationen

! Es gibt viele Wege, mit Trauer umzugehen. Menschen, die nicht oder nur mit bestimmten Personen über die Trauer sprechen möchten, sollten nicht zu einem Gespräch überredet werden.

Grundsätze
- Zeit für die Trauer geben
- Klären, was früher bei Trauer geholfen hat, ggf. erneut anwenden
- Dem Trauernden Gesprächsbereitschaft signalisieren:
  - Mit Fragen Denkanstöße geben
  - Gesprächspausen akzeptieren
  - Aktiv zuhören
  - Ermuntern, sich an schöne Zeiten mit dem Verstorbenen zu erinnern
  - Verständnis zeigen und einfühlsam sein
- Bedürfnissen des Trauernden nachgekommen und für Wohlbefinden sorgen
- Gefühle, z. B. auch Wut, zulassen
- Beziehungen fördern
- Ggf. Kontakt zu einer Selbsthilfegruppe herstellen oder zu anderen Trauernden vermitteln

13

! Nicht übersehen werden sollte, dass auch Angehörige trauern können, z. B. um eine unbeschwerte Zeit mit dem erkrankten oder Pflegebedürftigen Menschen.

Dokumentation der Pflege
- Zeitpunkt und ggf. Ergebnisse der Gespräche bzw. Absprachen
- Verhalten, Gestik und Mimik des Trauernden
- Zeitpunkt und Art von unternommenen Maßnahmen

14 Therapie unterstützen

14.1 Interdisziplinäre Zusammenarbeit

Um Krankheiten, Probleme und die angemessene Versorgung des Pflegebedürftigen festzulegen, ist oft die Zusammenarbeit verschiedener Berufsgruppen notwendig. Die Pflegefachkraft wirkt daran mit, indem sie vom Alltag des Menschen und ihren Beobachtungen berichtet. Sie bringt ihre fachliche Meinung ein und trägt dazu bei, die Versorgung des Menschen zu klären.

Visite

Visite bedeutet wörtlich „Besuch". Dieser kann in Einrichtungen der Altenpflege durch den Arzt, aber auch durch andere Berufsgruppen, z. B. Wundexperten, erfolgen. Von Pflegevisite spricht man, wenn sich die Pflegefachkraft gezielt Zeit nimmt, um mit dem Pflegebedürftigen über die Ergebnisse der bisherigen sowie über die geplante Pflege zu sprechen. Die Sicht des Pflegebedürftigen bezieht sie mit ein.

Vorbereitung
- Termin mit der benötigten Berufsgruppe vereinbaren
- Pflegebedürftigen zu Datum, Zeit und Personen, die an der Visite teilnehmen werden, informieren
- Überlegen, welche Fragen zu klären sind
- Mit dem Pflegebedürftigen besprechen, ob aus seiner Sicht Fragen bestehen
- Benötigte Unterlagen bereithalten
- Ergänzende Informationen von anderen Pflegefach- bzw. Hilfskräften einholen

Ablauf
- Pflegefachkraft schildert den Sachverhalt, z. B. Bewegungsstörung
- Pflegefachkraft beantwortet Rückfragen anderer Berufsgruppen
- Andere Berufsgruppen äußern Lösungsvorschläge
- Pflegefachkraft stellt ggf. Verständnisfragen bzw. informiert über die Umsetzbarkeit der Vorschläge
- Die Berufsgruppen entwickeln gemeinsam einen Lösungsweg

Nachbereitung
- Folgetermin planen
- Andere Berufsgruppen erstellen bei Bedarf erforderliche Dokumente, z. B. Rezept
- Der Pflegebedürftige wird von der Pflegefachkraft oder einem Mitglied der anderen Berufsgruppen über das weitere Vorgehen informiert, wenn er nicht an der Visite teilgenommen hat

Dokumentation
- Ggf. Aktualisierung der Pflegeplanung
- Anordnungen des Arztes auf weitere Dokumente übertragen, z. B. Bestellschein
- Konsilscheine vervollständigen, z. B. Gewicht des Menschen

Durchführung verantworten

! Die Pflegefachkraft trägt die Durchführungsverantwortung, wenn sie Maßnahmen, die von einer anderen Person angeordnet wurden, durchführt. Dies trifft auf die Medikamentenverordnung des Arztes zu, gilt aber auch für die Pflegeplanung, die eine andere Pflegefachkraft stellvertretend für das Pflegeteam erstellt hat.

Grundsätze

- Die Pflegefachkraft handelt nach bestem Wissen und Gewissen
- Bei Zweifeln, ob die angeordnete Maßnahme angemessen ist:
  - Bespricht die Pflegefachkraft diese mit einem Kollegen
  - Schlägt sie das Thema nach
  - Zieht sie ggf. den Arzt bzw. die passende Berufsgruppe zu Rate
- Ist die Pflegefachkraft überzeugt, dass die Verordnung nicht fachgerecht ist und den Pflegebedürftigen sogar schädigen kann, kann sie die Übernahme der Maßnahme verweigern (Verweigerungsrecht)
- Übernimmt sie eine Maßnahme, für die sie nicht qualifiziert ist, trägt sie hierfür die Verantwortung (Übernahmeverschulden)

Vorbereitung
- Anordnung bzw. Maßnahmenplanung sichten
- Überlegen, ob die Maßnahme aus fachlicher Sicht plausibel ist, sonst: Rücksprache mit der verordnenden Person
- Maßnahme vorbereiten

! Lässt sich eine telefonische Anordnung durch den Arzt nicht umgehen, dokumentiert die Pflegefachkraft:
- Angeordnete Maßnahme
- Datum und Uhrzeit der Anordnung
- Name des anordnenden Arztes
- Information, dass die Anordnung telefonisch entgegengenommen wurde
- Handzeichen der entgegennehmenden Pflegefachkraft

Um sicherzustellen, dass die Maßnahme korrekt verstanden wurde, wiederholt sie die Anordnung am Telefon und lässt sich die Richtigkeit vom Arzt bestätigen. Bestehen Unklarheiten, hält die Pflegefachkraft erneut Rücksprache mit dem Arzt, da sie die Durchführungsverantwortung trägt.

Durchführung
Maßnahme entsprechend der Verordnung durchführen

Nachbereitung
Probleme bei der Durchführung an die anordnende Person zurückmelden und klären, wie weiter verfahren werden soll

Dokumentation
- Zeitpunkt und Art von Rückfragen und Name der Person, mit der sie besprochen wurden
- Ggf. Gründe, warum die Maßnahme nicht bzw. anders als verordnet durchgeführt wurde
- Zeitpunkt der Durchführung der Maßnahme, ggf. Ergebnis
- Ggf. Zeitpunkt und Art von Rückmeldungen und Name der Person, an die Rückmeldung gegeben wurde

14.2 Physikalische Therapie

Zur physikalischen Therapie zählen die Anwendung von Wärme, Kälte, Wasser, Strom, Massagen, Inhalation (▸ S. 34) und Ultraschall. Die physikalische Therapie ist Teil der Physiotherapie, im Rahmen der co-therapeutischen Tätigkeit unterstützt die Pflegefachkraft.

Indikationen
- Schmerzen
- Hauterkrankungen
- Degenerative Erkrankungen (Erkrankungen, die mit körperlichem Abbau einhergehen)

Kontraindikationen
Unsicherheit der Pflegefachkraft bei der Durchführung

Grundsätze

! Verfahren, für die eine physiotherapeutische Ausbildung notwendig ist, dürfen nicht durch Pflegefachkräfte übernommen werden, z.B. Elektrobehandlung, Massage, Ultraschalltherapie.

- Ärztliche Anordnung notwendig
- Besondere Vorsicht bei verletzter Haut bzw. Schleimhaut

! **Keine Wärmeanwendung bei:**
- Hämatom (Bluterguss)
- Frisch operiertem Gebiet
- Entzündungen

Keine Kälteanwendung bei:
- Durchblutungsstörung
- Frisch operiertem Gebiet

Bäder (Balneotherapie)

Unterschieden werden Vollbäder, die auf den ganzen Körper einwirken, von Teilbädern, bei denen nur ein Körperteil gebadet wird.
Bäder wirken:
- **Mechanisch** durch den Auftrieb und den Wasserdruck
- **Thermisch** durch die Wassertemperatur
- **Chemisch** durch Badezusätze
- **Elektrisch** bei Gleichstromtherapie

Material
- Handtücher
- Ggf. Hautpflegemittel
- Frische Wäsche und Kleidung
- Ggf. verordneter Badezusatz
- Beim Teilbad ggf. Waschschüssel
- Beim Wechselbad: 2-Litermaß

Vorbereitung
- Raumtemperatur auf ca. 22 °C vorheizen
- Wassertemperatur ca. 32 °C
- Badezusatz nach Packungsanleitung zum Badewasser geben
- Beim Teilbad außerhalb der Wanne Sitzgelegenheit bereitstellen

Durchführung

> **!** **Fokus Demenz**
> Um zu vermeiden, dass der Mensch das Badewasser versehentlich trinkt, bleibt die Pflegefachkraft in Sichtweite.

- **Vollbad:**
  - Beim Einstieg in die Wanne unterstützen
  - Unsichere Menschen während des Bades betreuen
  - Ggf. Bewegungsübungen im Bad anleiten
- **Teilbad:** unterstützen, eine bequeme Sitzposition zu finden

> **!** Durch passende Sicherheitsmaßnahmen, z.B. Begleitung des Menschen, dafür sorgen, dass der Wasserbehälter nicht umkippt.

- **Wechselbad:**
  - Beim Einstieg in die Wanne unterstützen bzw. beim Armbad erklären, wie die Arme über das Waschbecken gehalten werden können
  - Nutzung von Haltegriffen erklären bzw. den Menschen sicher auf einem Stuhl platzieren
  - Wasser in vorgeschriebener Temperatur in das 2-Litermaß füllen und von distal (von der Körpermitte entfernt) nach proximal (in Richtung Körpermitte) über das entsprechende Körperteil gießen
  - Kaltes und warmes Wasser abwechseln, mit warmem Wasser beginnen

Nachbereitung

- Beim Ausstieg aus der Wanne unterstützen
- Beim Abtrocknen und Ankleiden unterstützen
- Ruhephase ermöglichen

Einreibungen

Material

- Salbe, Creme, Lotion, Gel nach ärztlicher Anordnung
- 1 Paar Handschuhe

Vorbereitung

- Zugluft vermeiden und für angenehme Raumtemperatur sorgen
- Körperteil entkleiden

! Wird eine allergische Reaktion befürchtet: Rücksprache mit dem Arzt halten.

Durchführung

- Salbe bzw. Gel in verordneter Menge auf den Körperteil geben
- Mit beiden Händen gleichmäßig einreiben
- Ggf. einige Minuten mit dem Ankleiden warten, damit das Präparat einzieht

Nachbereitung

- Wirkung, z. B. Schmerzlinderung, beobachten bzw. erfragen
- Auf unerwünschte Wirkungen, z. B. Überwärmung, Allergie, achten; ggf. nach ärztlicher Angabe Gegenmaßnahme ergreifen
- Für Ruhe und Entspannung sorgen

! Zum Schutz vor eigenen Hautreaktionen anschließend die Hände waschen.

Wickel und Auflagen

Material

- **Innentuch** aus Leinen oder Baumwolle
- **Zwischentuch** aus Baumwolle
- **Außentuch:**
  - Aus Wolle, um zu wärmen
  - Aus Baumwolle, wenn Wärme abgeführt werden soll
- Waschschüssel, je nach Indikation mit kaltem oder warmem Wasser, ggf. mit ärztlich angeordnetem Zusatz
- 1 Paar Handschuhe
- Ggf. Auswringtuch und Unterlegtuch
- Ggf. Einweg- oder Gummiunterlage
- Ggf. Kurzzeitwecker

! Auflagen/Umschläge/Kompressen verfügen über ein kleines Innentuch. Auf Zwischen- und Außentücher wird ggf. verzichtet.

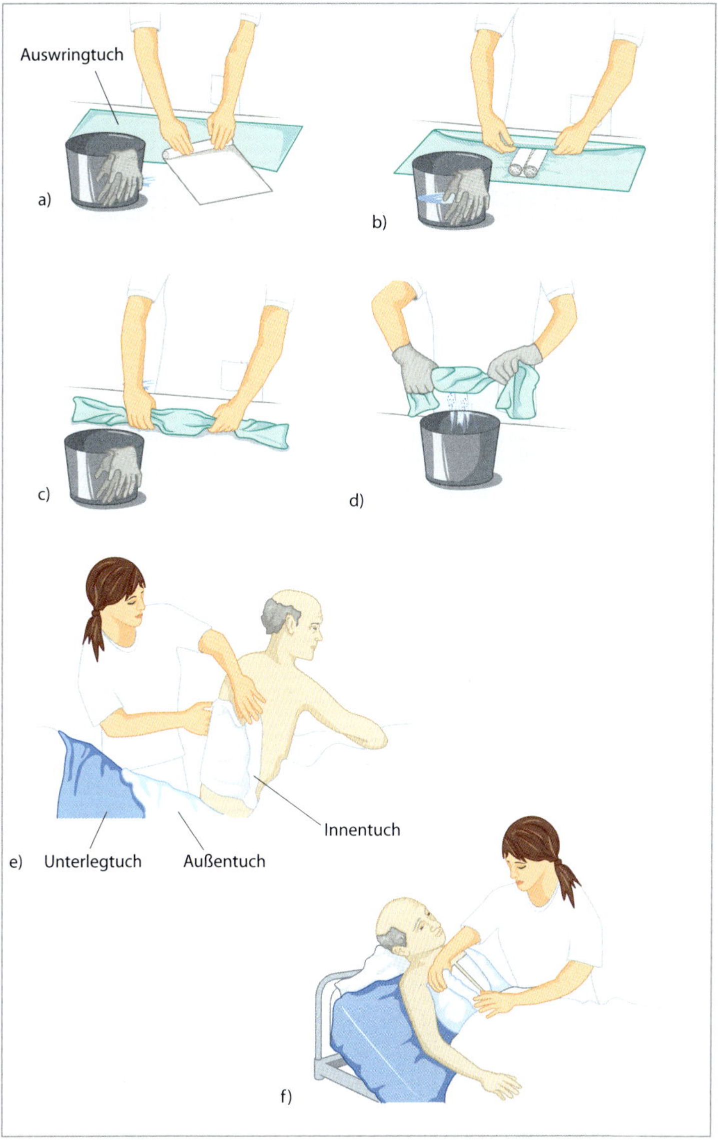

Abb. 14.1: Anlegen eines feuchtwarmen Brustwickels.

Vorbereitung
- Zugluft vermeiden
- Für angenehme Raumtemperatur sorgen
- Körperteil entkleiden
- Ggf. Unterlage unterlegen
- Zusatz nach Anordnung in das Wasser geben

Durchführung
- Innentuch im Wasser tränken, leicht auswringen
- Innentuch auf Zwischentuch legen, dann auflegen bzw. umwickeln (▶ Abb. 14.1)
- Außentuch auflegen bzw. umwickeln
- Ggf. Kurzzeitwecker einstellen
- Dem Pflegebedürftigen ggf. Gesellschaft leisten
- Wickel/Auflage nach Ablauf der Zeit – bzw. wenn kalte Wickel warm oder warme Wickel kalt geworden sind – abnehmen
- Ankleiden

Fokus Demenz
Sehr unruhige Menschen betreut die Pflegefachkraft während der Durchführung.

Nachbereitung ▶ **Einreibungen**

Dokumentation der Pflege
- Art und Zeitpunkt der angewandten Maßnahme
- Verwendete Hilfs- und Arzneimittel
- Reaktion des Menschen
- Ablehnung von Maßnahmen durch den Pflegebedürftigen und Begründung, sofern bekannt

14.3 Kompressionstherapie

Indikationen
- Chronische Wunde mit Wundödem
- Thromboseprophylaxe

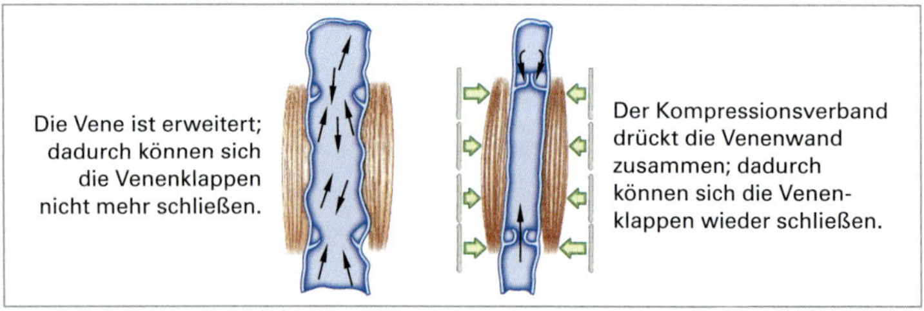

Abb. 14.2: Venenklappen, die sich nicht mehr korrekt verschließen, können mit einem Kompressionsverband unterstützt werden.

Kontraindikationen
- Arterielle Durchblutungsstörung
- Polyneuropathie (Erkrankung mehrerer peripherer Nerven)
- Dekompensierte Herzinsuffizienz

Grundsätze
Kompressionsstrümpfe immer bei entstauten Venen anziehen, am besten vor dem Aufstehen

Kompressionsverband anlegen

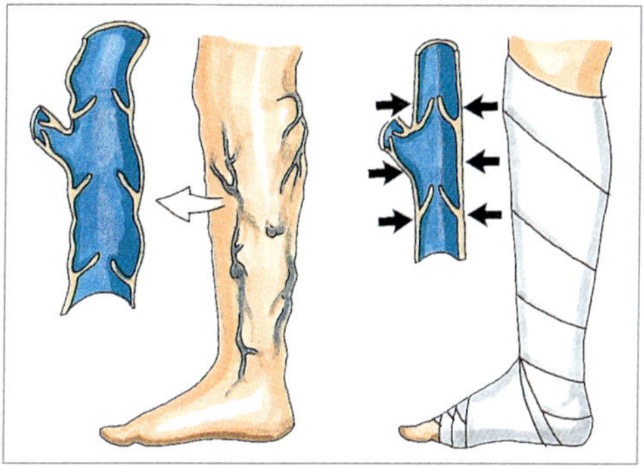

Abb. 14.3:
Wirkung des Kompressionsverbandes auf die Venen.

Material
- Schlauchverband in dreifacher Beinlänge, auf links gedreht
- Polsterbinde
- 2 Kurzzug- oder Kompressionsbinden
- Ggf. Wasser-in-Öl-Lotion

Vorbereitung
- Mindestens 15 Minuten vorher Beine hochlegen
- Körperteil entkleiden
- Beine ausstreichen:
  - Kopfteil flach stellen
  - Fußteil des Bettes hochstellen
  - Ggf. Lotion zunächst in den Händen verreiben
  - Beine mit beiden Händen umfassen und herzwärts ausstreichen
  - Vom Knie zum Gesäß beginnen, dann den Unterschenkel ausstreichen
  - Vorgang fünfmal wiederholen

! Bein des Pflegebedürftigen ggf. von einer zweiten Person hoch halten lassen.

Durchführung

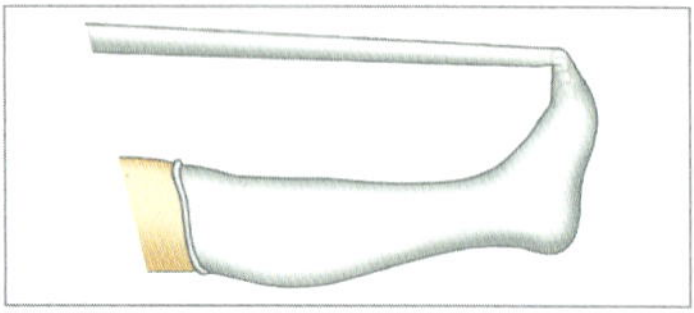

Abb. 14.4: Schlauchverband bis zur Kniekehle ziehen, unteren Teil des Schlauchs hängen lassen.

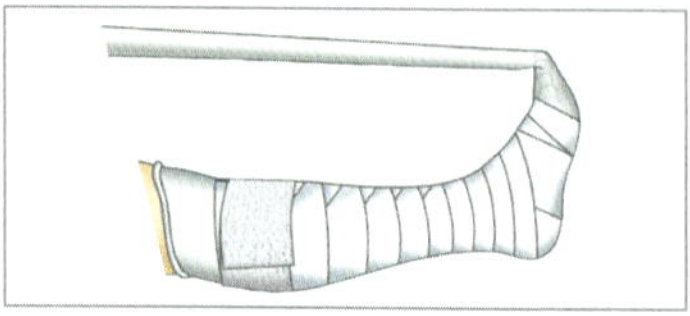

Abb. 14.5: Polsterbinde vom Grundgelenk der Großzehe aus bis unter das Knie hochwickeln, Zehen frei lassen.

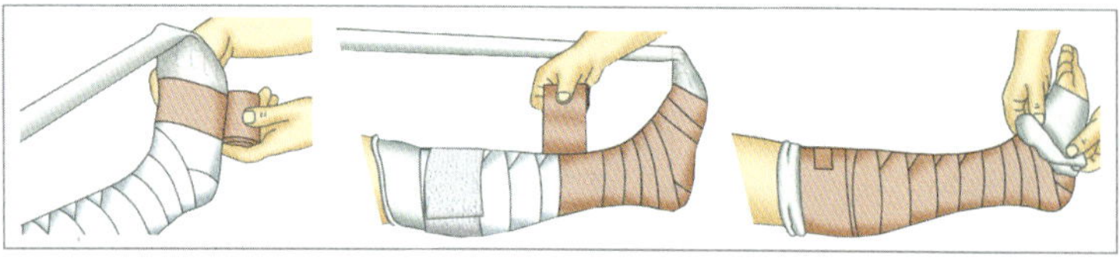

Abb. 14.6: Kompressionsbinde ebenfalls vom Grundgelenk der Großzehe aus bis zur Mitte der Wade wickeln. Mit der zweiten Binde von der Mitte der Wade in 8er-Gängen bis unter das Knie legen. Oberes Ende des Schlauchverbands über die Binden stülpen.

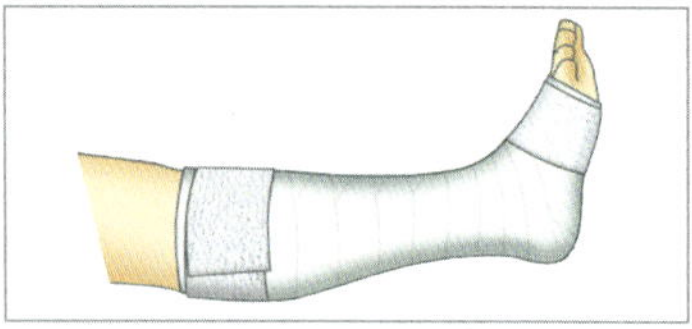

Abb. 14.7: Zum Schluss den frei hängenden Teil des Schlauchverbands über die Binde ziehen und ggf. mit Pflaster fixieren. Die Zehen liegen frei und können mit einem lockeren Strumpf vor Kälte geschützt werden.

Nachbereitung

- Auf Einschnürungen und Durchblutung der Füße achten, Binde ggf. lockern
- Probleme bzw. Schmerzen im Kompressionsbereich erfragen, Kompression ggf. abnehmen bzw. Arzt informieren

Kompressionsstrümpfe anziehen

Material

! Kompressionstrümpfe müssen genau passen und werden bei Bedarf individuell angefertigt. Die Kompressionsklasse legt der Arzt fest.

- Für die Größenermittlung bei Kompressionsstrümpfen wird ermittelt:
  - Beinlänge
  - Dickste Stelle am Oberschenkel
  - Dickste Stelle am Unterschenkel
  - Umfang der Fessel
- Gummihandschuhe

Vorbereitung ▸ S. 245

Durchführung

! Für die Anwendung gelten die Herstellerangaben.

- Strumpf bis zur Ferse auf links ziehen
- Fußteil bis zur Ferse ziehen
- Sitz des Fersenteils prüfen
- Strumpf nach oben abrollen bzw. ziehen
- Falten ggf. glattziehen

Nachbereitung

- Lage des oberen Randes kontrollieren: Sitz unter der Gesäßfalte bzw. unter dem Knie ist korrekt
- 15 Minuten nach dem Anziehen und danach regelmäßig Durchblutung der Zehen kontrollieren
- Regelmäßig auf Falten kontrollieren, Falten ggf. entfernen
- Probleme bzw. Schmerzen im Bereich der Kompressionstrümpfe erfragen, Strümpfe ggf. ausziehen und Arzt informieren

! Kompressionsstrümpfe sind nach ca. 6 Monaten durch neue Exemplare zu ersetzen, da sie ihre Kompressionskraft durch Ausleiern verlieren.

Dokumentation der Pflege

- Zeitpunkt, zu der die Kompression angelegt wurde
- Art der Kompression (Verband oder Strumpfsystem)
- Aussehen der Zehen sowie der Haut unter dem Knie über der Binde
- Ergebnisse der regelmäßigen Beobachtung
- Äußerungen des Menschen in Bezug auf die Kompression
- Aussehen des Beins, nachdem die Kompression abgenommen wurde
- Ablehnung von Maßnahmen durch den Pflegebedürftigen und Begründung, sofern bekannt

14.4 Medizinprodukte anwenden

! Das Medizinproduktegesetz (MPG) regelt den Verkehr mit Medizinprodukten, um für Sicherheit zu sorgen und die Gesundheit aller Beteiligten zu schützen. (§ 1)
Die Medizinprodukte-Betreiberverordnung (MPBetreibV) regelt die Errichtung, Betreibung, Anwendung und Instandhaltung von Medizinprodukten. (vgl. § 1)

Indikationen

Die Indikation Medizinprodukte anzuwenden besteht, wenn Instrumente, Apparate, Vorrichtungen, Software oder Stoffe zur Diagnostik oder Therapie benötigt werden.

! **Fokus Demenz**
Medizinprodukte können erschreckend wirken. Die Pflegefachkraft erklärt, wozu das Gerät genutzt wird. Bei Bedarf klärt sie Missverständnisse auf.

- Krankheiten werden durch Medizinprodukte erkannt, verhütet, überwacht, behandelt oder gelindert.
- Verletzungen und Behinderungen werden durch Medizinprodukte erkannt, überwacht, behandelt, gelindert oder kompensiert.
- Der anatomische Aufbau des Körpers und physiologische Vorgänge werden durch Medizinprodukte untersucht bzw. die Empfängnis wird verhütet. (vgl. § 3)

! Auch Pflegebetten sind Medizinprodukte. Die Pflegefachkraft hat in ihrer täglichen Arbeit immer wieder mit Medizinprodukten zu tun.

Kontraindikationen

Medizinprodukte dürfen nicht von Personen angewandt werden bei:

- Unsicherheit im Umgang mit dem Medizinprodukt
- Fehlender Möglichkeit, die Gebrauchsanweisung des Medizinprodukts zu lesen
- Medizinprodukten der Anlage 1 der MPBetreibV, wenn die Person nicht in die Bedienung des Gerätes eingewiesen wurde

Grundsätze

! Defekte Medizinprodukte umgehend aus der Anwendung nehmen.

- Vor Anwendung die ordnungsgemäße Funktion des Medizinprodukts prüfen
- Medizinprodukt entsprechend der Vorgaben des Herstellers anwenden
- Auf korrekten Betrieb des Medizinprodukts achten
- Medizinprodukt entsprechend der Herstellerangaben reinigen, desinfizieren bzw. aufbereiten lassen
- Wartungs- und ggf. Eichungszeiträume einhalten
- Der Betreiber der Einrichtung ist verpflichtet, ein Medizinproduktebuch zu führen:
  - Bezeichnung und ggf. Identifikationscode des Medizinprodukts
  - Beleg der Funktionsprüfung
  - Name des Medizinproduktebeauftragten, Termin der Einweisung
  - Name der eingewiesenen Personen
  - Fristen und Daten der Sicherheitskontrollen, Name der prüfenden Person
  - Funktionsstörungen mit Datum, Art und Folgen
  - Wiederholte gleiche Bedienungsfehler

! Elektronische Fieberthermometer (Kompaktthermometer) und nichtinvasive, nichtelektronische Blutdruckmessgeräte müssen nicht im Medizinproduktebuch gelistet werden. (vgl. § 7 MPBetreibV)

Dokumentation der Pflege

- Datum der Einweisung mit Name der eingewiesenen Person und korrekte Bezeichnung des Medizinprodukts
- Einsatz von Medizinprodukten
- Art der eingesetzten Medizinprodukte
- Beobachtete Defekte und unternommene Maßnahmen
- Prüfung von Medizinprodukten mit Datum, Name der Person und Ergebnis

15 Chronische Wunden versorgen

Akute Wunden (▸ 32.18)

15.1 Grundlagen

Definition: Eine Wunde ist die komplette Zerstörung der obersten Hautschicht Epidermis mit Verletzung der Dermis.

Die alleinige Verletzung der Oberhaut (Epidermis) ist dagegen keine Wunde, da die Epidermis keine eigene Blutversorgung hat und bei einer alleinigen Verletzung der Epidermis keine Wundheilung in den drei klassischen Phasen abläuft, sondern nur eine Epithelisierung.

Akute und chronische Wunden

Eine Wunde entsteht meist durch äußere Einwirkung, etwa bei einer Stichverletzung; dies sind dann typische **akute Wunden**.

15

Eine Wunde kann aber auch in Folge einer meist langen Schädigung des Gewebes entstehen, zum Beispiel in Folge einer Durchblutungsstörung des Gewebes. Die Verminderung der Durchblutung führt zu einer langfristigen Schädigung und zum Untergang der Haut, wodurch letztlich eine Wunde entstehen kann. Diese Wunde wird aufgrund der vorherigen Schädigung des Gewebes schlecht heilen. Diese Wunden nennt man **chronische Wunden**. Bei diesen Wunden ist eine Abklärung der Ursache, also zum Beispiel der Durchblutungsstörung, das Entscheidende. Ohne Abklärung der Ursache wird die Wunde nicht heilen.

! Eine **Wundauflage** zur Abdeckung einer Wunde ist wichtig, um die Wunde vor äußeren negativen Einwirkungen zu schützen. Aber die Wundauflage kann die Wunde nicht heilen, so lange die Ursache der Wunde nicht abgeklärt ist. Dazu ist eine ärztliche Diagnostik erforderlich.

Einschränkungen durch Wunden

Schmerzen: Wunden führen zu Einschränkungen für den Betroffenen. Dies können Schmerzen sein, die bei einer akuten Wunde kurz nach der Verursachung einsetzen.

! Schmerzen bei einer Wunde, die im Verlauf der Wundheilung einsetzen, müssen immer ernst genommen werden, da sie auf eine Verschlechterung der Situation hinweisen können, zum Beispiel auf eine Infektion der Wunde.

Wundflüssigkeit: Wundflüssigkeit nennt man Exsudat (nicht zu verwechseln mit Sekret: Sekret ist die Flüssigkeit, die aus einer Drüse austritt). Das Wundwasser – wie der Laie es nennt – ist zunächst bei Wunden physiologisch – sofern es klar ist, nicht riecht und geringe Mengen beträgt. Es kann aber bei chronischen Wunden zu einer massiven Einschränkung der Lebensqualität führen, wenn sich das Exsudat in großen Mengen entleert und zum Beispiel entlang der Beine in die Schuhe läuft und/oder die Kleidung benässt.

Exsudat aus Wunden bedeutet häufig eine massive Einschränkung der Lebensqualität für den Betroffenen. Daher ist ein der Ursache entsprechendes Exsudatmanagement notwendig. Zum Exsudatmanagement zählen neben der richtigen Wundauflage, die das Exsudat absorbiert, auch die Maßnahmen, die der Ursache der Exsudation entgegen wirken, zum Beispiel die Kompressionstherapie.

Wundheilung

Die **Wundheilung** ist ein komplizierter, umfassender Prozess, der in drei Phasen unterteilt wird:

- **Exsudationsphase**: Reinigung, Abtransport abgestorbener Zellen und Bakterien. Aussehen: Die Wundränder sind anfangs leicht gerötet und geschwollen (Entzündungszeichen), die Wunde gibt Exsudat ab und kann unter Umständen neue Beläge bilden.
  In dieser Phase muss die Wunde beobachtet werden, um eine Infektion rechtzeitig zu erkennen. Beläge werden chirurgisch entfernt oder mit Feuchtigkeit aufgeweicht. Die Wundverbände müssen das Exsudat ausreichend aufnehmen und die Wunde zur Unterstützung der Selbstreinigung feucht halten.
- **Granulationsphase**: Bildung neuen Gewebes und neuer Blutgefäße.
  Aussehen: Die Wunde hat einen roten Wundgrund, die Exsudation nimmt ab und Beläge sind nicht mehr vorhanden. Das Einsprießen von Blutgefäßen ist an kleinen roten Punkten erkennbar.
- **Epithelisierungsphase**: Die Wunde verschließt sich, indem neue Haut gebildet wird.
  Aussehen: Ein rosafarbener Rand bildet sich bei der granulierenden Wunde, der sich über die Wundfläche rasch ausbreitet. Die neugebildete Haut sieht weißlich-rosa aus.

15

Wundheilungsstörungen

Die Wundheilung funktioniert durch zahlreiche, ineinander greifende Abläufe, an denen verschiedene Zellarten und Botenstoffen beteiligt sind. Dementsprechend können die Ursachen einer Wundheilungsstörung sehr unterschiedlich sein. Man unterteilt die Wundheilungsstörungen in:

- **lokale Wundheilungsstörungen**: Alle Wundheilungsstörungen, die von der Wunde ausgehen, sind lokale Wundheilungsstörungen: Infektion der Wunde, Nekrosen, Fibrin, Fremdkörper wie Nahtmaterial usw.
- **systemische Wundheilungsstörungen**: Alle Wundheilungsstörungen, die vom gesamten Organismus ausgehen, nennt man systemische Wundheilungsstörungen: Stoffwechselstörungen wie Diabetes, aber auch hohes Alter, Exsikkose oder Nikotin.

Grundsätzliches zur Wundversorgung

- Jede Wunde benötigt eine hygienische Versorgung, da die Verletzung der Epidermis das Eindringen von Bakterien ermöglicht und somit eine Infektion stattfinden kann. Dazu gehören ein hygienisches Vorgehen und eine sterile Wundabdeckung sowie sterile Wundspüllösungen.
- Baden und Duschen mit offenen Wunden birgt Infektionsgefahr; deshalb werden die Wunden während des Duschens oder Badens mit einer sterilen Wundfolie abgedeckt.

- Leitungswasser ist nicht steril, deshalb dürfen Wunden nicht mit Leitungswasser gespült werden.
- Jede Wunde bedarf einer ärztlichen Diagnose und Anordnung der Therapie. Ohne ärztliche Therapie darf die Wunde nur steril abgedeckt werden.
- Bei jeder chronischen Wunde muss die Ursache behandelt werden, sonst heilt die Wunde nicht! Bei
  - einem Dekubitus ist es die Druckentlastung,
  - einem Ulcus Cruris venosum der Kompressionsverband,
  - einem Diabetischen Fußsyndrom die Druckentlastung und Ruhigstellung.
- Die Wundbeurteilung findet erst nach der Wundreinigung statt.
- Da Schmerzen ein häufiger Begleiter chronischer Wunden sind, ist es notwendig, immer Schmerzen zu erfassen und diese adäquat zu therapieren oder ihnen vorzubeugen.

Wunddokumentation und Wundfotografie

Laut **Expertenstandard Pflege von Menschen mit chronischen Wunden** müssen folgende Aspekte bei einer chronischen Wunde dokumentiert werden:

- Medizinische Wunddiagnose
- Wundlokalisation: grafisch und schriftlich
- Wunddauer
- Rezidivzahl
- Wundgröße
- Wundgrund: häufigste Gewebeart
- Exsudat/Transsudat
- Wundgeruch
- Wundrand/Wundumgebung/ Entzündungszeichen

Zusätzlich legt der **Expertenstandard** auf folgende Aspekte großen Wert:

- **Lebensqualität**: Einschränkungen im Alltag des Betroffenen durch die chronische Wunde, zum Beispiel Einschränkungen der Mobilität, Kleidung, Schlafstörungen oder durch Schmerzen. Dabei geht es nicht um die Erfassung dessen, was der Betroffene kann oder nicht kann, sondern um seine subjektive Sichtweise, was ihn am meisten stört.
- **Selbstmanagement**: Die Fähigkeiten, die der Betroffene entwickelt, um seine Einschränkungen im Alltag zu kompensieren. Meist orientieren sich Betroffenen an „weniger Beschwerden". Dies muss aber nicht zwangsläufig gut für die Heilung der Wunde sein: zum Beispiel schmieren sich manche Betroffene Salben auf die Wunden, um die Schmerzen zu lindern. Ein Ziel der pflegerischen Versorgung ist die Steigerung des Selbstmanagements, um die Unabhängigkeit des Betroffenen zu fördern.
- **Wissen des Betroffenen zu den Wundursachen und zur Versorgung**
- **Ernährungszustand** (▶ S. 52)

! Da die Betroffenen nicht immer selber die Versorgung vornehmen oder dazu in der Lage sind, werden die Angehörigen einbezogen.

Grundsätze zur Wunddokumentation

- Am besten geeignet sind Bögen zum Ankreuzen, da diese nicht nur schnell und einheitlich ausgefüllt werden können, sie haben auch einen weiteren Vorteil: Bei der Beurteilung von Wunden geht es immer um Verläufe: Hat sich die Wunde verändert? Dies ist bei Bögen mit Ankreuzen leicht und schnell zu erkennen.
- Pro Wunde wird ein Bogen verwendet, um die Beobachtung des Verlaufes zu ermöglichen.
- Die Wundbeurteilung darf erst nach der vollständigen Wundreinigung mittels Wundspülung und mechanischen Auswischen der Wunde vorgenommen werden!
- Vorsicht: Die einfachen Farbangaben wie „gelb ist Fibrin" oder „schwarz ist Nekrose" stimmen nicht immer!

!

- **Wundgröße**: wird in Zentimeter gemessen, mindestens Länge und Breite, dabei entspricht Länge der Körperlänge (Kopf nach Fuß)
- **Exsudat**: die Flüssigkeit, die aus einer Wunde kommt, heißt Exsudat. Es werden die Menge (viel, wenig, kein) beurteilt sowie das Aussehen (Farbe) und die Konsistenz (trüb, klar).
- **Beläge**: Beläge sind nicht wegwischbar, Exsudat ist dagegen wegwischbar. Beläge können sein: Nekrosen. Nekrosen sind abgestorbenes Gewebe. Ischämische Nekrosen sind trocken und schwarz, faulige Nekrosen sind feucht und gelb-grau. Die Konsistenz der feuchten Nekrose ist weich. Fibrin ist ebenfalls ein Belag, der gelb gefärbt ist. Im Gegenteil zu den feuchten Nekrosen ist Fibrin aber fest und trocken.
- **Gewebsgrund**: Der Gewebsgrund ist nur erkennbar, wenn die Wunde nicht komplett mit Belägen bedeckt ist. Der Gewebsgrund enthält meist Granulationsgewebe, welches fest oder weich sein kann. Die Farbe des Granulationsgewebes kann dunkelrot oder hellrot sein. Wichtig: festes, dunkelrotes Granulationsgewebe deutet auf eine gute Durchblutung und somit eine fortschreitende Wundheilung hin.
- **Wundrand**: Der Wundrand ist der Saum, der direkt an die Wunde angrenzt. Der Wundrand ist: intakt, mazeriert, gerötet, geschwollen, nekrotisch oder epithelisierend (weißes Gewebe).
- **Wundumgebung**: Ist der Hautbereich, der an den Wundrand anschließt und bis ca. 5 Zentimeter reicht

Wundfotografie

Die Wundfotografie soll die schriftliche Dokumentation ergänzen, kann sie aber nicht ersetzen.

!
- Zur Anfertigung eines Wundfotos muss immer das ausdrückliche Einverständnis des Betroffenen von der Pflegefachkraft mündlich eingeholt werden und wird in die Wunddokumentation von ihr schriftlich vermerkt.
- Bei Menschen, die unter rechtlicher Betreuung stehen, ist der Betreuer zu befragen.
- Kann der Betroffene zurzeit nicht zustimmen (Demenz, Bewusstlosigkeit), so darf ein erstes Foto (zum Beispiel bei Aufnahme) angefertigt werden, für Folgefotos ist aber immer die Zustimmung einzuholen.

Damit die Wundfotos vergleichbar und Verläufe erkennbar sind, müssen einige **Kriterien** eingehalten werden:
- Es wird mit einer Digitalkamera gearbeitet, die auf „Makro" (= Nahaufnahme) eingestellt wird.
- Es wird immer mit Blitz gearbeitet, damit die Bilder eine realistische und gleiche Ausleuchtung haben.
- Alle auf dem Bild sichtbaren Hände von Pflegefachkräften müssen Handschuhe tragen.
- Der Hintergrund sollte immer eine dunkle Kontrastfarbe darstellen, zum Beispiel ein dunkles Tuch.

Das Bild wird nach folgenden Prinzipien erstellt:
- Patient liegt immer in derselben Position (zum Beispiel werden Fersen immer in Seitenlage fotografiert und das betroffene Bein auf einem Kissen leicht hochgelagert)
- Die Wunde muss vorher ausreichend gespült und ausgewischt werden, so dass das Exsudat komplett entfernt ist
- Es wird immer der gleiche Abstand eingehalten. Tipp: Mit einem an der Kamera befestigten Band wird der Mindestabstand gemessen.
- Es wird immer geblitzt, um realistische Farben zu erzeugen.
- Es wird eine Schablone unter die Wunde gehalten, die die Größe in Zentimeter angibt und den Namen, das Geburtsdatum des Betroffenen sowie ggf. die Nummer der Wunde (wenn mehrere Wunden bestehen).
- Es wird immer in der gleichen Ebene fotografiert, d.h. gerade in die Wunde fotografieren, nicht von „oben herab".

Die häufigsten Fehler bei der Wundfotografie:
- Unscharfe Bilder:
  - Kamera wurde während der Aufnahme nicht ruhig gehalten.
  - Kamera wurde nicht auf „Makro" eingestellt oder es wurde nicht der Autofokus (automatische Scharfeinstellung) abgewartet.
- Farben sind nicht echt: Fehlerhaftes Licht, der Blitz muss eingeschaltet werden.
- Bilder sind zu hell: Fehlende Makroeinstellung an der Kamera oder der Blitz ist zu hell. In diesem Fall wird ein Stück „Butterbrotpapier" über den Blitz geklebt, so dass dieser halb abgedeckt ist (Streublitz).
- Weiße Reflektionen auf der Wunde: Feuchtigkeit reflektiert. Wunde vor der Fotografie mit einer sterilen Kompresse abtupfen.
- Mangelnde Hygiene: keine Handschuhe oder gar Kleidungsstücke in der Nähe der Wunde.

Hygiene bei der Wundversorgung

Hygienische Maßnahmen dienen der Vorbeugung einer Wundinfektion. Sie werden durch das Robert Koch Institut (RKI) verbindlich für die Einrichtungen der Altenpflege geregelt. Inzwischen sind diese Regelungen auch im Infektionsschutzgesetz zu finden.

Darin ist für den Verbandwechsel bei chronischen Wunden folgendes geregelt:

- Bei möglicher Kontamination der Kleidung des Pflegenden sowie bei großen Wundflächen muss eine Einmalschürze getragen werden.
- Vor dem Verbandwechsel die Hände hygienisch desinfizieren.
- Nach Abnehmen des alten Verbandes diesen sofort in einen Abwurfsack werfen, anschließend die Hände erneut desinfizieren.
- Wundversorgung geschieht in No-Touch Technik, d.h. alles, was mit der Wunde in Berührung kommt, darf nicht mit den Händen in Berührung kommen.
- Zum Spülen der Wunden dürfen nur sterile Wundspüllösungen verwendet werden, Leitungswasser ist nicht frei von Keimen.
- Hinsichtlich der Verwendbarkeit von Spüllösungen (wie NaCl oder Ringer Lösung) müssen die Vorschriften des Herstellers beachtet werden („Einmallösungen" dürfen nur einmal verwendet werden und müssen anschließend verworfen werden).
- Das Personal hat vor dem Verbandwechsel Schmuck komplett abzulegen.
- Fenster sind zu schließen.
- Bei Betroffenen mit MRSA oder anderen resistenten Keimen werden zusätzliche Maßnahmen empfohlen: Mundschutz und immer Einmalkittel. Isolierung ist in Heimen nur dann sinnvoll, wenn dies von den Umständen auch Erfolg zeigen kann. Zum Beispiel bei Menschen mit Demenz ist dies meist sehr problematisch in der Durchführung.

Verbandwechsel

Die Schritte des **Verbandwechsels** regeln sich nach den hygienischen Abläufen und den Erfordernissen des Betroffenen. Folgende Elemente sind immer zu beachten:

- Vor dem Verbandwechsel in der Dokumentation über den Wundzustand, Besonderheiten und die zu verwendenden Verbandmaterialien informieren.
- Ggf. 20 bis 30 Minuten vor dem Verbandwechsel Schmerzmittel verabreichen. Wundspüllösungen sollten körperwarm sein, um ein Auskühlen der Wunde zu vermeiden. Dazu werden diese in einem heißen Wasserbad angewärmt.
- Fenster schließen, für störungsfreie Atmosphäre sorgen (ggf. Schild an die Tür hängen).
- Den Betroffenen ggf. Toilettengang anbieten.
- Den Betroffenen in eine angenehme Lage bringen, so dass der Verbandwechsel optimal durchgeführt werden kann.
- Sterile Materialien werden patientenfern, unsterile patientennah gelagert, ggf. werden die Ablagen wie Tische oder Nachttischablagen vorher desinfiziert.
- Aseptische Wunden werden zuerst im Ablauf einer Station/Wohnbereiches versorgt, anschließend kontaminierte Wunden (z.B. chronische Wunden) und zuletzt septische Wunden bzw. Wunden mit multiresistenten Keimen.
- Die Materialien müssen vollständig und sinnvoll platziert werden, damit es nicht zu Unterbrechungen während des Verbandwechsels kommt.
- Nach der hygienischen Händedesinfektion werden die trockenen Hände mit flüssigkeitsdichten Einmalhandschuhen (unsteril) geschützt.

- Der alte Deckverband wird behutsam entfernt, bei sehr fest sitzenden Verbänden kann ein Pflasterlösungsmittel verwendet werden.
- Ggf. wird der Sekundärverband aus der Wunde genommen, hierzu wird eine sterile Pinzette benötigt. Die alten Verbände werden sogleich entsorgt.
- Die Handschuhe werden ausgezogen und die Hände erneut desinfiziert.
- Neue (unsterile) Einmalhandschuhe werden angezogen und es wird die Wundspüllösung mit einer größeren Spritze aufgezogen. Die Wundspüllösung muss körperwarm sein.
- Die Wunde wird mittels der Wundspüllösung und einer sterilen Kompresse gereinigt. Die Kompresse wischt immer nur einmal über die Wundoberfläche, um das Exsudat zu entfernen. Insgesamt muss mit reichlich Flüssigkeit die Wunde gereinigt werden, in der Regel sind dies 100 bis 150 Milliliter pro Wunde.
- Ggf. werden Antiseptika oder andere Therapeutika angewendet, dabei ist deren Einwirkzeit zu beachten (siehe Tabelle „Wundversorgungsprodukte"). Bei Wunden, die eine Infektion aufweisen, kann der Arzt zur Beantwortung der Frage, welche Keime sich in der Wunde befinden, einen Abstrich vornehmen lassen. Der Wundabstrich sollte immer aus mehreren Stellen der Wunde erfolgen und in kreisenden Bewegungen entnommen werden. Wichtig: wird der Wundabstrich vorgenommen, darf kein Antiseptikum vor dem Abstrich verwendet werden, sonst würde das Ergebnis verfälscht.
- Bei stark exsudierenden Wunden muss die Ursache der starken Exsudation gesucht und behandelt werden, zum Beispiel als Ursache eine Stauung, die mittels Kompressionstherapie behandelt wird. Um jedoch den Wundrand vor Mazeration zu schützen, kann dieser mit aktuellen Hautschutzprodukten vorgebeugt werden. Dies sind häufig flüssige Applikationen, die auf den Wundrand aufgebracht werden und anschließend 20 Sekunden trocknen müssen. Die Haut darf in solchen Fällen nicht zusätzlich mit anderen fettigen Produkten behandelt werden, da diese den Hautschutz auflösen würden.
- Der neue Primärverband kann entweder mittels Pinzette oder mit sterilen Handschuhen in die Wunde gebracht werden.
- Anschließend ist der Deckverband auf die Wunde aufzubringen.
- Nach dem Verbandwechsel wird der Betroffene wieder bequem gelagert, ggf. nach Schmerzen fragen.
- Schutzkleidung ablegen und hygienische Händedesinfektion.
- Arbeitsflächen desinfizieren, Instrumente in Desinfektionslösung einweichen oder wegwerfen (bei Einmalinstrumenten).
- Dokumentation der Wundsituation und ggf. Besonderheiten.

Lokale Wundversorgung (Wundauflagen, Wundreinigung)

Jede Wunde benötigt eine sterile Wundauflage, damit

- eine Infektion verhindert wird
- die Wunde vor Auskühlung geschützt wird (bei einer Unterkühlung der Wundoberfläche unter 28 °C kann die Wunde nicht mehr heilen.
- Ein optimal feuchtes Klima erhalten wird: Feuchtigkeit fördert die Zellaktivität zur Heilung. Ist es aber zu „nass", heilt die Wunde nicht mehr.

! Der Wundverband unterstützt die Heilung und hilft, die Beschwerden des Betroffenen zu reduzieren. Eine chronische Wunde heilt aber nur dann, wenn die Ursache bekannt ist (durch Diagnostik) und die Ursache bekämpft wird.

Grundsätzliches zur lokalen Wundversorgung
Man unterscheidet zwischen
- **Der primären Wundauflage**: Diese kommt bei tiefen Wunde in die Wunde hinein.
- **Der sekundären Wundauflage** (auch „Deckverband" genannt): Diese kommt immer als Abdeckung auf die Wunde.

! Man benötigt immer eine sekundäre Wundauflage, eine primäre Wundauflage nur dann, wenn die Wunde tiefer als ca. 5 bis 10 Millimeter ist. Primäre Wundauflagen sollen die tiefe Wunde auffüllen, so dass die gesamte Wunde Kontakt zur Wundauflage hat und das Exsudat sich nicht anstaut.

Alle heute auf dem Markt befindlichen modernen Wundauflagen sind steril.

Wundreinigung
Zu Beginn des Verbandwechsels muss bei exsudierenden Wunden oder wenn Reste des Verbandes auf der Wunde sind, eine Wundreinigung durchgeführt werden. Dazu werden folgende Materialien benötigt:
- **Wundreinigungslösung**: Zunächst sollte immer eine neutrale, physiologische Lösung benutzt werden: NaCl 0,9% oder Ringer Lösung. Entscheidend ist, dass die Spüllösung körperwarm ist und die Lösungen nur einmal verwendet werden, wie der Hersteller dies vorschreibt. Es kann auch eine konservierte Spüllösung verwendet werden. Diese Lösung ist durch den Zusatz eines Desinfektionsmittels haltbar gemachte Wundspüllösung. Im Gegensatz zu den Produkten NaCl oder Ringer, die als Einmalprodukte auf dem Markt sind, ist diese Lösung nach Anbruch bis zu 8 Wochen haltbar. Deshalb muss das Anbruchdatum auf die Flasche geschrieben werden. Eine solche Lösung ist z. B. Prontosan®.
- **Antiseptika**: Antiseptika werden nur bei Wunden eingesetzt, die wegen Keimen nicht heilen. Erkennen kann man die Notwendigkeit eines Antiseptikums daran, dass entweder Entzündungszeichen vorliegen oder die Wunde nicht heilt, viel Exsudat abgibt und ein blasses Granulationsgewebe hat.
  Einwirkzeit beträgt ca. 1 bis 5 Minuten, je nach Antiseptikum und Wundzustand! Antiseptika sollen nur so lange angewendet werden, wie die Infektion besteht – ansonsten nach Herstellerangaben: In der Regel maximal 2 bis 3 Wochen.

Wundauflage
Auswahl der Wundauflage
- die Anordnung muss der Arzt schriftlich treffen
- zur Erstversorgung Wunde nur steril abdecken (trocken)

Entscheidung, ob eine Wunde feucht oder nur trocken versorgt werden darf, hängt von der arteriellen Durchblutung ab: Bei arterieller Durchblutungsstörung kann eine feuchte Wundbehandlung die Infektion begünstigen.

Kriterien zur Auswahl einer richtigen Wundauflage
- Exsudatmenge
- Wundheilungsphase: Exsudation, Granulation oder Epithelisierung
- Infektion der Wunde
- Ort der Wunde
- Beschaffenheit der Wunde: Taschen, Tiefe, Beläge
- zusätzliche Therapie: z. B. Kompressionstherapie
- Geruch der Wunde

Wundauflage	Eigenschaften	Indikationen	Kontraindikationen	Zu beachten
konventionelle Wundauflagen: • Mullkompresse • Vlieskompresse • Saugkompresse • Wundschnellverband	+ nehmen Wundexsudat auf – keine Wärmeisolierung – können mit der Wunde verkleben – sind zu beiden Seiten offen, können auch anderer Flüssigkeiten, z. B. Urin, ausaugen	+ erste sterile Abdeckung + kleine akute Wunden + Wundreinigung	– stark exsudierende Wunden – große chronische Wunden	Fasern können in die Wunde abgegeben werden
Befestigungsmaterialien				
Folienverbände	+ primäre Verbände abdecken + flüssigkeitsdicht	+ beim Duschen + zum Fixieren	– infizierte Wunden – stark exsudierende Wunden	Wundauflage nicht komplett überkleben, nur als Rahmen zur Befestigung
Klebepflaster	+ Mullkompressen o. Ä. befestigen	+ nicht selbstklebende Verbände, z. B. Kompressen	– Hautirritationen in der Wundumgebung – Allergien	Haut beim Entfernen vorsichtig festhalten, um die Epidermis nicht zu verletzen
Primärverbände				
Alginate (hydroaktive Wundauflage)	+ saugen viel Wundexsudat auf + Calciumalginate wirken leicht blutstillend + können zugeschnitten werden + dehnt sich bei Flüssigkeitsaufnahme aus + bildet Gel, das die Wunde feucht hält	+ stark exsudierende Wunden + infizierte Wunden	– nicht bei trockenen Wunden	• locker in die Wunde einlegen, um Druckentstehung zu vermeiden • nicht auf Wundrand/-umgebung überstehen lassen (Mazerationsgefahr)
Hydrogele (hydroaktive Wundauflage)	+ halten die Wunde durch steriles Wasser feucht + unterstützt das Lösen von Belägen + nimmt geringe Mengen Exsudat auf + unterstützt die Selbstreinigung der Wunde	+ trockene Wunden anfeuchten + Belägen wie Nekrosen oder Fibrin	– bei einigen Wundinfektionen ungeeignet – Wunden mit arterieller Durchblutungsstörung	• direkt auf die Beläge oder den Wundgrund aufbringen • nicht auf Wundrand/-umgebung überstehen lassen (Mazerationsgefahr)

Wundauflage	Eigenschaften	Indikationen	Kontraindikationen	Zu beachten
Polyurethan-Schaumstoffe (Cavity)	+ hohes Absorptionsvermögen für Exsudat + können zugeschnitten werden – quellen auf und vergrößern sich	+ größere Wunden mit Taschen und hoher Exsudation		nur ca. 1/3 der Wunde ausfüllen, durch aufquellendes Material kann sonst Druck entstehen
Hydrofaser	+ weich und formbar + kann sehr viel Exsudat aufnehmen + bildet ein Gel + Exsudat wird nur in vertikaler Richtung aufgenommen, Wundumgebung bleibt trocken	+ tiefe Wunden mit starker Exsudation	– trockene Wunden (Austrocknungsgefahr)	Gelrückstände müssen entfernt werden
Sekundärverbände				
Hydrokolloide (hydroaktive Wundauflage)	+ haften auf der Wundumgebung + halten die Wunde feucht – nehmen nur wenig Exsudat auf	+ Wunden mit wenig Exsudat + oberflächliche Wunden + Wunden in der Epithelisierungsphase (▸ S. 250)	– freiliegende Sehnen, Knochen oder Muskulatur – infizierte Wunden – Tumorwunden – arterielle Durchblutungsstörung der Wunde	bildet unangenehm riechendes Gel, das ausgespült werden muss
Schaumverbände	+ gibt es als klebende und nicht klebende Varianten + nehmen viel Exsudat auf + setzen einen Granulationsreiz	+ (stark) exsudierende Wunden + bei Kompressionstherapie (▸ S. 244)		können beim Duschen als Abdeckung verwandt werden

Wund-auflage	Eigenschaften	Indikationen	Kontra-indikationen	Zu beachten
Spezialverbände				
Silber-verbände	+ töten Bakterien, dadurch geringerer Geruch – können die Wunde verfärben – Silber wirkt im Körper toxisch	+ infizierte oder mit Keimen besiedelte Wunden	– Allergien	besonders auf Herstellerangaben achten!
Hydrophobe Verbände	+ Nehmen Bakterien physikalisch auf und binden sie	+ infizierte oder mit Keimen besiedelte Wunden		
Aktivkohle-verbände	+ binden Gerüche und Bakterien	+ stark riechende Wunden + Tumor-wunden	– Gefahr der Austrocknung	nicht zerschneiden, Kohle könnte in die Wunde geraten
Ibuprofen-Verband	+ schmerzstillend	+ dauerhaft schmerzende Wunden	– infizierte Wunden – unklare Schmerz-ursache	Wunde muss ausreichend feucht sein
Hyaluron-säure-Verband	+ regt Vermehrung der Bindegewebszellen an + bildet Gel, das teilweise vom Körper resorbiert wird	+ schlecht granulierende Wunden	– Wundbeläge, z. B. Nekrosen, Fibrin	
Kollagen-auflage	+ Kollagen ist ein Baustoff des Körpers + schützt die Wachstumsfaktoren in der Wunde	+ schlecht granulierende Wunde	– infizierte Wunden – Wunden mit Belag, z. B. Nekrose, Fibrin	• bei trockenen Wunden Verband mit NaCl 0,9 % oder Ringer-Lösung anfeuchten • nicht zusammen mit eiweißausfällenden Substanzen anwenden, z. B. einige Antiseptika, Silber, Jod

Tab. 15.1: Verschiedene Wundauflagen, ihre Vor- und Nachteile.

15.2 Dekubitus

Definition: Ein Dekubitus ist eine tiefe Gewebsschädigung, die durch äußeren und inneren Druck entsteht. Betroffen sind immobile Menschen, die zu lange auf einer Stelle liegen oder sitzen. Bevorzugte Stellen sind das Kreuzbein und die Fersen.

Ursachen
Durch dauerhafte Einwirkung von hohem Druck wird direkt die Zellmembran geschädigt. Zusätzlich werden die Blutgefäße durch den Druck komprimiert, so dass es zu einer Ischämie kommt. Letztlich sterben die Zellen ab.

Diagnostik
Durch Betrachtung der Lokalisation, Wundumgebung und des Wundzustandes, lässt sich der Dekubitus von der häufigeren Mazeration am Gesäß durch Feuchtigkeit und Reibung unterscheiden.

Kausaltherapie
Druckentlastung bedeutet: den Druck komplett weg zu nehmen, indem die belastete Stelle frei gelagert wird, z. B. durch Umlagern oder Bewegen.

Druckverteilung bedeutet, dass die aufliegende Fläche vergrößert wird, so dass der Druck geringer ist. Hierzu setzt man verschieden Matratzenauflagen, Matratzen und Spezialbetten aus Schaumstoff, Luftfüllung u. ä. ein.

Lokaltherapie
Da bei einem Dekubitus aufgrund der Minderdurchblutung sehr häufig Nekrosen vorliegen, müssen diese zunächst chirurgisch entfernt werden, bevor es zu einer Wundheilung kommen kann.

! Da viele der Betroffenen alt und kachektisch sind, kann eine Unterstützung der Ernährung (Eiweiß) die Wundheilung fördern.

15.3 Ulcus Cruris

Definition: Ein Ulcus Cruris ist ein Geschwür am Unterschenkel.

Ursachen
Häufig sind Ulcus Cruris gefäßbedingt: Venöse oder arterielle Geschwüre.

- Bei venösen Geschwüren (ulcus cruris venosum) kommt es durch eine Krampfaderbildung zu einer Verschlechterung des venösen Abtransportes. Die Haut wird allmählich atrophisch und es kann bei kleinen Verletzungen zu schlecht heilenden Wunden mit starker Exsudation kommen.
- Bei arteriellen Geschwüren (ulcus cruris arteriosum) ist die Durchblutung des Beins gestört. Es bereitet starke Schmerzen, die Wunden sind eher trocken und nekrotisch.

Diagnostik
Zur Abklärung, ob das Geschwür venös oder arteriell verursacht worden ist, müssen Durchblutungsmessungen durch den Arzt durchgeführt werden.

Auch beim venösen Geschwür muss abgeklärt werden, ob eine arterielle Beteiligung vorliegt.

Kausaltherapie
Zur Beseitigung der venösen Stauung ist beim venösen Ulcus Cruris die Kompressionstherapie durchzuführen. Allerdings muss sichergestellt sein, dass die arterielle Durchblutung ausreichend vorhanden ist, weil ansonsten die Kompressionstherapie die mangelnde Durchblutung weiter verschlechtern kann, es kann sogar zum Absterben des Beines kommen.

Beim arteriellen Ulcus Cruris müssen gefäßchirurgische Maßnahmen geklärt werden, um die Durchblutung zu verbessern. Konservativ kann ein spezielles Gehtraining eingesetzt werden.

Lokaltherapie
Bei arteriellen Durchblutungsstörungen darf die feuchte Wundbehandlung nur nach Abklärung durch den Arzt durchgeführt werden!

15.4 Diabetisches Fußsyndrom

Definition: Das Diabetische Fußsyndrom (Geschwürbildung am Fuß) ist eine Komplikation des Diabetes mellitus (▶ S. 340).

Ursachen
Durch den Diabetes können die Nerven geschädigt werden, wodurch die Betroffenen ihre Füße nicht mehr ausreichend spüren und dadurch Druckstellen in zu engen Schuhen oder Verletzungen an den Füßen erleiden.

Diagnostik
Neurologische Untersuchungen und Gefäßuntersuchungen stehen im Vordergrund. Zusätzlich wird durch Röntgen festgestellt, ob bereits Knochen geschädigt wurden.

Kausaltherapie
An erster Stelle steht die komplette Druckentlastung des betroffenen Fußes. Das Problem besteht darin, dass der Betroffene aufgrund seiner Nervenschädigung keinen Druck spürt.

Lokaltherapie
Da aufgrund des hohen Alters viele Betroffene auch an einer arteriellen Durchblutungsstörung leiden, ist die feuchte Wundbehandlung nur bei ausreichender Durchblutung erlaubt.

16 Herz-Kreislauferkrankungen

▸ Angina pectoris („Schmerz des Herzens"): S. 420

▸ Herzinfarkt (Myokardinfarkt): Notfall-ABC, S. 430

Allgemeine Beobachtungskriterien bei Herzerkrankungen:
- Puls
- Blutdruck
- Atmung
- Ödembildung
- Belastbarkeit

Allgemeine Pflegemaßnahmen bei Herzerkrankungen:
- Vorsichtige körperliche Belastung, Belastungstraining
- Normalgewicht anstreben

Früher wurde oft zu einer kochsalzarmen Ernährung geraten. Inzwischen ist bekannt, dass diese Maßnahme nur für 5 % der Menschen notwendig ist – und dann vom Arzt angeordnet werden sollte.

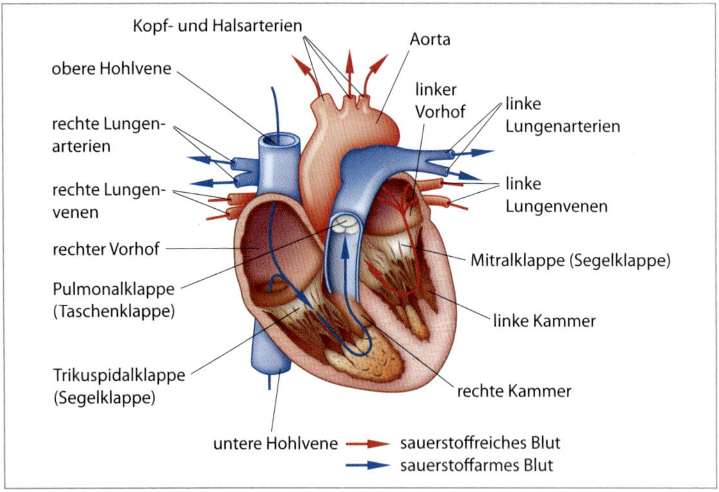

Abb. 16.1: Das Herz im Längsschnitt.

16.1 Herzinsuffizienz (Herzmuskelschwäche)

Definition: Herzleistung wird dem Bedarf des Körpers nicht gerecht, Überforderung des Herzmuskels. Unterschieden werden:
- **Linksherzinsuffizienz:** Überlastung des Herzmuskels der linken Herzkammer. Das nicht ausreichend transportierte Blut kann sich im Lungenkreislauf rückstauen, es kommt zum Lungenödem. Möglich ist auch ein Vorwärtsversagen, bei dem kein Lungenödem entsteht.

- **Rechtsherzinsuffizienz:** Überlastung des Herzmuskels der rechten Herzkammer. Durch einen Blutstau im großen Kreislauf kommt es zu Beinödemen.

! Bei einer generellen Herzinsuffizienz ist die Linksherzinsuffizienz das medizinische Hauptproblem.

Formen:
- **Kompensiert**: Behandlung stabilisiert die Beschwerden
- **Dekompensiert**: Zustand verschlechtert sich trotz Behandlung; Zustand des Pflegebedürftigen instabil

Stadien laut **NYHA** (**N**ew **Y**ork **H**eart **A**ssociation):
I: Keine Belastungseinschränkung
II: Einschränkung bei überdurchschnittlicher Belastung
III: Einschränkung bei alltäglicher Belastung
IV: Keine Belastung möglich, Patient meist bettlägerig

Krankheitsursachen

- Koronare Herzkrankheit (▶ S. 266)
- Herzinfarkt (S. 430)
- Hypertonie (▶ S. 267)
- Herzklappenfehler
- Chronische Lungenerkrankungen (▶ S. 283)

Symptome

! Folgende Symptome treten je nach Ursache unterschiedlich intensiv, plötzlich oder langsam auf!

- Abnahme der allgemeinen Leistungsfähigkeit
- Tachykardie (zu hoher Puls)
- (Belastungs-)Dyspnoe, ggf. mit Zyanose
- Nykturie (nächtliches Wasserlassen, nächtliche Miktion)

! **Bei Linksherzinsuffizienz:**
Lungenödem (▶ S. 285)

Bei Rechtsherzinsuffizienz:
- Gestaute Halsvenen
- Ödeme besonders an Beinen und Füßen
- Magenschleimhautentzündung (Stauungsgastritis)
- Aszites (Bauchwassersucht)

Bei einer generellen Herzinsuffizienz steht die Linksherzinsuffizienz im Vordergrund. Symptome der Rechtsherzinsuffizienz können deshalb auch auftreten, wenn die Linksherzinsuffizienz im Vordergrund steht.

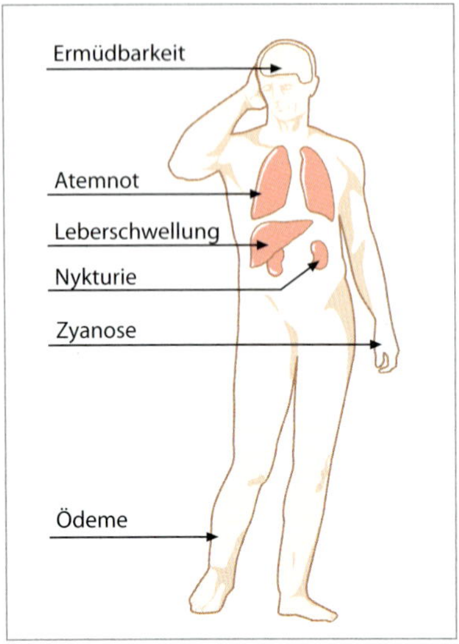

Abb. 16.2: Folgen der Herzinsuffizienz auf die Organe.

Therapie und Pflege

- Medikamentöse Therapie:
  - ACE-Hemmer, AT1-Blocker erweitern die Gefäße, Widerstand sinkt
  - Beta-Rezeptorenblocker (▶ S. 453) senken die Herzfrequenz, erweitern meist die Gefäße, Widerstand sinkt
  - Diuretika (▶ S. 460) entlasten das Herz durch Entwässerung
  - Digitalis (▶ S. 461) steigert die Herzkraft und senkt die Herzfrequenz
- In der Akutphase Belastungen vermeiden, anschließend vorsichtig gesteigertes Ausdauertraining
- Trinkmenge nach ärztlicher Anordnung
- Ausscheidung beobachten, Auffälligkeiten dem Arzt melden
- Regelmäßige Gewichtskontrolle, Zunahme dem Arzt melden
- Atemerleichternde Lagerung, z.B. Oberkörperhochlagerung, Kutschersitz

16.2 Koronare Herzkrankheit (KHK)

Definition: Verengung der Herzkranzgefäße mit folgender Mangeldurchblutung.

! Die KHK ist die häufigste Todesursache unter den Herz-Kreislauf-Erkrankungen.

Krankheitsursachen

Arteriosklerose (▶ S. 274) der Herzkranzgefäße

Symptome

! Symptome treten erst bei fortgeschrittener Erkrankung auf!

- Angina pectoris (▸ S. 420)
- Herzinsuffizienz (▸ S. 264)
- Herzrhythmusstörungen (▸ S. 269)

Therapie und Pflege

- Risikofaktoren reduzieren:
  - Nikotin meiden
  - Hypertonie vermeiden
  - Übermäßige Fettzufuhr vermeiden
  - Übergewicht reduzieren
  - Regelmäßige Bewegung
  - Bei Diabetikern Blutzucker gut einstellen
- Medikamentöse Therapie:
  - Acetylsalicylsäure (▸ S. S. 467)
  - Beta-Rezeptoren-Blocker (▸ S. 453)
  - ACE-Hemmer (▸ S. 457)
  - Diuretika (▸ S. 460)
  - Lipidsenker (▸ S. 463)
- Ev. Stent-Implantation oder Bypass-OP

16

16.3 Hypertonie (Bluthochdruck)

Definition: chronische Erhöhung des arteriellen Blutdrucks.

systolisch (mmHg)	diastolisch (mmHg)	Bewertung
< 120	< 80	optimal
< 130	< 85	normal
130–139	85–89	noch normal
≥ 140	≥ 90	Bluthochdruck

Tab. 16.1: Bewertung des Bluthochdrucks – im Ruhezustand – laut Deutscher Hochdruckliga.

Formen:
- **Primäre Hypertonie**
- **Sekundäre Hypertonie** als Folge einer anderen Erkrankung
- **Systolische Hypertonie:** Nur der systolische Wert ist erhöht

Schweregrade laut Weltgesundheitsorganisation (WHO):
I: Keine Organschäden nachgewiesen
II: Leichte Organschäden, z. B. verdickte linke Herzkammerwand, verengte Netzhautgefäße
III: Schwere Organschäden, z. B. Linksherzinsuffizienz (▸ S. 264), Blutungen von Netzhaut und Gehirn, Hirnleistungsstörungen

Folgen:
- Niereninsuffizienz (▶ S. 318)
- Linksherzinsuffizienz (▶ S. 264)
- Herzinfarkt (▶ S. 430)
- Schlaganfall (▶ S. 421)

Krankheitsursache

- **Primäre Hypertonie** (essenzielle Hypertonie): keine Ursache erkennbar
- **Sekundäre Hypertonie**
  - Nikotinkonsum
  - Adipositas
  - Stress
  - Vererbung
  - Starker Alkoholkonsum
  - Arteriosklerose (▶ S. 274)
  - Nierenerkrankungen
- **Systolische Hypertonie:** sinkende Elastizität der Blutgefäße

Symptome

- Kopfschmerzen, ggf. mit Schwindel
- Herzklopfen
- Belastungsdyspnoe
- Sehstörungen
- Ohrensausen
- Nasenbluten
- Blutung der Augenbindehaut

Therapie und Pflege

- Gewichtsreduktion
- Dosierter Sport, z.B. Nordic Walking, unter Blutdruckkontrolle
- Nikotinverzicht
- Alkohol nur in geringen Dosen
- Blutdruck regelmäßig messen
- Medikamentöse Therapie:
  - Vasodilatatoren, z.B. ACE-Hemmer, AT1-Blocker, Kalziumantagonisten (▶ S. 453)
  - Diuretika (▶ S. 460)
  - Beta-Rezeptorenblocker

! **Blutdruckmedikamente absetzen**
Das Absetzen blutdrucksenkender Medikamente kann zum krisenhaften Anstieg des Blutdrucks führen und sollte nie ohne Zustimmung des Arztes erfolgen. Zeichen für eine Hochdruckkrise sind: Kopfschmerzen, akute Verwirrtheit, Lungenödem, Angina pectoris. Sofort Blutdruck senken, Rettungsdienst alarmieren!

16.4 Herzrhythmusstörungen

Definition: unregelmäßiger Erregungsablauf des Herzens.

Krankheitsursache

- Arteriosklerose (▸ S. 274)
- Herzinfarkt (▸ S. 430)
- Psychosozialer Stress

Bradykarde Herzrhythmusstörungen:
- Erkrankungen des Sinusknotens
- Vorhofflimmern
- SA-Block (sinuatrialer Block, ▸ Abb. 16.3)
- AV-Block (atrioventrikulärer Block)

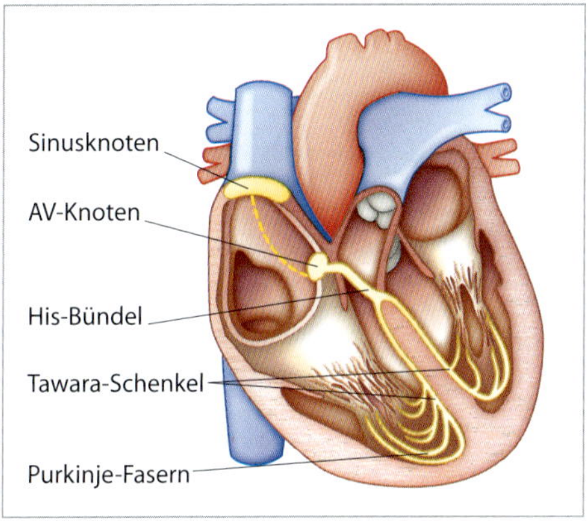

Abb. 16.3:
Beim SA-Block ist die Reizleitung vom Sinusknoten zu den Muskelfasern der Vorhöfe verzögert oder unterbrochen. Beim AV-Block ist die Erregungsleitung zwischen Vorhöfen und Kammern gestört.

Tachykarde Herzrhythmusstörungen:
- Herzinsuffizienz (▸ S. 264)
- Schock (▸ S. 439
- Fieber (▸ S. 427)
- Anämie (▸ S. 277)
- Hyperthyreose (▸ S. 343)
- Vorhofflimmern

Symptome

- Bradykardie: Herzfrequenz < 60/Min.
- Tachykardie: Herzfrequenz > 100/Min.
- Extrasystole: zusätzliche Herzaktion und/oder Arrhythmie: unregelmäßige Herzaktionen
- Asystolie: Herzstillstand
- Kammerflattern: > 200/Min. oder Kammerflimmern: > 300/Min.

! **Herzversagen**
Das Herzversagen ist die extremste Form der Herzrhythmusstörungen und erfordert eine sofortige kardio-pulmonale Reanimation (▶ S. 415).

Therapie und Pflege

- Behandlung der Grunderkrankung
- Medikamentöse Therapie, z.B. mittels Gerinnungshemmern, Antiarrhythmika (u.a. Betablockern und Kalziumantagonisten ▶ S. 453)
- Schrittmacherimplantation: Kontrolltermine einhalten!

16.5 Hypotonie (niedriger Blutdruck)

Definition: chronisch zu niedriger Blutdruck, systolischer Wert < 100 mmHg, diastolischer Wert < 60 mmHg.

Krankheitsursache

- Versacken großer Blutmengen in den Beinen durch zügiges Aufstehen
- Herzinsuffizienz (▶ S. 264)
- Exsikkose
- Kreislaufregulationsstörungen, z.B. bei Infektionserkrankungen
- Diuretika und Vasodilatatoren (▶ S. 457)

Symptome

- Schwindel, ggf. mit Schwarzsehen
- Müdigkeit
- Ohrensausen
- Verwirrtheit
- Blässe
- Ggf. Synkope (▶ S. 440)

Therapie und Pflege

! Im Akutfall: Beine hochlagern, Kopf flach legen!
AUSNAHME: Bei Herzinsuffizienz Beine keinesfalls hochlagern!

- Ggf. medikamentöse Behandlung, z.B. durch Engstellung der Gefäße
- Regelmäßige Mobilisation
- Ausreichende Flüssigkeitszufuhr

16.6 Schock

Definition: allgemeines Kreislaufversagen, Sauerstoffunterversorgung einzelner oder aller Organe.

Krankheitsursache

- Gestörte Blutzirkulation
- Reduzierte Blutmenge, z.B. nach Verletzungen, starkem Wasserverlust durch Erbrechen oder Diarrhö: Volumenmangelschock
- Verminderte Herzleistung nach Herzinfarkt: kardiogener Schock
- Gefäßweitstellung durch starke allergische Reaktion: anaphylaktischer Schock
- Distributiver Schock im Rahmen einer schweren Infektion oder Verbrennung

Symptome

- Tachykardie mit schwachem Puls
- Blutdruck systolisch < 90 mmHg, Puls > 100
- Kaltschweißige Haut
- Blässe
- Bewusstlosigkeit
- Ggf. Organversagen

Therapie und Pflege

Sofortmaßnahmen
Ein Schock kann zum Tod führen. Schnellstmöglich lebensrettende Sofortmaßnahmen einleiten (▶ S. 413).

16.7 Endokarditis

Definition: Entzündung der Herzinnenwand und ggf. der Herzklappen. (▶ Abb. 16.4, S. 272)

Krankheitsursache

- Autoimmunerkrankungen, z.B. Rheuma (▶ S. 324)
- Bakterielle Infektion
- Als OP-Komplikation nach Einsatz künstlicher Herzklappen

Symptome

- Fieber
- Auffälliges Herzgeräusch
- Bewusstseinsstörung
- Zeichen der Herzinsuffizienz (▶ S. 264)

Therapie und Pflege

- Antibiotika
- Ggf. Therapie der Grunderkrankung

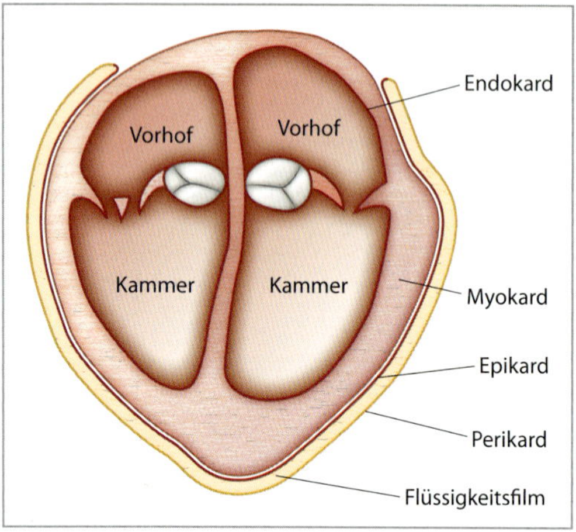

Abb. 16.4: Seitliche Sicht in das Herz. Bei einer Endokarditis ist die Herzinnenwand, die direkt mit dem Blut in Berührung kommt, entzündet.

17 Erkrankungen des Blutes, der Blutgefäße und des Lymphsystems

17.1 Arterielle Verschlusskrankheit

Definition: Ursache der arteriellen Verschlusskrankheit ist die Arteriosklerose. Dabei kommt es durch Einlagerung von Fett und Kalk oder auch durch Thromben in die Muskelschicht von Arterien zu einer Einengung der Blutgefäße – bis hin zu deren Verschluss. Folge: verminderte Blutzufuhr.

Stadien der arteriellen Verschlusskrankheit:
I: Fast beschwerdefrei, kalte Füße, Beine kribbeln
II: Schmerzfreie Gehstrecke eingeschränkt:
- **IIa**: über 200 m
- **IIb**: unter 200 m

III: Schmerzen auch in Ruhe
IV: Nekrosenbildung (Absterben des Gewebes)

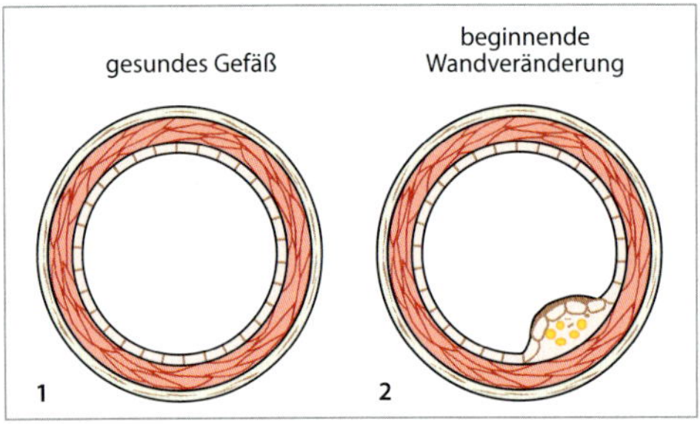

Abb. 17.1: Entwicklung der Arteriosklerose.

Krankheitsursachen

Zahlreiche Krankheitsursachen, z. B.:
- Hypertonie (▸ S. 267)
- Diabetes mellitus (▸ S. 340)
- Hypercholesterinämie
- Nikotinkonsum
- Adipositas
- Alter

Symptome

- Schmerz im Fuß oder in der Wade, insbesondere bei Bewegung
- Schmerzen
- Pulslosigkeit
- Blässe
- Gefühlsstörung
- Lähmung
- Erschöpfung

Therapie und Pflege

- Risikofaktoren ausschalten bzw. behandeln
- Bewegung
- Thrombozytenaggregationshemmung
- Ggf. operative Aufdehnung mit Stentimplantation
- Ggf. Bypassoperation

17.2 Varikose (Krampfaderleiden)

Definition: unregelmäßig erweiterte Venen, z. B. knotenförmig geschlängelt, mit erhöhtem Risiko für Venenentzündungen, Thrombose (▸ S. 276), Embolie.

Krankheitsursachen

Risikofaktoren:

- Familiäre Häufung
- Vorwiegend stehende Tätigkeit
- Adipositas
- Schwangerschaft
- Einschnürende Kleidung
- Tiefe Venenthrombose

Symptome

- Schweregefühl der Beine
- Schmerzende, warme Waden
- Ödeme an den Fußknöcheln

Therapie und Pflege

- Bewegungstraining
- Kompressionsstrümpfe
- Ggf. operative Entfernung („Stripping")

17.3 Thrombophlebitis

Definition: Entzündung der Gefäßwand oberflächlicher Venen, vor allem am Unterschenkel.

Krankheitsursachen

- Entzündung der Gefäßwand
- Arteriosklerose (▸ Abb. 17.1, S. 274)
- Verletzung

Symptome

- Rötung
- Schwellung
- Schmerz
- Verhärteter Gewebsstrang am Unterschenkel

Therapie und Pflege

- Heparin nach ärztlicher Anordnung
- Kühlende Umschläge

17.4 Phlebothrombose

Definition: vollständiger oder teilweiser Verschluss von tiefer liegenden Venen oder Arterien durch Blutkoagel.

Krankheitsursachen

- Verlangsamter Blutfluss, z.B. bei Bettlägerigkeit, Ruhigstellung der Beine
- Erhöhte Gerinnungsneigung, z.B. nach Operationen, Dehydratation (▶ 55)

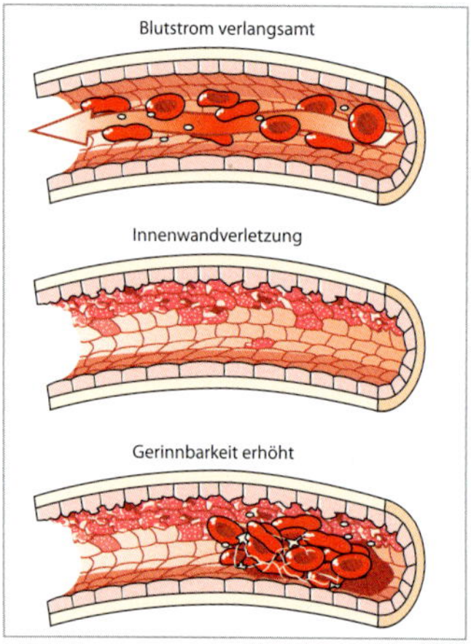

Abb. 17.2: Ursachen für Venenthrombose, sogenannte Virchow-Trias.

! Ein gelöster, wandernder Thrombus kann zu einer Embolie führen!

Symptome

- Anschwellen des gesamten Beins
- Zyanose (Blaufärbung)
- Schmerzen an Waden und Fußsohle

Therapie und Pflege

- Medikamentöse Therapie, z.B. Heparin, Antikoagulanzien, zur Blutverdünnung

- Kompressionstherapie (▶ S. 244)
- Bei Emboliegefahr:
  - Bein ruhigstellen
  - Obstipationsprophylaxe (▶ S. 194)
  - Pneumonieprophylaxe (▶ S. 195)
  - Bewegungstraining des nicht betroffenen Beins

17.5 Anämie

Definition: Mangel an Hämoglobin (roter Blutfarbstoff) bzw. Erythrozyten (rote Blutkörperchen), der die Sauerstoffzufuhr der Organe herabsetzt.

Krankheitsursachen

- Blutverlust, z.B. durch Geschwüre im Magen-Darm-Trakt
- Blutungen als unerwünschte Wirkung gerinnungshemmender Medikamente
- Zu geringe Eisenaufnahme
- Vitamin-B_{12}-Mangel

Symptome

- Müdigkeit, schnelle Erschöpfbarkeit
- Tachykardie
- Hypotonie, Schwindel
- Blässe, auch der Schleimhäute
- Rissige Haut, glanzloses Haar

17

Therapie und Pflege

- Medikamentöse Therapie mit Eisenpräparaten
- Eisenreiche Nahrungsmittel, z.B. rotes Fleisch, Haferflocken
- Hautpflege
- Ggf. Bluttransfusion

17.6 Leukämie (Blutkrebs)

Definition: bösartige Erkrankung des Knochenmarks, mit einer starken Vermehrung der Leukozyten (weißen Blutkörperchen); Unterscheidung der akuten von der chronischen Leukämie sowie der lymphatischen (Vermehrung der Granulozyten) von der myeloischen (Vermehrung der Lymphozyten) Leukämie. Die krankhaft vermehrten weißen Blutkörperchen sind in ihrer Funktion als Abwehrzellen meist ineffektiv, weshalb die Betroffenen unter häufigen Infekten leiden (oft Erstsymptom).

Krankheitsursachen

- **Chronische Leukämie:** Chromosomenveränderung
- **Akute Leukämie:**
  - Evtl. Chemikalien
  - Evtl. ionisierende Strahlung
  - Zytostatika

Symptome

- **Akute lymphatische Leukämie (ALL) und akute myeloische Leukämie (AML):**
  - Blutungen der Haut- und Schleimhäute
  - Erhöhte Infektanfälligkeit
  - Müdigkeit, Leistungsschwäche
  - Evtl. Kopfschmerzen, Sehstörungen
- **Chronische lymphatische Leukämie (CLL):**
  - Lymphknotenschwellung
  - Vergrößerung von Leber und Milz
  - Pilzinfektionen der Haut
- **Chronische myeloische Leukämie (CML):**
  - Zunächst symptomarm
  - Erhöhte Infektanfälligkeit, z.B. Pneumonien (▸ S. 282)
  - Fieber und Nachtschweiß
  - Allgemeine Schwäche

Therapie und Pflege

- Je nach Art der Leukämie spezielle Chemotherapien
- Ggf. Stammzelltherapie (Knochenmarkspende)

17

17.7 Lymphödem

Definition: unzureichender Abfluss der Lymphe, die mit blasser, teigig-geschwollener Haut einhergeht.

Krankheitsursachen

- Krankhafte Veränderung der Lymphgefäße
- Entzündungen
- Tumoren (Abflussstörung)
- Strahlentherapie
- Nach Operationen (Abflussstörung)

Symptome

- Ödembildung, vor allem an den Beinen, Füßen und im Genitalbereich
- Nach Mastektomie (Entfernung der Brust) auch am Arm der betroffenen Seite

Therapie und Pflege

- Lymphdrainage
- Kompressionstherapie (▸ S. 244)

18 Erkrankungen der Atemwege

Bei allen Atemwegserkrankungen ist die regelmäßige Kontrolle der Vitalzeichen sinnvoll.

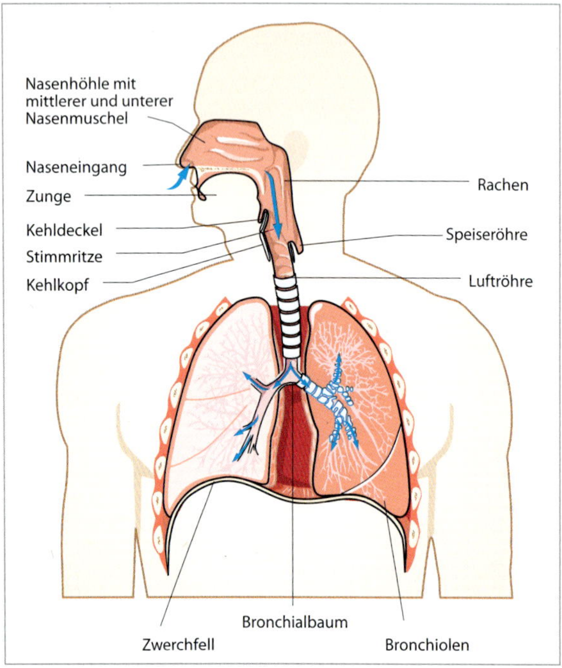

Abb. 18.1: Überblick über das Atemsystem.

18.1 Bronchitis

Definition: Entzündung der unteren Atemwege, der Bronchien.

Formen:
- Akute Bronchitis
- Chronische Bronchitis
- Chronisch-obstruktive Bronchitis

Krankheitsursachen

- **Akute Bronchitis:**
  - Meistens Viren, ggf. Superinfektion mit Bakterien
  - Begleiterscheinung von Infektionen der oberen Atemwege
- **Chronische Bronchitis:**
  - Nikotinkonsum
  - Luftverschmutzung

- **Chronisch-obstruktive Bronchitis:**
  - Vgl. chronische Bronchitis (▶ S. 280)
  - Dauerhafte Verengung der Atemwege

Symptome

- Husten
- Vermehrte Produktion von zähem, ggf. eitrigem Schleim/Sputum
- Schmerzen hinter dem Brustbein
- Vermehrte Schleimproduktion
- Schleimiges Sputum, ggf. eitrig
- Fieber (bei bakterieller Ursache)
- Chronisch-obstruktive Bronchitis:
  - Rasselnde Atemgeräusche
  - Atemnot in unterschiedlicher Ausprägung
  - Schubweiser Verlauf mit Verschlechterung nach Infekten
  - Verstärkung in der kalten Jahreszeit

! Als Folge einer unzureichenden Behandlung kann es zur Pneumonie (▶ S. 282) kommen.

Therapie und Pflege

- Medikamentöse Therapie:
  - Broncholytika gegen Atemwegsspasmen
  - Ggf. Antibiotika bei bakterieller Ursache
  - Ggf. orale Cortisongabe
  - Sekretolytika zur Sekretlösung
- Körperliche Schonung, aber keine Bettruhe
- Auskühlung vermeiden
- Inhalation mit NaCl 0,9 % und Atemübungen (▶ S. 29)
- Ausreichende Luftfeuchtigkeit
- Ausreichende Flüssigkeitszufuhr
- Nikotinverzicht

! Hustenstillende Medikamente sind kontraindiziert, da sie den Husten als Reinigungsmechanismus der Atemwege blockieren. Ihre Anwendung ist nur bei starkem nächtlichem Hustenreiz, der die Erholung durch den Schlaf behindert, indiziert.

! Als Folge einer unzureichenden Behandlung kann es zur Pneumonie kommen.

18.2 Pneumonie (Lungenentzündung)

Definition: Entzündung des Lungenparenchyms.

- **Lobärpneumonie:**
  - Betroffenes Lungenareal ist begrenzt (Lappen oder Segment)
  - Typischer Keim: in 40 % der Fälle Pneumokokken (Impfung möglich)
- **Bronchopneumonie:**
  - Diffuse Verteilung der Entzündungsherde
  - Typischer Keim: Pneumokokken, Haemophilus influenzae
- **Atypische Pneumonie:**
  - Diffuse Verteilung der Entzündung
  - Atypische Keime: Mykoplasmen, Chlamydien, Legionellen oder Viruspneumonie, selten Pilzpneumonie bei Immunschwäche oder Tumorerkrankung
- **Aspirationspneumonie:** durch Nahrungsmittel, Magensaft oder Gegenstände, die in die Atemwege geraten sind
- **Poststenotische Pneumonie:** Verlegung der zentralen Atemwege, z.B. durch Tumoren

! **Pneumonieprophylaxe**
Aufgrund der gravierenden Folgen, die eine Pneumonie mit sich bringen kann, ist bei allen von einer Pneumonie gefährdeten Menschen eine Pneumonieprophylaxe (▶ S. 195) durchzuführen.

18

Krankheitsursachen

- Bakterien und Viren durch Tröpfcheninfektion
- Verschluckte Nahrungsbestandteile
- Magensaft, der durch Schluckstörung in die Atemwege gerät
- Flüssigkeit in den Alveolen (Lungenbläschen) als Folge einer Herzinsuffizienz (Stauungspneumonie)
- Folge einer Lungenembolie mit Lungeninfarkt (Infarktpneumonie)
- Schlecht belüftete Lungenbereiche durch Bettlägerigkeit

Symptome

- Husten, zunächst trocken, später mit (eitrigem oder blutigem) Auswurf
- Fieber, ggf. mit Verwirrtheit und Exsikkose
- Dyspnoe (erschwerte und unzureichende Atmung)
- Körperliche Schwäche
- Schmerzen im Brust- und Bauchbereich
- Schonatmung

! **Verdacht auf Pneumonie**
Bei den ersten Zeichen, die eine Pneumonie vermuten lassen, ist der Arzt zu informieren.

Therapie und Pflege

- Immer Antibiotikatherapie, vorher möglichst Keimbestimmung
- Fieberbehandlung (▶ S. 428) und Schmerzbehandlung
- Körperliche Ruhe, jedoch keine strikte Bettruhe:
  - Thromboseprophylaxe (▶ S. 199)
  - Dekubitusprophylaxe (▶ S. 191)
  - Mobilisation (▶ S. 106)
- Atmung unterstützen:
  - Atemstimulierende Einreibungen (▶ S. 24)
  - Atemunterstützende Lagerung (▶ S. 26)
- Atemübungen (▶ S. 29)
- Ausreichend Flüssigkeit zuführen
- Frischluft zuführen
- Ggf. Schlucktraining

18.3 Chronisch obstruktive Lungenerkrankung (COPD)

Definition: fortschreitende Lungenerkrankung mit Einengung der Atemwege.

Krankheitsursachen

- Nikotinkonsum
- Schadstoffbelastung der Luft, z.B. am Arbeitsplatz
- Genetische Disposition (Veranlagung)

Symptome

- Vgl. chronisch-obstruktive Bronchitis (▶ S. 281)
- Lungenemphysem (▶ S. 285)
- Atemnot
- Herabgesetzte Leistungsfähigkeit
- Rasselnde Atemgeräusche
- Gewichtsverlust durch erhöhte Atemarbeit

Therapie und Pflege

- Nikotinverzicht
- Medikamentöse Therapie:
  - Broncholytika zur Weitung der Bronchien
  - Inhalation von Sekretolytika (Schleimlöser)
  - Kortisonspray
  - Ggf. Antibiotika im Rahmen von Infekten
  - Physiotherapie mit Atemtherapie
  - Ggf. Sauerstoffgabe

Komplikationen und Folgen
- Häufig Komorbidität mit Koronarer Herzkrankheit (▸ S. 266) und Bronchialkarzinom (▸ S. 286) bei identischem Risikoprofil
- Häufige Folge: Ausbildung eines Lungenemphysems (▸ S. 285)
- Häufige Folge der COPD: Rechtsherzinsuffizienz (▸ S. 264)

18.4 Lungenembolie

Definition: Verschluss einer Lungenarterie durch einen Thrombus (Blutkoagel).

Krankheitsursachen

Verschluss einer Lungenarterie durch einen Thrombus mit Rückstau des Blutes in der rechten Herzhälfte

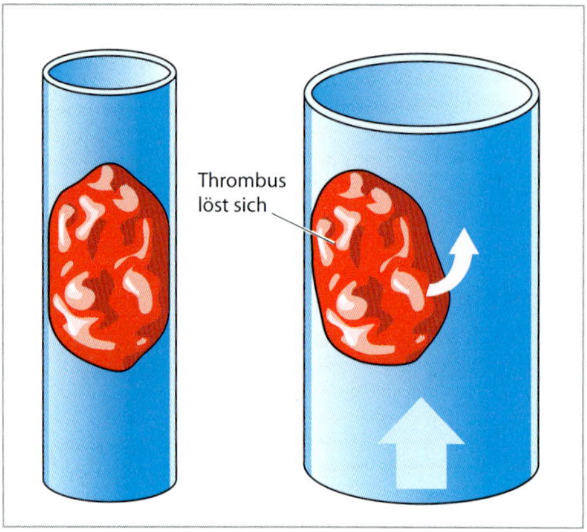

Abb. 18.2:
Thrombus und Embolus.

Symptome

- Plötzliche Ruhedyspnoe
- Atemnot, ggf. mit Zyanose
- Husten
- Bewusstlosigkeit
- Schwindel
- Schmerzen im Brustkorb
- Zeichen einer Beinvenenthrombose (▸ S. 276)

Der Verdacht auf eine Lungenembolie erfordert eine sofortige Krankenhauseinweisung.

Therapie und Pflege

- Intensivmedizinische und -pflegerische Versorgung im Krankenhaus
- Sauerstoffgabe
- Oberkörper hochlagern
- Medikamentöse Therapie, z.B. Heparin
- Ggf. operative Entfernung des Thrombus
- Nach der Akutphase: Thromboseprophylaxe (▶ S. 199)

18.5 Lungenemphysem

Definition: nicht reversible (rückgängig zu machende) Überblähung der Lunge durch zerstörte Alveolen mit Verkleinerung der Austauschfläche für Sauerstoff

Krankheitsursachen

- Nikotinkonsum
- Schadstoffe in der Umgebungsluft
- Genetisch bedingter Mangel an bestimmten Enzymen, dadurch Zerstörung des Lungengewebes

Symptome

- Fassthorax, Rippen stehen quer und scheinen hervor
- Wenig Atembewegung des Thorax
- Husten
- Auswurf
- Atemnot

Therapie und Pflege

- Vorbeugend Nikotinverzicht
- Frühzeitige Behandlung der COPD (▶ S. 283)

18.6 Lungenödem

Definition: Flüssigkeitsansammlung in oder zwischen den Alveolen.

Krankheitsursachen

Linksherzinsuffizienz (▶ S. 264)

Symptome

- Atemnot
- Brodelnde Atmung
- Blutiger, schaumiger Auswurf
- Todesangst
- Tachykardie
- Kaltschweißigkeit
- Zyanose

Therapie und Pflege

- O_2-Gabe
- Oberkörper hoch- und Beine tieflagern
- Notruf: 112

18.7 Bronchialkarzinom

Definition: Krebserkrankung der unteren Atemwege.

Krankheitsursachen

- Nikotinkonsum
- Chronische Inhalation von Schadstoffen, z.B. Asbest, Chemikalien Chrom, Arsen
- Unbekannte Risiken

Symptome

- Husten
- Verschlimmerung eines chronischen Hustens
- (Blutiger) Auswurf
- Atemnot
- Schmerzen im Brustkorb
- Leistungsminderung
- Ggf. Pneumonie (▶ S. 282)

! Andauernder Husten mit unklarer Ursache sollte stets ärztlich abgeklärt werden, da es sich um ein Bronchialkarzinom handeln könnte.

Therapie und Pflege

- Operative Entfernung
- Chemotherapie
- Pflege entsprechend der Nebenwirkungen, z.B. Erbrechen (▶ S. 101), Fatigue (▶ S. 136), Schmerzen (▶ S. 226)
- Palliative Therapie

19 Psychiatrische Erkrankungen

Die grundlegende Aufgabe der Pflege von (geronto-)psychiatrisch erkrankten Menschen besteht darin, ein Umfeld zu schaffen, in dem der Mensch

- Sich wohlfühlt und zurechtfindet
- Akzeptiert wird
- Selbstbestimmt leben kann und seine Bedürfnisse berücksichtigt werden
- Seine Selbstständigkeit erhalten bzw. zurückgewinnen kann

Die Pflegefachkraft schafft eine förderliche Tagesstruktur und bindet den Menschen ein, um einen Rückzug aus der Gesellschaft zu vermeiden.

Beobachtungsmerkmale

- Bewusstseinslage und Orientierung
- Stimmungslage
- Antrieb
- Aufmerksamkeit
- Gedächtnis und Denkleistung
- Wahrnehmung

Pflegefachkräfte in der (Geronto-)Psychiatrie benötigen folgende Grundhaltungen bzw. Eigenschaften:

- Geduld und Empathie
- Fähigkeit zu Zuwendung und Freundlichkeit
- Klare, eindeutige Kommunikation
- Wertschätzung anderer Menschen
- Fähigkeit, Sicherheit und Vertrauen zu vermitteln
- Fähigkeit, Grenzen zu setzen
- Fähigkeit zur Motivation

Verwirrung

Die akute ist von der chronischen Verwirrung, der meistens eine Demenz (▶ S. 292) zugrunde liegt, zu unterscheiden. Da einige Symptome der Verwirrung denen der Demenz ähneln, sollten beide voneinander abgegrenzt werden.

Ein erhöhtes Risiko für das Symptom Verwirrung haben Personen über 80 Jahre sowie Menschen, denen Kontinuität, z.B. in der pflegerischen Betreuung, fehlt. Ebenso können Kontrollverlust über die eigene Situation, eine unbekannte Umgebung, Krankheit und unerwünschte Wirkungen von Medikamenten (▶ S. 374) eine Verwirrung hervorrufen.

Betroffen sein können das Gedächtnis, das Denken, die Aufmerksamkeit, das Bewusstsein (▶ S. 289) und die Orientierung (▶ Tab. 19.5, S. 291) oder auch mehrere Faktoren gleichzeitig. Zudem kann es zu Verhaltensauffälligkeiten und starken Gefühlsäußerungen kommen.

Die Ursachen einer Verwirrung sind vielfältig und liegen z.B. in einer Störung des Stoffwechsels wie durch Flüssigkeitsmangel oder zu geringe Nahrungszufuhr, in dauerhaftem Stress wie bei Fremdbestimmung in einer Einrichtung oder in Wahrnehmungsstörungen durch nicht funktionierende Hör- und Sehhilfsmittel begründet. Ebenso kommt eine Umgebung, die sehr reizarm oder reizüberflutend ist oder sich durch mangelnde Kontinuität auszeichnet, z.B. in der pflegerischen Betreuung, als Ursache für eine Verwirrung infrage. [37] Meist liegt einer Verwirrung mehr als eine Ursache zugrunde.

Eine Verwirrung führt zu einem Selbstpflegedefizit (▸ S. 225).
Aufgabe der Pflegefachkräfte ist es, die Symptome des Menschen und mögliche Ursachen genau zu analysieren. Flüssigkeitsdefizite oder lange Phasen ohne Nahrung, z.B. zwischen Abendessen und Frühstück, können leicht vermieden werden.

19.1 Bewusstsein und Bewusstseinsstörungen

Erste Hilfe bei Synkope ▸ S. 440

Normalerweise ist der Mensch zeitlich, örtlich und situativ orientiert. Akute oder chronische Erkrankungen/Verletzungen können das Bewusstsein einschränken.

Formen der Bewusstseinsstörung

- **Quantitative** Bewusstseinsstörung:
  - Merkmal: Alle Funktionen des Bewusstseins sind eingeschränkt
  - Mögliche Ursachen: Traumatische Verletzung des Gehirns, Apoplex (▸ S. 421), Stoffwechselentgleisungen, Vergiftungen (▸ S. 442)
- **Qualitative** Bewusstseinsstörung:
  - Merkmal: Einzelne Bereiche des Bewusstseins sind eingeschränkt
  - Mögliche Ursachen: Psychische Erkrankungen (▸ S. 289), starke Belastung, z.B. nach einem Unfall, Rauschmittel

Indikationen, das Bewusstsein zu prüfen

- Auffälliges, für den Menschen unübliches Verhalten
- Plötzlich verwaschene Sprache
- Plötzlicher sozialer Rückzug
- Mangelnde Reaktion auf Ansprache
- Äußerungen bzw. Antworten, die nicht zur Frage bzw. zum Gesprächsinhalt passen

! Besteht der Verdacht auf eine akute Bewusstseinsstörung, ist immer der Arzt zu informieren!

Material

- Überprüfung der quantitativen Bewusstseinslage: Glasgow-Coma-Scale (▸ Tab. 19.1, Tab. 19.2, S. 290)
- Überprüfung der qualitativen Bewusstseinslage: ggf. Alltagsgegenstände, z.B. Tasse, Kamm, um die Wiedererkennung zu testen

Vorbereitung

- Klären, ob die o.g. Indikationen andere Ursachen haben können, z.B.:
  - Defektes Hörgerät
  - Verstärker Alkoholkonsum
  - Starke Müdigkeit
- Klären, ob eine quantitative oder qualitative Bewusstseinsstörung (▸ Tab. 19.3, Tab. 19.4, S. 291) vermutet wird

Durchführung

- Bei vermuteter quantitativer Bewusstseinsstörung:
  - Orientierung, Handlungsweise und Schläfrigkeit beurteilen
  - Glasgow-Coma-Scale (▶ Tab. 19.1, Tab. 19.2) anwenden
  - Stadium der Bewusstseinsstörung (▶ Tab. 19.3) einschätzen
- Bei vermuteter qualitativer Bewusstseinsstörung:
  - Wahrnehmung beurteilen
  - Bewusstseinszustand einschätzen (▶ Tab. 19.4)
  - Orientierung beurteilen (▶ Tab. 19.5)

Funktion	Reaktion des Menschen	Punkte
Augen öffnen	• spontan • nach Aufforderung • auf Schmerzreiz • nicht	4 3 2 1
Sprache	• orientiert, klar • verwirrt • einzelne Wörter • einzelne Laute • keine	5 4 3 2 1
Motorik	• nach Aufforderung • gezielte Abwehrbewegung • ungezielte Abwehrbewegung • Beugesynergien • Strecksynergien • keine	6 5 4 3 2 1

Tab. 19.1: Glasgow-Coma-Scale. [10]

Punkte	Bedeutung
15	normales Bewusstsein
14	leichtes Bewusstseinseinschränkung
13–9	mittelschweres Schädel-Hirn-Trauma
8–3	schweres Schädel-Hirn-Trauma
> 7	leichtes Koma
7–6	mittelschweres Koma
< 6	tiefes Koma

Tab. 19.2: Bewertung der Ergebnisse der Glasgow-Coma-Scale.

Stadium	Merkmale
Benommenheit	• denkt und handelt verlangsamt • erschwerte Orientierung • wach, fähig, auf Fragen zu antworten
Somnolenz	• schläfrig, kann jedoch geweckt werden • antwortet auf Fragen nicht angemessen
Sopor	• tiefer Schlaf, ist nicht vollständig erweckbar • reagiert nur auf sehr starke Reize, z. B. Schmerz
Bewusstlosigkeit	• ist nicht weckbar • reagiert nur sehr eingeschränkt auf starke Reize Unterschieden werden: • Synkope: Minuten bis Sekunden dauernde Bewusstlosigkeit • Koma: länger andauernde Bewusstlosigkeit

Tab. 19.3: Stadien der quantitativen Bewusstseinsstörung.

Zustand	Merkmale
Bewusstseins-eintrübung	• erfasst und verknüpft Informationen unzureichend • richtet Handlungen nicht korrekt aus • kann sich nur unzureichend mitteilen • ist verwirrt
Bewusstseins-einengung	Wahrnehmung ist auf einen kleinen Ausschnitt des Lebens begrenzt
Bewusstseins-erweiterung	Wahrnehmung der Umgebung ist intensiver als üblich

Tab. 19.4: Zustände der qualitativen Bewusstseinsstörung.

19

! **Fokus Demenz**
Qualitative Bewusstseinsstörungen stehen bei einer Demenz im Vordergrund.

Qualitative Bewusstseinsstörungen können Orientierungsstörungen nach sich ziehen.

Art der Orientierungsstörung	Beispiele für Fragen, die eine Orientierungsstörung erkennen lassen
zeitliche Desorientierung	Welche Tageszeit haben wir? Welcher Wochentag ist heute? Welche Jahreszeit haben wir?
situative Desorientierung	Was machen Sie gerade? Wissen Sie, wer ich bin?
örtliche Desorientierung	Wissen Sie, wo Sie sind? In welcher Stadt befinden wir uns?
Desorientierung in Bezug auf die eigene Person	Wie heißen Sie? Wie geht es Ihnen?

Tab. 19.5: Formen der Orientierungsstörungen in ihrer üblichen Reihenfolge des Auftretens.

Nachbereitung

- Bei Verdacht einer Bewusstseins- oder Orientierungsstörung, die zuvor noch nicht bekannt war:
  - Arzt informieren
  - Puls und Blutdruck messen
  - Bei Diabetikern: Blutzucker messen, um Hypoglykämie (Unterzuckerung) auszuschließen
- Pflegebedürftigen beaufsichtigen, um akute Veränderungen des Allgemeinzustandes zu bemerken und Verletzungen zu vermeiden.

Dokumentation der Pflege

- Verhalten des Pflegebedürftigen
- Zeitpunkt, Art und Ergebnis der Bewusstseinsbeurteilung
- Zeitpunkt und Art unternommener Maßnahmen

19.2 Demenzen

Definition: chronisch voranschreitende Erkrankungen des Gehirns mit Verlust zuvor vorhandener Fähigkeiten.

Formen:

- **Primäre Demenz,** 80–90 % der Fälle
- **Sekundäre Demenz** = Folge einer anderen Erkrankung

19

Krankheitsursachen

- **Primäre Demenz:**
  - **Degenerative Demenz:** Abbau des Hirngewebes, z. B. Alzheimer-Krankheit
  - **Vaskuläre Demenz:** z. B. Multiinfarkt-Demenz, mehrere kleine Thromben führen durch Verlegung der Arterien zu einer verminderten Sauerstoffzufuhr
- **Sekundäre Demenz:**
  - **Zerebral,** z. B. als Folge des Parkinson-Syndroms oder bei Multipler Sklerose
  - **Stoffwechselbedingt,** z. B. durch Alkoholabhängigkeit
  - **Infektiös,** z. B. durch Syphilis

Symptome

- Schleichender Beginn, Verlauf über Monate bis Jahre
- Denkstörung mit abnehmender Gedächtnisleistung
- Störung der Urteilsbildung, Orientierungsfähigkeit und Persönlichkeit
- Antriebslosigkeit
- Auffälliges Sozialverhalten
- Bei Alzheimer-Krankheit:
  - Unruhe
  - Wortfindungsstörungen
  - Labile Stimmung
  - Unfähigkeit, geplant zu handeln

- Bei vaskulärer Demenz:
  - Lähmungen
  - Sprachstörungen
  - Gestörte Bewegungssteuerung
  - Zittern, auch in Ruhe
  - Ggf. epileptische Anfälle

Schweregrad	Erkennen/Wahrnehmung	Lebensführung	Störungen von Antrieb und Affekt
leicht	Komplizierte Aufgaben können nicht ausgeführt werden.	• eingeschränkte selbstständige Lebensführung • unabhängiges Leben möglich	• keine Spontaneität • Depression • Antriebsmangel • Reizbarkeit • labile Stimmung
mittel	Einfache Tätigkeiten sind möglich, schwere werden unvollständig oder unangemessen ausgeführt. • Gedächtnisstörung • zeitliche und räumliche Desorientierung • Probleme, Personen und Gegenstände zu erkennen	• Angewiesensein auf fremde Hilfe • noch teilweise selbstständige Lebensführung • Sprachstörung	• Unruhe • Wutausbrüche • aggressives Verhalten
schwer	• Gedankengänge können nicht nachvollziehbar dargestellt werden. • keine Gedächtnisleistung	• keine sprachliche Äußerung • keinerlei Fähigkeit zu Alltagstätigkeiten • Pflegebedürftigkeit	• Unruhe • Nesteln • Schreien • gestörter Tag-Nacht-Rhythmus

Tab. 19.6: Schweregrade der Demenz.

19

Therapie und Pflege

- Aktivierende Pflege (▶ S. 117) im Bezugspflegesystem:
  - Selbstständigkeit und Selbsthilfe trainieren, Alltagsaktivitäten unterstützen
  - Bewegungstherapie und Physiotherapie
  - Milieugestaltung, um das Wohlbefinden zu fördern
  - Validation: den Menschen akzeptieren, wie er ist
  - Basale Stimulation
  - Beschäftigung anleiten
- Reizarmut, Reizüberflutung und Stress vermeiden
- Orientierung geben:
  - **Zeitlich,** z.B. deutliche Uhr, großer Kalender, jahreszeitliche Gestaltung, regelmäßiger Tagesablauf, der an die Bedürfnisse des Menschen angepasst ist
  - **Örtlich,** z.B. gleiche Wege, gute Beleuchtung, Räume kennzeichnen
  - **Situativ,** z.B. gleiche Handlungsabläufe, Rituale, mit Namen ansprechen
  - Funktionierende Hilfsmittel nutzen, z.B. Brille, Hörgerät
- Bewegungsdrang ausleben lassen
- Ausreichend Nährstoff und Flüssigkeit zuführen

- Kontinenzförderung (▶ S. 80)
- Klare Kommunikation:
  - Langsam und deutlich sprechen
  - Kurze Sätze mit Pausen zwischen Sinnabschnitten
  - Augenkontakt, Gestik und Mimik unterstützend einsetzen und beachten
  - Geschlossene anstelle offener Fragen stellen
  - Ernst nehmen und Wertschätzung zeigen

Bei Alzheimer-Krankheit: Medikamentöse Therapie mit Antidementiva

Bei Vaskulärer Demenz: Medikamentöse Therapie mit Fokus auf gerinnungshemmenden Medikamenten

19.3 Suchterkrankungen

Definition: Angewiesenheit auf eine bestimmte Substanz (stoffgebundene Sucht) oder ein bestimmtes Verhalten (nicht stoffgebundene Sucht).

Krankheitsursachen

- Gewöhnung des Körpers
- Angewohnte Belohnung, Konditionierung
- Persönliche Umwelt
- Vorbilder

Symptome

- Psychische Abhängigkeit: Verlangen nach Substanz oder Verhaltensweise kann nicht beherrscht werden
- Körperliche (physische) Abhängigkeit: Entzug der Substanz führt zu körperlichen Symptomen, z.B.:
  - Kreislaufproblemen
  - Schlafstörungen
  - Zittrigkeit
  - Sprechstörungen
  - Angst, Unruhe
  - Halluzinationen
  - Magen-Darm-Beschwerden

Therapie und Pflege

- Vor dem Entzug: Verletzungen im Rauschzustand vermeiden
- Entzug nach ärztlicher Anordnung unterstützen
- Jeweilige körperliche Symptome behandeln
- Alltagsaktivitäten anleiten, unterstützen
- Gruppentherapie

19.4 Depression

Definition: deutlich gedrückte Stimmung, die über einen längeren Zeitraum anhält und ggf. mit abnehmendem Interesse für den Alltag einhergeht.

Krankheitsursachen

- Belastende Ereignisse, z. B. Tod eines Angehörigen
- Hormonelle Umstellung in der Menopause
- Primäre Erkrankungen, z. B. Morbus Parkinson (▶ S. 367), Demenz (▶ S. 292), Schlaganfall (▶ S. 421)
- Medikamente, z. B. Antihypertonika, Beruhigungsmittel

Symptome

- Gestörtes Gefühlsleben, Wahnvorstellungen und starkes Grübeln
- Antriebs- und Denkstörungen, Konzentrationsstörungen
- Veränderte Persönlichkeit mit reduzierter Gestik und Mimik
- Innere Unruhe
- Wahrnehmungsstörungen
- Nachlässigkeit bei der Körperpflege
- Geringe Belastbarkeit, schnelle Ermüdung und körperliche Begleitsymptome, z. B.:
  - Obstipation (▶ S. 93)
  - Kopfschmerzen
  - Appetitmangel bis Übelkeit
  - Schwindel, Kreislaufstörung
  - Schlafstörung

Therapie und Pflege

! Bei Menschen mit einer Depression ist immer an Suizidprävention (▶ S. 201) zu denken!

- Medikamentöse Therapie mit Antidepressiva
- Psychotherapie
- Lichttherapie
- Schlafentzug
- Bewegung
- Teilnahme an einer Selbsthilfegruppe
- Beschäftigungstherapie

19.5 Delir

Definition: Verwirrtheit in unterschiedlichen Schweregraden mit Störung des Bewusstseins, des Denkens, der Psychomotorik sowie des Schlaf-wach-Rhythmus.

Krankheitsursachen

- **Akutes Delir:**
  - Wasser-, Salzverlust
  - Unterzuckerung
  - Gestörte Schilddrüsenfunktion
  - Sauerstoffmangel
  - Unerwünschte Wirkungen von Beruhigungs-, Schlaf- und Schmerzmitteln sowie Antihypertonika
- **Chronisches Delir:** Demenz

Symptome

- Unverständliche Handlungen
- Angst
- Wahrnehmungsstörungen, Desorientierung
- Ggf. Licht- und Lärmempfindlichkeit
- Ggf. Aggressivität

Therapie und Pflege

- Auslöser ausschalten, z.B. durch ausreichende Flüssigkeits- und Nährstoffzufuhr
- Verständnisvoller Umgang, Zuwendung
- Orientierungshilfe

19.6 Psychosomatische Erkrankungen

Definition: Erkrankungen, bei denen psychische und physische, nicht selten zusätzlich auch soziale Faktoren eine Rolle spielen und die sich vornehmlich physisch (körperlich) äußern.

Beispiele:
- Essstörungen
- Herzneurose
- Reizdarmsyndrom
- Rückenschmerzen

Krankheitsursachen

Probleme in der Persönlichkeitsstruktur in Verbindung mit, z.B.:
- Dauerbelastung
- Andauernden Konflikten

Symptome

- Engegefühl in der Brust
- Herzrasen
- Muskelverspannungen
- Schmerzen
- Unsicherheit
- Probleme der Gefühlsäußerung

Therapie und Pflege

- Ursachen bzw. Bedingungen, die zur Erkrankung geführt haben, bearbeiten – je nach Krankheit
- Psychotherapie
- Verhaltenstherapie, Entspannungstraining
- Beschwerden ernst nehmen, aber nicht überbewerten
- Selbstwahrnehmung fördern

19.7 Posttraumatische Belastungsstörung

Definition: psychische Störung in Form von Angst und Hilflosigkeit.

Krankheitsursachen

Sehr belastende Situationen/Ereignis, z. B. Gewalterfahrung, Unfall

Symptome

- Wiederkehrende Erinnerung an die Situation
- Alpträume
- Angst
- Gefühlsarmut oder -losigkeit
- Schlafstörung
- Erhöhte Reizbarkeit

! Eine posttraumatische Belastungsstörung kann Depression (▶ S. 295) oder Suizid (▶ S. 201) nach sich ziehen!

Therapie und Pflege

- Verhaltenstherapie
- Ggf. medikamentöse Therapie

19.8 Schizophrenie

Definition: Gruppe verschiedener wahnhafter Störungen mit bestimmten Symptomen.

Krankheitsursachen

- Genetische Faktoren
- Migration
- Geburtskomplikationen
- Suchtmittelmissbrauch

Symptome

- Ich-Störung: gestörter Einfluss auf eigenes Empfinden, Gefühle, Gedanken, Handlungen
- Gefühl der Umwelt ausgesetzt zu sein
- Wahrnehmungsstörung: Halluzinationen
- Wahnvorstellungen: Verfolgungswahn, inhaltliche Denkstörung
- Formale Denkstörung: Gedankenflut, Unterbrechung von Gedanken, verworrene Sprache mit verstricktem Inhalt
- Verändertes Gefühlsleben: extreme Stimmungslagen, verarmtes Gefühlsleben
- Gestörte Psychomotorik: wiederholte Bewegungsabläufe, Bewegungsarmut, Unruhe

Therapie und Pflege

- Medikamentöse Therapie mit Neuroleptika
- Psychotherapie
- Soziale Wiedereingliederung, Vereinsamung entgegenwirken

! Die medikamentöse Behandlung erfolgt über die akute Phase der Erkrankung hinaus.

20 Erkrankungen des Verdauungssystems

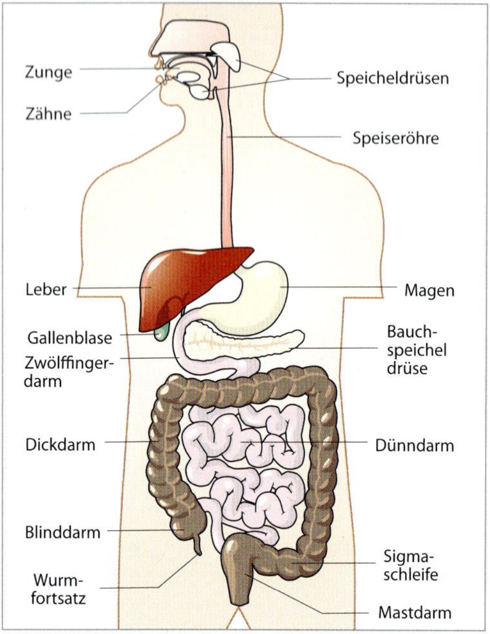

Abb. 20.1: Verdauungsapparat im Überblick.

20.1 Gastroenteritis

Definition: infektiöse Entzündung von Magen- und Dünndarmschleimhaut, ggf. Beteiligung Dickdarms.

▸ Gastritis (▸ S. 306)
▸ Enteritis (▸ S. 308)

Krankheitsursachen

- Bakterien, z.B. Salmonellen, E. coli
- Viren, z.B. Noro-Viren, Rotaviren
- Verdorbene Lebensmittel

Symptome

Plötzlich auftretende Symptomatik:

- Bauchschmerzen
- Erbrechen
- Diarrhö
- Ggf. Fieber

Therapie und Pflege

- Ausreichend Flüssigkeit zuführen
- Körperliche Schonung
- Symptome behandeln
- Ggf. Antibiotika

! Eine Gastroenteritis erfordert immer erhöhte Hygienemaßnahmen (Hände- und Flächendesinfektion), mindestens bis 48 Stunden nach Abklingen des letzten Symptoms. Immungeschwächte Menschen sollten von erkrankten Menschen getrennt werden. Bestimmte Erreger erfordern eine Meldung an das Gesundheitsamt (▶ S. 353).

20.2 Ulcus ventriculi

Definition: Defekt der Magenschleimhaut, auch Magengeschwür genannt. Ursächlich ist meist ein Überschuss an Substanzen, die die Magenschleimhaut schädigen, im Vergleich zur Schleimschicht, welche die Magenwand schützt.

Krankheitsauslöser

Beispiele:
- Genetische Veranlagung
- Dauerhafte psychosoziale Belastung, Stress
- Unregelmäßige Mahlzeiten
- Nikotinkonsum
- Helicobacter pylori

Symptome

- Völlegefühl
- Oberbauchschmerzen
- Übelkeit, ggf. Erbrechen
- Schmerzen kurz nach der Nahrungsaufnahme
- Magenblutung mit Kaffeesatzerbrechen bzw. Teerstuhl

Therapie und Pflege

- Medikamentöse Therapie: Hemmung der Magensäureproduktion
- Für Ruhe sorgen
- Schonkost, fettarm und ohne Schärfe
- Regelmäßige Mahlzeiten
- Alkoholverzicht
- Nikotinverzicht
- Ggf. antibiotische Therapie eines Helicobacter pylori

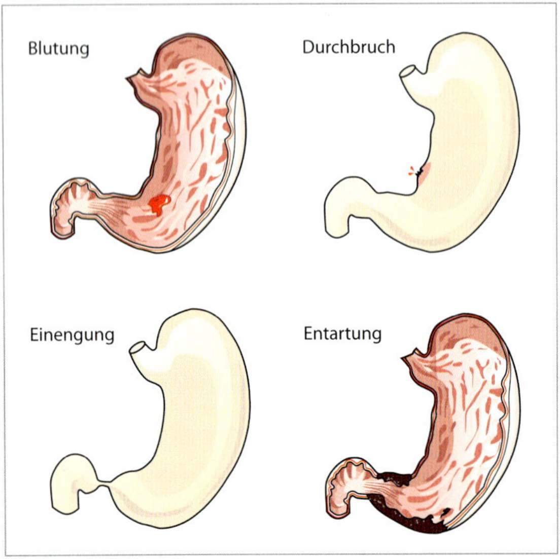

Abb. 20.2: Komplikationen eines Magengeschwürs.

20.3 Magenkarzinom

Definition: bösartiger Tumor des Magens.

Krankheitsursachen

- Genetische Veranlagung
- Gastritis durch Helicobacter pylori
- Ernährung (geräucherte oder gegrillte Speisen)
- Alkohol
- Nikotin

Symptome

- Fehlender Appetit
- Unverträglichkeit einiger Speisen
- Übelkeit, Erbrechen
- Magendruck und Völlegefühl
- Magenblutungen
- Schluckstörung

Therapie und Pflege

- Operative Entfernung
- Chemotherapie
- Bestrahlung
- Postoperative Wundversorgung

20.4 Pankreatitis

Definition: Entzündung der Bauchspeicheldrüse, akut oder chronisch.

Krankheitsursachen

- **Akute Pankreatitis:**
  - Gallengangsteine
  - Alkoholmissbrauch
  - Infektionen
  - Tumoren
- **Chronische Pankreatitis:**
  - Häufig: Ursache unklar
  - Alkoholmissbrauch
  - Rezidivierende akute Pankreatitis
  - Medikamentennebenwirkung

Symptome

- Oberbauchschmerzen, bis in den Rücken ausstrahlend, oft gürtelförmig
- Übelkeit, Erbrechen
- **Akute Pankreatitis:**
  - Kreislaufschock
  - Paralytischer Ileus (▶ S. 309)
  - Hypotonie
  - Fieber
  - Elastischer, gummiartiger Bauch
- **Chronische Pankreatitis:**
  - Schwer einzustellender Diabetes mellitus (▶ S. 340)
  - Fettstuhl
  - Blutungsneigung
  - Gewichtsverlust

Therapie und Pflege

! Eine akute Pankreatitis ist lebensbedrohlich: sofortige Klinikeinweisung!

20.5 Pankreaskarzinom

Definition: bösartiger Tumor der Bauchspeicheldrüse.

Krankheitsursachen

Unbekannt

Risikofaktoren:
- Nikotinkonsum
- Alkoholmissbrauch
- Adipositas
- Diabetes mellitus Typ II
- Chronische Pankreatitis (▶ S. 303)
- Positive Familienanamnese

Symptome

- Symptomatik oft erst im fortgeschrittenen Stadium
- Verringerter Allgemeinzustand
- Appetitlosigkeit
- Gewichtsverlust
- Bauchschmerzen, bis zum Rücken ziehend
- Ikterus (Gelbfärbung der Haut)

Therapie und Pflege

- Operative Entfernung
- Postoperative Wundversorgung
- Bei später Diagnosestellung: palliative Versorgung

20.6 Cholelithiasis

Definition: Gallensteinleiden.

Krankheitsursachen

- Veränderte Zusammensetzung der Gallenflüssigkeit
- Erhöhtes Risiko bei:
  - Adipositas
  - Diabetes mellitus
  - Morbus Crohn
  - Schwangerschaft
  - Stoffwechselstörungen

! So genannte 4-F-Patienten haben ein erhöhtes Risiko für ein Gallensteinleiden:
Female (weiblich)
Fat (übergewichtig)
Fertile (mehrere vorangegangene Geburten)
Forty (über vierzig)

Symptome

- Druck, Schmerz im rechten Oberbauch, oft ausstrahlend in die rechte Schulter
- Blähungen
- Aufstoßen, Übelkeit, Erbrechen
- Kolikartige Schmerzen
- Schweißausbruch
- Hypotonie
- Ggf. Ikterus (Gelbfärbung der Haut)

Therapie und Pflege

- Medikamentöse Therapie durch Spasmolytika
- Nahrungskarenz
- Feuchte Wärme auf dem betroffenen Hautareal
- Ggf. Operation mit postoperativer Wundversorgung oder Ultraschall-Zertrümmerung

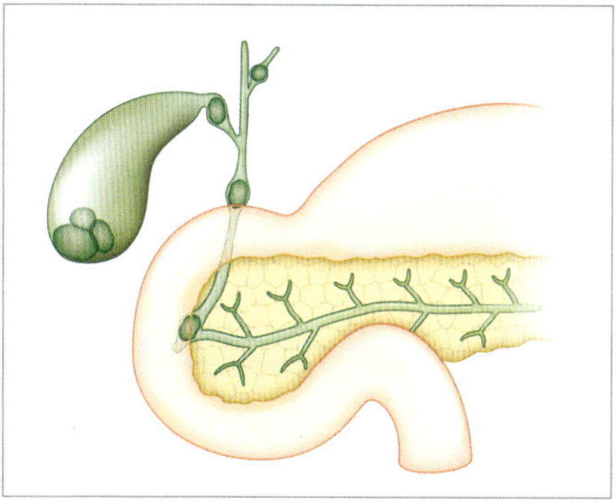

Abb. 20.3: Typischer Sitz von Gallensteinen.

20.7 Gastritis (Magenschleimhautentzündung)

Definition: Entzündung der Magenschleimhaut, akut oder chronisch.

Krankheitsursachen

- Autoantikörper
- Helicobacter pylori
- Chemische Schädigung, z.B. durch Medikamente, Gallensäure, Alkohol, Nikotin

Symptome

- Druck und Schmerzen im Oberbauch, vor allem nach dem Essen
- Appetitlosigkeit
- Aufstoßen, Übelkeit und Erbrechen
- Sodbrennen

Therapie und Pflege

- Bei Autoantikörpern als Ursache: Vitamin-B12-Injektion
- Bei Helicobacter-pylori-Infektion: Antibiotika und Säurehemmer
- Bei chemischer Schädigung:
  - Ruhe
  - Nahrungskarenz und Flüssigkeitszufuhr nach ärztlicher Anordnung
  - Häufige kleine Mahlzeiten
  - Verzicht auf scharfe Gewürze, gebratene oder geräucherte Speisen, Süßigkeiten, Kaffee, Alkohol, Nikotin, fettreiche Speisen
  - Feuchte oder trockene Wärme auf dem Bauch
  - Ggf. medikamentöse Therapie mit Antazida bzw. Antiemetika

! Eine Gastritis erfordert einen sehr vorsichtigen Nahrungsaufbau. In extremen Fällen ist eine parenterale Ernährung in der Klinik notwendig.

20.8 Leberzirrhose

Definition: chronische Lebererkrankung mit Abbau des Lebergewebes.

Krankheitsursachen

Risikofaktoren:
- Alkoholmissbrauch
- Nicht ausgeheilte Leberentzündung
- Chronische Erkrankung der Gallenwege
- Gestörter Fett- und Kohlenhydratstoffwechsel
- Rechtsherzinsuffizienz (▶ S. 264) mit dauerhafter Blutstauung in der Leber

Symptome

- Palmarerythem (gerötete Handinnenflächen)
- Lackzunge
- Ösophagusvarizen (Krampfadern in der Speiseröhre)
- Erbrechen von frischem Blut durch geplatzte Ösophagusvarizen
- Fundusvarizen (Krampfadern im Magengrund)
- Kaffeesatzartiges Erbrechen und/oder Teerstühle durch geplatzte Fundusvarizen
- Spider naevi (sogenannte Besenreißervarizen)
- Erhöhte Blutungsneigung
- Ikterus (Gelbsucht)
- Aszites (Bauchwassersucht)
- Koma

Therapie und Pflege

- Operative Entlastung des Pfortaderkreislaufs
- Postoperative Wundversorgung
- Ein- und Ausfuhr kontrollieren
- Gewicht kontrollieren
- Eiweißreduzierte Kost

20.9 Divertikulose

Definition: sackartige Ausstülpungen in der Dickdarmwand durch sogenannte Divertikel.

Krankheitsursachen

- Schwäche der Muskelschicht und des Bindegewebes
- Chronische Obstipation

Symptome

- Entzündung der Darmwand durch hängenbleibenden Kot (Divertikulitis)
- Schmerzen im linken Unterbauch
- Unregelmäßiger Stuhlgang
- Blutauflagerungen auf dem Stuhl
- Ggf. Ileus (▸ S. 309)

Therapie und Pflege

- Antibiotika
- Ggf. operative Entfernung betroffener Darmabschnitte und postoperative Wundversorgung

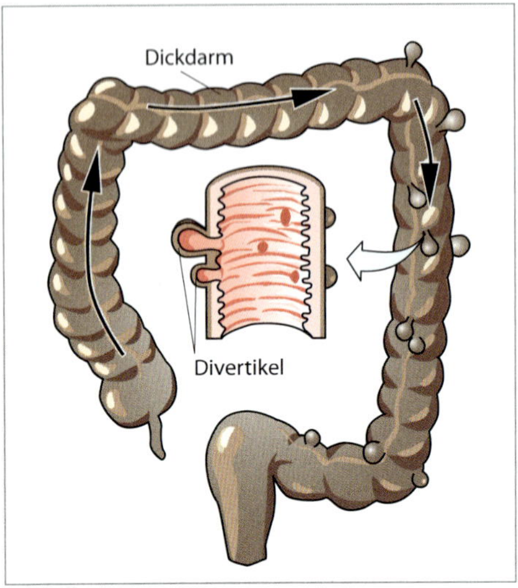

Abb. 20.4: Divertikulose.

20.10 Enteritis

Definition: Darmentzündung.

! Eine Enteritis tritt oft in Kombination mit einer Gastritis (▸ S. 306) als Gastroenteritis (▸ S. 300) auf. Auch bei einer reinen Enteritis sind besondere Hygienemaßnahmen (Hände- und Flächendesinfektion, ggf. Isolierung) mindestens bis 48 Stunden nach dem letzten Symptom notwendig.

Krankheitsursachen

- Viren, z. B. Noro-Viren
- Bakterien, z. B. Salmonellen
- Vergiftung durch Bakterienbefall von Nahrungsmitteln
- Antibiotika-Therapie
- Lebensmittelunverträglichkeit

Symptome

- Krampfartige Bauchschmerzen
- Starke Peristaltik
- Geblähter Bauch, ggf. mit Windabgang
- Diarrhö
- Ggf. Fieber

Therapie und Pflege

- Medikamentöse Therapie:
  - Spasmolytika
  - Ggf. Elektrolytpräparate
- Ausreichende Flüssigkeitszufuhr

20.11 Ileus

Definition: Darmverschluss bzw. Darmlähmung.

Formen:
- **Mechanischer Ileus:** Darmverschluss
- **Paralytischer Ileus:** Darmlähmung

Krankheitsursachen

Mechanischer Ileus
- Verlegung des Darms, z. B. durch:
  - Vernarbungen
  - Entzündungen
  - Tumoren
- Chronische Obstipation

Paralytischer Ileus
- Bauchfellentzündung
- Vergiftung
- Sepsis (systemische Entzündung)
- Bauch-Operationen
- Elektrolyt- und Stoffwechselentgleisung
- Längerer mechanischer Ileus

Symptome

- Obstipation
- Praller, gespannter Bauch
- Erbrechen, ggf. Koterbrechen
- Mechanischer Ileus:
  - Blähungen
  - Darmkoliken
  - Auffällige Darmgeräusche

Paralytischer Ileus
  - Fehlende Darmbewegung
  - Fehlende Darmgeräusche

Therapie und Pflege

! Faustregel: Bei einem Ileus darf bis zur Operation die Sonne weder auf- noch untergehen. Eine schnellstmögliche Operation dient dem Erhalt des Darms.

- Operation
- Postoperative Wundversorgung
- Ggf. Anlage eines Anus praeternaturalis
- Versorgung des Anus praeternaturalis

20.12 Reizdarmsyndrom

Definition: gestörte Darmtätigkeit ohne Störung des Darmaufbaus oder der biochemischen Darmvorgänge, Dauer länger als 3 Monate.

Krankheitsursachen

Unbekannt, als mitursächlich werden diskutiert:
- Veränderungen des Immunsystems
- Gestörte Glutenverträglichkeit
- Psychische Belastungen

Symptome

- Bauchschmerzen
- Blähungen
- Stuhlveränderungen
- Obstipation, Diarrhö oder Wechsel zwischen beidem
- Blähungen

Therapie und Pflege

- Medikamentöse Therapie:
  - Spasmolytika
  - Antidepressiva
- Ballaststoffreiche Ernährung
- Ggf. Psychotherapie

20.13 Hämorrhoiden

Definition: erweiterte Blutgefäße im Anus, teilweise nach außen sichtbar hervortretend.

Schweregrade

I: äußerlich weder sicht- noch tastbar
II: nur beim Pressen sichtbar
III: dauerhaft sichtbar, jedoch reponierbar (zurückdrückbar)
IV: dauerhaft sichtbar, nicht reponierbar

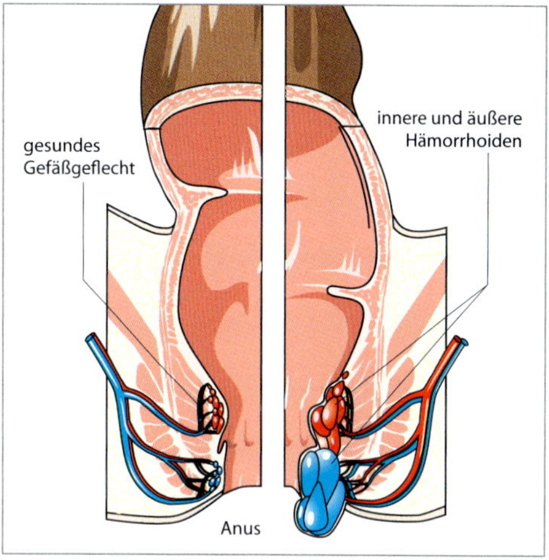

Abb. 20.5: Hämorrhoiden.

Krankheitsursachen

- Regelmäßiger, hoher Druck bei der Stuhlentleerung
- Dauerhaft erhöhte Spannung der Analmuskulatur, z.B. durch:
  - Schwangerschaft
  - Sitzende oder stehende Tätigkeit

Symptome

- Darmblutungen
- Juckreiz
- Schleimabsonderung
- Druckgefühl
- Brennen
- Schmerzhafter Stuhlgang

Therapie und Pflege

- Medikamentöse Therapie: entzündungshemmende Salbe
- Ballaststoffreiche Ernährung mit ausreichender Flüssigkeitszufuhr
- Sitzbäder
- Sorgfältige Analpflege
- Ggf. operative Entfernung mit anschließender Wundversorgung
- Ggf. Gewichtsreduktion

! Der Mensch sollte beim Stuhlgang so wenig Druck wie möglich ausüben.

20.14 Kolonkarzinom

Definition: bösartiger Tumor im Dickdarm, häufig im Mastdarm.

Krankheitsursachen

- Bösartige Veränderung der Drüsenzellen im Dickdarm
- Risikofaktoren:
  - Alter
  - Colitis ulcerosa (chronische Entzündung des Darms)
  - Dickdarmpolypen
  - Ballaststoffarme Ernährung
  - Fett- und fleischreiche Ernährung
  - Nikotinkonsum

Symptome

- Blut im Stuhl
- Schmerzen beim Stuhlgang
- Obstipation und Diarrhö im Wechsel
- Bleistiftdünner Stuhl
- Gewichtsabnahme

Therapie und Pflege

- Operative Entfernung
- Chemotherapie
- Postoperative Wundversorgung

! Die gesetzliche Krankenversicherung zahlt ab dem 50. Lebensjahr jährlich die Untersuchung auf okkultes Blut im Stuhl. Ab dem 55. Lebensjahr zahlt die gesetzliche Krankenversicherung alle zwei Jahre eine Stuhluntersuchung oder insgesamt zwei Darmspiegelungen.

20.15 Peritonitis

Definition: Entzündung des Bauchfells.

Krankheitsursachen

Bakterielle Infektion, z.B. postoperativ, über aufsteigende Infektion der Eileiter

Symptome

- Heftige Bauchschmerzen
- Obstipation
- Meteorismus (stark geblähter Bauch)
- Übelkeit, Erbrechen
- Tachykardie
- Ggf. Fieber

Therapie und Pflege

- Operative Beseitigung des Keimherdes
- Operative Bauchspülung (Lavage)
- Medikamentöse Therapie: Antibiotika
- Parenterale Ernährung

20.16 Hernien

Definition: sackartige Ausstülpung, in die sich Teile von Eingeweide verlagern.

- **Leistenhernie**/Leistenbruch:
  - Bruch des sogenannten Ligamentum inguinale
  - Teile des Darms lagern sich in die Bruchpforte
  - Hernie wird als Vorwölbung im Bereich der Leiste sichtbar
- **Hodenbruch:** Teile des Darms verlagern sich in den Hodensack
- **Nabelhernie:** Ausstülpung des Nabels durch Bruchsackinhalt
- **Zwerchfellhernie/Hiatushernie:** Verlagerung des Magens oder Teile von ihm in den Brustraum

Krankheitsursachen

- Angeborener Defekt der Bauchwand
- Starke Drucksteigerung im Bauchraum, z.B. durch Schwangerschaft, häufiges starkes Pressen beim Stuhlgang
- Bindegewebsschwäche
- Heben schwerer Gegenstände (Leistenhernie)

Symptome

Bei äußerlich sichtbaren Hernien, z.B. Leisten- und Nabelhernie, Hodenbruch:

- Schwellung im entsprechenden Körperbereich
- Hervortreten der Schwellung bei Druck, z.B. durch Husten, Pressen beim Stuhlgang
- Ggf. Schmerzen

Bei Hiatushernie:

- Völlegefühl
- Atembeschwerden
- Aufstoßen

! Die größte Gefahr bei einer Hernie besteht darin, dass die in den Bruchsack gelangten Eingeweide eingeklemmt (inkarzeriert) werden, d.h. sie sind nicht mehr zurückschiebbar (reponibel). Dadurch kann es zu einer schweren Durchblutungsstörung kommen, sodass Darmgewebe abstirbt.
Faustregel: Mit einer inkarzerierten Hernie darf die Sonne weder auf- noch untergehen! Eine sofortige Operation ist notwendig.

Therapie und Pflege

- Operativer Verschluss der Bruchpforte
- Postoperative Wundversorgung

21 Erkrankungen des Nieren- und Harntrakts

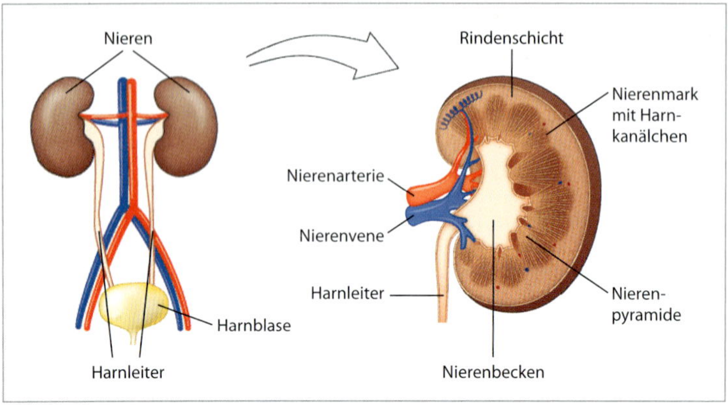

Abb. 21.1: Überblick über das Harnsystem.

21.1 Urolithiasis

Definition: Bildung von Harnsteinen im Hohlsystem der Nieren (Kelche, Nierenbecken), die in die ableitenden Harnwege eintreten können (Harnleitersteine).

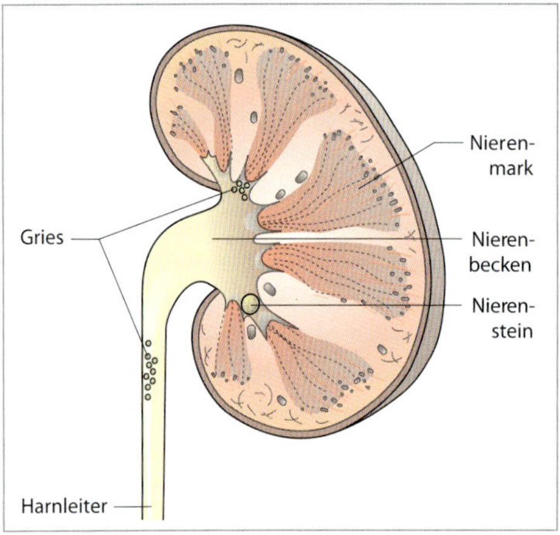

Abb. 21.2: Steine in Niere und Harnleiter.

Krankheitsursachen

! Voraussetzung für eine Harnsteinbildung ist die Übersättigung des Urins mit steinbildender Substanz.

- Unlösliche Kristalle aus Kalziumoxalat, Kalziumphosphat, Harnsäure, Zystin, Xanthin oder Struvit (Infektsteine), die sich in den Nieren bilden
- Rezidivierende (wiederkehrende) Harnwegsinfekte
- Stoffwechselerkrankungen, z.B. Kalziumoxalatsteine bei primärem Hyperparathyreoidismus (Überfunktion der Nebenschilddrüse)

! Eine eiweiß- und fettarme Ernährung mit reichlich Wasserzufuhr vermindert das Risiko für Harnsteine.

Symptome bei Harnleitersteinen

! Nierensteine verursachen im Gegensatz zu Harnleitersteinen in der Regel keine Beschwerden.

- Wellenförmige, krampfartige Schmerzen in der Flanke, die in Richtung Unterbauch, Leiste und Schamlippen bzw. Hodensack ziehen
- Krampfartige Schmerzen Richtung Leiste und Blase
- Übelkeit, Erbrechen
- Unruhe

Therapie und Pflege

Im Notfall

- Schmerzreduktion durch i.v.-Medikamente (Spasmoanalgesie)
- Bei Nierenaufstau, Entzündungszeichen, nicht beherrschbaren Schmerzen: Urinabfluss durch Einlage einer Harnleiterschiene oder Nierenfistel sichern

Weitere Behandlung

- Bei kleinen Steinen im Harnleiter und gutem Ansprechen auf die i.v.-Medikation: konservative Therapie
- Operative Entfernung, i.d.R. Zertrümmerung, ggf. postoperative Wundversorgung
- Steinanalyse und Ernährungsempfehlung
- Bei Rezidiven (wiederholter Steinbildung): Stoffwechselanalyse, ggf. medikamentöse Behandlung
- Bei Harnsäuresteinen: medikamentöse Lyse-Therapie (Auflösung)
- Analgetika nach ärztlicher Anordnung
- Frühzeitige Behandlung von Blasenentzündungen (▶ S. 318)

21.2 Harnwegsinfekt

Definition: aufsteigende Entzündung der Harnwege, in der Regel beginnend mit einer Zystitis (Blasenentzündung). Der Harnwegsinfekt kann bis zur Entzündung des Nierenbeckens (Pyelonephritis ▶ S. 320) führen.

Krankheitsursachen

- Aus dem Darm stammende Bakterien, meist E. coli
- Restharnbildung
- Flüssigkeitsmangel
- Blasenkatheter
- Anomalien des Harntrakts
- Pilzinfektionen
- Blasen-, Nieren-, Harnleitersteine
- Schwangerschaft
- Diabetes mellitus
- Neurogene Blasenentleerungsstörungen

! Frauen neigen wegen ihrer kurzen Harnröhre eher zu Harnwegsinfekten als Männer.

Symptome

- Schmerzen und Brennen beim Wasserlassen
- Häufiger Harndrang, kleine Urinportionen
- Hämaturie (blutiger Urin)
- Fieber

Therapie und Pflege

- Medikamente nach Anordnung:
  - Schmerzmittel
  - Ggf. Spasmolyse (medikamentöse Krampflösung)
  - Antibiotika, ggf. vorher Urinkultur abnehmen
  - Antimykotika, ggf. Pilzkultur anlegen
- Ausreichende Flüssigkeitszufuhr
- Bei Restharnbildung: Kathetereinlage
- Bei Trägern eines Dauerkatheters: Katheter wechseln

21.3 Niereninsuffizienz

Definition: teilweise erfolgendes oder völliges Nierenversagen.

Formen:
- **Akute** Niereninsuffizienz: behandelbar; Niere kann später wieder ihre Funktion aufnehmen
- **Chronische** Niereninsuffizienz: irreversible Schädigung der Niere

Krankheitsursachen

- **Akute Niereninsuffizienz:**
  - Behinderter Abfluss des Harns, z.B. durch Nierenstein
  - Schädigung der Niere durch Medikamente, Allergien
  - Infektionen der Niere
  - Durchblutungsstörung der Niere
  - Starke Blutverluste
- **Chronische Niereninsuffizienz:**
  - Diabetische Nephropathie
  - Chronische Pyelonephritis (▸ S. 320)
  - Hypertonie
  - Wiederkehrende Harnwegsinfekte (▸ S. 318)
  - Unerwünschte Wirkungen von Medikamenten

Symptome

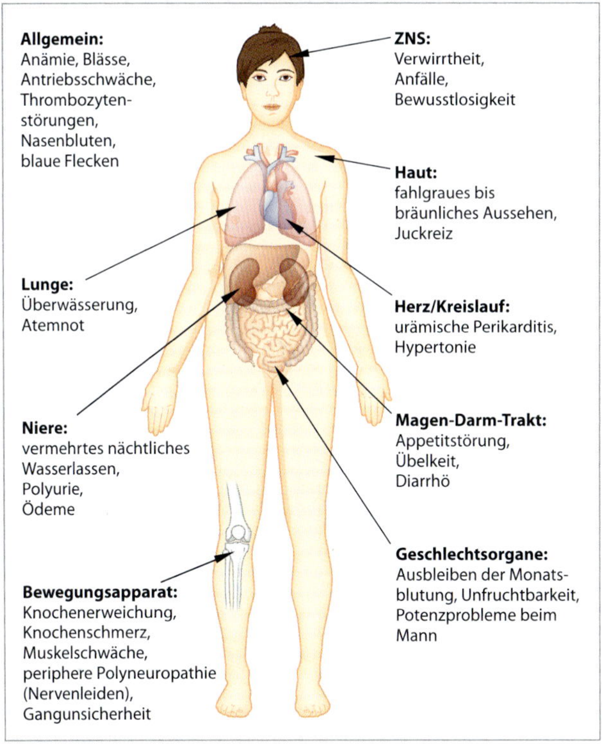

Abb. 21.3: Symptome der Urämie.

- ▶ Abb. 21.3, S. 319
- Sinkende Urinmenge bei normaler Flüssigkeitsaufnahme
- Ödem an Händen, Beinen und Augenlidern
- Lungenödem (▶ S. 285)
- Übelkeit, Erbrechen
- Somnolenz (▶ S. 291)

Therapie und Pflege

- Behandlung der Ursache
- Dialyse
- Nierentransplantation

! Da der Mensch mit nur einer – funktionierenden – Niere leben kann, kommen Lebendspenden von Angehörigen für eine Transplantation infrage.

21.4 Pyelonephritis

Definition: bakterielle Entzündung des Nierenbeckens.

Krankheitsursachen

- Aus der Blase aufsteigende Keime
- Verengte Harnleiter, z.B. durch:
  - Harnleiterstein (**akute** Pyelonephritis)
  - Nierenbeckenabgangsenge (**chronische** Pyelonephritis)

Symptome

- Schüttelfrost und hohes Fieber
- Schmerzen in den Flanken
- Leistungsschwäche
- Appetitlosigkeit

Therapie und Pflege

- Antibiotika
- Ausreichende Flüssigkeitszufuhr
- Ggf. zeitweise Katheterisierung

22 Erkrankungen des Bewegungsapparates

22.1 Osteoporose

Definition: krankhafte Verminderung der Knochenmasse und Abnahme der Knochendichte.

Krankheitsursachen

- Aufbau der Knochengrundsubstanz nimmt ab
- Knochenabbau nimmt zu
- Verminderte Kalziumeinlagerung in die Knochen
- Östrogenmangel (bei Frauen)
- Längere Kortison- oder Heparinbehandlung
- Mangelernährung (▶ S. 61)
- Diabetes (▶ S. 340)
- Hyperthyreose (▶ S. 343)
- Immobilität
- Menopause
- Nikotin- und Alkoholkonsum

Symptome

- Schmerzen
- Erhöhtes Frakturrisiko
- Rückenschmerzen bei geringer Belastung, Ausstrahlung in die Beine
- Abnehmende Körperlänge
- Rundrücken
- Hautfalten am Rücken, „Tannenbaumeffekt"

Therapie und Pflege

- Bisphosphonate
- Kalziumgabe
- Vitamin-D-Gabe
- Schmerzlinderung
- Mobilisation (▶ S. 106) und Physiotherapie
- Ggf. Fluorgabe

! Kalzium- und Vitamin-D-reiche Ernährung sowie körperliche Aktivität beugen der Osteoporose vor.

22.2 Arthrose

Definition: krankhafter, nichtentzündlicher Abbau/Verschleiß von Gelenkknorpel und Knochenstruktur.

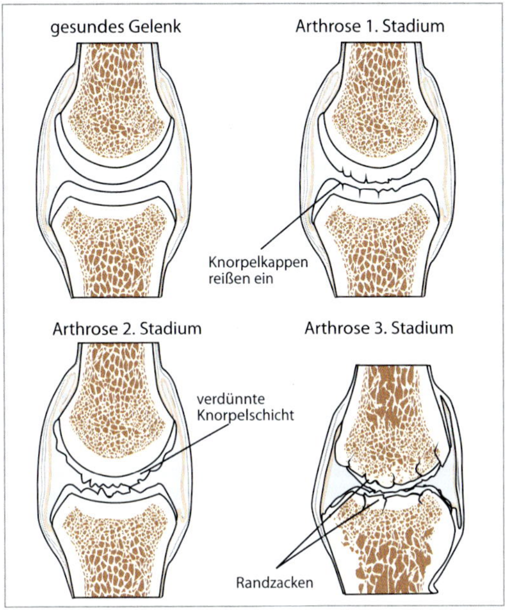

Abb. 22.1: Fortschreitende Entwicklung einer Arthrose.

Besonders häufig:

- Hüftgelenksarthrose: Coxarthrose
- Kniegelenksarthrose: Gonarthrose
- Fingergelenksarthrose

Krankheitsursachen

- Altersbedingte Abnutzung der Gelenkflächen
- Adipositas
- Andauernde Fehlbelastung
- Klimatische Einflüsse
- Psychische Einflüsse
- Angeborene oder erworbene Gelenkfehlstellungen
- Frühe operative Eingriffe

! Frauen sind häufiger betroffen als Männer.

Symptome

- Gelenkschmerzen, besonders nach Ruhigstellung
- Instabile Gelenke
- Steigendes Knochenwachstum

- Schwellung der Gelenke
- Kontrakturen und Steifigkeit der Gelenke
- Hüftgelenksarthrose:
  - Einseitige Schmerzen, die in Leiste, Gesäß und Oberschenkel ausstrahlen
  - Nachziehen des Beins
- Kniegelenksarthrose:
  - Krampfadern der Füße
  - Verformte Füße

Therapie und Pflege

Konservativ
- Gewichtsreduktion
- Medikamentöse Therapie:
  - Schmerzlinderung durch nichtsteroidale Antirheumatika (NRSA)
  - Hyaluronsäure
  - Glucocorticoide
- Physiotherapie:
  - Bewegungsübungen und Gelenkmobilisation
  - Massagen
  - Wärmeanwendung
- Ergotherapie

Operativ
- Einsatz eines künstlichen Gelenks (Endoprothese), nachfolgend ggf. postoperative Wundversorgung
- Knorpeltransplantation

Faktoren zur Vorbeugung einer Arthrose
- Normalgewicht
- Gelenke entlasten
- Beim Heben und Tragen rückenschonend arbeiten und Hilfsmittel einsetzen
- Regelmäßige körperliche Betätigung

22.3 Rheumatoide Arthritis (Polyarthritis)

Definition: chronisch-entzündliche Gelenkerkrankung mit möglicher Systembeteiligung.

Krankheitsursachen

Vermutlich Autoimmunerkrankung bei genetischer Disposition

Symptome

- Symmetrischer Befall der kleinen Gelenke, vor allem der Hände
- Schubweise erfolgender Verlauf mit kontinuierlichem Fortschreiten
- Morgensteifheit an Händen und Füßen

- Muskelschmerzen
- Appetitlosigkeit und Gewichtsverlust
- Nachtschweiß
- Depression (▶ S. 295)
- Weiterer Organbefall möglich (Herz, Lungen, Leber, Nieren, Augen, Gefäße)

Therapie und Pflege

- Physikalische Therapie:
  - Krankengymnastik
  - Kälte- und Wärmeanwendungen (nicht im akuten Schub!)
  - Elektrotherapie
  - Ergotherapie
- Medikamentöse Therapie:
  - NSAR u.ä.
  - Glucocorticoide
  - Basistherapeutika (langwirksame Antirheumatika)

22.4 Gicht (Arthritis urica)

Definition: Ablagerung von Harnsäurekristallen in den Gelenken, akut in Schüben oder – nur noch selten – chronisch verlaufend.

Krankheitsursachen

Erbliche Störung des Harnsäurestoffwechsels in Verbindung mit
- Purinreicher Ernährung, z.B. viel Fleisch
- Adipositas
- Diabetes mellitus und essenzieller Hypertonie
- Alkoholmissbrauch
- Andauernder Stress

Symptome

- Schmerzhafte Entzündung eines Gelenks
- Fieber
- Anfallsweise erfolgendes Auftreten in kürzer werdenden Abständen
- Bei fehlender Behandlung: Ähnlichkeit mit der rheumatoiden Arthritis (▶ S. 324)
- Nierensteine

Therapie und Pflege

- Medikamentöse Therapie (Allopurinol und z.B. NSAR begleitend im akuten Anfall)
- Eingeschränkte Purin-Aufnahme mit der Nahrung (fleischarme Kost)
- Mehrere kleine Mahlzeiten am Tag
- Fettreduzierte Ernährung, Gewichtsreduktion
- Alkoholverzicht

22.5 Bandscheibenvorfall

Definition: Hervortreten bzw. Vorfall der Zwischenwirbelscheiben (Bandscheiben).

Krankheitsursachen

Überlastung des Faserrings, der die Bandscheibe umgibt und zwischen den Wirbeln hält durch:

- Degenerative Prozesse, Arthrose (in Begleitung mit Fehlbelastung, Übergewicht)
- Traumatische Einwirkungen (Wirbelfrakturen, Schleudertrauma der Halswirbelsäule)

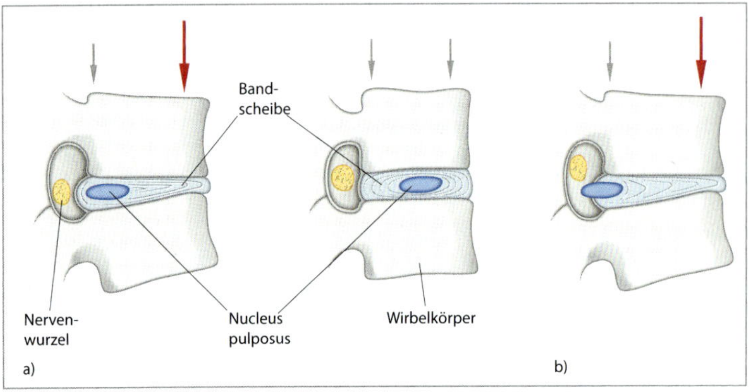

Abb. 22.2: Druck auf die Bandscheibe (a) mit nachfolgender Vorwölbung und Vorfall (b).

22

Symptome

- Starke Schmerzen, die in das vom jeweiligen Nerv versorgte Areal ausstrahlen
- Ggf. Missempfindungen, z.B. Kribbeln oder Ameisenlaufen bis zu Lähmungserscheinungen (sensible und motorische Ausfälle)

Therapie und Pflege

- Stufenlagerung bei Beteiligung der Lendenwirbelsäule
- Medikamentöse Therapie:
  - Schmerzbehandlung
  - Muskelrelaxanzien
  - Kortisontherapie
- Physiotherapie: Massage und Bewegungstherapie zur Stärkung der Muskulatur
- Physikalische Therapie mit Wärme
- Bei motorischen Ausfällen operative Entfernung des prolabierten Bandscheibenteils im Bereich der Lendenwirbelsäule, Dekompression des Rückenmarks und der Nervenwurzel

- Versteifung oder Verblockung von Wirbelsäulenabschnitten
- Ggf. postoperative Wundversorgung

! Eine rückenschonende Arbeitsweise kann einen Bandscheibenvorfall verhindern.

22.6 Morbus Bechterew (Spondylitis ankylosans)

Definition: chronische, entzündlich-rheumatische Erkrankung vorwiegend der Wirbelsäulengelenke (hauptsächlich Brust- und Lendenwirbelsäule) sowie der Iliosakralgelenke.

Krankheitsursachen

Vor allem genetische Disposition, weitere Ursachen unklar

Symptome

- Nächtliche Schmerzen an der Lendenwirbelsäule
- Gelenksteifigkeit am Morgen
- Klopf- und Verschiebeschmerz der Iliosakralgelenke
- Zunehmende Bewegungseinschränkung der Wirbelsäule und des Brustkorbs
- Arthritis der unteren Extremitäten

Therapie und Pflege

- Physiotherapie
- Medikamentöse Therapie:
  - Schmerzmittel
  - Entzündungshemmer

22.7 Oberarmfraktur

Definition: Fraktur des Oberarmknochens (Humerus).

Krankheitsursachen

- Trauma, z.B. Sturz
- Gewalteinwirkung
- Erhöhte Gefahr bei:
  - Osteoporose (▸ S. 322)
  - Sehbehinderung
  - Gangunsicherheit
  - Fallneigung, z.B. durch Hypotonie (▸ S. 270) und Herzrhythmusstörungen (▸ S. 269)

Symptome

- Schmerzen
- Funktionsstörung
- Pathologisches Abknicken des betroffenen Knochens
- Hämatom
- Weichteilschwellung

Therapie und Pflege

- Ruhigstellung
- Kühlen
- Schmerzbehandlung
- Konservative Therapie durch Ruhigstellung oder operative Versorgung und postoperative Wundversorgung

22.8 Unterarmfrakturen

Definition: Fraktur eines oder beider Unterarmknochen.

Unterschieden werden:
- **Radiusfraktur:** Fraktur der Speiche
- **Ulnafraktur:** Fraktur der Elle
- **Kombinierte Fraktur** von Elle und Speiche
- Handgelenksnahe oder ellenbogennahe Frakturen

Krankheitsursachen

Vgl. Oberarmfraktur, S. 327

Symptome

- Vgl. Oberarmfraktur
- Radiusfraktur:
  - Unterarm und Handwurzel sind, seitlich gesehen, verschoben
  - Hand steht höher als Unterarm, „Bajonettstellung“ (radiale Abknickung)
  - Bewegungsunfähigkeit im Handgelenk

Therapie und Pflege

- Vgl. Oberarmfraktur
- In 90 % der Fälle: Reposition und Schienung
- Ggf. Stabilisierung mit operativ angelegtem Fixateur externe bei komplexen Trümmerfrakturen
- Hand höher als das Ellenbogengelenk lagern

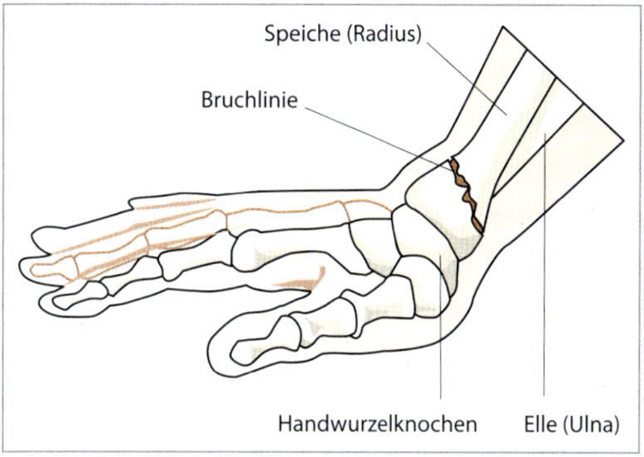

Abb. 22.3: Radiusfraktur.

22.9 Oberschenkelfraktur

Definition: Fraktur des Oberschenkelknochens (Femur).

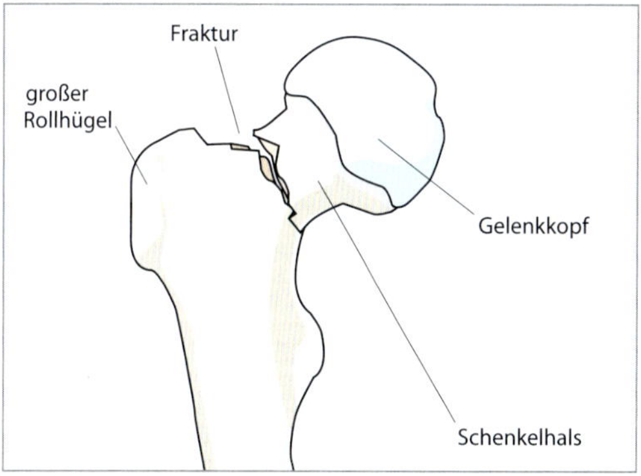

Abb. 22.4: Am häufigsten ist die Oberschenkelhalsfraktur.

Krankheitsursachen

Vgl. Oberarmfraktur, S. 327

Symptome

- Vgl. Oberarmfraktur
- Schmerzen im Bereich der Hüfte
- Aktive Bewegung des Beins nicht mehr möglich
- Verkürzung und Außenrotation des betroffenen Beins

Therapie und Pflege

- Vgl. Oberarmfraktur, S. 327
- Ersatz eines Gelenkteils durch Hüftendoprothese oder einen Nagel
- Frühzeitige Mobilisation (▶ S. 106)
- Rehabilitation

! Sogenannte Hüftprotektoren schützen vor Oberschenkelhalsfrakturen.

22.10 Unterschenkelfraktur

Definition: Fraktur des Unterschenkelknochens (Tibia oder seltener: Fibula).

Krankheitsursachen

Vgl. Oberarmfraktur, S. 327

Symptome

Vgl. Oberarmfraktur

Therapie und Pflege

Vgl. Oberarmfraktur

23 Erkrankungen der männlichen Geschlechtsorgane

! Vielen Männern fällt es schwer, über Probleme im Genitalbereich zu sprechen. Ein einfühlsamer Umgang ist deshalb besonders wichtig. Einigen Männern fällt es leichter, mit einer männlichen Pflegefachkraft über ihr Problem zu sprechen.

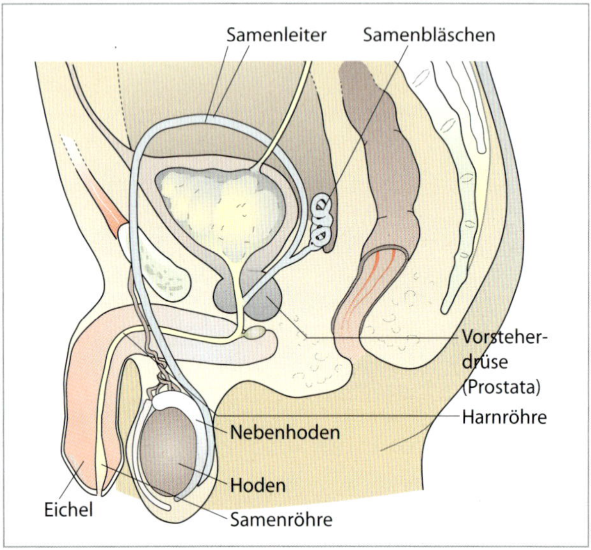

Abb. 23.1: Männliche Geschlechtsorgane.

23.1 Prostatahyperplasie

Definition: krankhafte Vergrößerung der Prostata (Vorsteherdrüse).

Stadien:
I: tastbare Vergrößerung, keine Auffälligkeiten bei der Miktion (Wasserlassen)
II: Störungen beim Wasserlassen, verzögerter Beginn der Miktion, verringerter Strahl, ggf. Harntröpfeln
III: dauerhafte Störung bei der Miktion, Restharnbildung > 50 ml
IV: dauerhafte Störung bei der Miktion, Restharn > 100 ml, Stauungsniere, ggf. Niereninsuffizienz (▶ S. 318)

Krankheitsursachen

- Nicht endgültig geklärt
- Veränderungen der Form/Gestalt und Funktion in Abhängigkeit vom Testosteronspiegel
- Metabolisches Syndrom (Übergewicht, Bewegungsarmut, Hypertonus, Diabetes)

Symptome

- Oft symptomfrei
- Obstruktive Symptome:
  - Schwächerer Harnstrahl
  - Startverzögerung und verlängerte Miktionszeit
  - Nachträufeln von Urin
  - Restharngefühl
  - Harnverhalt
- Irritative Symptome:
  - Harndrang
  - Pollakisurie (häufiges Wasserlassen)
  - Nykturie (nächtliches Wasserlassen)
  - Schmerzen beim Wasserlassen

Therapie und Pflege

- Zunächst medikamentöse Therapie
- Transurethrale Prostataresektion (Ausschabung durch die Harnröhre)
- Offene Prostatektomie (Entfernung der Prostata mit einem Unterbauchschnitt) mit postoperativer Wundversorgung
- Kathetereinlage bei Harnverhalt und großen Restharnmengen

23.2 Prostatakarzinom

Definition: bösartige Wucherung der Prostata.

Krankheitsursachen

- Genetische Faktoren
- Umwelteinflüsse
- Endokrine Faktoren
- Ernährung

Symptome

- Größtenteils symptomfrei
- Verminderter Harnstrahl (im fortgeschrittenen Stadium)
- Rückenschmerzen durch Metastasen in der Wirbelsäule

Therapie und Pflege

- Operative Entfernung des Tumors mit postoperativer Wundversorgung
- Ggf. Hormontherapie bei lokal fortgeschrittenem und/oder metastasiertem Tumor

24 Erkrankungen der weiblichen Geschlechtsorgane

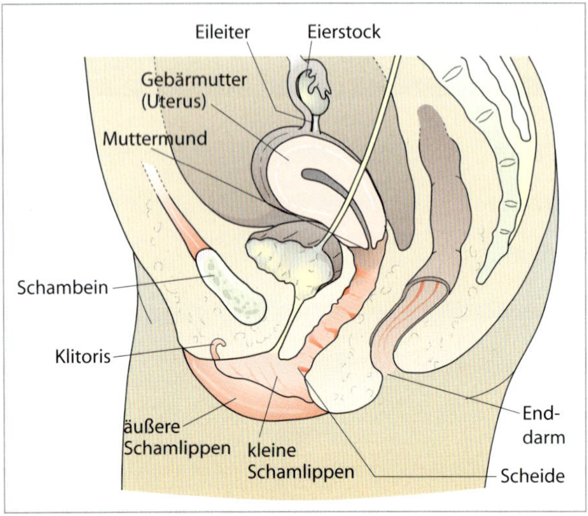

Abb. 24.1: Primäre weibliche Geschlechtsorgane.

24.1 Descensus uteri

Definition: Tiefertreten bzw. Herabsacken des Uterus (Gebärmutter) und der Vagina.

Krankheitsursachen

- Beckenbodenschwäche
- Erschlaffung des Bindegewebes

24

Symptome

- Aussackungen in der vorderen Scheidenwand
- Druckgefühl
- Fremdkörpergefühl
- Stressinkontinenz (▶ S. 81)
- Harnträufeln
- Harnverhalt
- Vorwölbung des Uterus aus der Vagina

Therapie und Pflege

- Beckenbodentraining
- Hysterektomie (operative Entfernung der Gebärmutter) und postoperative Wundversorgung

24.2 Mammakarzinom

Definition: bösartiger Tumor der Brust.

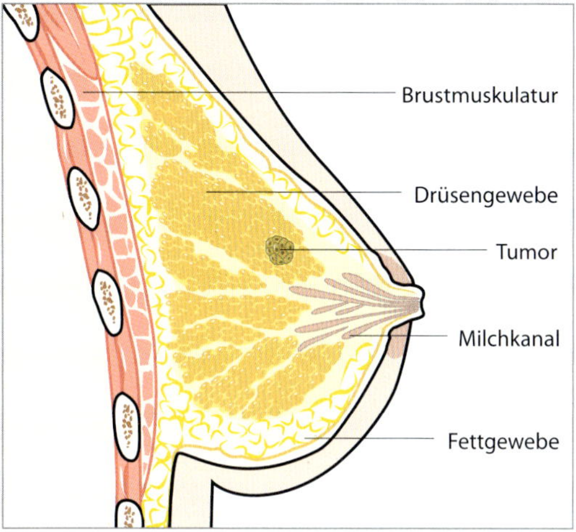

Abb. 24.2: Mammakarzinom und Aufbau der weiblichen Brust.

Krankheitsursachen

- Genetische Disposition (Vorbelastung)
- Hormontherapie
- Alkoholkonsum
- Nikotinkonsum
- Kinderlosigkeit

Symptome

- Knoten in der Brust
- Schmerzende, druckempfindliche Brust
- Veränderungen der Haut der Brust bzw. der Mamille (Brustwarze), z.B. Einziehungen

Therapie und Pflege

- Operative Entfernung des Tumors, ggf. der kompletten Brust und postoperative Wundversorgung
- Entfernung der Achsellymphknoten
- Strahlentherapie
- Chemotherapie

! **Brustkrebsfrüherkennung**
Die beste Vorsorge, um ein Mammakarzinom frühzeitig zu entdecken, ist die Selbstuntersuchung der Brust.
Frauen, die gesetzlich krankenversichert sind, können ab dem 30. Lebensjahr einmal jährlich eine Untersuchung der Brust zur Krebsfrüherkennung in Anspruch nehmen.
Zwischen dem 50. und 69. Lebensjahr haben alle gesetzlich versicherten Frauen einen Anspruch auf eine zweijährliche Mammografie zur Früherkennung von Brustkrebs.

24.3 Vulvakarzinom

Definition: bösartiger Tumor der Vulva.

Krankheitsursachen

Entartung der Epithelzellen der Vulva

Symptome

Veränderung der Haut im Bereich der Vulva

Therapie und Pflege

- Operative Entfernung und postoperative Wundversorgung
- Ggf. Chemotherapie
- Ggf. Bestrahlung

25 Stoffwechselerkrankungen

25.1 Diabetes mellitus

Diabetisches Fußsyndrom ▶ S. 262

Definition: Störung des Glukosestoffwechsels mit Mangel an oder vollständigem Fehlen von Insulin.

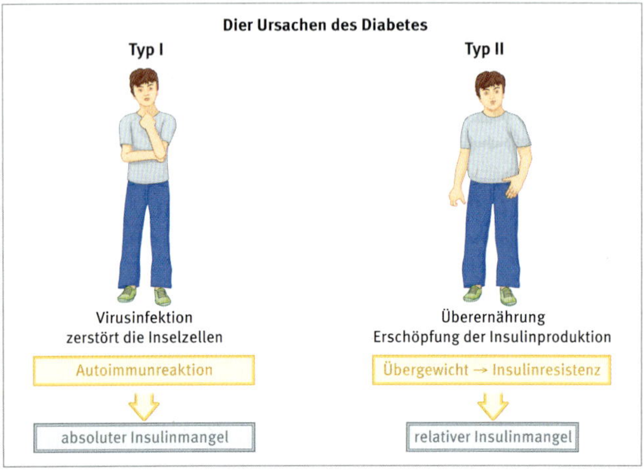

Abb. 25.1: Unterschieden werden Diabetes mellitus Typ I und Typ I.

!

Spätfolgen des Diabetes mellitus

- Arteriosklerose (▶ S. 274)
  - Schlaganfall (▶ S. 421)
  - Herzinfarkt (▶ S. 430)
  - Gefäßveränderungen der Beine, ggf. bis zur Amputation
- Dialysepflichtiger Nierenschaden (▶ S. 318)
- Diabetische Neuropathie
- Blindheit

25

Krankheitsursachen

Typ I	Typ II
absoluter Insulinmangel	Insulinresistenz
insulinbildende Zellen der Bauchspeicheldrüse sind zerstört	Zellen sprechen schlechter auf Insulin an
Risikofaktor: positive Familienanamnese	Risikofaktoren: wenig körperliche Arbeit und Bewegung, Adipositas, fett- und zuckerreiche Ernährung

Tab. 25.1: Ursachen für Diabetes mellitus Typ I und Typ II.

Symptome

- Starker Durst mit Polyurie (erhöhte Urinmenge)
- Exsikkose
- Müdigkeit
- Gewichtsverlust
- Glukosurie (Zuckerausscheidung über den Urin)
- Erhöhte Blutzuckerwerte
- Wundheilungsstörungen

Symptome bei **Hyperglykämie** (Überzuckerung) ▶ S. 432

Symptome bei **Hypoglykämie** (Unterzuckerung) ▶ S. 433

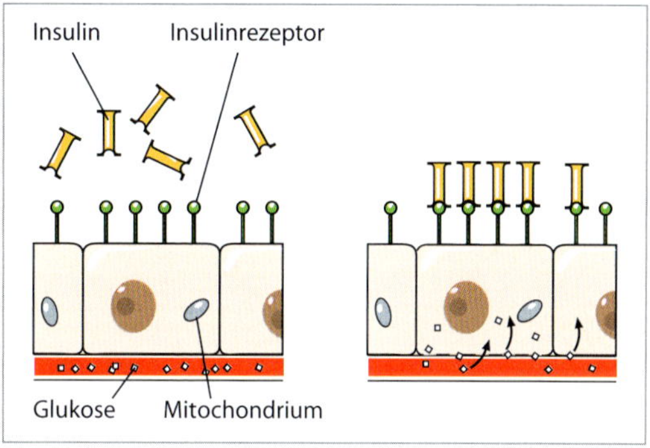

Abb. 25.2: Wirkung von Insulin in den Zellen.

Regelmäßige Blutzuckerkontrolle

! Das Ziel der Diabetes-Therapie ist, möglichst gleichmäßige, physiologische Blutzuckerwerte zu erreichen. Ebenso steht auch die Lebensqualität des betroffenen Menschen im Mittelpunkt.

Material
- Blutzuckermessgerät mit Teststreifen
- Stechhilfe
- Keimarme Tupfer
- Abwurfschale

Durchführung
- Hände des Menschen warm waschen
- Gerät einstellen und Teststreifen einführen
- Seitlich in die Fingerbeere oder das Ohrläppchen stechen
- Bluttropfen auf Testfeld geben und Messsignal beachtenWert ablesen
- Einstichstelle mit Tupfer fest andrücken

Nachbereitung

- Teststreifen und Nadel der Stechhilfe sicher entsorgen
- Stechhilfen, die für mehrere Menschen verwendet werden, desinfizieren
- Messwerte, Zeitpunkt und ggf. Umstände dokumentieren

! Bei Fieber und Infekten, insbesondere mit Diarrhö und Erbrechen, sind gehäufte BZ-Kontrollen notwendig.

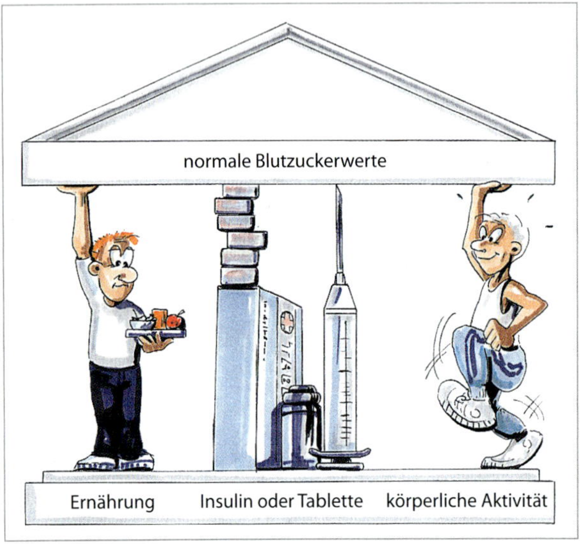

Abb. 25.3: Drei Säulen der Diabetestherapie.

Medikamentöse Therapie

- **Typ I:** Insulin subkutan spritzen (▶ S. 381)
- **Typ II:** orale Antidiabetika oder Insulin subkutan
- Bei Insulingabe: Spritz-Ess-Abstand nach ärztlicher Anordnung

Schnell wirkende Insuline

- Einsatz als „Mahlzeitinsulin"
- Normalinsulin (Humaninsulin): Wirkungseintritt nach ca. 30 Min.
- Insulinanaloga: Wirkungseintritt nach ca. 15 Min.

Langsam wirkendes Insulin

- Einsatz als Basalinsulin
- Verzögerungsinsuline: Wirkungsdauer zwischen 12 und 30 Stunden

Mischinsuline: Kombination eines schnell wirkenden Insulins mit einem Verzögerungsinsulin. Teilweise nur 2 Injektionen pro Tag notwendig.

Konventionelle Insulintherapie
- Täglich zwei Mischinsulin-Injektionen
- Mahlzeiten strikt dem Insulinschema anpassen
- Gilt als Notlösung bei Überforderung mit anderen Therapiemodellen

Intensivierte konventionelle Insulintherapie
- Grundbedarf wird morgens mit Langzeitinsulin gedeckt
- Vor Hauptmahlzeiten und bei Bedarf zusätzlich Normalinsulin
- Insulinmenge wird je nach geplanter Mahlzeit berechnet
- Häufigere BZ-Kontrollen notwendig

Insulinpumpen
- Kontinuierliche Abgabe kleiner Mengen Normalinsulin
- Vor Mahlzeiten je nach BZ zusätzliche Bolusgabe
- Beste Art der BZ-Einstellung

Ernährung

- Wenig Einfach- und Zweifachzucker
- Typ II: Gewichtsreduktion

! Bevor die Pflegefachkraft Insulin oder orale Antidiabetika verabreicht, klärt sie mit dem Menschen, ob er Hunger hat. Nach der Verabreichung stellt sie sicher, dass er isst, um eine Unterzuckerung zu vermeiden.

Weitere Pflege- und Therapiemaßnahmen

- Schulung zum Umgang mit dem Diabetes
- Sehr sorgsame Fußpflege:
  - Verletzungsrisiken vermeiden
  - Tägliche Kontrollen hinsichtlich Druckstellen, Verletzungen, Wunden
  - Wunden sofort desinfizieren und steril verbinden
  - Bequemes und atmungsaktives Schuhwerk
  - Intertrigoprophylaxe (▶ S. 193)
- Ausreichend Bewegung
- Jährliche Kontrolle beim Augenarzt

Therapie und Pflege bei Hyperglykämie (Überzuckerung) ▶ S. 432

Bei Hypoglykämie (Unterzuckerung) ▶ S. 433

25.2 Hyperthyreose

Definition: Überfunktion der Schilddrüse mit gesteigerter Produktion der Schilddrüsenhormone.

Krankheitsursachen

- Gutartiges Adenom, das ungehemmt Schilddrüsenhormone produziert
- Autoimmunerkrankung Morbus Basedow: Antikörper regen zur Hormonproduktion an

Symptome

- Gewichtsverlust
- Schlaflosigkeit, innere Unruhe
- Tachykardie
- Häufiges Schwitzen
- Diarrhö
- Verwirrtheit

! Selten treten alle Symptome gleichzeitig auf. Zur Diagnostik ist eine Bestimmung der Hormone TSH, FT3 und FT4 notwendig.

Therapie und Pflege

- Medikamentöse Therapie:
  - β-Rezeptorenblocker zur Senkung der Herzfrequenz
  - Thyreostatika zur Hemmung der Produktion der Schilddrüsenhormone
  - Radio-Jod-Therapie
- Ggf. Operation und postoperative Wundversorgung

25.3 Hypothyreose

Definition: Unterfunktion der Schilddrüse mit reduzierter Produktion der Schilddrüsenhormone.

Krankheitsursachen

- Mangel an Schilddrüsenhormon durch Abnahme des Drüsengewebes
- Ggf. Folge einer chronischen Entzündung

Symptome

- Gewichtszunahme
- Allgemeine Schwäche und Müdigkeit
- Bradykardie
- Obstipation
- Kälteempfindlichkeit
- Trockene, schuppige Haut
- Ggf. Haarausfall

Therapie und Pflege

Medikamentöse Therapie: Gabe von Schilddrüsenhormonen

26 Hauterkrankungen

Dekubitus ▶ S. 259

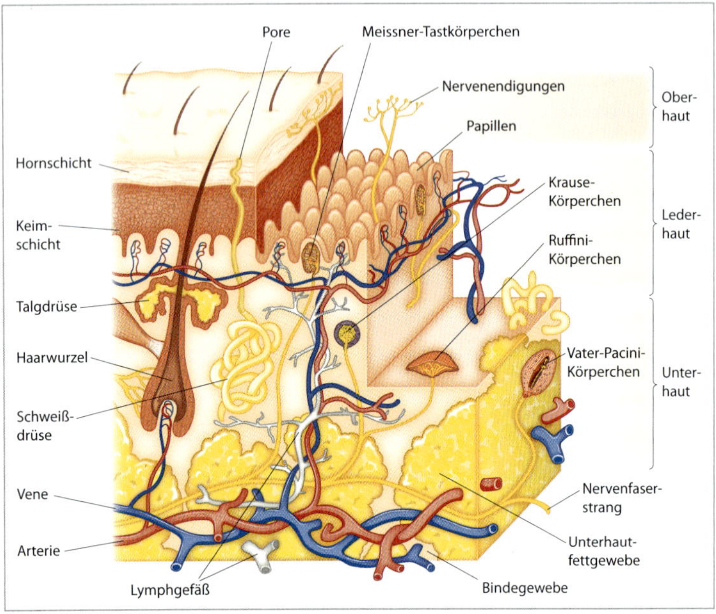

Abb. 26.1: Querschnitt durch die Haut.

26.1 Mykosen

Definition: Pilzerkrankungen auf der Haut bzw. Schleimhaut.

26

Krankheitsursachen

- Pilze, z.B.:
  - Candida albicans, bei hauptsächlichem Befall der Schleimhäute spricht man von Soor
  - Fadenpilze, Dermatophyten: insbesondere bei Fußpilz
- Begünstigtes Pilzwachstum durch:
  - Feuchte Kammern in Hautfalten
  - Unzureichende Hautpflege
  - Nichtatmungsaktive Kleidung
- Onychomykose (Nagelpilz): Verletzung des Nagelbettes

Symptome

- Rötung
- Juckreiz
- Ggf. Schmerz
- Nässende Risse
- Entzündung betroffener Hautareale
- Bei systemischem Befall: Entzündung von Lungen, Nieren, Netzhaut, Gehirn

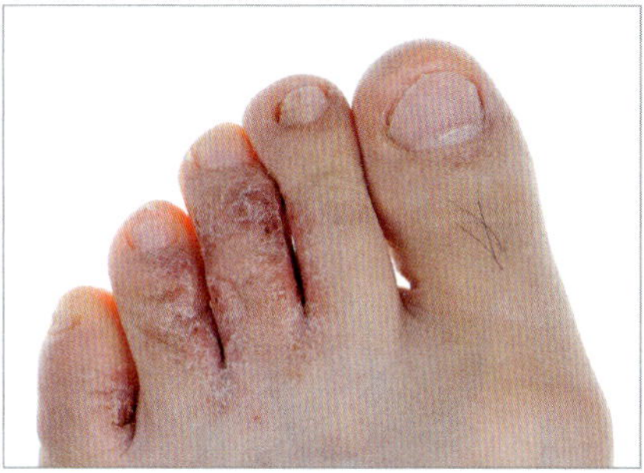

Abb. 26.2:
Fußpilz.

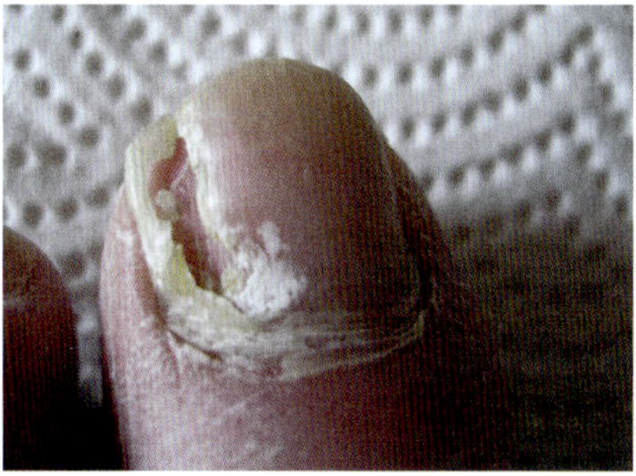

Abb. 26.3:
Nagelpilz am Fingernagel.

Therapie und Pflege

- Medikamentöse Therapie: Antimykotika
- Fußpilz:
  - Mullläppchen zwischen die Zehen legen, um Ausbreitung zu vermeiden
  - Strümpfe täglich wechseln
  - Schuhe mit entsprechendem Mittel von innen aussprühen

!

Vorbeugung von Pilzerkrankungen
- Intertrigoprophylaxe (▶ S. 193)
- Soorprophylaxe (▶ S. 197)
- Gute BZ-Einstellung bei Diabetikern

26.2 Ekzematöse Erkrankungen

Definition: nicht ansteckende Entzündung der Haut.

Formen:
- **Akutes Ekzem**
- **Chronisches Ekzem:** Am häufigsten ist das atopische Ekzem, die Neurodermitis.

Krankheitsursachen

- **Exogenes Exanthem:**
  - Allergie, z. B. Hausstaubmilben
  - Kontakt mit Giftstoff
- **Endogenes Exanthem:**
  - Austrocknung
  - Erreger

Symptome

- Juckreiz
- Akutes Ekzem:
  - Rötung
  - Ödematöse Schwellung
  - Bläschen
  - Krusten
- Chronisches Ekzem:
  - Schuppung
  - Rhagaden (rissige, offene Haut)

Therapie und Pflege

- Auslösende Faktoren meiden
- Medikamentöse Therapie:
  - Antientzündliche Salben
  - Kortison-Salben
- Haut sorgfältig reinigen und pflegen
- Ölbäder nach ärztlicher Anordnung
- Ggf. spezielle Nahrungsmitteldiät

26.3 Allergien

Definition: überschießende Reaktion des Immunsystems auf einen an sich nicht gefährlichen Stoff.

Krankheitsursachen

Überschießende Abwehrreaktion des Immunsystems bei fehlender Fähigkeit, zwischen harmlosen und gefährlichen Proteinen zu unterscheiden

! Wichtig ist, zu klären, worauf der Mensch reagiert. Je nach Reaktionstyp kann der Kontakt zum Allergen schon Stunden zurückliegen. Auch diese Zeit gilt es zu bedenken.

Symptome

- Rötung und Schwellung der betroffenen Hautstelle
- Juckreiz
- Quaddelbildung (Urtikaria)
- Schnupfen (▶ Abb. 26.5, S. 350), Atemnot
- Hypotonie
- Übelkeit und Erbrechen

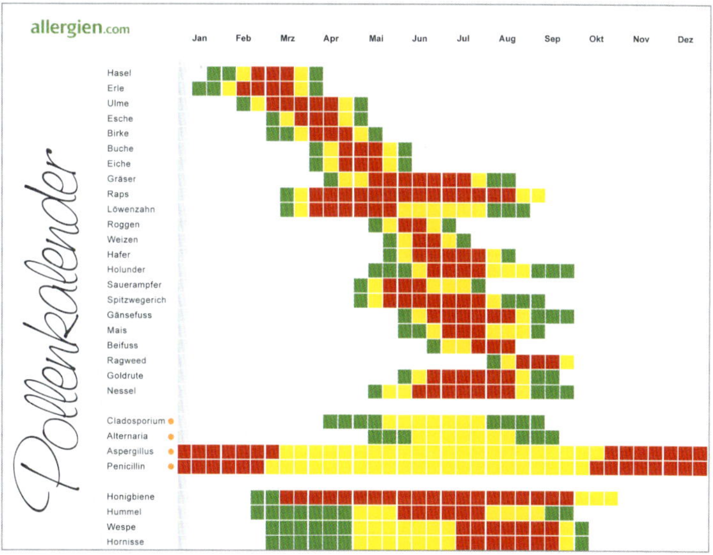

Abb. 26.4: Pollenflugkalender.

! Die Symptome können bis zum Tod durch anaphylaktischen Schock reichen.

Therapie und Pflege

- Medikamentöse Therapie: Antihistaminika
- Ggf. Hyposensibilisierung, um den Körper mit sehr kleinen Dosen an das Allergen zu gewöhnen

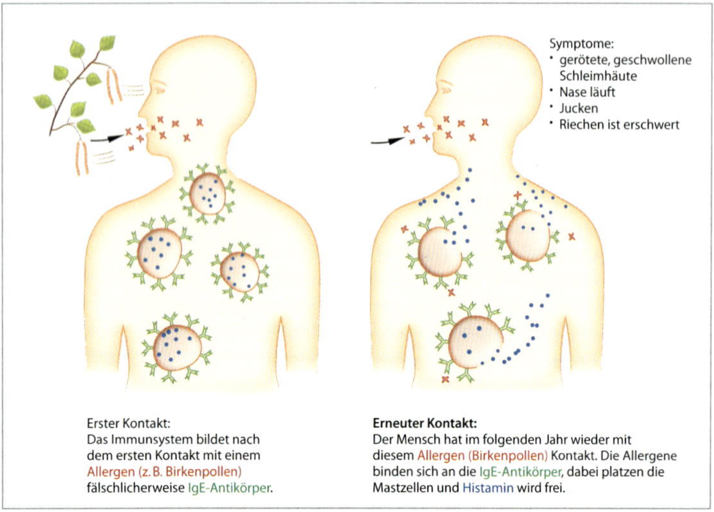

Abb. 26.5: Ablauf einer allergischen Rhinitis.

27 Infektionserkrankungen

Meldepflichtige Infektionserkrankungen finden sich im Infektionsschutzgesetz (IfSG), z.B. unter www.gesetze-im-internet.de.

Hygienemaßnahmen außerhalb des Pflegedienstes
Je nach Erkrankungs- bzw. Übertragungsweg sollten auch Mitarbeiter außerhalb des Pflegedienstes, z.B. Hauswirtschafter, Besucher, in die Hygiene- und Desinfektionsmaßnahmen eingewiesen werden.
Achtung: Datenschutz berücksichtigen! Über die Art der Erkrankung eines Menschen darf nicht frei berichtet werden.

Fokus Demenz
Versteht der Mensch die Hygienemaßnahmen nicht, kann er sie sich nicht merken oder nicht umsetzen, ist die Pflegefachkraft für die Einhaltung der Hygienemaßnahmen zuständig.

27.1 Noro-Virus-Infektion

Definition: durch Noro-Virus ausgelöste Gastroenteritis (▶ S. 300) mit hoher Ansteckungsgefahr. Bereits 10 Viren reichen für eine Infektion aus.

Stehen zwei oder mehr Erkrankungen in einem (vermuteten) Zusammenhang, sind diese Fälle dem Gesundheitsamt zu melden. Besteht ein Erregernachweis aus dem Stuhl, ist der Erkrankte mit Namen dem Gesundheitsamt zu melden.

Krankheitsursachen

Infektion mit dem Noro-Virus auf fäkal-oralem Infektionsweg

Zur Infektionsverhütung sollte vermieden werden:
- Kontakt mit Stuhl
- Kontakt mit Erbrochenem
- Einatmung des Aerosols während des Erbrechens: Die aufsteigende Luft ist mit Noro-Viren kontaminiert
- Kontakt mit kontaminierten Gegenständen

Symptome

- Starke Übelkeit
- Plötzliches Erbrechen
- Diarrhö
- Bauchkrämpfe
- Dehydratation (▶ S. 55)
- Schweres Krankheitsgefühl

Therapie und Pflege

- Medikamentöse Therapie: Elektrolytlösungen nach ärztlicher Anordnung
- Händehygiene und Desinfektion nach jedem Kontakt
- Konsequente Hygienemaßnahmen:
  - Hände- und Flächendesinfektion mit viruzidem (Viren abtötendem) Desinfektionsmittel
  - Versorgung mit Schutzkittel, Handschuhen und Mundschutz
  - Verwendung der Pflegeutensilien nur für den betroffenen Menschen
  - Isolation mit eigener Toilette bis 48 Stunden nach dem letzten Symptom
  - Kleidung, Bettbezüge, -decken und -kissen separat bei mindestens 60 °C waschen
  - 48 Stunden nach dem letzten Symptom, Räume inkl. Gegenstände, Pflegehilfsmittel und Türgriffe desinfizieren
- Ausreichende Flüssigkeitszufuhr
- Körperliche Schonung

! Desinfektionsmittel verwenden, deren Wirksamkeit gegen Noro-Viren nachgewiesen ist.

! Zur Infektionsvermeidung: alle Speisen durchgaren.

27.2 Clostridium difficile assoziierte Diarrhö (CDAD)

Definition: durch Clostridium difficile ausgelöste Gastroenteritis (▸ S. 300) mit hoher Ansteckungsgefahr. Bereits 2 Sporen reichen für eine Infektion aus.

! In folgenden Fällen ist die Erkrankung dem Gesundheitsamt zu melden:
- Wiederaufnahme in ein Krankenhaus aufgrund einer wiederkehrenden Infektion
- Intensivmedizinische Behandlung aufgrund der Infektion oder daraus resultierender Komplikationen
- Notwendigkeit eines chirurgischen Eingriffs am Darm aufgrund der Infektion
- Todesfolge innerhalb von < 30 Tagen nach Erkrankungsbeginn
- Nachweis des Ribotyps 027
- Zwei oder mehr Erkrankungen, die in einem (vermuteten) Zusammenhang stehen

Krankheitsursachen

- Infektion mit Clostridium difficile auf fäkal-oralem Weg
- Schwächung der Darmflora durch vorhergehende Antibiotikatherapie

! Zur Infektionsverhütung sollte vermieden werden:
- Kontakt mit Stuhl
- Kontakt mit kontaminierten Gegenständen und Flächen

Symptome

- Wässrige Diarrhö, schleimig-grünlich mit fauligem Geruch
- Bauchkrämpfe
- Dehydratation (▶ S. 55)
- Fieber

Therapie und Pflege

- Medikamentöse Therapie: Antibiotikagabe und Elektrolytlösung nach ärztlicher Anordnung
- Ausreichende Flüssigkeitszufuhr
- Körperliche Schonung
- Konsequente Hygienemaßnahmen:
  - Händehygiene und Desinfektion nach jedem Kontakt
  - Pflegerische Versorgung mit Schutzkittel und Handschuhen
  - Pflegeutensilien nur für den betroffenen Menschen verwenden
  - Potenziell kontaminierte Flächen konsequent mit einem Flächendesinfektionsmittel mit sporozider (Sporen abtötender) Wirkung desinfizieren
  - Isolation mit eigener Toilette bis 48 Stunden nach dem letzten Symptom
  - Kleidung, Bettbezüge, -decken und -kissen bei mindestens 60 °C separat waschen
  - 48 Stunden nach dem letzten Symptom: Räume inkl. Gegenstände, Pflegehilfsmittel und Türgriffe mit sporozidem Desinfektionsmittel desinfizieren

! Ergänzend zur hygienischen Händedesinfektion müssen die Hände gewaschen werden, da keines der bisher verfügbaren Händedesinfektionsmittel gegen bakterielle Sporen wirkt.
Auf gute Hautpflege der Hände achten!

27.3 Zoster (Gürtelrose)

Definition: Reaktivierung des Varicella-Zoster-Virus, den der erkrankte Mensch seit einer vorhergehenden Varicellen-Infektion (Windpocken) in sich trägt und der in den Nerven ruhte.

27

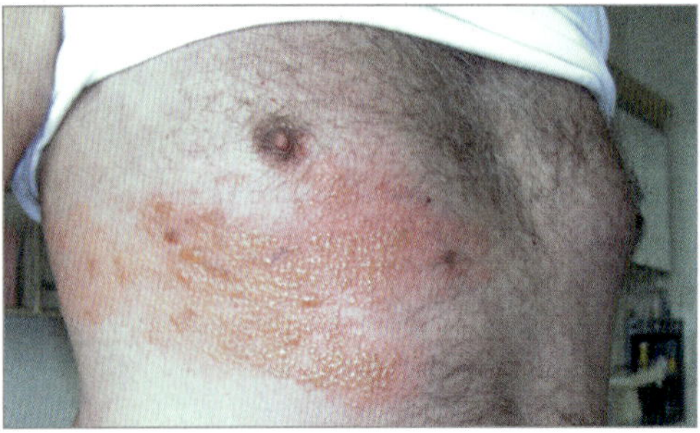

Abb. 27.1: Zoster im Brustbereich.

Krankheitsursachen

- Virenübertragung durch Tröpfchen-, Schmierinfektion oder direkten Kontakt
- Reaktivierung des Varicella-Zoster-Virus

Symptome

- Entzündete Bläschen auf der Haut
- Ausbreitung der Bläschen und Rötung i.d.R. einseitig entlang eines Nervs
- Brennende Schmerzen
- Örtliche Lymphknotenschwellung
- Leichtes Fieber
- Körperliche Schwäche

Therapie und Pflege

- Medikamentöse Therapie:
  - Virustatika (Viren tötende Arzneimittel)
  - Schmerzmittel
  - Symptomatische Behandlung
- Pflegerische Versorgung mit Schutzkitteln und Handschuhen
- Versorgung durch Mitarbeiter, die gegen Varicellen geimpft wurden oder bereits Windpocken hatten

! Schwangere Mitarbeiterinnen dürfen keine Menschen mit Zoster versorgen!

27.4 MRSA-Besiedlung oder -Infektion

Definition: Besiedlung der Haut oder Schleimhäute bzw. Infektion durch methicillinresistenten Staphylokokkus aureus.

Krankheitsursachen

- Erwerb eines methicillinresistenten Staphylokokkus aureus durch Kontakt oder durch Resistenzbildung bei Antibiotikatherapie
- Zunächst besiedelt sind in der Regel:
  - Nase
  - Achseln
  - Stirn-Haar-Grenze
  - Bereich zwischen Genitalbereich und Anus
- Durch Schmierinfektion Ausweitung im Körper

Symptome

- Entzündung der Haut
- Pneumonie (▶ S. 282)

Therapie und Pflege

- Konsequente Händehygiene und Desinfektion nach jedem Kontakt
- Konsequente Flächendesinfektion
- Pflegerische Versorgung mit Schutzkittel, Handschuhen und Mundschutz bei Besiedelung der Atemwege sowie bei Tätigkeiten mit Verwirbelungsgefahr, z.B. Bettenmachen
- Pflegeutensilien nicht für andere Personen verwenden
- Sanierung des Menschen durch Dekontamination:
  - Desinfizierende Ganzkörperwaschung
  - Nasen- und Rachendesinfektion
  - Ggf. Wunddesinfektion

! Von einer sanierten MRSA-Besiedlung/-Infektion spricht man, wenn aus einem zuvor kontaminierten Körperbereich dreimal Abstriche entnommen werden konnten, die jeweils negativ, d.h. frei von MRSA, waren.

27.5 Tuberkulose (Tb, Tbc)

Definition: chronisch verlaufende bakterielle Infektionskrankheit; Befall aller Organe, vorwiegend jedoch der Atemwege.

Gängige Abkürzungen: Tb, Tbc

! Neu auftretende Fälle einer Tuberkulose sind dem Gesundheitsamt namentlich zu melden.

Krankheitsursachen

Tröpfcheninfektion mit Mycobacterien

Symptome

- Sehr unterschiedlich, je nach befallenen Organen
- Erhöhte Temperatur
- Allgemeine Schwäche
- Appetitlosigkeit und Gewichtsabnahme
- Verstärktes Schwitzen

Therapie und Pflege

- Medikamentöse Therapie: Tuberkulostatika
- Pflegerische Versorgung mit Schutzkittel, Handschuhen und speziellem Atemschutz (in der Regel FFP-2- oder FFP-3-Maske)
- Pflegeutensilien nicht für andere Personen verwenden
- Konsequente Händehygiene und Desinfektion nach jedem Kontakt
- Konsequente Flächendesinfektion

! Bei den meisten Händedesinfektionsmitteln ist bei Tuberkulose eine verlängerte Einwirkzeit notwendig! Herstellerangaben beachten!

27.6 HIV-Infektion

Definition: Infektion mit dem Humanen-Immunschwäche-Virus, die Voraussetzung für eine Erkrankung an AIDS ist.

Krankheitsursachen

Infektion mit dem HI-Virus durch:
- Sexuellen Kontakt
- Kontakt mit infiziertem Blut
- Gemeinschaftlichen Gebrauch von Injektionsbesteck

Symptome

Die Infektion allein kann asymptomatisch sein. Symptome zeigen sich vor allem bei Ausbruch der AIDS-Krankheit:
- Rezidivierende Pneumonien (▸ S. 282)
- Meningitis (Gehirnhautentzündung)
- Neigung zu Pilzinfektionen (▸ S. 346)
- Hautkrebs, z.B. Karposi-Sarkom
- Fieber
- Diarrhö und Gewichtsverlust
- Neuralgien (Nervenschmerzen)

Therapie und Pflege

- Medikamentöse Therapie: Virustatika
- Auf normalen, wertschätzenden Umgang
- Pflege je nach Erkrankungsstadium und Selbstfürsorgedefizit (▸ S. 225)

! Nach Nadelstichverletzungen gilt:
- Blutfluss durch Drücken fördern: mindestens 1 Minute
- Mit Desinfektionsmittel spülen
- Schnellstmöglich betriebsärztlichen Dienst aufsuchen, ggf. medikamentöse Postexpositionsprophylaxe beginnen (möglichst innerhalb der ersten 2 Stunden nach dem Ereignis)

27.7 Schutzimpfungen

Viele Menschen verbinden mit Schutzimpfungen Präventionsmaßnahmen im Säuglings- und Kindesalter. Einige Impfungen hinterlassen jedoch nicht lebenslangen Schutz und sind daher auch im Erwachsenenalter zu erneuern. Entscheidend ist, ob eine aktive oder passive Immunisierung durchgeführt wurde.

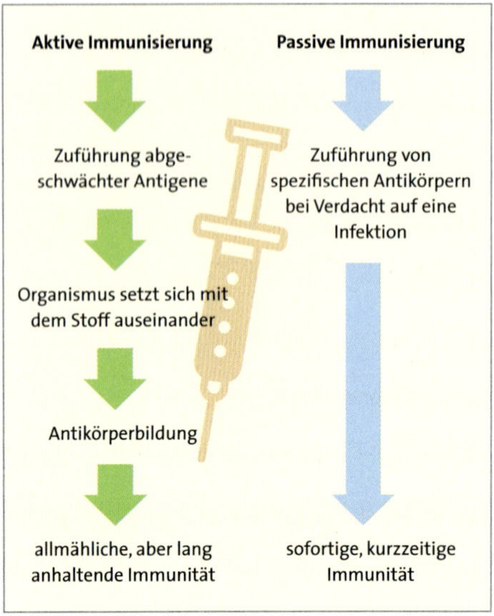

Abb. 27.2: Die passive und aktive Immunisierung wirken auf unterschiedliche Weise.

Da sich sowohl die Impfstoffe als auch die Erkenntnisse, wann und wie oft geimpft werden sollte, ändern, stellt das Robert Koch Institut regelmäßig einen aktualisierten Impfkalender zur Verfügung.

Impfung	Nach dem 18. Lebensjahr	Ab dem 60. Lebensjahr
Tetanus	alle 10 Jahre Auffrischimpfung	alle 10 Jahre Auffrischimpfung
Diphterie	alle 10 Jahre Auffrischimpfung	alle 10 Jahre Auffrischimpfung
Kinderlähmung (Poliomyelitis)	Nachholimpfung bei unvollständigem Impfschutz	Nachholimpfung bei unvollständigem Impfschutz
Pneumokokken		einmalig, je nach Gesundheitszustand Auffrischimpfung
Masern	Nachholimpfung für Personen, die nach 1970 geboren sind und deren Immunschutz unklar ist	
Grippe (Influenza)	jährlich für alle Personen mit chronischen Erkrankungen; für Schwangere	jährlich

Tab. 27.1: Ein Großteil der sogenannten Grundimmunisierungen findet in den ersten beiden Lebensjahren statt. Anschließend folgen vor allem Auffrischimpfungen. Gegen verschiedene Krankheiten kann mit Kombinationsimpfstoffen geimpft werden, auf diese Weise kann eine Injektion gleich vor mehreren Erkrankungen schützen. (vgl. www.impfen-info.de)

28 Erkrankungen der Augen und Ohren

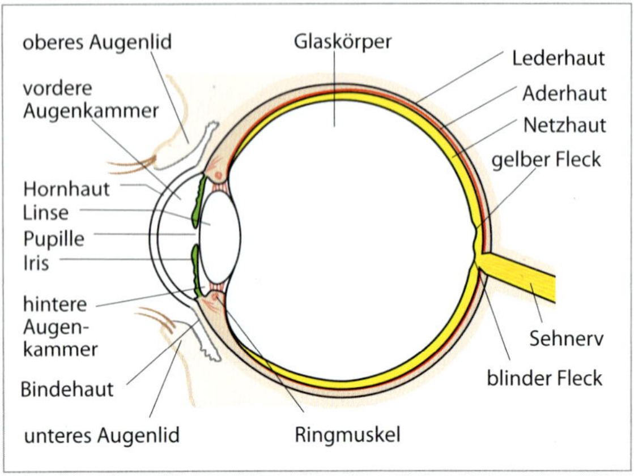

Abb. 28.1: Aufbau des Augapfels.

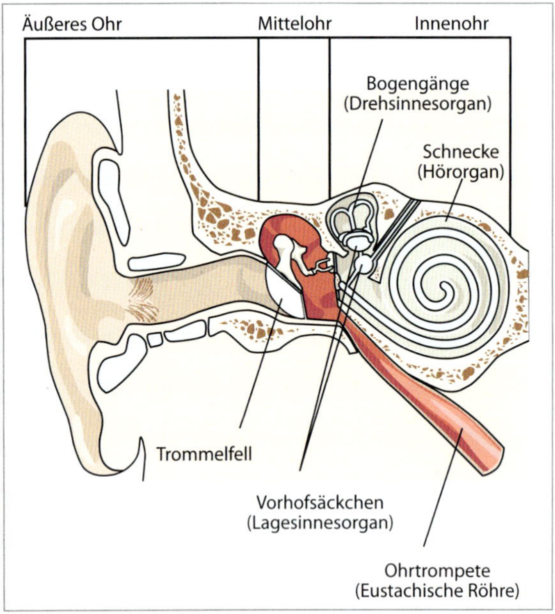

Abb. 28.2: Aufbau des Ohrs.

28.1 Grauer Star (Katarakt)

Definition: Trübung der Augenlinse.

Krankheitsursachen

- Verminderte Lichtdurchlässigkeit durch veränderte Eiweißzusammensetzung in der Linse
- Risikofaktoren:
  - Alter
  - Diabetes mellitus (▶ S. 340)

Symptome

- Linsentrübung
- Abnehmende Sehkraft
- Erhöhte Lichtempfindlichkeit
- Sehen wie durch Nebel
- Verwischte Konturen und Farben

Therapie und Pflege

Operativer Einsatz einer Kunstlinse

28.2 Grüner Star (Glaukom)

Definition: Erhöhung des Augeninnendrucks.

Krankheitsursachen

- Erhöhter Augeninnendruck durch Abflussbehinderung des Kammerwassers
- Risikofaktoren:
  - Diabetes mellitus (▶ S. 340)
  - Hypertonie
  - Positive Familienanamnese
- Akuter Glaukom-Anfall durch psychische Erregung oder die Pupillen erweiternde Medikamente

Symptome

Eingeengtes Gesichtsfeld

Akuter Glaukomanfall

- **Vorzeichen:**
  - Verschlechterung des Sehens
  - Nebelsicht
  - Sehen farbiger Ringe um Lichtquellen

- **Anfall:**
  - Starke Schmerzen, bis ins Gesicht
  - Übelkeit, Erbrechen
  - Stark verschlechtertes Sehen
  - Augenrötung
  - Pupillenerweiterung
  - Sehr harter Augapfel

Therapie und Pflege

- Medikamentöse Therapie: Augentropfen
- Operation:
  - Öffnung zwischen Vorderkammer und Bindehaut oder
  - Erweiterung des Schlemmkanals

! Bei einem akuten Glaukom-Anfall ist eine sofortige Krankenhauseinweisung notwendig.

28.3 Blindheit (Amaurose)

Definition: vollständig fehlende Fähigkeit zu sehen.

Krankheitsursachen

- Angeborene Blindheit
- Blindheit nach Trauma, z.B. Unfall, Gewalteinwirkung
- Diabetes mellitus (▶ S. 340)
- Degeneration des Auges

Symptome

- Fehlende Sehfähigkeit
- Stark eingeschränkte Sehfähigkeit

! Nach dem Gesetz gilt als blind, wer der Messung mit einem genormten Verfahren nach auf dem besseren Auge nicht mehr als ein Fünfzigstel der Sehschärfe besitzt.

Therapie und Pflege

- Wohn- und Lebensumfeld erklären, auf unbekannten Wegen begleiten
- Stolperfallen entfernen bzw. darauf hinweisen
- Neue Gegenstände ertasten lassen
- Vor Pflegemaßnahmen:
  - Sich vorstellen
  - Maßnahme erklären

- Sozialdienst einschalten bzgl. finanzieller Unterstützungsleistungen
- Blindenhilfsmittel:
  - Nach Bedarf besorgen
  - Umgang damit üben
  - Auf Funktion/Vollständigkeit prüfen, ggf. reparieren lassen
- Schriftliche Informationen auf Wunsch vorlesen bzw. notieren

! Die Pflegefachkraft beachtet vorhandene Fähigkeiten. Durch wohlgemeintes Abnehmen bekannter und beherrschter Tätigkeiten wird nur die Unselbstständigkeit des Menschen gefördert.

Augenprothese

- Einsetzen:
  - Oberlid anheben
  - Prothese darunter einschieben
  - Unterlid leicht vorziehen
- Entfernen: mit speziellem Hilfswerkzeug, z.B. Sauger
- Versorgung:
  - Umgang mit der Prothese anleiten
  - Zeiten ohne Prothese nach Anordnung einhalten
  - Prothese regelmäßig über einer mit Wasser gefüllten Schale mit Wasser reinigen
  - Hartnäckige Verkrustungen auf der Prothese durch max. 10-minütiges Einlegen in Salzwasser lösen (1 TL Salz auf 1 l Wasser), danach abspülen
  - Prothese regelmäßig vom Fachmann überprüfen lassen
  - Auf Passform, Druckstellen, Hautschäden und Sensibilitätsstörungen achten
  - Auffälligkeiten dem Augenarzt melden

28.4 Altersschwerhörigkeit

Definition: Schwierigkeiten beim Hören hoher und später auch mittlerer Frequenzen, beginnend nach dem 60. Lebensjahr.

Krankheitsursachen

- Altersbedingt verlangsamte Reizleitung
- Degeneration der Sinneszellen bzw. Hörnerven
- Hypertonie (▶ S. 267)
- Hypothyreose (▶ S. 344)
- Schall-/Lärmtrauma

Symptome

Zunächst erschwertes Hören in hohen Frequenzen

Therapie und Pflege

- Langsam und deutlich sprechen, den Menschen ansehen
- Kurze Sätze verwenden
- Umgang mit Hörgerät anleiten
- Hörgerät nach Angabe des Hörgeräteakustikers pflegen
- Hörgerät beim Baden, Duschen und bei der Haarpflege entfernen bzw. schützen
- Ohrmuschel und einsehbaren Bereich des Gehörgangs reinigen
- Hörgerät nachts ausschalten

29 Erkrankungen des Nervensystems

Schlaganfall ▸ S. 421

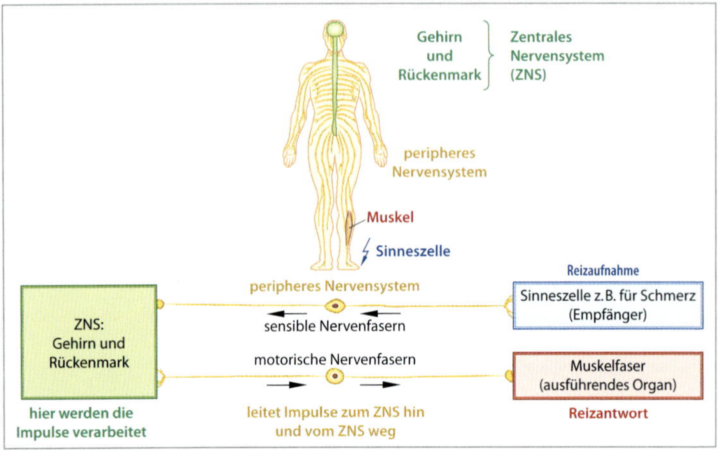

Abb. 29.1: Das zentrale und periphere Nervensystem.

29.1 Multiple Sklerose

Definition: chronische Entzündung der die Nerven umhüllenden Myelinscheiden im Gehirn und im Rückenmark mit schubweise erfolgendem und/oder chronisch progredientem (fortschreitendem) Verlauf.

Krankheitsentstehung

- Entzündliche Erkrankung des zentralen Nervensystems
- Herdförmige Schädigungen in Gehirn und Rückenmark, vermutlich durch Autoimmunerkrankung
- Entzündete und defekte Myelinzellen („Isolierschicht der Nerven") beeinträchtigen die Leitung der Nervenimpulse

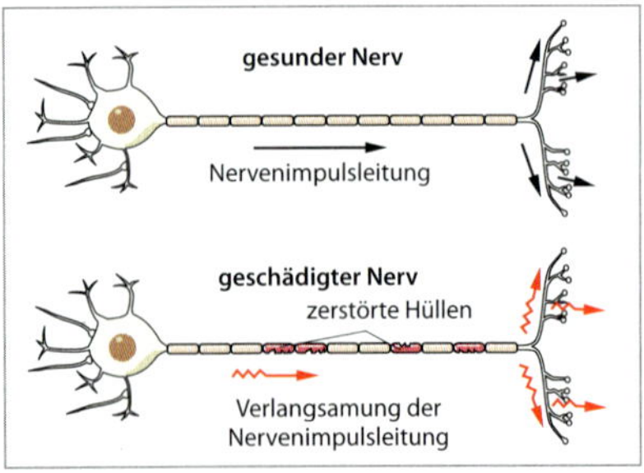

Abb. 29.2: Zerstörte Hüllzellen: Der Nervenimpuls kann nicht ungehindert weitergeleitet werden.

Symptome

- Schlaffe und spastische Lähmungen in unterschiedlichen Körperregionen, je nach Ort der defekten Myelinzellen, mit gestörter Bewegung und Koordination
- Sensibilitätsstörungen
- Sehstörungen, Nystagmus (Augenzittern)
- Störung der Blasen- und Darmentleerung, Dranginkontinenz (▸ S. 81)
- Erhöhte Erschöpfbarkeit
- Schluckstörungen
- Depression, Aggression, kognitive Störung (Störung des Denkens)

Therapie und Pflege

- Medikamentöse Therapie:
  - Kortisonstoßtherapie bei akuten Schüben
  - Immunmodulation (Beeinflussung des Immunsystems) und Immunsuppression (Unterdrückung der Immunreaktion) zur Prophylaxe
  - Spasmolytika bei Spastik
- Physikalische Therapie, Physiotherapie, Ergotherapie, Logopädie und Co-Therapie im Rahmen der Pflege
- Ausgewogene vollwertige Ernährung, wenig Fleisch und Fett
- Obstipationsprophylaxe (▸ S. 194)
- Körperliche Aktivität
- Umgang mit Hilfsmitteln anleiten, z.B. Rollator, Anziehhilfe

29.2 Morbus Parkinson

Definition: Degeneration (Abbau) von Nervenzellen.

Krankheitsursache

- Störung im Bereich der Stammganglien
- Neuronen, die Dopamin produzieren, sterben vermehrt ab ▸ Dopaminmangel

Symptome

- Trias aus: Hypokinese (Bewegungsarmut), Rigor (erhöhte Muskelspannung) und Tremor (Zittern)
- Veränderung des Schriftbildes
- Trippelnder, vorn übergebeugter Gang
- Verlangsamte, leise und weniger fließende Sprache
- Schluckstörung mit vermehrtem Speichelfluss
- Maskenartiges Gesicht
- Antriebsstörung
- Obstipation (▸ S. 93), Dranginkontinenz (▸ S. 81)
- Depression (▸ S. 295), Demenz (▸ S. 292)

Therapie und Pflege

- Medikamentöse Therapie:
  - L-Dopa = Vorstufe des Dopamins, wird im Gehirn zu Dopamin umgebaut
  - Substanzen, die den Dopamin-Abbau im Hirn hemmen
- Körperpflege nach Wirkungseintritt der Medikamente
- Physio- und Ergotherapie, ggf. Logopädie; Co-Therapie im Rahmen der Pflege
- Prophylaxen:
  - Sturzprophylaxe (▶ S. 198)
  - Dekubitusprophylaxe (▶ S. 191)
  - Kontrakturprophylaxe (▶ S. 193)
  - Obstipationsprophylaxe (▶ S. 194)
- Bewegungsübungen und -unterstützung:
  - Rhythmisch-koordinative Bewegungsübungen
  - Bewegungsabläufe vorbesprechen, ggf. mitsprechen
  - Gehtraining
  - Bewegungsblockaden („Freezing“) durch Worte oder aktive Hilfe lösen
  - Haltungs-, Kräftigungs- und Dehnungsübungen
  - Umgang mit Hilfsmitteln anleiten
- Wahrnehmung und Konzentration trainieren, Hektik und Ablenkung vermeiden
- Ausreichende Flüssigkeits- und Energiezufuhr
- Stimmungsschwankungen abfedern
- Vitalzeichen regelmäßig kontrollieren

29.3 Schädel-Hirn-Trauma

Definition: Schädigung von Schädel und Hirn durch traumatische Einwirkung.

Krankheitsursachen

Akute Krafteinwirkung auf den Kopf, z.B. durch:
- Verkehrsunfall
- Sturz
- Gewalteinwirkung

Symptome

Je nach Schweregrad:
- Blutung
- Quetschung/Fraktur
- Bewusstseinsstörung bis zum Koma, ggf. starre Pupillen, Amnesie
- Kopfschmerzen, Schwindel, ggf. mit Übelkeit, Erbrechen
- Lähmungen
- Sprachstörungen
- Zerebrale Krampfanfälle
- Atem- und Herz-Kreislaufstörungen

Therapie und Pflege

Abhängig vom Schweregrad sowie von den Symptomen
- Stationäre Beobachtung
- Schmerzmittelgabe
- Physiotherapie
- Atem und Herz-Kreislauffunktion sichern
- Bei der Grundpflege ruhig vorgehen
- Anstrengungen, Lärm und Überforderung vermeiden
- Ggf. Operative Korrektur der Schädigung

29.4 Intrakranielle Blutungen

Definition: Blutungen innerhalb des Schädels.

Unterschieden werden:
- **Intrazerebrale Blutungen** = im Hirn
- **Extrazerebrale Blutungen** = innerhalb des Schädels, aber außerhalb des Gehirns:
- **Subarachnoidalblutung** – im Subarachnoidalraum
- **Subduralblutung** – zwischen Dura mater (harte Hirnhaut) und Arachnoidea (Spinnwebenhaut)
- **Epiduralblutung** – zwischen Dura mater und Periost (Knochenhaut)

Krankheitsursachen

- Schädel-Hirn-Trauma (▶ S. 368)
- Hypertonie
- Hirntumoren
- Aneurysma (krankhaft erweitertes Blutgefäß)
- Gerinnungsstörungen

Symptome

! Die Symptome einer intrakraniellen Blutung hängen von deren Lokalisation und Größe ab.

- **Subarachnoidalblutung:**
  - Akuter, heftiger Kopfschmerz („Donnerschlag“)
  - Nackensteifigkeit (Meningismus)
  - Bewusstseinstrübung
- **Subduralblutung:**
  - Kopfschmerz
  - Bewusstseinstrübung
  - Halbseitenlähmung (Hemiparese)
  - Pupillenerweiterung

- **Epiduralblutung:**
  - Bewusstseinstrübung, auch nach symptomfreiem Intervall
  - Halbseitenlähmung
  - Pupillenerweiterung

Therapie und Pflege

- Vitalfunktionen beobachten und ggf. stabilisieren
- Medikamentöse Blutstillung
- Ggf. operative Entlastung

29.5 Sprachstörung (Aphasie) und Sprechstörung (Dysarthrie)

Definition: Sprachstörung = verschiedene Störungen der Sprache (▶ Symptome). Sprechstörung = Störung des Sprechvorgangs.

- **Sprachstörung:** Störung der Sprache
- **Sprechstörung:** Störung des Sprechens
- Kombination von Sprach- und Sprechstörung: Dyslalie, Poltern

Krankheitsursachen

Schädigung des Sprachzentrums im Hirn, z.B. durch:

- Schlaganfall
- Intrazerebrale Blutung (▶ S. 369)
- Schädel-Hirn-Trauma (▶ S. 368)
- Hirntumoren

Symptome

Sprachstörung

- Verstehen und Produktion der Sprache sind beeinträchtigt
- Verlangsamte Sprache
- Reduzierter Wortschatz
- Buchstaben-, Silben- und Wortsalat
- Gestörtes Sprachverständnis
- Wortfindungsstörung

Sprechstörung

- Störung der Spracherzeugung
- Undeutliche, verwaschene Sprache

Therapie und Pflege

- Logopädie
- Ggf. Behandlung der Grunderkrankung

30 Mit Arzneimitteln umgehen

Laut Arzneimittelgesetz gelten als Arzneimittel Stoffe, die
- Krankheiten und Beschwerden heilen, lindern, verhüten, erkennbar machen
- Die Beschaffenheit, den Zustand, die Funktion des Körper oder des seelischen Zustands erkennbar machen oder beeinflussen
- Wirkstoffe oder Körperflüssigkeiten ersetzen, die der menschliche Körper selbst erzeugen kann
- Dabei helfen, Krankheitserreger, Parasiten und körperfremde Stoffe abzuwehren, zu beseitigen, unschädlich zu machen
- Gegenstände, die dauerhaft oder vorübergehend in den menschlichen Körper eingebracht werden
- Verbandstoffe
- Teststäbchen zur Blut- oder Urinuntersuchung

! **Abgrenzung zu Medizinprodukten**
Die Wirkung von Medizinprodukten erfolgt eher auf physikalischem Weg, die Wirkung von Arzneimitteln erfolgt auf pharmakologischem Weg.
Umgangssprachlich wird der Begriff „Arzneimittel" oft mit „Medikament" gleichgesetzt. Nach dem Arzneimittelgesetz gelten jedoch z.B. auch Verbandstoffe und Teststäbchen als Arzneimittel, was dem allgemeinen Verständnis von „Medikament" widerspricht.

30.1 Grundlagen

Neben dem Arzneistoff sind Hilfsstoffe, die die Verabreichung und Dosierung ermöglichen, sowie Konservierungsstoffe, die das Arzneimittel haltbar machen, entscheidend. Bei Unverträglichkeiten können sie eine große Rolle spielen.

Auch **frei verkäufliche Arzneimittel** sind nicht frei von unerwünschten Wirkungen. **Apothekenpflichtige Arzneimittel** dürfen ohne Rezept in Apotheken erworben werden. **Rezeptpflichtige Arzneimittel** dürfen nur bei Vorlage eines Rezeptes vom Arzt in der Apotheke ausgegeben werden.

Pharmakokinetik

Definition: alle Prozesse, die ein Arzneistoff im Körper durchläuft: Freisetzung, Aufnahme, Verteilung, Metabolisierung („Verstoffwechselung", also Um- und Abbau), Ausscheidung.

Arzneimittel können wie folgt wirken:
- **Prophylaktisch**
- **Diagnostisch**, z.B. Röntgen-Kontrastmittel
- **Therapeutisch:**
  - **Kausal:** die Krankheitsursache behandelnd
  - **Symptomatisch:** die Krankheitssymptome behandelnd
  - **Palliativ:** die Beschwerden lindernd

Einfluss auf Wirkungseintritt und -stärke eines Arzneimittels haben:
- Verabreichungsart (▶ S. 376)
- Durchblutung (bei Injektionen)
- Dauer der Magen-Darm-Passage
- Aufgenommene Nahrungsmittel
- Magen-Darm-Infekte
- Wechselwirkungen mit anderen Arzneimitteln

! Um Wechselwirkungen mit Nahrungsmitteln zu vermeiden, sollten Arzneimittel immer mit Wasser eingenommen werden.

Einige Arzneimittel haben absichtlich einen langsamen Wirkungseintritt oder eine lang anhaltende Wirkungsdauer. Gekennzeichnet sind sie z.B. durch folgende Begriffe:
- **Depot:** Wirkstoff wird, z.B. aus einer Depot-Arzneiform heraus, gleichmäßig über einen längeren Zeitraum abgegeben.
- **Retard:** Wirkstoff wird gleichmäßig über längere Zeit abgegeben.

! Depot- und Retardpräparate dürfen nie geteilt, zerbrochen oder in Flüssigkeit aufgelöst werden.

Um Arzneimittel nach ihrer Wirkung auszuscheiden, müssen sie löslich sein. Die Leber baut das Arzneimittel entsprechend um.

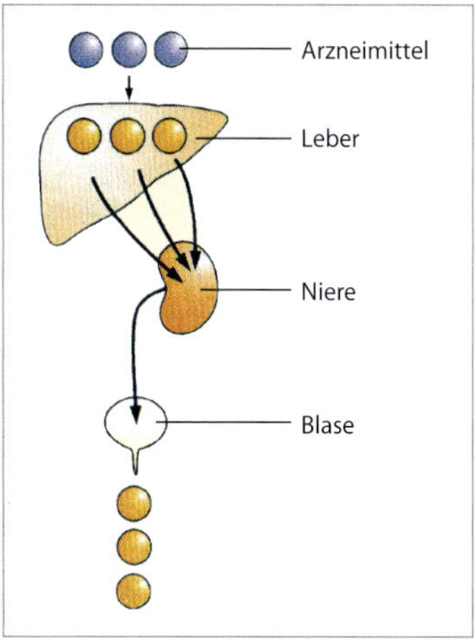

Abb. 30.1:
Arzneimittel, die über den Magen-Darm-Trakt aufgenommen werden, gehen immer erst durch die Leber. Deshalb ist bei ihnen eine höhere Dosierung als bei Injektionen oder Infusionen nötig. Die Abbildung zeigt die Ausscheidung von Arzneimitteln mit Beginn in der Leber.

! Ist die Ausscheidung gestört oder wird ein Arzneimittel in zu kurzen Abständen gegeben, kann sich die Konzentration im Körper auf einem unerwünscht hohen Niveau befinden (Kumulation).

Pharmakodynamik

Definition: Wirkung eines Arzneimittels im Körper.
Arzneimittel wirken in der Regel auf Zellen ein. Sie steigern oder dämpfen ihre Funktion. Unterschieden werden drei Mechanismen:

- Fehlende Stoffe **ersetzen** oder **ergänzen,** z.B. Mineralstoffe
- Fremde Organismen oder veränderte Zellen **abwehren** oder **zerstören:** z.B. Antibiotika
- Zellfunktionen **beeinflussen,** z.B. Impfstoffe

! Was im Volksmund als „Nebenwirkung" bezeichnet wird, heißt fachsprachlich „unerwünschte Wirkung": Das Arzneimittel ruft eine Wirkung hervor, für die es nicht gedacht ist. Bekannte unerwünschte Wirkungen können eine Kontraindikation für das Arzneimittel darstellen.

Die Stärke der Dosierung wird oft durch folgende Begriffe angegeben:

- **Mite:** Hälfte des Wirkstoffs.
- **N:** normale Dosierung.
- **Forte:** doppelte Dosierung.

Besonderheiten im Alter

- Erniedrigter Wasseranteil des Körpers und verminderte Blutzirkulation verlangsamen die Verteilung des Arzneistoffs im Körper.
- Der Fettanteil des Körpers nimmt gegenüber der Muskulatur zu: Eine erhöhte Speicherung, länger dauernde Freisetzung und erhöhte Konzentration des Arzneistoffs im Körper sind möglich.
- Die Leistungsfähigkeit der Leber ist eingeschränkt und die Umwandlung des Arzneimittels verlangsamt. Es kann zur Kumulation, zur Wirkungsverstärkung oder -verlängerung kommen. Unerwünschte Wirkungen nehmen zu.
- Die Darmmotilität (Beweglichkeit) sinkt, der Magen-Darm-Trakt wird schlechter durchblutet, es kann zur Wirkverzögerung oder -verstärkung kommen.
- Die Nierenleistung nimmt ab und damit die Ausscheidung des Arzneimittels über die Nieren. Eine ausreichende Flüssigkeitszufuhr ist entscheidend, um einer Kumulation vorzubeugen.

Arzneimittelabhängigkeit

Definition: Unfähigkeit, den Gebrauch von Arzneimitteln zu kontrollieren. Betäubungsmittel bergen ein besonders hohes Abhängigkeitsrisiko.

! Arzneimittelabhängigkeit kann gerade im Alter leicht unentdeckt bleiben, weil viele Menschen denken, Medikamente zu nehmen, sei im Alter normal. Wesensveränderungen oder ein starker Drang bzw. die Gewohnheit, Arzneimittel zu nehmen, sollten hellhörig machen. Die Pflegefachkraft bespricht die Situation mit dem Arzt. Leicht unentdeckt bleibt die Abhängigkeit von Abführmitteln, Nasentropfen und Benzodiazepinen (bestimmte Psychopharmaka).

30.2 Verabreichungsformen und -möglichkeiten

Feste Arzneimittel

- **Tabletten:** gepresste Wirk- und Hilfsstoffe, z. B. Kautabletten, Brausetabletten, Lutschtabletten, Tabletten, die unter die Zunge gelegt werden.
- **Dragees:** zur besseren Schluckbarkeit glatt überzogene Tabletten; einige Überzüge verhindern den Zugriff von Magensaft, sie wirken im Dünndarm.
- **Kapseln** enthalten Granulat, Pulver oder Flüssigkeit, werden im Magen aufgenommen; Sonderformen sind Zerbeißkapseln. Kapseln können durch Überzüge retardiert (▶ S. 373) oder magensaftresistent sein.
- **Granulate** bestehen aus Arzneimittelkörnchen; äußerlich angewendet haben sie eine bessere Fließeigenschaft als Pulver; zur inneren Anwendung werden sie in Wasser gelöst.
- **Pulver:** feinstverteilte Arzneimittel, z. B. Basis für Injektionslösungen, Säfte oder zur Inhalation.
- **Zäpfchen** (Suppositorien) werden in den Mastdarm oder in die Vagina eingeführt und müssen kühl gelagert werden.
- **Arzneimittelpflaster** (transdermale Systeme) umgehen die orale Aufnahme, dienen der kontinuierlichen Wirkstoffaufnahme.

Halbfeste Arzneimittel

- **Salben:** streichfähige, wasserfreie Arzneimittel auf Basis von Fett, Paraffin oder Vaseline.
- **Cremes:** Salben, die durch Zugabe von Wasser „leichter"/streichfähiger sind.
- **Pasten** haben einen hohen Pulveranteil.
- **Gele** basieren meist auf Wasser und wirken durch dessen Verdunstung kühlend.

Flüssige Arzneimittel

- **Tinkturen:** Extrakte meist aus pflanzlichen Grundstoffen, enthalten bis zu 84 % Alkohol.
- **Tropfen:** wässrige Lösungen mit oder ohne Alkohol, mit gelöstem Wirkstoff.
- **Säfte:**
  - Enthalten gut verteilte Feststoffe (= **Suspension**).
  - Hoher Zuckeranteil (= **Sirup**).
  - **Trockensäfte:** mit Wasser anzurühren.
- **Injektionslösungen** sind steril und meist klar. Einige müssen als Trockensubstanz mit NaCl 0,9 % oder Aqua dest. (Wasser für Injektionszwecke) hergestellt werden.
- **Infusionslösungen** sind steril und liegen in größeren Mengen als Injektionslösungen vor.

! Einige Infusionslösungen sind gewebeschädigend und dürfen ausschließlich über die Vene, also nicht subkutan, verabreicht werden!

Gasförmige Arzneimittel

- **Sauerstoff** als Arzneimittel liegt in Gasflaschen vor oder wird durch spezielle Geräte aus der Luft konzentriert. Er muss vor der Anwendung befeuchtet werden.
- **Narkosegase** werden in Sauerstoffflaschen aufbewahrt und über Narkosegeräte verabreicht.
- **Aerosole** benötigen einen Zerstäuber, um den Wirkstoff auf die Haut oder Schleimhaut aufzubringen oder ihn inhalieren zu können. Für die Tiefe der Inhalation ist die Tröpfchengröße des Aerosols entscheidend. Bei sehr großen Teilchen spricht man von Spray, z.B. Pflasterspray.

Verabreichungsarten

! Unterschiedliche Verabreichungsarten machen es möglich, ein Arzneimittel den Fähigkeiten bzw. dem Zustand des Menschen entsprechend zu verabreichen. Bei Erbrechen kann z.B. eine rektale Arzneimittelgabe notwendig sein. Bei Schluckstörungen sind Tropfen geeigneter als Tabletten.

Je nach Wirkungsort werden unterschieden:

- **Systemisch wirkende** Arzneimittel wirken im ganzen Körper.
- **Lokal wirkende** Arzneimittel wirken an einer bestimmten Körperstelle.

! Der Applikationsort (Verabreichungsort) ist nicht immer Wirkungsort.

Innerliche Verabreichungsmöglichkeiten:

- **Enteral**: allgemeine Bezeichnung für „über den Magen-Darm-Trakt", Wirkung nach der Magen-Darm-Passage, ca. 30–40 Min.
- **Rektal**: über den Mastdarm, rasche Wirkung
- **Oral**: im/durch den Mund, Wirkung nach der Magen-Darm-Passage, ca. nach 30–40 Min.
- **Sublingual**: unter der Zunge, rasche Wirkung
- **Buccal**: in der Wangentasche, rasche Wirkung (häufig Depotpräparate)
- **Inhalativ**: über die Luftwege, rasche lokale Wirkung
- **Nasal**: in/durch die Nase, rasche Wirkung
- **Vaginal**: in/durch die Scheide, rasche lokale Wirkung
- **Intracutan**: in die Oberhaut, rasche Wirkung
- **Subkutan** (s. c.): in das Unterhautfettgewebe, rasche Wirkung (Depotpräparate häufig)
- **Intramuskulär** (i.m.): in den Muskel, schneller Wirkungseintritt (Depotpräparate häufig)
- **Intravenös** (i.v.): in die Vene, rasche Wirkung

! Die Resorption ist intravenös schneller als intramuskulär. Intramuskulär ist sie schneller als subkutan.

- **Intraarteriell** (i. a.): in die Arterie, sehr rasche Wirkung
- **Intraartikulär**: ins Gelenk, rasche lokale Wirkung
- **Intrathekal**: in den Rückenmarkskanal, rasche Wirkung
- **Intraokular**: in/auf das Auge, rasche Wirkung

! Als parenteral werden alle Verabreichungsarten bezeichnet, die den Magen-Darm-Trakt umgehen und bei denen das Medikament über das Blut verteilt wird, also Infusionen und Injektionen.

Äußerliche Verabreichungsmöglichkeiten: **Dermal** über die Haut/Schleimhaut

30.3 Arzneimittel lagern und stellen

Arzneimittel lagern

Um Arzneimittel sicher zu lagern, sind folgende Aspekte zu beachten:
- Beipackzettel bis zum Ende aufbewahren und beachten:
  - Lagerung < 25 °C: ggf. im Kühlschrank, nicht gemeinsam mit Lebensmitteln
  - Lichtgeschützte Lagerung: in verschlossenem Schrank
  - Kühlschrank-Arzneimittel zwischen 2–8 °C lagern, Kühlschrank-Temperatur täglich kontrollieren
  - Kühlkettenpflichtige Arzneimittel: strengste Einhaltung der Kühlung
- Tropfflaschen, Durchstechampullen, (aufgelöste) Säfte, Tropfen und Sprays eindeutig kennzeichnen:
  - Anbruchdatum
  - Datum, bis zu dem das Arzneimittel verwendet werden darf
- Salbentuben nicht aufrollen (Einreißen der Tube, Name nicht lesbar)
- In Originalpackung lagern
- In Einrichtungen:
  - Arzneimittel in verschlossenem Schrank aufbewahren
  - Betäubungsmittel separat verschlossen verwahren
  - Arzneimittelschachteln mit Vor- und Nachname beschriften
- Zu Hause: Arzneimittel nicht in Badezimmer oder Küche lagern
- Verfallsdatum regelmäßig kontrollieren

! Arzneimittel, die in Aussehen, Geruch oder Konsistenz verändert sind, nicht mehr anwenden.

! **Fokus Demenz**
Die Pflegefachkraft lagert Arzneimittel so, dass diese nicht versehentlich eingenommen werden können. Das gilt auch für Arzneimittel, die verworfen wurden. Bei Menschen, die in der häuslichen Umgebung leben, nimmt sie die Arzneimittel bei Bedarf mit ins Büro des Pflegedienstes, um eine fehlerhafte oder versehentliche Einnahme zu vermeiden.

Arzneimittel stellen

Kontrolle auf Richtigkeit des Medikaments:
- Bei Entnahme aus dem Medikamentenschrank
- Bei Entnahme aus der Originalverpackung
- Beim Zurückstellen

! Die Kontrolle wird anhand der schriftlichen Verordnung vorgenommen.

Das Verordnungsblatt muss folgende Angaben vom Arzt enthalten:
- Exakter Namen des Arzneimittels
- Konzentration
- Form
- Dosierung
- Verabreichungszeit und/oder Zeitintervall
- Verabreichungsart

! Telefonische Anordnungen sollten die absolute Ausnahme sein und sind als solche zu dokumentieren. Nachdem der Arzt die telefonische Anordnung durchgegeben hat, wiederholt die Pflegefachkraft ihre Notizen und lässt sich deren Richtigkeit vom Arzt bestätigen. Die schriftliche Anordnung ist nachzuholen!

Sorgfalt beim Stellen der Arzneimittel:
- Für Ruhe sorgen
- Medikamente nicht berühren
- Tropfen und Säfte erst kurz vor Verabreichung umfüllen
- Infusionslösungen maximal eine Stunde vor Verabreichung herrichten, Flasche/Beutel mit Name, Datum, Uhrzeit, Art und Menge der Zusätze, Infusionszeit beschriften
- Injektionen kurz vor Verabreichung herrichten, Ampulle bei der Spritze belassen.

! Geraten Tabletten in einer Wochen- oder Tages-Dosierhilfe durcheinander, sind die Arzneimittel aus Sicherheitsgründen neu zu stellen.

30.4 Arzneimittel verabreichen

! Bevor ein Arzneimittel verabreicht wird, sind alle Unstimmigkeiten auszuräumen. Unleserliche Anordnungen, unverständliche Packungsbeilagen, unklare Konzentrationen usw. sind ein Grund, zunächst den Arzt bzw. Apotheker zu befragen und erst dann das Arzneimittel zu verabreichen.

Für die Verabreichung gilt die 5-R-Regel. Zu prüfen ist:
- Richtige Person?
- Richtiger Zeitpunkt?
- Richtiges Medikament?
- Richtige Dosierung?
- Richtige Verabreichungsart?

Unerwünschte Wirkungen können sich äußern:
- **Akut:**
  - Luftnot
  - Hypotonie (▶ S. 270) oder Hypertonie (▶ Tab. 15.1, S. 267)
  - Bradykardie oder Tachykardie (▶ Tab. 3.1, S. 43)

- **Verzögert:**
  - Übelkeit, Erbrechen
  - Schwindel, Kopfschmerzen
- **Nach Tagen:**
  - Diarrhö
  - Allergie

! Die Multimedikation (Einnahme vieler verschiedener Medikamente) im Alter erhöht das Risiko für Wechselwirkungen. Gerade wenn der Mensch ein neues Medikament erhält, ist er hinsichtlich unerwünschter Wirkungen zu beobachten.

Grundsätze

- Bedarfsmedikation: Zeitpunkt der Einnahme und Wirkungseintritt dokumentieren
- Treten unerwünschte Wirkungen auf:
  - Medikamentengabe unterbrechen, z.B. laufende Infusion
  - Arzt informieren
  - Beschreibend dokumentieren
  - Maßnahmen dokumentieren

Dokumentation der Pflege

- Verabreichung abzeichnen
- Art und Zeitpunkt ggf. aufgetretener unerwünschter Wirkungen
- Name des Arztes und Zeitpunkt, zu dem er über unerwünschte Wirkungen informiert wurde
- Ablehnung der Arzneimitteleinnahme durch den Pflegebedürftigen und Begründung, sofern bekannt
- Ggf. Zeitpunkt des Erbrechens eingenommener Arzneimittel

30.5 Injektionen

Definition: Einbringen eines sterilen Arzneimittels in das Unterhautfettgewebe (subkutan), in den Muskel (intermuskulär) oder die Vene (intravenös). Die intravenöse Injektion ist nur dem Arzt gestattet, die anderen Injektionen kann er an eine Pflegefachkraft übertragen.

! Um Verletzungen und Infektionen zu vermeiden, dürfen Kanülen nie in ihre Hülle zurückgesteckt werden. Zur Entsorgung dient ein Abwurf-Container mit Abstreifvorrichtung.

Indikationen

Bedarf an raschem Wirkungseintritt des Arzneimittels oder an einer Depotwirkung (▶ S. 373).

! Injektionen bedürfen immer einer Anordnung des Arztes.

30

Kontraindikationen
- Möglichkeit, den Wirkstoff auf schonendere Weise zu verabreichen
- Verletztes, entzündetes oder ödematöses Gewebe

Grundsätze
- Besonders auf die Hygiene achten
- Bei fehlender Erfahrung Kollegen oder ggf. Arzt zu Rate ziehen

! Je korrekter und gewissenhafter vorgegangen wird, desto unwahrscheinlicher sind Komplikationen!

Material
Alle Materialien werden auf einem Injektionstablett bereitgestellt.
- Hände- und Hautdesinfektionsmittel
- 4 sterile bzw. keimarme Tupfer [51]; bei Brechampullen: 1 weiterer keimarmer Tupfer
- 1 Spritze
- 1 Kanüle zum Aufziehen und:
  - Bei subkutaner Injektion: 1 Kanüle in 22–27 G; je nach Beschaffenheit des Unterhautfettgewebes 12–25 mm Länge [11]
  - Bei intramuskulärer Injektion: 1 Kanüle in 20–21 G; je nach Konstitution bis 70 mm Länge [11]
- Arzneimittel
- 2 Einweghandschuhe
- Pflaster mit Mullfläche

Allgemeine Vorbereitung
- Hände und Arbeitsfläche desinfizieren
- Material bereitstellen
- Medikament aufziehen:
  - Brechampulle öffnen, auf Glassplitter prüfen, oberen Teil in Abwurf-Container entsorgen
  - Gummistopfen der Durchstechampulle mit Hautdesinfektionsmittel (auf Alkoholbasis) satt besprühen, nach Herstellerangaben einwirken lassen, vollständige Eintrocknung abwarten [46]
  - Medikament aufziehen, Kolben der Spritze nur an der Stempelplattform anfassen
  - Luft aus der Spritze entfernen, Menge erneut prüfen
  - Aufziehkanüle entsorgen, Injektionskanüle mit Schutzhülle auf die Spritze stecken, hygienisch ablegen
  - Ampulle bzw. ggf. daran befindlichen Abziehaufkleber dazu legen
- 5-R-Regel beachten (▶ S. 378)

Allgemeine Nachbereitung
- Kanüle in Abwurf-Container abstreifen
- Einstichstelle beobachten, nach Schmerzen erkundigen

Subkutane Injektion

Injektionsorte

Subkutis (Unterhaut), alle Stellen, an denen das Unterhautfettgewebe gut ausgeprägt ist, insbesondere:

- Vordere Außenseiten der Oberschenkel
- Bauchdecke, um den Bauchnabel mit > 3 cm Abstand [30]

! Subkutane Injektionen nie in beschädigte (Unter-)Haut injizieren.

Material ▶ S. 380

Durchführung

Allgemeine Vorbereitung ▶ S. 380

- Injektionsstelle prüfen
- Hände desinfizieren
- Weiteres Vorgehen ▶ Abb. 30.2 bis 30.5

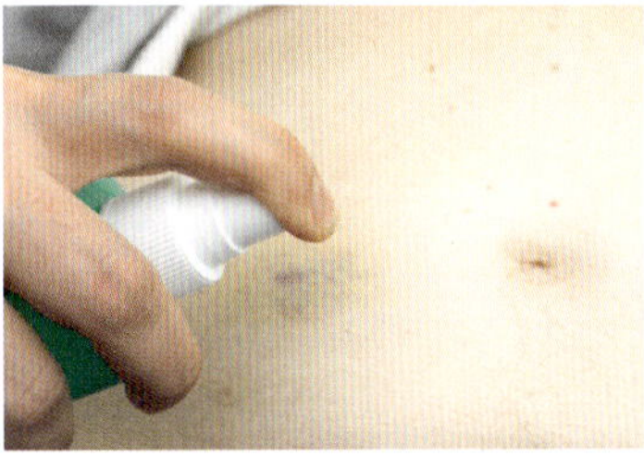

Abb. 30.2: Hautdesinfektionsmittel auf die Injektionsstelle aufbringen, nach Herstellerangaben einwirken lassen. Währenddessen Handschuhe anziehen.

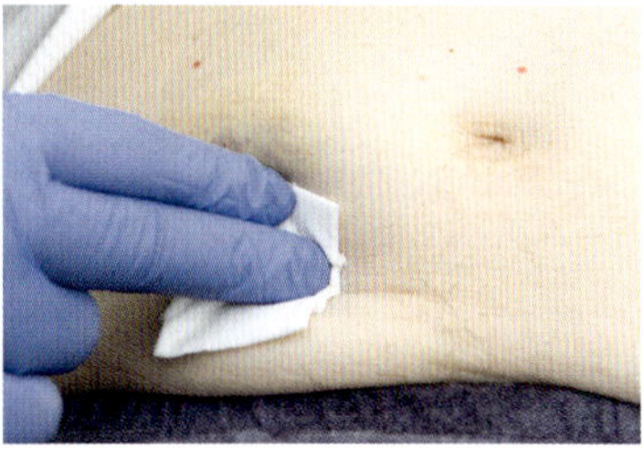

Abb. 30.3: Vorhandene Reste des Desinfektionsmittels mit einem keimarmen Tupfer entfernen.

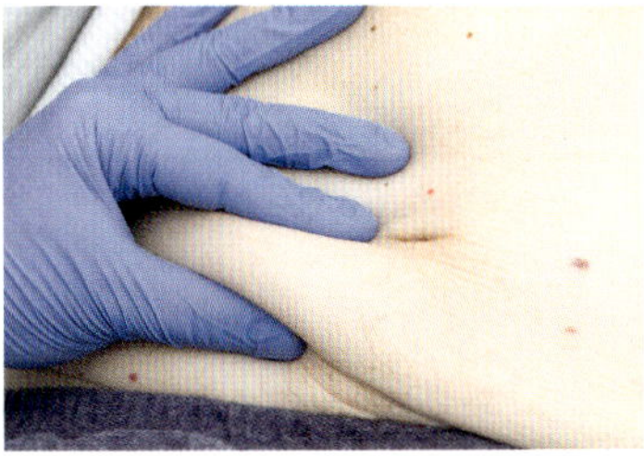

Abb. 30.4: Hautfalte mit Daumen und Zeigefinger abheben.

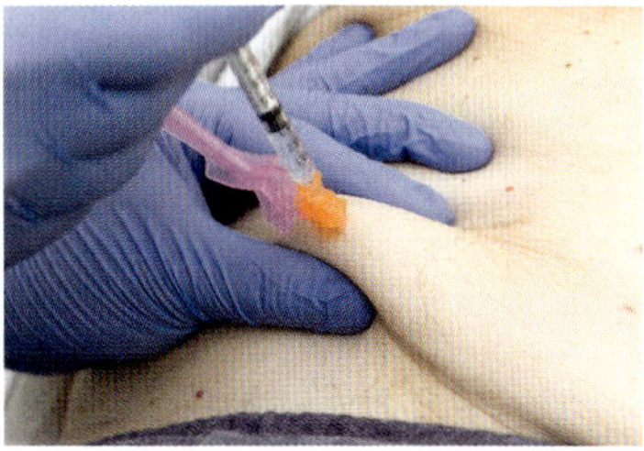

Abb. 30.5: Kanüle bei gehobener Hautfalte im Winkel von 90° einstechen, bei kachektischen Menschen: 45°-Winkel.

! Hautfalte vorsichtig seitlich verschieben, um zu prüfen, ob ein Muskel getroffen wurde. Kann die Hautfalte nicht verschoben werden, muss die Kanüle entfernt werden.

- Arzneimittel langsam injizieren
- Kanüle entfernen, Hautfalte loslassen

Nachbereitung ▸ **S. 380**

! Bei korrektem Vorgehen ist eine Aspiration bei der subkutanen Injektion nicht notwendig, da die Blutgefäße unter dem Unterhautfettgewebe verlaufen.
Bei häufigen subkutanen Injektionen legt die Pflegefachkraft ein Injektionsschema (Abb. 30.6) an.
Nach der Injektion eines neuen Arzneimittels achtet die Pflegefachkraft besonders auf Unverträglichkeitsreaktionen.

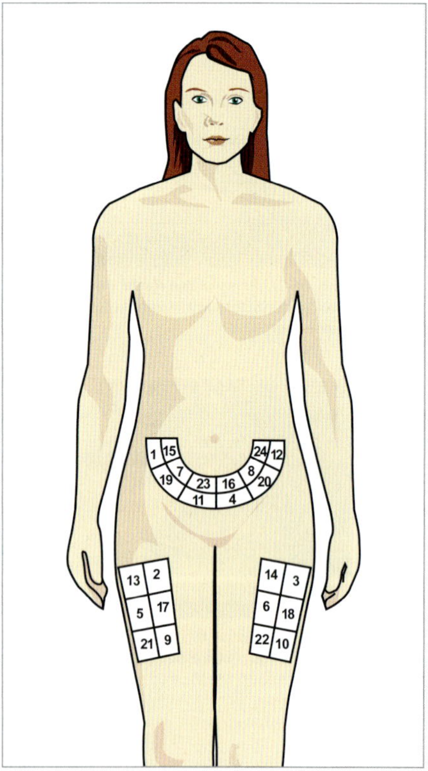

Abb. 30.6:
Ein Injektionsschema hilft, die einzelnen Hautareale nicht zu sehr zu belasten und für eine gute Regeneration zu sorgen.

Mögliche Komplikationen

Entzündung der Einstichstelle bis zum Spritzenabszess, Vorgehen:
- Mit entzündeter Körperstelle hygienisch umgehen
- Lockeren Pflasterverband mit steriler Mullkompresse anlegen
- Ggf. Arzt informieren
- Temperatur regelmäßig kontrollieren
- Wunde nach Anordnung versorgen

Versehentliche intramuskuläre Injektion, Vorgehen:
- Wirkung des Arzneimittels beobachten
- Arzt über Fehlinjektion informieren

Reduzierte Resorption des Arzneimittels durch verhärtetes Gewebe, Vorgehen:
- Körperstelle entlasten
- Injektionsstellen wechseln

Besonderheiten bei der Insulin-Injektion

Insulin-Pen
- Bei 4 bzw. 5 mm langer Pen-Kanüle: senkrechter Einstichwinkel, ohne Hautfalte abzuheben [30]
- Bei längeren Kanülen: Hautfalte abheben [30]
- Kanüle nach der Injektion 10 Sekunden in der Haut belassen

! Nadeln von Insulin-Pens nur einmalig verwenden! Pens mit bereits verwendeter Insulinampulle nicht im Kühlschrank aufbewahren.
In Krankenhäusern und Pflegeeinrichtungen ist vor der Injektion eine Desinfektion notwendig; in der häuslichen Umgebung kann sie nach Bedarf eingesetzt werden. [30]

Insulinfläschchen
- Im Kühlschrank aufbewahren
- Nach Anbruch mit Datum versehen
- Vor dem Aufziehen ca. 15-mal kippen oder rollen – nicht schütteln!
- Innerhalb von 3–4 Wochen verbrauchen

Dokumentation der Pflege ▶ S. 379

Intramuskuläre Injektion

Injektionsorte
- Gesäßmuskel (ventrogluteale Injektion), Bestimmung ▶ Abb. 30.7 bis 30.9, S. 384
- Oberschenkel, Bestimmung:
  - Trochanter major und Kniescheibe ertasten, Linie dazwischen denken
  - Injektionsort ist das mittlere Drittel der Linie
- Oberarm, bei Injektionsmengen $\leq$ 2 ml [30], Bestimmung: 3 Querfinger unter der Schulterhöhe

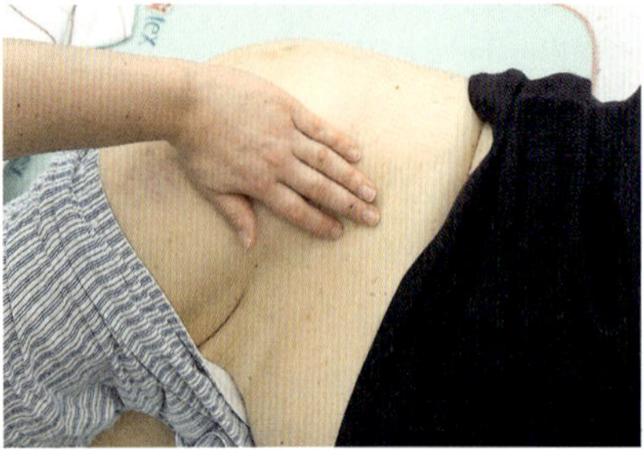

Abb. 30.7:
Zur Bestimmung der Injektionsstelle benutzt die Pflegefachkraft ihre linke Hand, um am rechten Darmbeinstachel die Injektionsstelle zu bestimmen. Ihren Zeigefinger legt sie auf den vorderen Darmbeinstachel.

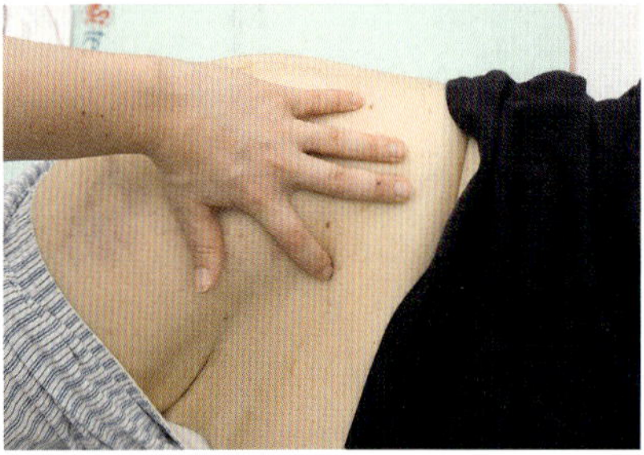

Abb. 30.8:
Mit dem Mittelfinger gleitet sie am Darmbeinkamm entlang, bis Zeige- und Mittelfinger soweit wie möglich gespreizt sind.

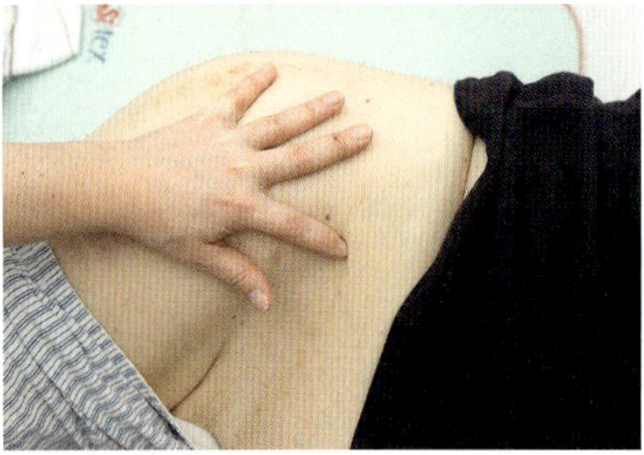

Abb. 30.9:
Sie löst den Mittelfinger und lässt ihre Hand soweit in Richtung Vorderseite des Oberschenkels wandern, bis der Handballen auf dem Trochanter major (Rollhügel des Oberschenkelknochens) liegt. Der Zeigefinger bleibt unverändert auf dem Darmbeinstachel liegen. Injektionsort ist die Spitze des Dreiecks zwischen Zeige- und Mittelfinger.

Korrekte Lagerung
- Gesäß: auf der Seite, oberes Bein leicht angewinkelt
- Oberschenkel: auf dem Rücken, Bein leicht nach innen gedreht
- Oberarm: sitzend oder auf der Seite liegend

Material ▸ S. 380

Vorbereitung ▸ S. 380

Durchführung
- Injektionsort bestimmen
- Hände desinfizieren
- Hautdesinfektionsmittel auf die Injektionsstelle sprühen, nach Herstellerangabe einwirken lassen
- Handschuhe anziehen
- Reste des Desinfektionsmittels zügig mit Tupfer entfernen
- Kanüle im 90°-Winkel einführen, Kontakt mit Knochen vermeiden bzw. Kanüle ggf. zurückziehen, dann Kanülenkonus festhalten

Zwischen Kanüle und Haut einen kleinen Abstand lassen.

- Aspirieren, wenn kein Blut sichtbar ist: langsam injizieren

Ist aspiriertes Blut sichtbar, wurde ein Gefäß getroffen: Kanüle entfernen, Medikament ggf. neu aufziehen.

- Während Injektion nach ausstrahlenden Schmerzen fragen, Injektion ggf. abbrechen

Blutet die Injektionsstelle stark, nachdem die Kanüle entfernt wurde: stark komprimieren, Arzt informieren.

Nachbereitung ▶ **S. 380**

Mögliche Komplikationen
Entzündung der Einstichstelle bis zum Spritzenabszes
Versehentliche Injektion in ein Blutgefäß, Vorgehen:
- Druckverband anlegen
- Arzt informieren

Abgebrochene Kanülennadel, Vorgehen:
- Pflegebedürftigen in Position belassen
- Kanüle mit sterilem Tuch ohne Druck abdecken
- Arzt rufen

Verletzung des Knochens mit der Kanüle, Vorgehen:
- Kanüle leicht zurückziehen, erst dann injizieren
- Auf anschließende Schmerzäußerungen achten
- Auf Entzündungszeichen achten
- Ggf. Arzt informieren

Dokumentation der Pflege ▶ **S. 379**

30.6 Infusionen

Definition: Einbringen größerer Mengen steriler Arzneimittel in das Unterhautfettgewebe (subkutan) oder in das venöse System (intravenös) mittels einer Butterfly- oder Venenverweilkanüle.

Grundsätze
- Notwendigkeit des liegenden Zugangs täglich prüfen
- Zugang mindestens dreimal täglich beobachten, Schmerzen und Entzündungszeichen immer ernst nehmen
- Manipulationen am Infusionssystem möglichst vermeiden
- Zugang auf Höhenniveau unter Infusionsflasche halten
- Abknicken des Schlauchs vermeiden

! Je korrekter und gewissenhafter vorgegangen wird, desto unwahrscheinlicher sind Komplikationen!

Allgemeines Material für Infusionen
- Hände- und Hautdesinfektionsmittel
- 2–3 sterile Tupfer
- Mullverband und Pflasterstreifen zur Fixierung des Infusionsschlauchs
- Infusionslösung mit System und Ständer
- Abwurfschale
- 2 Einweghandschuhe
- Wasserfester Stift

Zusätzliches Material bei subkutaner Infusion
- Infusion in die Bauchdecke: Butterfly-Kanüle [44]
- Infusion in den Oberschenkel: 30 mm lange Kanüle [44]
- Sterile Schlitzkompresse

Zusätzliches Material zum Legen des Zugangs
- Stauschlauch
- 2 weitere Einweghandschuhe
- 2 weitere keimarme Tupfer
- Venenverweilkanüle
- 5-ml-Spritze mit sterilem NaCl 0,9 %
- Schlitzpflaster, ca. 3 x 5 cm

! Auf Anordnung stellt die Pflegefachkraft zusätzlich eine lokal anästhesierende Creme, einen Mandrin zum Verschließen des Zugangs sowie Laborgefäße für Blutuntersuchungen bereit.
Wegen des Infektionsrisikos sollten Zugänge nie „auf Verdacht" gelegt werden. Die Notwendigkeit eines Zugangs, der mit einem Mandrin verschlossen wird, ist dringend zu prüfen.

Zusätzliches Material bei Arzneimittelzusatz in der Infusionslösung
- Kanüle
- Arzneimittel
- Steriler Tupfer [51]

Zusätzliches Material bei Infusion via Port-Katheter
- Mundschutz für alle Beteiligten
- Steriles Tuch und steriles Lochtuch
- Set mit:
  - Mindestens 2 sterilen Watteträgern oder Kompressen
  - Hautdesinfektionsmittel
  - Steriler Schale
- 1–2 sterile Schlitzkompressen
- 2 Paar sterile Handschuhe
- Sterile Verbandschere
- 1–2 Spezialnadeln für Ports („Huber-Nadel")
- Steriles, transparentes Pflaster
- Spritze mit sterilem NaCl 0,9 % und mindestens 10 ml Volumen

Zusätzliches Material für ZVK: Wechsel des Infusionssystems
- Händedesinfektionsmittel
- 1 Paar sterile Handschuhe
- Sterile Plastikklemme
- Vorbereitete Infusionslösung nach Anordnung
- Infusionspumpe

Zusätzliches Material für ZVK: Verbandwechsel
- Hände- und Hautdesinfektionsmittel
- 2 Paar sterile Handschuhe
- Mundschutz
- 3–5 sterile Tupfer
- 20-ml-Spritze mit sterilem NaCl 0,9 %
- Transparenter Folienverband

Infusionssystem vorbereiten
- 5-R-Regel prüfen (▶ S. 378)
- Hände und Arbeitsfläche desinfizieren
- Hautdesinfektionsmittel satt auf Einstichmembran sprühen, nach Hersteller-angabe einwirken und vollständig eintrocknen lassen [46]
- Rollklemme schließen
- Durchstichdorn in Einstichmembran stecken, Infusionsbeutel an Ständer hängen
- Luftventil öffnen, Kammer bis zur Mitte füllen, Rollklemme öffnen und Infusionsschlauch entlüften
- Schlauchkappe belassen, bis der Schlauch angeschlossen wird

! Um die Haltbarkeit der Infusionslösung einzuhalten, notiert die Pflegefachkraft auf der Flasche bzw. dem Beutel mit wasserfestem Stift:
- Zeitpunkt der Zubereitung
- Geplante Laufzeit
- Wenn mehrere Beutel bzw. Flaschen vorgesehen sind: um die wievielte Flasche/den wievielten Beutel es sich handelt

Infusionsgeschwindigkeit berechnen

- ml Infusionsflüssigkeit pro Stunde = $\frac{\text{angeordnete Gesamt-ml-Menge}}{\text{angeordnete Gesamt-Stundenzahl}}$
- ml Infusionsflüssigkeit pro Minute = $\frac{\text{angeordnete Gesamt-ml-Menge}}{\text{angeordnete Gesamt-Minuten}}$
- 1 ml wässrige Infusionslösung entspricht 20 Tropfen
- Tropfen pro Stunde = ml/Stunde × 20
- Tropfen pro Minute = ml/Minute × 20

Medikament zusetzen

! Unverträglichkeitsreaktionen tauchen bei Infusionen umgehend auf. Die Pflegefachkraft bricht die Infusion sofort ab und informiert den Arzt.

- Medikament in eine Spritze aufziehen (▶ S. 380)
- Medikament mit der Aufziehkanüle in den Injektionsbeutel bzw. die Flasche einspritzen – bevor das Infusionssystem angeschlossen wird!
- Beutel bzw. Flasche vorsichtig schwenken, um das Medikament zu verteilen
- Weiteres Vorgehen ▶ S. 387

! Infusionssysteme sollten spätestens nach 72 Stunden gewechselt werden.

Flaschen-/Beutelwechsel bei weiterverwendetem System

! Manipulationen am Infusionssystem sind auf ein Minimum zu beschränken, um die Infektionsgefahr gering zu halten.

- Einstichfläche der neuen Infusionsflasche desinfizieren, Desinfektionsmittel vollständig eintrocknen lassen [46]
- Ventil der Tropfkammer und Rollklemme schließen
- Alte Flasche/alten Beutel so halten, dass der Dorn berührungsfrei nach oben hinaus gezogen werden kann
- Dorn berührungsfrei in die neue Flasche bzw. den neuen Beutel einstechen

! **Kompatibilität von Infusionslösungen**
Im Zweifelsfall mit dem Arzt klären, ob unterschiedliche Lösungen direkt hintereinander durch den Schlauch laufen dürfen bzw. wie vorzugehen ist.

Dokumentation der Pflege
- Zeitpunkt, zu dem die neue Flasche angeschlossen wurde
- Zustand des Zugangs zu diesem Zeitpunkt

Infusionssystem wechseln

- Infusionslösungen: spätestens nach 72 Stunden
- Bei Unterbrechung der Infusion oder des Medikamentenzusatzes: spätestens nach 48 Stunden
- Bei Zusatz von Lipiden (Fette): spätestens nach 24 Stunden
- Bei reinen Lipidinfusionen: spätestens nach 12 Stunden [45]

Dokumentation der Pflege
- Zeitpunkt, zu dem das Infusionssystem gewechselt wurde
- Zustand des Zugangs zu diesem Zeitpunkt

Allgemeine Nachbereitung
- Laufende Infusion regelmäßig kontrollieren: mindestens 1×/Stunde, bei Bedarf, z.B. bei Unruhe, häufiger
- Lage des Zugangs mindestens dreimal täglich kontrollieren, bei Auffälligkeiten oder sehr unruhigen Menschen häufiger
- Zugang bei Entzündungszeichen an der Einstichstelle entfernen und Arzt informieren

! Menschen, die große Mengen an Infusion erhalten, häufiger beim Toilettengang unterstützen bzw. Inkontinenzhilfsmittel häufiger wechseln.

Subkutane Infusion

Infusionsorte
- Vordere Außenseiten der Oberschenkel (bevorzugt): mittleres Drittel der Linie zwischen Trochanter major (Rollhügel des Oberschenkelknochens) und Kniescheibe
- Bauchdecke, um den Bauchnabel herum, > 3 cm Abstand
- Bei häufigen Infusionen Körperstelle regelmäßig wechseln, vgl. Injektionsschema (▸ Abb. 30.6, S. 382)

Indikationen
- Ausgleich von Flüssigkeitsdefiziten, z.B. NaCl 0,9 % oder Glucose-Lösung 5 %
- Schonenderes Verfahren als die i.v.-Infusion

Kontraindikationen

! Medikamente dürfen nie über eine subkutane Infusion verabreicht werden!

- Schock
- Gerinnungsstörung
- Hoher Flüssigkeitsbedarf in kurzer Zeit
- Ödematöses Gewebe
- Sehr unruhige Menschen

Material ▸ S. 386

Vorbereitung ▸ S. 387

Durchführung
- Hautdesinfektionsmittel auf Infusionsstelle sprühen, nach Herstellerangabe einwirken lassen
- Handschuhe anziehen
- Reste des Desinfektionsmittels zügig mit Tupfer entfernen

- Hautfalte mit Daumen und Zeigefinger abheben, Kanüle von distal (von der Körpermitte entfernt) in Richtung nach proximal (Körpermitte) im 15°-Winkel einstechen. [44] ▸ Abb. 30.10
- Hautfalte vorsichtig seitlich verschieben; ist dies nicht möglich: Kanüle entfernen
- Infusionsschlauch anschließen, Hautfalte loslassen und Schlauch fixieren (Abb. 30.11)

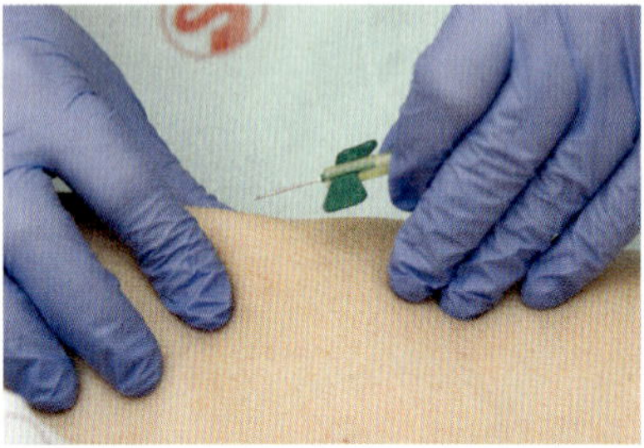

Abb. 30.10:
Einstechen der Kanüle für die subkutane Infusion.

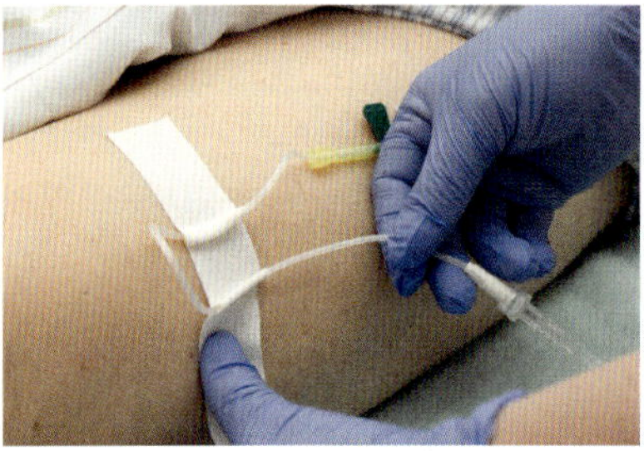

Abb. 30.11:
Schlauch im Abstand von ca. 5 cm von der Einstichstelle mit Pflaster als Schlaufe fixieren.

Zugang mit Mullbinde umwickeln
- Nur wenn die Gefahr besteht, dass der Pflegebedürftige den Zugang manipuliert
- Verband mindestens dreimal täglich – bei Komplikationen häufiger – abwickeln und Lage des Zugangs prüfen

Nachbereitung ▸ S. 389

30

Mögliche Komplikationen
Entzündung der Einstichstelle bis zum Abszess, Vorgehen:
- Hygienischer Umgang mit der entzündeten Körperstelle
- Lockeren Pflasterverband mit steriler Mullkompresse anlegen
- Ggf. Arzt informieren
- Temperatur regelmäßig kontrollieren
- Ggf. Wunde nach Anordnung versorgen

Versehentliche intramuskuläre Infusion, Vorgehen: Infusion abbrechen

Starke Beanspruchung des Gewebes, Vorgehen:
- Betroffene Körperstelle entlasten
- Körperstellen regelmäßig wechseln

Verrutschter Zugang, Vorgehen:
- Kanüle sofort entfernen
- Haut entsprechend der Verletzung versorgen
- Bei schwerer Schädigung: Arzt informieren

Zugang entfernen
- Rollklemme schließen
- Tupfer auf die Haut über dem Stichkanal legen und sanft drücken
- Kanüle herausziehen
- Mit Tupfer und Pflasterstreifen Verband anlegen

Dokumentation der Pflege
- Zeitpunkt, zu dem die subkutane Infusion angelegt wurde
- Genaue Körperstelle, an der die Infusion angelegt wurde
- Ergebnisse laufender Kontrollen der Zugangslage mit Zeitpunkt
- Art und Zeitpunkt ggf. auftretender unerwünschter Wirkungen
- Name des Arztes und Zeitpunkt, zu dem er über unerwünschte Wirkungen informiert wurde

Intravenöse Infusion

Infusionsorte
Venen, vorwiegend in der Ellenbeuge oder am Handrücken

Indikationen
- Flüssigkeitsdefizite ausgleichen
- Arzneimitteln verabreichen
- Parenterale Ernährung

Kontraindikationen
- Möglichkeit, den Wirkstoff auf weniger invasivem Weg zu verabreichen
- Arzneimittel, die mit einer starken Schädigung der Venenwände einhergehen
- Langfristig notwendiger venöser Zugang

Zugang legen und fixieren

! Eine intravenöse Verweilkanüle zu legen, ist ärztliche Aufgabe.

Material ▸ S. 386

Vorbereitung ▸ S. 387
- Auf Anordnung Pflaster mit lokal anästhesierender Creme anlegen
- Hände desinfizieren, Handschuhe anziehen
- Gegenstände nach Anweisung des Arztes anreichen

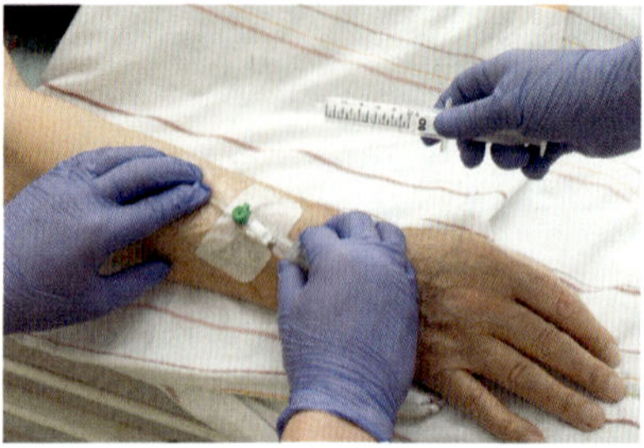

Abb. 30.12:
Der Arzt löst den Stauschlauch, wenn der Zugang in der Vene liegt, und entfernt den Mandrin. Die Pflegefachkraft reicht die NaCl-Spritze, mit der der Arzt die Lage der Venenverweilkanüle prüft.

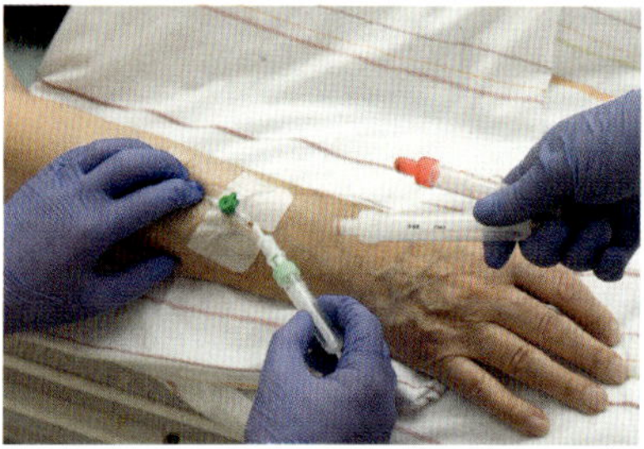

Abb. 30.13:
Bei Bedarf Laborgefäße für Blutuntersuchungen reichen, in diesem Fall verwendet der Arzt zuvor eine NaCl-Spritze.

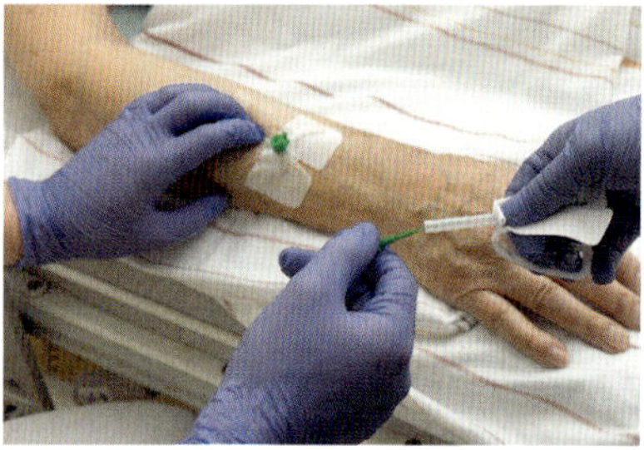

Abb. 30.14:
Ist keine sofortige Infusion vorgesehen, reicht die Pflegefachkraft dem Arzt einen Mandrin berührungsfrei an. Ansonsten reicht sie ihm den Infusionsschlauch.

- Schlauch im Abstand von ca. 5 cm von der Einstichstelle als Schlaufe mit Pflaster fixieren
- Keimarmen Tupfer unter die Verbindung von Kanüle und Infusionsschlauch legen

30

Nachbereitung ▸ S. 389

Infusionslösung anschließen
Vorbereitung der Infusionslösung ▸ S. 387
- 5-R-Regel prüfen (▸ S. 378)
- Mullverband abnehmen
- Handschuhe anziehen

- Zugang beurteilen, ggf. entfernen
- Mandrin entfernen, von Luft entleerte NaCl-Spritze aufsetzen, vorsichtig aspirieren; zeigt sich Blut, liegt der Zugang in der Vene

! Gerade bei länger liegenden Zugängen muss die fehlende Fähigkeit, Blut zu aspirieren, nicht bedeuten, dass der Zugang nicht mehr korrekt in der Vene liegt.

- Vorsichtig 1 ml NaCl 0,9 % spritzen, auf ggf. entstehende Schwellung achten. Entsteht keine Schwellung, liegt der Zugang in der Vene
- Von Luft entleerten Infusionsschlauch anschließen
- Rollklemme öffnen und Infusionsgeschwindigkeit einstellen, Infusion für mindestens 1–2 Minuten beobachten, Schlaufe des Infusionsschlauchs kleben

Nachbereitung ▶ S. 389

Mögliche Komplikationen
Entzündung der Einstichstelle bis zum Abszess

Paravenöser Zugang, Vorgehen:
- Zugang entfernen
- Arzt informieren

Infusion fließt nicht/nur langsam, Vorgehen:
- Prüfen, ob der Schlauch abgeknickt ist
- Zugang unter Höhenniveau unter der Flasche/dem Beutel halten
- Rollklemme kontrollieren, ggf. öffnen
- Dreiwegehahn kontrollieren, ggf. öffnen
- Helfen die o.g. Vorgehensweisen nicht: Arzt informieren, Zugang nach Anordnung entfernen

Verabreichung des falschen Medikamentes, Vorgehen:
- Infusion sofort stoppen
- Arzt informieren
- Wirkung beobachten
- Ggf. neue Anordnung des Arztes ausführen
- Vorgang komplett dokumentieren

Allergische Reaktion auf Infusionslösung, Vorgehen:
- Infusion sofort abbrechen
- Arzt informieren
- Ggf. lebensrettende Sofortmaßnahmen ergreifen (▶ S. 414)

! Bekannte Arzneimittelallergien sollten bei einem Wechsel des Arztes dem neuen Arzt gemeldet werden.

Zugang entfernen ▶ S. 391
Eine Entfernung des Zugangs kann aus zwei Gründen notwendig sein:
- Anordnung des Arztes
- Entzündung des Einstichstelle

Dokumentation der Pflege
- Zeitpunkt, zu dem der Arzt den Zugang gelegt hat, Name des Arztes
- Genaue Körperstelle, an der die Infusion angelegt wurde
- Ergebnisse laufender Kontrollen der Zugangslage mit Zeitpunkt
- Zeitpunkt, zu dem die Infusion abgenommen, der Zugang entfernt und/oder mit einem Mandrin versehen wurde
- Art und Zeitpunkt ggf. auftretender unerwünschter Wirkungen
- Name des Arztes und Zeitpunkt, zu dem er über unerwünschte Wirkungen informiert wurde

Spritzenpumpen verwenden

Definition: Spritzenpumpen sind Medizinprodukte, die unter das Medizinproduktegesetz (MPG) sowie die Medizinprodukte-Betreiberverordnung (MPBetreibV) fallen. Durch sie können kleine Arzneimittelmengen gut gesteuert in das venöse System eingebracht werden. Spritzenpumpen dürfen nur zweckbestimmt und von eingewiesenen Personen angewendet werden.

Indikationen
- Medikamente intravenös verabreichen
- Kleine Flüssigkeitsmengen (< 50 ml) intravenös verabreichen
- Intravenösen Zugang offen halten

Mögliche Komplikationen	Prävention	Vorgehen bei Komplikation
Gerät schaltet nicht ein	• Akku regelmäßig aufladen • für Stromquelle sorgen	• Stromquelle prüfen • prüfen,ob der Schalter hakt • ggf. Gerät in die Medizintechnik geben
Gerät alarmiert	• sorgfältig arbeiten • Spritze und Infusionssystem von Luft befreien • vor dem Verlassen des Zimmers prüfen, ob das Gerät ordnungsgemäß läuft	• Befehle korrekt und komplett eingegeben? • Schalter korrekt eingerastet? • Spritze korrekt im System? • Infusionslösung in der Spritze? • Schlauch abgeknickt? • Zugangsweg versperrt? Z.B. durch Dreiwegehahn • Vorwarnung, weil die Spritze bald leer ist?
Infusion von Luft	• Luftblasen sorgfältig aus Spritze und Infusionssystem entleeren	• Infusion sofort abbrechen • Arzt informieren

Tab. 30.1: Mögliche Komplikationen bei der Verwendung von Spritzenpumpen.

! Nicht jede Spritzenpumpe gibt an, ob sich Luft im System befindet. Ist dies der Fall und wird es nicht bemerkt, kann durch den Druck der Pumpe Luft in die Vene gedrückt werden!

Kontraindikationen
Bedarf an größerer Flüssigkeitsmenge, i.d.R. über 50 ml

Infusionspumpen verwenden

Definition: Infusionspumpen ähneln Spritzenpumpen (▶ S. 394), erlauben jedoch die Steuerung größerer Arzneimittelmengen.

Indikationen
- Infusionslösung sehr gleichmäßig verabreichen
- Infusionsmenge genau bilanzieren
- Medikamente in die Infusionslösung mischen
- Verschiedene Infusionslösungen aus mehreren Flaschen gleichzeitig verabreichen

Kontraindikationen
Bedarf an sehr kleinen Flüssigkeitsmengen, i.d.R. unter 50 ml, da Spritzenpumpen mehr Mobilität ermöglichen

Mögliche Komplikationen
Die Komplikationen bei Spritzenpumpen (▶ Tab. 30.1, S. 394) sind auch bei Infusionspumpen möglich. Folgende weitere Gründe können einen Gerätealarm auslösen:
- Nicht korrekt in das System eingelegter Schlauch
- Luft im System
- Nicht angebrachter Tropfenzähler

Infusion mittels Port-Katheter

Definition: Zugang zum zentralen Venensystem, der operativ unter die Haut implantiert wird.

! Die Pflegefachkraft benötigt eine schriftliche Delegation des Arztes, um den Port zu versorgen. [47]
Die Pflegefachkraft beobachtet den Arm des Pflegebedürftigen hinsichtlich einer Katheterthrombose. Schwillt der Arm einseitig an, informiert sie den Arzt.

Anlageorte
- Vena jugularis interna
- Vena subclavia
- Vena cephalica

Die meisten venösen Ports befinden sich unter dem rechten oder linken Schlüsselbein oder an der Vorderseite des rechten oder linken Oberarms

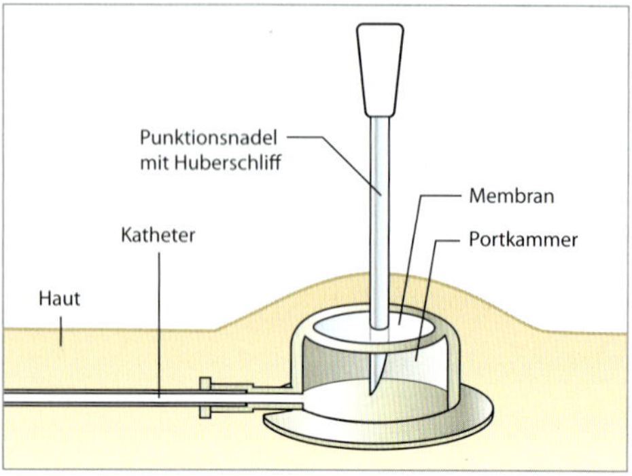

Abb. 30.15: Portsystem im Querschnitt.

Indikationen
- Parenterale Ernährung
- Schmerztherapie
- Chemotherapie
- Geplante intravenöse Langzeit-Verabreichung von Arzneimitteln

Kontraindikationen
Da ein Port immer eine Eintrittsstelle für Infektionen darstellt, wird er nur nach strenger Indikationsstellung angelegt. Weitere Kontraindikationen sind:
- Verletztes Hautareal
- Gerinnungsstörung

Anlegen der Infusion

! Infusionen in einen Port laufen immer über eine Infusionspumpe.

Material ▸ S. 380

Vorbereitung

! Ein infizierter Port darf nicht mehr genutzt werden!

- Pflegebedürftigen in Rückenlage bringen
- Arbeitsfläche und Hände desinfizieren, Mundschutz anlegen
- Steriles Tuch auf der Arbeitsfläche ausbreiten, Utensilien ablegen
- Verband abnehmen, Haut über Port beobachten
- Hände erneut desinfizieren, sterile Handschuhe anziehen
- Hautdesinfektionsmittel aus dem Set in sterile Schale geben, Watteträger kurz einweichen
- Punktionsstelle von innen nach außen kreisend desinfizieren, mindestens 60 Sekunden lang einwirken lassen [48], wiederholen [37]
- Reste des Desinfektionsmittels mit sterilem Tupfer von ihnen nach außen kreisend entfernen
- Handschuhe entsorgen

Punktion

- Hände erneut desinfizieren, neue sterile Handschuhe anziehen
- Steriles Lochtuch über Port legen
- Portnadel mit NaCl 0,9 % entlüften
- Haut über Port spannen, Portnadel senkrecht in die Portkammer stechen, zügig, aber vorsichtig mit NaCl 0,9 % spülen
- Infusionssystem an Portnadel anschließen
- Portnadel mit Schlitzkompresse umpolstern, sterile Kompresse über Nadel legen, mit Klarsicht-Pflaster überkleben
- Schlauch im Abstand von ca. 5 cm von der Einstichstelle als Schlaufe fixieren, Mullbinde um Kanüle und Schlaufe legen

- Infusionssystem spätestens nach 48 Stunden wechseln
- Portnadel nach Anordnung wechseln, bei Entzündungszeichen: Arzt informieren, ggf. vorzeitig wechseln
- Nach Injektionen oder Infusionen: Port mit mindestens 10 ml NaCl 0,9 % spülen, Verträglichkeit zwischen Arzneimittel/Infusionslösung und NaCl 0,9 % vorher mit dem Arzt klären
- Portnadel mit sterilen Handschuhen entfernen

Komplikationen

Durch folgendes Vorgehen können Komplikationen vermieden werden:

- Absolut hygienisch korrekt arbeiten
- Luftembolie durch luftfreies Infusionssystem vermeiden

! Sämtliche Auffälligkeiten rund um den Port umgehend dem Arzt melden und weiteres Vorgehen klären.

Dokumentation der Pflege

- Zeitpunkt, zu dem der Port punktiert und die Infusion angeschlossen wurde
- Ergebnisse laufender Kontrollen der Infusion und der Haut über dem Port
- Art und Zeitpunkt ggf. auftretender unerwünschter Wirkungen
- Name des Arztes und Zeitpunkt, zu dem er über unerwünschte Wirkungen informiert wurde
- Zeitpunkt, zu dem die Infusion entfernt wurde
- Menge und Art der Flüssigkeit, mit der der Port nach der Infusion gespült wurde

Infusion mit zentralem Venenkatheter (ZVK)

Definition: herznaher Zugang zum venösen System des Blutkreislaufs.

Anlageorte

- Vena jugularis interna
- Vena subclavia
- Vena basilica

In diesen Fällen mündet der Katheter in die Vena cava superior und wird deswegen Cava-Katheter genannt. Selten wird ein ZVK über die Vena femoralis oder die Vena saphena in die Vena cava inferior geschoben.

Indikationen
Vgl. Indikationen für Port ▸ S. 396
Messung des zentralen Venendrucks (im klinischen Bereich)

Kontraindikationen
Vgl. Kontraindikationen für Port ▸ S. 396

Infusionswechsel

! Behältnis mit Infusionslösung spätestens nach 24 Stunden wechseln.

Material ▸ S. 386

Vorgehen
- Pflegebedürftigen in Kopftieflage bringen, Mundschutz anlegen (lassen)
- Hände desinfizieren
- Infusionspumpe stoppen, altes System entnehmen, hygienisch ablegen

! Das Verbindungsstück zwischen ZVK und Infusionssystem darf weder auf dem Boden noch auf der Bettdecke, Kleidung o. Ä. liegen.

- Neues Infusionssystem ins Gerät einlegen und programmieren
- Hände erneut desinfizieren, Mundschutz anlegen, sterile Handschuhe anziehen
- Schlauch knapp unter Anschlusskonus mit Plastikklemme verschließen
- Altes Infusionssystem abschrauben, neuen Schlauch mit ZVK verbinden
- Infusionspumpe starten

Verbandwechsel

! Für die Eintrittsstelle des ZVK wird ein transparentes Pflaster benutzt, damit die Einstichstelle beobachtet werden kann.

Verband spätestens nach sieben Tagen wechseln, bei Durchnässung o. Ä. früher!
- Mundschutz bei allen Beteiligten anlegen
- Sterile Handschuhe anziehen
- Pflaster entfernen
- Sterile Handschuhe wechseln
- Lage und Fixierung des ZVK prüfen
- Einstichstelle bei Bedarf mit sterilem NaCl 0,9 % und sterilem Tupfer reinigen
- Einstichstelle desinfizieren und mit transparentem Pflaster verschließen

! Ein zu häufiger Verbandwechsel ist nicht sinnvoll, da in der Zeit, in der der ZVK freiliegt, Keime in die Wunde getragen werden können.

Komplikationen
Vgl. Komplikationen mit Portkatheter ▶ S. 397

Dokumentation der Pflege
- Zeitpunkt, zu dem die Infusion an den ZVK angeschlossen wurde
- Ergebnisse laufender Kontrollen der Infusion und Einstichstelle des ZVK
- Art und Zeitpunkt ggf. auftretender unerwünschter Wirkungen
- Name des Arztes und Zeitpunkt, zu dem er über unerwünschte Wirkungen informiert wurde
- Zeitpunkt, zu dem die Infusion entfernt wurde

30.7 Zytostatikatherapie

Definition: Zellgifte, die Zellwachstum und -teilung verhindern oder verzögern. [10]
Ziel der Behandlung: Unerkannte Tumorreste und Metastasen zerstören

Mit Zytostatika umgehen

- Zubereitung in der Apotheke
- Infusionen:
  - Auf saugfähiger, undurchlässiger Unterlage richten
  - Beim Richten, Anlegen und Abnehmen Handschuhe, Schutzkittel, Mundschutz und geschlossene Schuhe sowie Hose tragen
  - Beim Anstechen Tupfer verwenden
  - Infusionsbesteck immer in die stehende, nie in eine hängende Flasche stechen
  - Zytostatika-kontaminierte Flasche und Infusionsbesteck zusammen in einer Zytostatikawanne entsorgen
- Tabletten:
  - Getrennt von anderen Arzneimitteln verabreichen
  - Mit Pinzette anreichen, damit der Pflegebedürftige sie nicht anfassen muss
  - Wenn pulverisiert werden muss: unter der Werkbank und in Schutzkleidung
- Lagerung:
  - Verpackung deutlich kennzeichnen: ACHTUNG, ZYTOSTATIKA!
  - Im separatem, gut belüftetem Schrank oder – wenn nötig – im Kühlschrank

! Zytostatika sind in einer Auffangwanne zu lagern.

! Bei Hautkontakt: Sofort mit viel Wasser abspülen, Arbeitsunfall melden.
Schwangeren und Jugendlichen ist die Arbeit mit Zytostatika untersagt.

Pflege

Bei der Pflege bei Zytostatikatherapie steht der Umgang mit unerwünschten Wirkungen (▶ S. 374) im Mittelpunkt. Ihr Auftreten und Ausmaß hängt von folgenden Faktoren ab:

- Verabreichungsart
- Dosis und Dauer der Behandlung
- Wirkmechanismus
- Anzahl und Interaktion verschiedener Zytostatika
- Physischer und psychischer Zustand des Menschen
- Verabreichung von Arzneimitteln, die präventiv auf unerwünschte Wirkungen eingehen

Bei der Pflege ist zu beachten:

- Laufende Infusion:
  - Katheterlage regelmäßig kontrollieren
  - Bei paravenöser Katheterlage: Infusion sofort stoppen
  - Katheter belassen
  - Extremität hochlagern
  - Arzt informieren
- Gabe von Zytostatika in Tablettenform:
  - Für vorherige Mahlzeit sorgen
  - Wunschkost anbieten
- Übelkeit, Erbrechen:
  - Bonbons, Kaugummi, Wassereis anbieten
  - Zähne putzen, Mundpflege anbieten
  - Intensive Gerüche vermeiden
  - Nierenschale und Zellstofftücher in der Nähe, aber außer Sichtweite bereitstellen
- Entzündungen und Aphten im Mundbereich:
  - Regelmäßige Mundpflege
  - Weiche Zahnbürste
  - Desinfizierende Mundspüllösungen
- Diarrhö (▶ S. 300):
  - Leicht verträgliche Speisen anbieten
  - Sehr scharfe Gerichte vermeiden
  - Auf ausreichende Flüssigkeitszufuhr achten (▶ S. 59)
- Leukopenie, Thrombozytopenie (Mangel an Leukozyten bzw. Thrombozyten):
  - Hygienisch arbeiten, Infektionen vermeiden
  - Regelmäßige Körperpflege
  - Kontakt zu infektiös erkrankten Menschen oder Keimträgern vermeiden
  - Stark keimbesiedelte Lebensmittel, z.B. rohe Eier, vermeiden
- Ausscheidungen mit Kittel und Handschuhen entsorgen
- Haarausfall:
  - Kontakt zum Zweithaarstudio herstellen
  - Beim Tragen von Mützen oder Kopftüchern beraten
  - Kopfhaut vor starker Hitze bzw. Kälte schützen
- Je nach Bedarf: Prophylaxen (▶ S. 187)

- Wäsche und Bett:
  - Matratze mit undurchlässiger Hülle versehen
  - Kontaminierte Wäsche mit Handschuhen entsorgen und gesondert waschen

! Gerade zu Therapiebeginn kommt der Beobachtung unerwünschter Wirkungen und Infektionszeichen ein hoher Stellenwert zu. Die Pflegefachkraft berichtet dem Arzt.

Unerwünschte Wirkungen können teilweise medikamentös behandelt werden. Nach der Chemotherapie sind sie rückläufig.

Dokumentation der Pflege
- Zeitpunkt und Art unerwünschter Wirkungen
- Veränderungen der Haut bzw. Schleimhäute
- Unternommene Maßnahmen mit Zeitpunkt

30.8 Betäubungsmitteltherapie

Definition: stark wirksame Arzneimittel, die eine physische und psychische Abhängigkeit hervorrufen können. Der Umgang mit Betäubungsmitteln wird im Betäubungsmittelgesetz (BtMG) geregelt.

Die Verschreibung von Betäubungsmitteln wird durch die Betäubungsmittel-Verschreibungs-Verordnung (BtMVV) geregelt und geschieht auf einem Spezialrezept.

Mit Betäubungsmitteln umgehen

- In Einrichtungen: Betäubungsmittel im Medikamentenschrank in gesondert verschließbarem, diebstahlsicherem Fach lagern
- In der häuslichen Umgebung: Pflegebedürftiger ist für die Lagerung selbst verantwortlich
- Schlüssel zum Betäubungsmittelfach nicht unbeaufsichtigt lassen
- Pflicht, ein Betäubungsmittelbuch oder eine Kartei zu führen:
  - Übernahme des Mittels mit Herkunft, Datum und Unterschrift
  - Bei Verabreichung: Name des Menschen, Dosis, verbliebene Dosis, Name der verabreichenden Pflegefachkraft, Name des verordnenden Arztes
  - Nachweis muss lückenlos sein
  - Behandelnder Arzt muss die Angaben durch Unterschrift bestätigen
  - Kontrollen durch das Gesundheitsamt
- Vernichtung von Betäubungsmitteln (vgl. § 16 BtMG):
  - Zwei Zeugen müssen anwesend sein
  - Das Betäubungsmittel darf anschließend nicht mehr nutzbar sein, auch nicht teilweise
  - Gefährdung von Menschen und Umwelt vermeiden
  - Vernichtung dokumentieren
- Alle Dokumente drei Jahre lang aufheben

! Eine praktikable Alternative besteht darin, Betäubungsmittel zur Vernichtung an die Apotheke zurückzugeben – und auch dies zu dokumentieren.

Pflege

Prinzipien
- Betäubungsmittel beeinflussen das Bewusstsein (▶ S. 289) und damit die Reaktionsschnelligkeit.
- Betäubungsmittel sind hochwirksame Medikamente, die bei nicht-sachgerechtem Umgang hohe Risiken bergen. Personen, die mit ihnen umgehen, benötigen die entsprechende Sachkenntnis.
- Die Anwendungshinweise müssen bekannt sein und sind genau zu befolgen.
- Für Patienten mit Schluckbeschwerden gibt es passende Darreichungsformen, z. B. Pflaster, Trinklösungen, Injektionen.
- Die Pflegefachkraft beobachtet den Pflegebedürftigen gut und achtet auf unerwünschte Wirkungen wie Obstipation, Atemdämpfung, Müdigkeit, Blutdruckabfall, Übelkeit, Erbrechen, Mundtrockenheit, Euphorie, Miosis (Engstellung der Pupille), um Schäden zu vermeiden.

! Betäubungsmittel-Tabletten und -Kapseln dürfen nicht gemörsert werden.

Weitere Beobachtungsmerkmale:
- Einnahme kontrollieren
- Wirkungsbeginn und -ende
- Bewusstseinsstatus und ggf. Gefahren, die der Mensch nicht erkennt bzw. riskantes Verhalten
- Kommunikationsfähigkeit
- Schlafverhalten

! Die Pflegefachkraft hält während der Therapie mit Betäubungsmitteln stets engen Kontakt zum behandelnden Arzt.

Dokumentation der Pflege
- Einnahmezeitpunkt
- Zeitpunkt des Wirkungseintritts und -endes
- Bewusstseinslage und Kommunikationsfähigkeit
- Unerwünschte Wirkungen, Zeit des Auftretens und ggf. unternommene Maßnahmen
- Betäubungsmittelbuch führen
- Alle besonderen Vorfälle, die im Zusammenhang mit Betäubungsmitteln stehen

31 Hygienisch arbeiten

Hygienemaßnahmen begleiten den gesamten Pflegealltag!

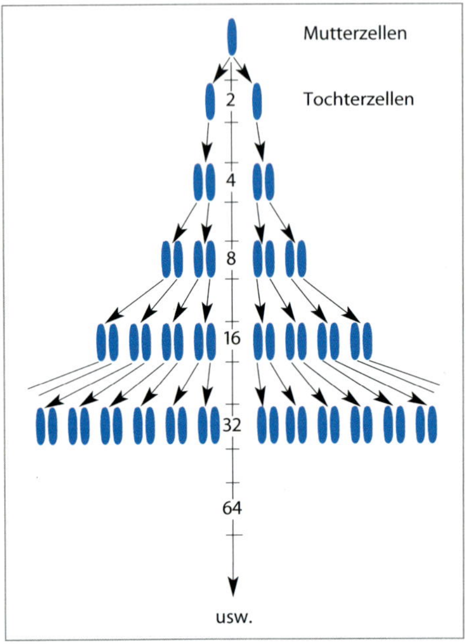

Abb. 31.1:
Explosionsartige Vermehrung. Je nach Art der Bakterien kann schon in wenigen Stunden ein großer Bakterienstamm entstanden sein.

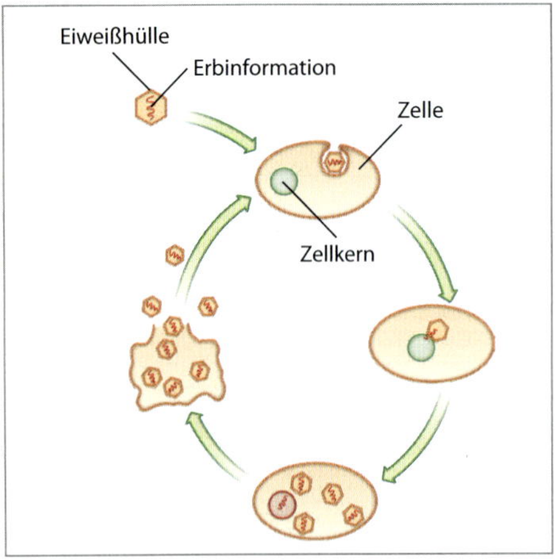

Abb. 31.2:
Vermehrung von Viren im menschlichen Körper.

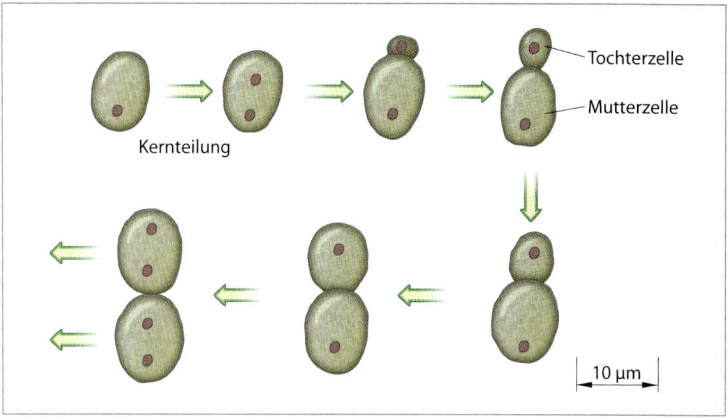

Abb. 31.3: Vermehrung eines Spross- bzw. Hefepilzes.

31.1 Hygienische Prinzipien

! Das „oberste" Prinzip der Hygiene: rein und unrein trennen!
- Reine Arbeiten vor unreinen erledigen
- Reine und verunreinigte Gegenstände voneinander getrennt lagern
- Utensilien für reinen und unreinen Gebrauch voneinander trennen

Antisepsis: Abtötung bzw. Inaktivierung von Mikroorganismen durch chem. Substanzen zur Infektionsprophylaxe. [10]

Asepsis: Keimfreiheit, um **Infektionen zu vermeiden.** [10]

Desinfektion: chemische oder physikalische Abtötung, Inaktivierung, Entfernung von Mikroorganismen, sodass keine Infektionsgefahr mehr besteht. [10] Reduktion der vorhandenen Keime um den Faktor 100.000.

Sterilisation: Abtötung bzw. Entfernung von Mikroorganismen. [10] Reduktion der vorhandenen Keime um den Faktor 1.000.000.

31.2 Persönliche Hygiene, Berufs- und Schutzkleidung

Zur **persönlichen Hygiene** im Rahmen der Altenpflege gehören:
- Eigenen Körper regelmäßig reinigen und pflegen
- Während der Arbeit auf Schmuck (Uhren, Ringe, Piercings) verzichten
- Fingernägel pflegen und sauber halten, auf Nagellack und -schmuck verzichten
- Haare zusammenbinden

Hygienische Händewaschung

! Die Händewaschung reduziert den natürlichen Schutzmantel der Haut und sollte nur durchgeführt werden, wenn notwendig!

Indikationen
- Vor Arbeitsbeginn
- Nach Toilettengang
- Nach Kontakt mit bakteriellen Sporen, z.B. Clostridien
- Nach Arbeitsende

Durchführung

! Einhandarmaturen immer mit dem Ellenbogen bedienen, um Schmierinfektionen zu vermeiden.

- Bei Kontamination der Hände zunächst desinfizieren
- Vor dem Einseifen Hände befeuchten
- Sämtliche Bereiche der Hände, auch zwischen den Fingern und unter den Nägeln, sowie die Unterarme mindestens 30 Sekunden lang sorgfältig einseifen
- Hände und Unterarme mindestens 30 Sekunden lang sorgfältig abwaschen
- Hände sorgfältig mit Einweghandtüchern abtrocknen

! Eine regelmäßige Handpflege verhindert rissige Haut. Diese wäre ein ideales Keimreservoir und muss vermieden werden.

Berufs- und Schutzkleidung

Kriterien für die **Berufskleidung**:
- Atmungsaktivität
- Waschbarkeit bei 90 °C
- Menge, die erlaubt, die Berufskleidung mindestens zweimal pro Woche und bei sichtbaren Verschmutzungen zu wechseln
- Antistatische Schuhe mit reinigungsfähiger Oberfläche

! Benutzte Berufskleidung muss, auch wenn sie am nächsten Tag erneut getragen wird, stets getrennt von sauberer Berufskleidung und privater Kleidung gelagert werden.
Berufskleidung sollte stets in bzw. von der Einrichtung gereinigt werden, um zu vermeiden, dass Keime in die häusliche Umgebung getragen werden.

Schutzkleidung wird für besondere Umstände, z.B. Pflege bei Infektionserkrankungen oder bei besonders abwehrgeschwächten Personen genutzt. Zur Schutzkleidung zählen:
- Unsterile Handschuhe
- Sterile Handschuhe

- Schutzkittel
- Schutzbrille
- Mund- und Nasenschutz
- Plastikschürze

31.3 Hygieneplan

Jede Einrichtung benötigt eigene Vorgaben zum hygienischen Arbeiten, die den Mitarbeitern zur Verfügung gestellt werden müssen. Im Hygieneplan sollte geregelt sein [38]:

- Allgemeine Personalhygiene:
  - Definition von und Umgang mit Dienst- und Schutzkleidung
  - Durchführung der hygienischen Händedesinfektion
  - Händewaschen, Händepflege
  - Tragen von Schutzhandschuhen
  - Allgemeiner Infektionsschutz, Sofortmaßnahme bei Verletzungen mit kontaminierten bzw. infektiösen Materialien
- Allgemeine Desinfektionsmaßnahmen:
  - Auflistung der zur Verfügung stehenden Reinigungs- und Desinfektionsmittel mit Angaben zu Anwendungskonzentration, Anwendungszweck, Einwirkzeit
  - Umgang mit Flächen- und Instrumentendesinfektionsmitteln
  - Desinfektion und Sterilisation der Geräte, Instrumente und sonstiger Gebrauchsgegenstände
  - Desinfizierende Geschirr-, Wäsche- und Bettenaufbereitung
  - Flächendesinfektion des Raums einschließlich Mobiliar
- Spezielle Hygienemaßnahmen in verschiedenen Funktionsbereichen:
  - Bereichsspezifische Dienst- und Schutzkleidung
  - Desinfizierende Instrumenten- und Geräteaufbereitung
  - Isolierungs-, Schutz- und Desinfektionsmaßnahmen bei übertragbaren Krankheiten
- Hygienemaßnahmen bei Diagnostik, Pflege und Therapie:
  - Tragen von Schutzkleidung
  - Hygienische und chirurgische Händedesinfektion
  - Durchführung der Haut- und Schleimhautdesinfektion vor Injektionen, Punktionen, invasiven Eingriffen
- Ver- und Entsorgungsregelungen:
  - Lebensmittel- bzw. Speisenversorgung
  - Sterilgutversorgung und -Lagerung
  - Geschirr-, Instrumenten- und Wäscheversorgung
  - Spezielle und allgemeine Abfallentsorgung
- Mikrobiologische Diagnostik:
  - Festlegung notwendiger mikrobiologischer Kontrollen, z.B. zur Prüfung von Waschmaschinen
  - Entnahme, Verpackung und Transport von Probematerialien

31.4 Lebensmittel hygienisch behandeln

- Lagerungsvorschriften und Haltbarkeitsdatum beachten
- Lagerräume mit Desinfektionsmitteln desinfizieren, die für den Lebensmittelbereich zugelassen sind
- Kühlketten einhalten
- Lebensmittel verschlossen aufbewahren
- Lebensmittel nur mit desinfizierten Händen anfassen
- Lebensmittel vor Verzehr auf Geruch und Aussehen prüfen
- Separates Besteck zur Zubereitung benutzen
- Aufgewärmte Lebensmittel komplett durcherhitzen

! Personen mit Durchfall, Erbrechen oder Infektionen der Finger dürfen nicht mit Lebensmitteln arbeiten.

31.5 Desinfizieren

Eine Desinfektion ist nur so gut wie das Desinfektionsmittel und wie dessen Anwendung. Die Pflegefachkraft beachtet:

- Haltbarkeit des Desinfektionsmittels
- Vorgeschriebene Anwendungsdauer/Standzeit
- Vorgeschriebene Einwirkzeit
- Ggf. vorgeschriebene Zubereitung
- Vorgeschriebene Anwendungsgebiete

Hände desinfizieren

! Hände sind der Risikofaktor Nr. 1 zur Keimübertragung zwischen Menschen. Vom Bundesministerium für Gesundheit sowie anderen Organisationen wurde deshalb im Jahr 2008 die Aktion Saubere Hände ins Leben gerufen: www.aktion-sauberehaende.de

Indikationen (nach WHO)

Die Abb. 31.4, S. 409 zeigt die 4 Indikationen zur Händedesinfektion beim mobilen Bewohner. Ist der Bewohner immobil, kommt als 5. Indikation der Kontakt mit Oberflächen in unmittelbarer Umgebung des Bewohners hinzu: Nach diesem sind die Hände ebenfalls zu desinfizieren!

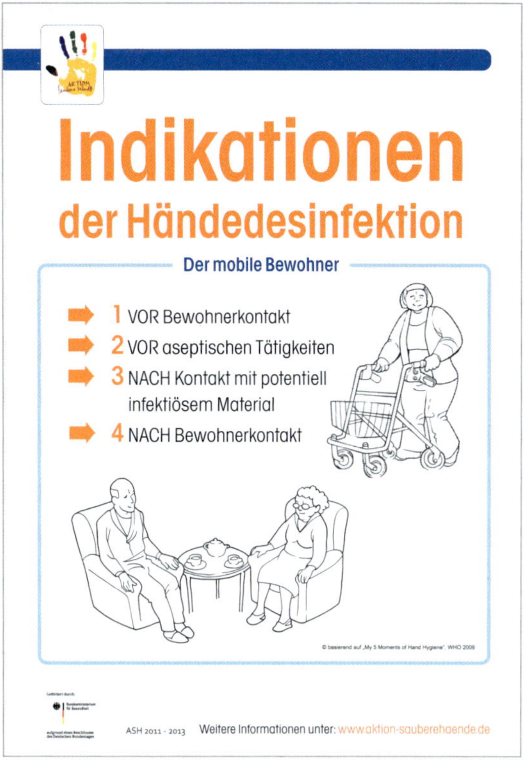

Abb. 31.4: Die 4 Indikationen zur Händedesinfektion in der Altenpflege beim mobilen Bewohner.

Durchführung

Lange wurde die Händedesinfektion nach einem strikten Schema vorgegeben. Inzwischen ist bekannt, dass es effektiver ist, wenn eine Pflegefachkraft ihre Hände nach ihrem individuellen Vorgehen desinfiziert – solange sie beide Hände komplett berücksichtigt. 30 Sekunden lang sollten beide Hände komplett mit Desinfektionsmittel feucht gehalten werden. Die Pflegefachkraft beachtet:

- Desinfektionsmittel mit dem Ellenbogen oder Unterarm aus dem Spender entnehmen
- Handgelenke mit einbeziehen
- Haut zwischen den Fingern nicht vergessen
- Fingerkuppen und -nägel nicht vergessen

! Vom Hersteller angegebene Einwirkzeit des Desinfektionsmittels beachten.

Flächen desinfizieren

! Auch für das bloße Auge sauber wirkende Flächen sind vor Benutzung zu desinfizieren. Nur die benötigten Gegenstände sollten nach der Desinfektion auf die Fläche gestellt werden.

Indikationen

- Vor Ablage von Pflegeutensilien
- Vor aseptischen Tätigkeiten
- Nach Beendigung von Pflegemaßnahmen und Entsorgung der abgelegten Gegenstände
- Bei erkennbarer Verschmutzung
- Berührungsflächen bei Schlussdesinfektion nach überstandener Infektionserkrankung
- Routine-Desinfektion nach Vorgaben der Einrichtung (auf Basis einer individuellen Risikoanalyse)

Durchführung

- Flächendesinfektionsmittel nach Herstellerangaben zubereiten
- Fläche leer räumen
- Handschuh anziehen
- Grobe Kontamination mit einem desinfektionsmittelgetränkten Einmaltuch aufnehmen
- Fläche desinfizieren (Scheuer-Wisch-Desinfektion), Einwirkzeit beachten
- Handschuh ausziehen
- Hygienische Händedesinfektion

! Flächen, auf denen Lebensmitteln zubereitet werden, müssen nach Ende der Einwirkzeit mit Wasser in Trinkwasserqualität nachgereinigt werden.

Gegenstände desinfizieren

Indikationen

- Gegenstände, die von der Pflegefachkraft immer wieder berührt werden, z.B. Türgriffe, Bedienelemente am Bett
- Gegenstände, die für mehrere Pflegebedürftige benutzt werden, z.B. Waschschüsseln nach deren Gebrauch, Blutdruckmessgerät
- Gegenstände, die mit Körpersekreten kontaminiert werden, z.B. Metallnierenschalen

Durchführung

- Desinfizierbarkeit des Gegenstandes prüfen
- Geeignetes Verfahren auswählen
- Handschuhe anziehen
- Desinfektionsverfahren anwenden, dabei Einwirkzeit und ggf. Trocknungszeit nach Herstellerangaben beachten
- Ggf. Rückstände entfernen, insbesondere bei Gegenständen, die z.B. in den Mund genommen werden

31.6 Handschuhe anwenden

Anlässe zum Tragen von unsterilen Schutzhandschuhen

- Kontakt mit Körperflüssigkeiten und Ausscheidungen
- Pflegemaßnahmen im Intimbereich
- Kontakt mit hautschädigenden Substanzen
- Zum Schutz des Pflegebedürftigen, z.B. bei offenen Wunden der Pflegefachkraft

Anlässe zum Tragen von sterilen Schutzhandschuhen

- Pflegemaßnahmen an zentralen Kathetern, z.B. Portkatheter (▶ S. 395)
- Wunden bei Menschen mit eingeschränkter Immunabwehr, z.B. bei Chemotherapie

Sterile Handschuhe anziehen

- Arbeitsfläche desinfizieren
- Hände desinfizieren
- Verpackung auf Arbeitsfläche öffnen

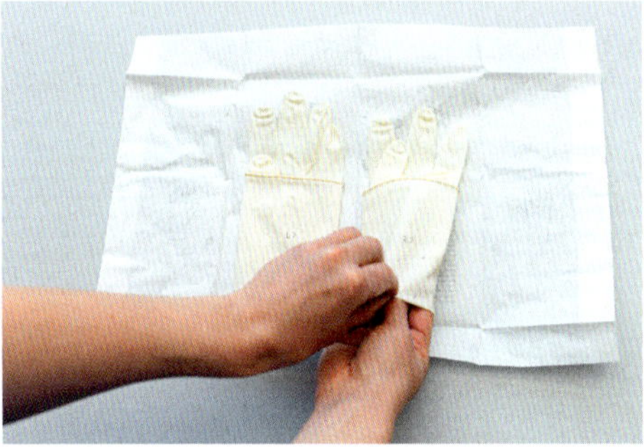

Abb. 31.5:
Mit Daumen und Zeigefinger Handschuh der anderen Hand am untersten Rand anfassen, so wenig Fläche der Handschuhinnenseite wie möglich berühren.

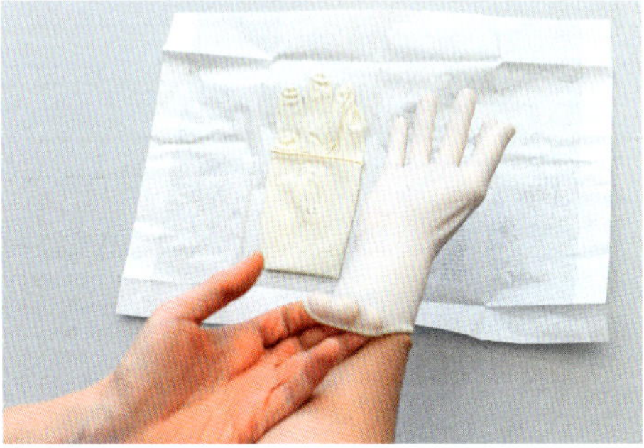

Abb. 31.6:
Hand in den Handschuh schieben und ihn von der Innenseite komplett überziehen.

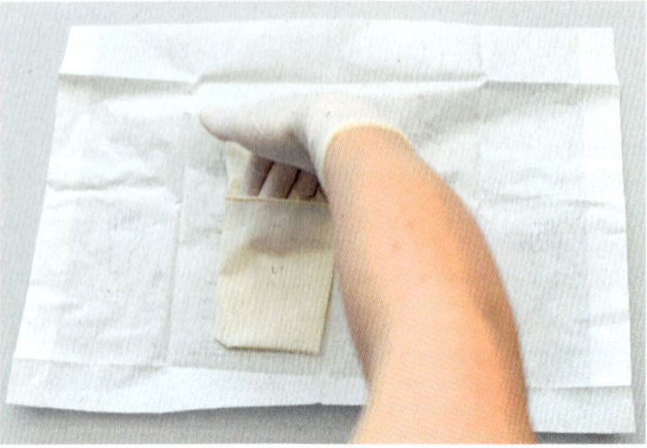

Abb. 31.7:
Finger der behandschuhten Hand in die Umschlagfalte des anderen Handschuhs stecken und die Hand, ohne die Außenfläche zu berühren, in den Handschuh stecken.

31.7 Schutzisolation durchführen

Gründe für eine Schutzisolation

- Infektion, die auf andere Menschen übertragen werden könnte, z.B. Varicella-Zoster-Virus (Windpocken): Vermeidung der Übertragung des Erregers **aus** dem Zimmer des Pflegebedürftigen
- Erhöhte Infektionsgefahr aufgrund Immunschwäche (= Umkehrisolation): Vermeidung der Übertragung des Erregers **in** das Zimmer des abwehrgeschwächten Menschen

Vorgehen bei Schutzisolation

- Pflegebedürftigen getrennt von anderen Menschen unterbringen
- Schleuse vor Betreten des Zimmers nutzen:
  - Schutzkittel anziehen
  - Hände desinfizieren
  - Handschuhe anziehen
  - Ggf. Mundschutz anlegen
- Schleuse nach Verlassen des Zimmers nutzen:
  - Schutzkittel entsorgen, spätestens nach Schichtende
  - Handschuhe entsorgen
  - Ggf. Mundschutz entsorgen
  - Hände desinfizieren
  - Ggf. Berufskleidung wechseln

Ist keine Schleuse vorhanden, gibt es unterschiedliche Vorgehensweisen bei der Schutz- und Umkehrisolation:

- Schutzisolation bei infektiösen Erkrankungen:
  - Schutzkleidung vor dem Zimmer lagern/anlegen
  - Schutzkleidung im Isolationszimmer abwerfen
- Umkehrisolation bei Immunschwäche:
  - Schutzkleidung im Zimmer lagern/anlegen
  - Schutzkleidung vor dem Zimmer abwerfen

32 Erste Hilfe

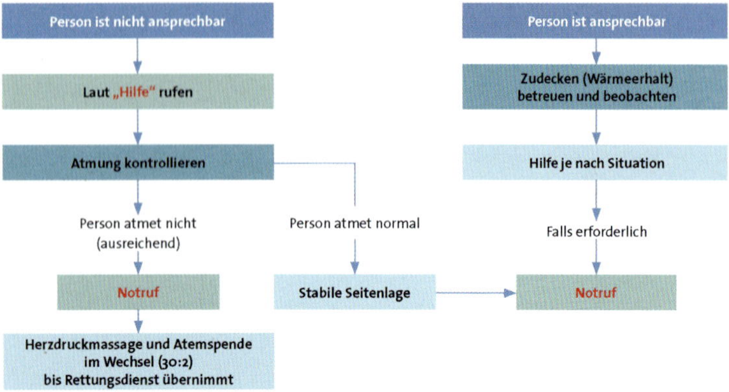

Abb. 32.1: Reihenfolge der Erste-Hilfe-Maßnahmen.

! **Sicherheit der Helfer**
Um sich selbst zu schützen, sollten Ersthelfer zunächst Handschuhe und bei Bedarf Schutzbrille und Mundschutz anlegen. Für die Beatmung ist nach Möglichkeit eine Beatmungsmaske bzw. ein Beatmungsbeutel zu benutzen.

32.1 Notfall feststellen

Verletzungen beachten

- Keine Zeit verlieren, schnell nach offenen Wunden oder unnatürlichen Stellungen von Gelenken oder Knochen schauen
- Menschen ansprechen, ob er Schmerzen hat

Bewusstsein prüfen

- Ansprechen, um Orientierung zu prüfen
- Ansehen, versuchen, Blickkontakt aufzunehmen
- Anfassen, ggf. leichten Schmerzreiz ausüben und Reaktion beobachten

! Zeigt der Pflegebedürftige keine Reaktion: Notruf 112, um möglichst bald einen Defibrillator nutzen zu können.

! **Fokus Demenz**
Bei einem an Demenz erkrankten Menschen stellt die fehlende Orientierung kein sicheres Zeichen für fehlendes Bewusstsein dar.

Atmung prüfen

! Um keine Zeit zu verlieren, sollte die Prüfung der Atmung maximal 10 Sekunden dauern.

- Auf Bewegung des Brustkorbs achten
- Am/über dem Mund des Menschen auf hörbare Atemgeräusche achten
- Ausatemluft mit der eigenen Wange erfühlen
- Entscheiden, ob die Atmung normal, ungewöhnlich oder gar nicht vorhanden ist

! Die Pulsmessung ist im Notfall oft schwierig und unsicher. Deshalb gilt: Atmet der Mensch nicht oder zeigt er nur eine Schnappatmung, die auch kurz nach dem Herzstillstand eintreten kann, wird mit der kardiopulmonalen Reanimation (▶ unten) begonnen.

32.2 Notfall melden

! Europaweite Notrufnummer: 112

- Unfallort
- Situation (Atmung, Puls)
- Anzahl der beteiligten Personen
- Art der Verletzung

! Immer Rückfragen der Rettungsleitstelle abwarten!

32.3 Kardiopulmonale Reanimation

Definition: Unterstützung und Ingangbringen von Atmung und Herztätigkeit, wenn diese nicht mehr selbstständig möglich sind.

! Eine kardiopulmonale Reanimation ist notwendig, wenn der Mensch nicht allein atmen kann, und muss zügig begonnen werden.

- Mensch auf hartem Untergrund auf den Rücken legen
- Atemwege freimachen: Hals überstrecken, Kinn anheben
- Einen Handballen auf die Mitte des Brustbeins legen, anderen darauflegen und Finger verschränken
- Eigenen Oberkörper senkrecht über den Brustkorb des Menschen halten
- Brustbein 30 mal mind. 5 cm tief komprimieren (mind. 100 Kompressionen/Minute)

! Der Brustkorb muss nach jeder Kompression ganz kurz, jedoch komplett entlastet werden!

- Kopf leicht überstrecken, Kinn anheben und 2 mal gleichmäßig Atem in Mund oder Nase spenden

! Atemspende: darauf achten, ob sich der Thorax hebt und senkt
Herzdruckmassage für die Atemspende nur so kurz wie möglich unterbrechen. 5 Sekunden sind bereits viel!

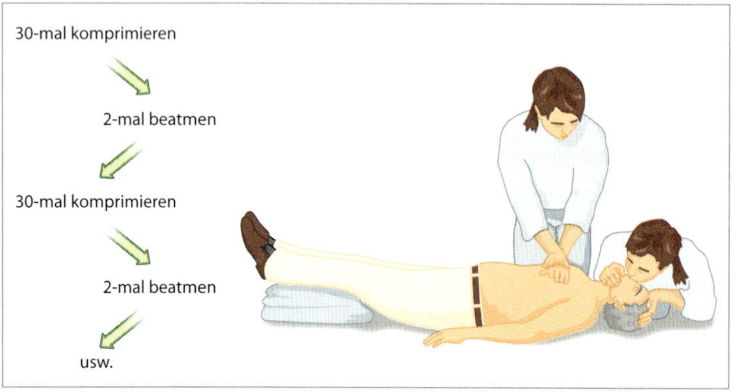

Abb. 32.2: Rhythmus zwischen Thoraxkompression und Atemspende.

! **Zu zweit reanimieren**
Stehen zwei Personen für die Reanimation zur Verfügung: nach ca. 2 Minuten wechseln, um Ermüdung zu vermeiden und die Effektivität der Thoraxkompression weiterhin zu gewährleisten.

Reanimation ohne Atemspende
Thoraxkompressionen ohne Atemspende sind besser als gar keine Reanimation!

Die kardiopulmonale Reanimation kann unterbrochen werden, sobald der Mensch eindeutig hustet, schluckt oder Bewegung zeigt.

! Mensch nach der kardiopulmonalen Reanimation in stabile Seitenlage bringen!

32.4 Stabile Seitenlage

Definition: Lage, um die Aspiration von Blut, Erbrochenem etc. zu vermeiden.
Durchführung auf der linken Seite:

- Linken Ellenbogen rechtwinklig neben den Kopf legen
- Rechten Arm über die Brust legen, Hand liegt auf der Schulter
- Rechtes Bein anwinkeln

- Rechtes Knie und rechtes Schultergelenk fassen, auf die linke Seite rollen
- Kopf leicht überstrecken
- Rechte Hand unter Kinn und Wange legen
- Auskühlung durch Decke o. Ä. vermeiden

32.5 Rettungsgriff

Definition: spezieller Griff, um verletzte Personen als Einzelpersonen aus Gefahrenzonen (unter Beachtung der eigenen Sicherheit!) zu retten. Bei Verdacht auf Wirbelsäulenverletzungen ist abzuwägen, ob das größere Risiko in der Bewegung des Menschen oder im Verbleib im Gefahrengebiet liegt. Mensch nach Möglichkeit zu zweit aus Gefahrenzone retten, sofern notwendig.

- Von hinten unter Nacken und Schultern greifen
- In Sitzposition bringen, Oberkörper mit Beinen der Pflegefachkraft stützen
- Arme unter den Achseln durchstecken
- Unterarm vor die Brust legen, Handgelenk und Unterarm fassen, Daumen liegt über dem Unterarm

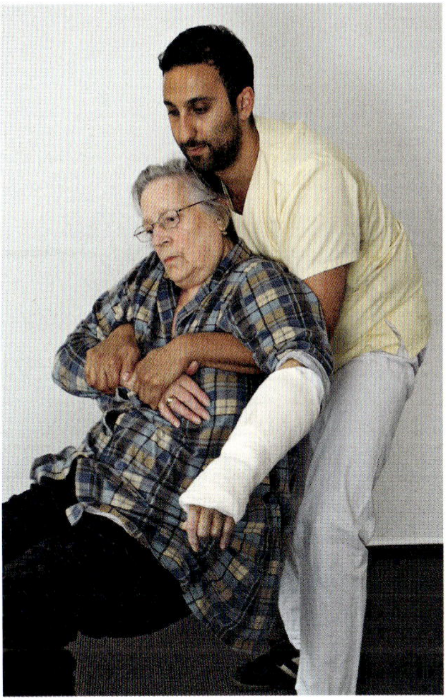

Abb. 32.3: Rettungsgriff.

32

32.6 Defibrillator

Definition: Gerät, das durch gezielte Stromstöße Herzrhythmusstörungen beendet. Automatisierte, externe Defibrillatoren (AED, Schockgeber) ermöglichen Laien, eine Defibrillation durchzuführen.

Anwendung des AED

- Gerät einschalten, damit es Anweisungen gibt
- Rettungsmaßnahmen kurz unterbrechen – wenn es nur einen Ersthelfer gibt
- Anweisungen des Gerätes folgen:
  - Gerät analysiert den Herzrhythmus
  - Weiteren Anweisungen des Gerätes folgen

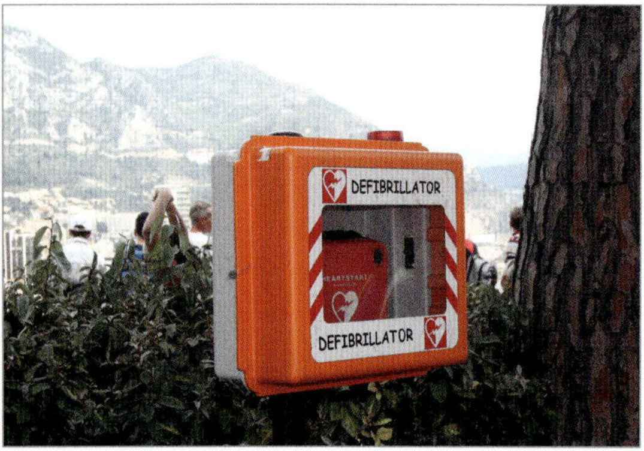

Abb. 32.4: AEDs finden sich auch an vielen öffentlichen Plätzen.

32.7 Rechtliche Aspekte

- Pflegefachkräfte haben gegenüber ihren Patienten/Pflegebedürftigen eine Garantenstellung und sind verpflichtet, Erste Hilfe zu leisten.
- Aufgrund ihrer Ausbildung wird von Pflegefachkräften eine höhere Kompetenz als bei Laien erwartet.
- Erste Hilfe zu unterlassen – auch außerhalb des beruflichen Bereichs – kann als Unterlassung strafrechtlich verfolgt werden, wenn die Maßnahme zumutbar gewesen wäre.
- Ein Ersthelfer, der nach bestem Wissen und Gewissen gehandelt hat, muss keine Strafe fürchten, auch wenn der Mensch Schaden erleidet
- Für eigene Kosten, z. B. Reinigung der Kleidung, kann der Ersthelfer Schadensersatz beim Verunglückten bzw. dessen Haftpflichtversicherung sowie beim Träger der gesetzlichen Unfallversicherung fordern.

! Die Pflegefachkraft dokumentiert die geleisteten Erste-Hilfe-Maßnahmen.

33 Notfälle von A bis Z

33.1 Angina pectoris (Herzschmerz/Brustschmerz)

Definition: gestörte Durchblutung des Herzens mit Missverhältnis zwischen Sauerstoffangebot und -bedarf.

Vorgehen im Notfall
- Notruf 112
- Oberkörper leicht hochlagern
- Für Ruhe sorgen
- Blutdruck messen
- Falls vorhanden Sauerstoff verabreichen (2–4 Liter/Min.)
- Ggf. und sofern vorhanden: Notfallmedikamente (Nitropräparat) verabreichen. Achtung: Blutdruck beachten, nie bei Blutdruck unter 120/80 mmHg verabreichen!

Einteilung:
- **Stabile Angina pectoris:**
  - Auslöser bekannt, z.B. körperliche Belastung
  - Besserung durch Medikamente (Nitropräparate)
- **Instabile Angina pectoris:**
  - Jede Erstangina
  - Auftreten ohne Belastung
  - Zunehmende Verschlechterung einer bekannten Angina pectoris (Schwere, Dauer, Häufigkeit)
  - Möglicherweise zeigen Medikamente keine oder kaum Wirkung

Instabile Angina pectoris
Eine instabile Angina pectoris erfordert immer eine ärztliche Abklärung, da ein erhöhtes Risiko für einen Herzinfarkt besteht.

Krankheitsursachen

- Koronarsklerose
- Auslöser:
  - Körperliche Anstrengung
  - Psychosozialer Stress
  - Blutdruckanstieg
  - Kälte
- Stoffwechselerkrankungen
- Blutarmut
- Herzmuskelschwäche

Symptome

- Anfallsweise auftretende Schmerzen und Engegefühl im Brust-/Herzbereich
- Schmerzen, ausstrahlend in linken Arm, linke Halsseite, linken Unterkiefer
- Blässe bis Zyanose (Blaufärbung)
- Kurzatmigkeit
- Ggf. Todesangst

Therapie und Pflege

- Körperliche Ruhe
- Medikamentöse Therapie:
  - Sublinguale (unter die Zunge) Nitroglycerol-Gabe zur Gefäßweitstellung
  - Kalziumantagonisten zur Weitstellung der Koronararterien (Herzkranzgefäße)
- Ggf. Aufdehnung der Koronararterie durch Herzkatheter
- Ggf. Bypass-Operation
- Postoperative Wundversorgung

33.2 Apoplex (Schlaganfall)

Definition: Akute Durchblutungsstörung im Gehirn mit folgendem Sauerstoffmangel.

! **Vorgehen im Notfall**

- Notruf 112
- Bei Erbrechen: stabile Seitenlage (▶ S. 416), auf freie Atemwege achten
- Zahnprothese entfernen, sofern sie locker ist
- Puls und Blutdruck messen
- Für Ruhe sorgen
- Falls vorhanden Sauerstoff verabreichen (2–4 Liter/Min.)

Krankheitsursachen

- Mangelhafte Durchblutung des Gehirns (Infarkt) durch:
  - Verschluss einer Hirnarterie, z.B. aufgrund einer Embolie durch einen Thrombus z.B. bei Vorhofflimmern, einer Arteriosklerose oder einer Entzündung
  - Thrombose, z.B. durch erhöhte Gerinnungsfähigkeit des Blutes aufgrund von Flüssigkeitsmangel
  - Hirnblutungen mit Druck auf Hirnareale, z.B. bei Aneurysma und Hypertonie
- Folge der Minderdurchblutung: Hirngewebe stirbt ab
- Meist betroffen: Großhirnrinde im Schläfenbereich, die den Bewegungsapparat und die Sprachverarbeitung steuern

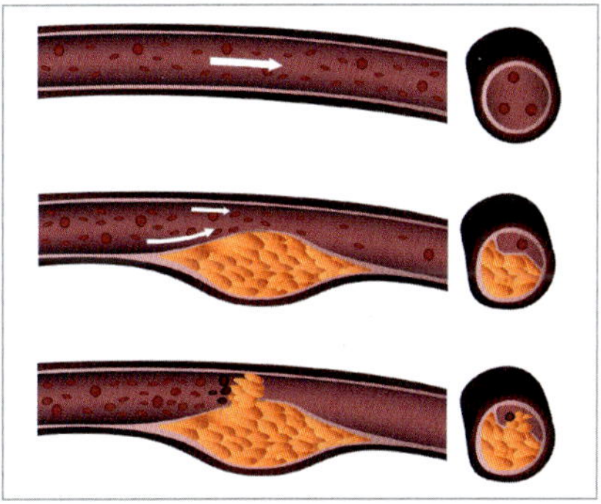

Abb. 33.1: Entstehung eines Schlaganfalls.

Symptome

!

Einen Schlaganfall sofort erkennen
G = Gesicht: Hängt beim Lachen ein Mundwinkel nach unten?
A = Arme: Fällt ein Arm nach unten, wenn der Mensch beide Arme hochhebt?
S = Sprache: Spricht der Mensch undeutlich oder verwaschen, wenn er einen einfachen Satz wiederholen soll?

Wenn Sie eines der o.g. Zeichen beobachten: Notruf 112! [43]

- Plötzlich auftretende Hirnleistungsstörung, ggf. mit Bewusstlosigkeit
- Halbseitenlähmung (Hemiparese) mit herabhängendem Mundwinkel und Bewegungsunfähigkeit einzelner Gliedmaßen
- Schluckstörung, Sprechstörung (Dysarthrie) und Sprachverlust (Aphasie)
- Wahrnehmungsstörungen, z.B. für Temperatur, Sensibilität, Gliedmaßen
- Sehstörungen
- Schwindel, Koordinationsstörung

!

Warnzeichen
Die Symptome des Schlaganfalls können nur kurze Zeit – Minuten oder wenige Stunden – andauern und wieder verschwinden. Ursache ist eine vorübergehende Durchblutungsstörung. Sie gilt als Warnzeichen für einen späteren Schlaganfall. Man spricht von einer TIA (= transitorisch ischämische Attacke).

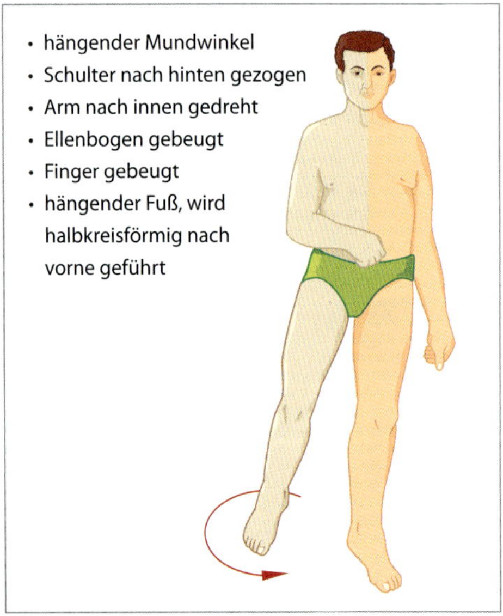

Abb. 33.2: Halbseitenlähmung bei Schlaganfall.

Therapie und Pflege

Oberstes Ziel: Jede Minute zählt! Notruf 112
Der Therapieerfolg hängt vom frühzeitigen Beginn der Therapie ab. Ideal ist die Versorgung in einer spezialisierten Schlaganfall-Abteilung (Stroke Unit).

- Medikamentöse und ggf. operative Entfernung des Gerinnsels
- Physiotherapie nach Bobath, Ergotherapie und Logopädie
- Konzentrations- und Gedächtnistraining
- Pflege nach Bobath:
  - Beide Körperseiten zusammen sehen
  - Bewegungsabläufe anbahnen
  - Transfer (körpernah), Lagerung, in kleinen Handlungsschritten, im jeweils gleichen Ablauf
  - Oberarm leicht nach außen rotiert lagern, Zug vermeiden
  - Anreize, z.B. Nachttisch, auf die stärker betroffene Seite stellen, Wahrnehmung fördern, Gespräche von der stärker betroffenen Seite aus führen
  - Durch Kissen, Tisch, Lehnen für sicheres Sitzen sorgen
  - Beim Liegen: regelmäßig Lage wechseln, selten Rückenlage, durch Kissen stabilisieren
  - Mobilisieren (▶ S. 106)
- Kurze Informationen

Vermeidung eines weiteren Schlaganfalls durch:
- Thrombozytenaggregationshemmer, z.B. Acetylsalizylsäure
- Medikamentöse Stabilisierung des Herzrhythmus
- Hemmung der Blutgerinnung durch orale Antikoagulanzien
- Entfernung von Einengungen an der Halsschlagader

33.3 Aspiration

Definition: Eindringen von Gegenständen oder Flüssigkeit in die Atemwege mit der Gefahr, die Atemwege zu verschließen und den Gasaustausch zu erschweren.

Vorgehen im Notfall (▶ Abb. 33.3, S. 424)
1. **Milde Atemwegsverlegung:** zum Husten auffordern, Rachen inspizieren, ggf. bei Verlegung ausräumen
2. **Schwere Atemwegsverlegung und Bewusstseinsstörung:**
   - Oberkörper nach vorn beugen
   - 5 kräftige Schläge mit dem Handballen zwischen die Schulterblätter

- Heimlich-Handgriff:
  - Hinter den Menschen stellen
  - Arme um seinen Oberbauch legen
  - Oberkörper vorn überhängen lassen
  - Mit einer Hand die geballte Faust der anderen Hand umschließen
  - Hände nach hinten oben ziehen

3. **Falls keine Besserung:** Schläge und Heimlich-Handgriff abwechseln
4. **Bewusstlosigkeit:** Kardiopulmonale Reanimation (▶ S. 415)

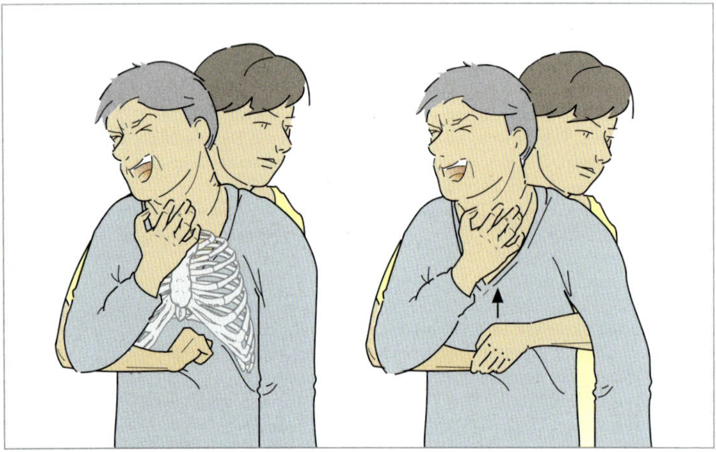

Abb. 33.3: Heimlich-Handgriff zur Entfernung von Fremdkörpern in den Atemwegen.

Prophylaxe ▶ S. 189

Krankheitsursachen

- Schluckstörung
- Lähmung im Gesichtsbereich
- Bewusstlosigkeit
- Fistel zwischen Luft- und Speiseröhre

Symptome

- Starkes Husten
- Röchelnde Atmung
- Zyanose

Therapie und Pflege

Vgl. Aspirationspneumonie (▶ S. 282)

33.4 Asthma

Definition: anfallsweise auftretende Atemnot durch Verkrampfung der Bronchialmuskulatur.

! **Vorgehen bei akutem Asthma-Anfall**

- Lippenbremse anleiten (▶ Abb. 33.4)
- Angeordnete Notfallmedikamente verabreichen
- Kutschersitz oder Stuhlstütze anleiten (▶ Abb. 33.5)
- Für Ruhe sorgen
- Falls vorhanden Sauerstoff verabreichen (2–4 Liter/Min., nicht mehr)
- Zeigen die Medikamente keine Wirkung: Notruf 112

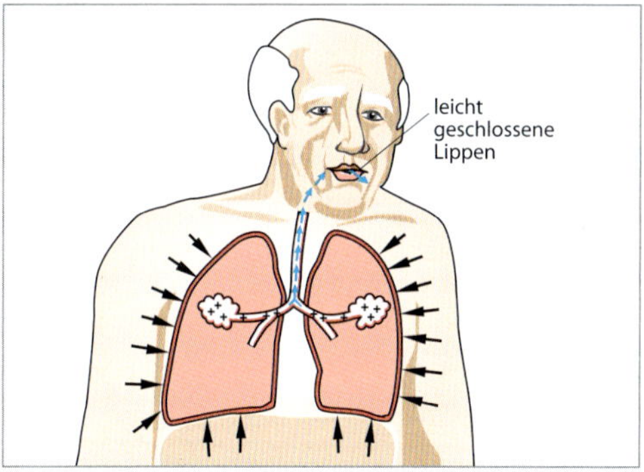

Abb. 33.4: Die Lippenbremse hilft im akuten Asthma-Anfall. Die Ausatmung erfolgt gegen einen Widerstand, der Druck in den Bronchien wird erhöht und verhindert, dass diese kollabieren.

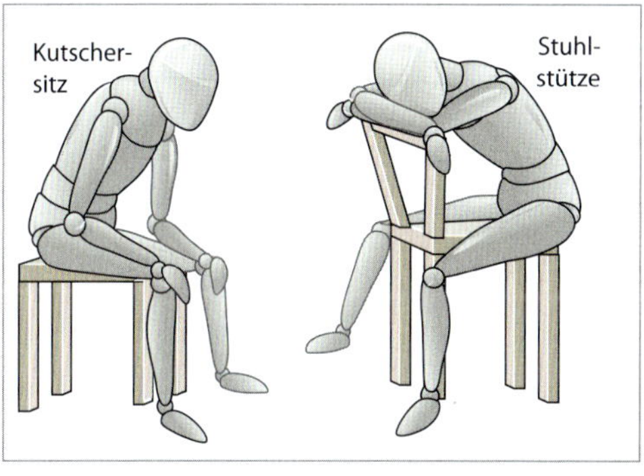

Abb. 33.5: Atemerleichternde Körperhaltungen, durch die der Asthma-Anfall leichter überstanden wird.

33

Krankheitsursachen

- Allergische Reaktionen
- Viren
- Reizende Stoffe
- Klimareize
- Stress

Symptome

- Zäher, klarer Schleim
- Erschwerte Ausatmung
- Atemnot
- Angst

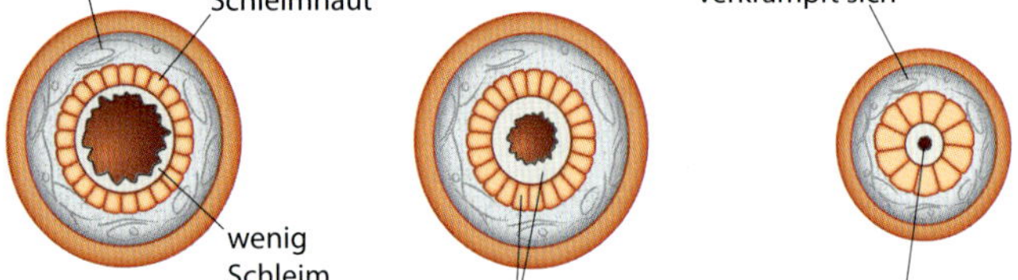

Abb. 33.6: Querschnitt durch einen Bronchus – im Normalzustand sowie bei Asthmaanfall.

Therapie und Pflege

- Anfallsauslöser vermeiden
- Nikotinverzicht
- Atemübungen (▶ S. 29) und Lippenbremse (Abb. 33.4, S. 425) anleiten
- Medikamentöse Therapie:
  - Sauerstoff max. 2 Liter/Min. (Ziel: Sauerstoffsättigung zwischen 94 und 98 %)
  - Vernebelte $ß_2$-Sympathomimetika
  - Ggf. intravenöse Medikamente bzw. Flüssigkeitsgabe

! Die Pflegefachkraft übt mit dem Pflegebedürftigen das Vorgehen für den Fall eines Anfalls ein.

! **Notfallmedikamente**
Asthmatiker haben oft ihre eigenen Notfallmedikamente, die Pflegefachkraft unterstützt sie bei der Einnahme.

Epilepsie ▶ Zerebraler Krampfanfall, S. 445

Erfrierung ▶ Hypothermie, S. 434

33.5 Fieber

Definition: Körperkerntemperatur von 37,5 °C oder höher.

Fiebertypen bei mehrtägigen Verläufen ▶ S. 48

Körperkerntemperatur in °C	Bezeichnung
36,0–37,4	normale Körpertemperatur
37,5–38,0	subfebrile Temperatur/erhöhte Temperatur
38,1–39,0	mäßiges Fieber
39,1–40,0	hohes Fieber
≤ 40,1	sehr hohes Fieber

Tab. 33.1: Normale und verschiedene Stadien erhöhter Körperkerntemperaturen.

! **Vorgehen bei hohem und sehr hohem Fieber**
- Notfallmedikamente nach Anordnung verabreichen
- Bei nicht zu senkendem Fieber kann eine Sepsis vorliegen: Arzt informieren
- Bei Kreislaufbeschwerden ggf. Notarzt: 112
- Weitere Maßnahmen (▶ S. 428)

Ursache

Der Körper versucht, durch Erhöhung der Körpertemperatur eine Infektion abzuwehren.

Symptome

Neben der erhöhten Körpertemperatur:
- Verstärkte Schweißbildung
- Verstärkter Durst
- Reduzierter Allgemeinzustand, Müdigkeit, Exsikkose (Austrocknung)
- Appetitlosigkeit
- Erhöhte Puls- und Atemfrequenz
- Niedriger Blutdruck
- Ggf. körperliche Unruhe oder Schläfrigkeit
- Ggf. Frieren

Fieberphase	Maßnahme
Fieberanstieg • kaltes und warmes Gefühl wechselnd • Temperatur steigt • Blässe • allgemeines Krankheitsgefühl • Unruhe • Schmerzen, z.B. an Kopf und Gliedern	• Wärme schaffen durch Heizung, Getränke, Wärmflasche, entsprechende Kleidung • Arzt informieren
Schüttelfrost (tritt nicht immer auf) • Zittern und Zähneklappern • schneller Temperaturanstieg • erst Blässe, dann rosiges Gesicht • Unruhe	• Arzt informieren • mehr Wärme zuführen • Vitalzeichen und Temperatur regelmäßig kontrollieren
Fieberhöhe • Herz- und Atemfrequenz erhöht • Temperaturmaximum • Unruhe • gerötete Haut und glänzende Augen • trockene Lippen • schwache Diurese (Urinausscheidung) • Appetitlosigkeit	• wärmende Utensilien entfernen • Raumtemperatur ca. 19 °C • kühle Getränke anbieten • Ganz- oder Teilwaschung (auf Kreislauf achten!) • Wadenwickel (▶ Abb. 33.7, S. 429) • fiebersenkende Medikamente nach Anordnung
Fieberabfall • gerötete Haut • Schweiß • Abfall von Herz- und Atemfrequenz: langsam (Lysis) oder schnell mit hoher Kreislaufbelastung (Krisis)	• Vitalzeichen und Temperatur regelmäßig kontrollieren • ausreichend Flüssigkeit anbieten • Mund- und Nasenpflege • Ganz- oder Teilwaschung (auf Kreislauf achten!)
Erschöpfungsphase • Vitalzeichen im Normbereich • noch immer Krankheitsgefühl • große Schläfrigkeit	• Vitalzeichen und Temperatur regelmäßig kontrollieren • für Ruhe sorgen • ausreichend Flüssigkeit anbieten • leichte Speisen anbieten • Mobilisation • Haut- und Körperpflege

Tab. 33.2: Fieberphasen und angemessene Maßnahmen.

Therapie und Pflege

- Behandlung der Ursprungserkrankung
- Ausreichend Flüssigkeit anbieten
- Für Frischluft sorgen, aber Zug vermeiden
- Für leichte Kleidung sorgen
- Wadenwickel anlegen (▶ Abb. 33.7, S. 429):
  - Hautfarbe gut beobachten
  - Puls, Blutdruck, Atmung und Bewusstsein beobachten

- Teilwaschungen (Wasser max. 10 °C unter Körpertemperatur); nicht abtrocknen, Verdunstungskälte nutzen
- Regelmäßige Temperaturkontrolle

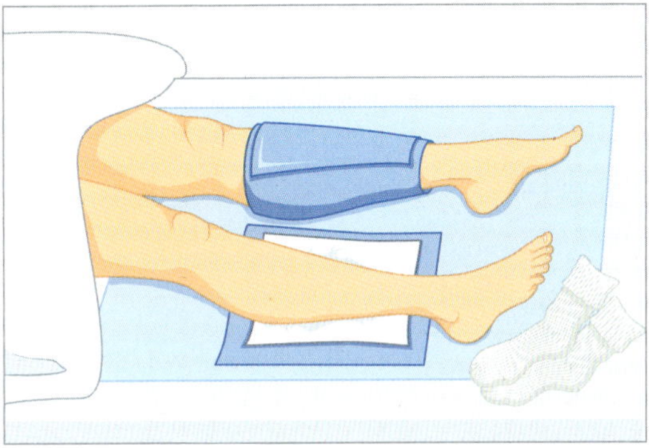

Abb. 33.7: Wadenwickel mit trockenem Außen- und kalt-feuchtem Innentuch anlegen. Innentuch erneuern, bevor es warm wird. Ziel: Körpertemperatur um 1 °C senken.

Frakturen ▶ S. 327

33.6 Fremdkörperverletzung

Definition: Eindringen eines Gegenstandes in den Körper.

! **Vorgehen im Notfall**
- Fremdkörper nicht bewegen
- Fremdkörper mit Wundauflagen polstern, keinen Druck ausüben
- Fremdkörper ggf. fixieren, um Bewegung vermeiden
- Unfallchirurgie aufsuchen bzw. Notruf 112

! **Fremdkörper im Auge**
Kleine, bewegliche Fremdkörper, z.B. Insekten, von innen nach außen mit NaCl 0,9 % oder klarem, lauwarmen Wasser ausspülen

Beispiele für Ursachen

- Sturz
- Zufälliges Trauma
- Sehbehinderung
- Unachtsames Verhalten
- Gewaltanwendung

Symptome

- Sichtbar in den Körper eingedrungener Fremdkörper oder
- Fremdkörpergefühl, z.B.:
  - Reibend
  - Stechend
  - Brennend
- Schmerz
- Blutung
- Hautdefekt
- Je nach Lokalisation eingeschränkte Körperfunktionen

Therapie und Pflege

- Medikamentengabe nach Anordnung
- Wundversorgung nach Anordnung
- Beobachtung von Entzündungszeichen
- Ggf. Ruhigstellung nach Anordnung

33.7 Herzinfarkt (Myokardinfarkt)

Definition: Verschluss einer Herzkranzarterie mit folgendem Gewebeschaden.

!

Vorgehen im Notfall
- Notruf 112
- Vitalzeichen messen
- Oberkörperhochlagerung
- Ggf. Sauerstoff verabreichen (2–4 Liter/Min.)
- Ruhe bewahren

Krankheitsursache

Eine arteriosklerotische Plaque (▸ S. 274) der Herzkranzarterie reißt auf und führt zum thrombotischen Verschluss oder ein Embolus wird in eine Herzkranzarterie getragen und führt zum Verschluss.

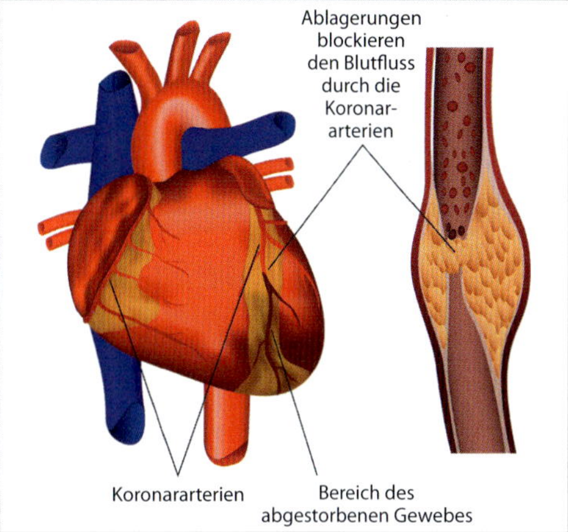

Abb. 33.8: Ein Blutgerinnsel verstopft eine Herzkranzarterie.

Symptome

- Angina pectoris (▶ S. 420) mit:
  - Atemnot
  - Blutdruckentgleisungen (Hypo- oder Hypertonie)
  - Herzrhythmusstörungen
- „Stumme" Infarkte, z.B. bei langjährigem Diabetes, äußern sich durch:
  - Unwohlsein
  - Leichte Atemnot
  - Herzrhythmusstörungen
  - Ohnmacht

!

Herzinfarktsymptome bei Frauen
Bei Frauen können die typischen Symptome des Herzinfarkts fehlen. Oberbauch- und Rückenschmerzen oder Schmerzen im Unterkiefer sowie Schweißausbrüche und Erbrechen können auf einen Infarkt hinweisen.
Verdacht auf Herzinfarkt
Bei einem Verdacht auf Herzinfarkt ist stets der Rettungsdienst zu rufen.

Therapie und Pflege

- Medikamentöse Therapie:
  - Morphin
  - Sauerstoff
  - Acetylsalicylsäure
  - Herzkatheter-Intervention zur Wiedereröffnung des Blutgefäßes
  - Ggf. Nitro-Präparat

- Ggf. Anlage eines Bypasses
- Vermeidung der Risikofaktoren der Koronaren Herzkrankheit (▸ S. 266)
- Frühmobilisation

Herzstillstand (Asystolie) ▸ Kardiopulmonale Reanimation, S. 415

33.8 Hyperglykämie (Überzuckerung)

Definition: erhöhte Glukosekonzentration im Blut > 140 mg/dl.

! **Vorgehen im Notfall**
- Bei Bewusstlosigkeit: stabile Seitenlage (▸ S. 416)
- Notruf 112
- Nahrungszufuhr stoppen
- Reichlich zuckerfreie Flüssigkeit zuführen – bei vorhandenem Bewusstsein und Schutzreflexen
- Blutzucker messen, Vitalzeichen kontrollieren

Bei Unklarheit, ob der Mensch über- oder unterzuckert ist: Stets Traubenzucker verabreichen! Bei Unterzuckerung kann dies lebensrettend sein. Bei Überzuckerung ist das Risiko nur unwesentlich erhöht.

Ursachen

- Diabetes mellitus (▸ S. 340)
- Mangelnde Insulinzufuhr
- Erhöhte Nahrungsaufnahme

Symptome

! Symptome der Hyperglykämie entwickeln sich meist schleichend!

- Starker Durst mit Polyurie (erhöhte Urinmenge)
- Tachykardie bei Hypotonie
- Körperliche Schwäche, Übelkeit, Erbrechen
- Bewusstseinstrübung bis Bewusstlosigkeit
- Ketoazidotisches Koma (Typ I):
  - Vertiefte Atmung
  - Acetongeruch der Atmung
- Hyperosmolares Koma (Typ II): Exsikkose

Therapie und Pflege

- Engmaschige Blutzucker-Kontrolle
- Schulung und Anleitung zu:
  - Blutzucker-Messung
  - Insulininjektion
  - Ernährungsverhalten

33.9 Hypoglykämie (Unterzuckerung)

! Die Symptome der Hypoglykämie entwickeln sich meist sehr schnell!

Definition: reduzierte Glukosekonzentration im Blut < 60 mg/dl.

! **Vorgehen im Notfall**
- Glukagon-Injektion (wenn ärztlich für den Notfall angeordnet)
- Gesüßte Getränke, z.B. Apfelsaft, zuführen
- Traubenzucker verabreichen
- Blutzucker-Kontrolle
- Bei Bewusstlosigkeit:
  - Stabile Seitenlage (▸ S. 416)
  - Notruf 112

Ursachen

Diabetes mellitus (▸ S. 340) mit:
- Reduzierter Nahrungsaufnahme und/oder
- Zu hoher Insulinzufuhr

Symptome

- Heißhunger
- Tachykardie mit Schweißausbrüchen
- Zittern des ganzen Körpers
- Stürze unklarer Ursache
- Aggressivität und/oder Verwirrtheit
- Sprechstörung und neurologische Ausfallerscheinungen, die einem Schlaganfall ähneln
- Bewusstseinseintrübung bis Bewusstlosigkeit (hypoglykämisches Koma)

! Schlafmittel können eine Bewusstseinstrübung verschleiern!

Therapie und Pflege

- Bei Antidiabetika-Therapie: Engmaschige Blutzucker-Kontrolle bis 2 Tage nach dem Vorfall
- Bei regelmäßiger nächtlicher Hypoglykämie: zuckerhaltiges Getränk, z.B. Apfelsaft mit Traubenzucker, griffbereit ans Bett stellen
- Schulung und Anleitung zu:
  - Blutzucker-Messung
  - Insulininjektion
  - Ernährungsverhalten
- Regelmäßige Blutzucker-Kontrolle

! Eine Unterzuckerung mit dem Arzt nachträglich zu besprechen, hilft, bei Bedarf die Therapie anzupassen bzw. die Verursacher der Hypoglykämie zu erkennen – und beim nächsten Mal zu vermeiden.

33.10 Hypothermie

Definition: Körperkerntemperatur < 35 °C.

! **Vorgehen im Notfall**
- Arzt informieren
- Bei Bewusstlosigkeit, Erfrierungen oder Körperkerntemperatur ≤ 34 °C:
  - Notruf 112
  - Keine Aufwärmversuche starten
  - Stabile Seitenlage (▶ S. 416)
- Vitalzeichen, Temperatur, Bewusstsein und Hautfarbe beobachten
- Achtung: Handelsübliche Thermometer messen die Körpertemperatur erst **ab** einer bestimmten Temperatur
- Weitere Maßnahmen (▶ S. 435)

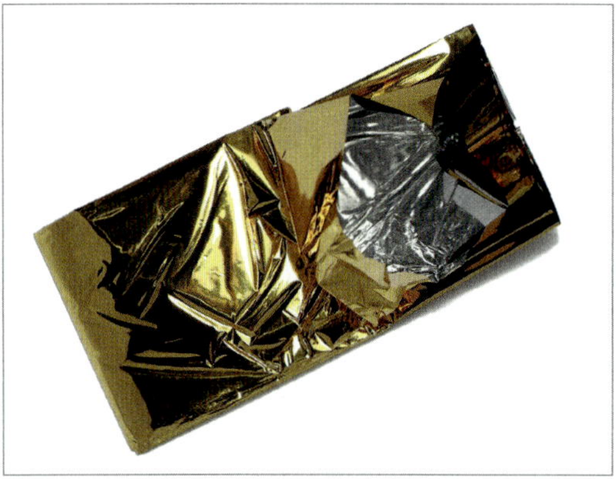

Abb. 33.9: Handelsübliche Rettungsdecken für den Erste-Hilfe-Kasten im Auto eignen sich – je nach verwendeter Seite – für die Erste Hilfe bei Hypothermie oder auch bei Hitzeunfällen.

Stadium	Situation des Menschen
I	klares Bewusstsein, frierend
II	Bewusstsein beeinträchtigt, nicht frierend
III	Bewusstlosigkeit
IV	keine Atmung
V	Tod durch irreversible Hypothermie

Tab. 33.3: Schweizer Klassifizierungssystem der Hypothermie. [28]

Ursachen

- Unterkühlung und Erfrierungen jeglicher Art, z.B. durch:
  - Alkohol- oder Drogenkonsum mit Bewusstlosigkeit (▶ S. 289)
  - Zu langer Aufenthalt in kalter Umgebung
  - Unangemessene Kleidung
- Stoffwechselstörung, z.B.:
  - Hypothyreose (▶ S. 344)
  - Tumoren oder Traumata des Schädels/Gehirns
  - Kachexie (▶ S. 52)

Symptome

Neben der reduzierten Körpertemperatur:
- Zittern
- Zyanose
- Bradykardie (verlangsamter Puls)
- Bradypnoe (verlangsamte Atmung)
- Müdigkeit bis Bewusstlosigkeit
- Steifigkeit der Finger und Zehen

Therapie und Pflege

- Warme, gezuckerte Getränke zuführen – bei vorhandenem Bewusstsein und Schutzreflexen
- Für warme Kleidung sorgen
- Kalte, nasse Kleidung entfernen, bei Bedarf aufschneiden, ggf. Abtrocknen
- Decken überlegen
- Warme (nicht heiße!) Wärmflasche

! Immer erst den Rumpf, dann Extremitäten wärmen. Diese Aufgabe nur übernehmen, wenn der Rettungsdienst nicht schnell eintrifft. Pflegebedürftigen immer horizontal lagern.

- Engmaschig beobachten:
  - Vitalzeichen
  - Temperatur
  - Bewusstsein
  - Hautfarbe
  - Durchblutung von Händen und Füßen

33.11 Insektenstich im Mund oder Rachen

Definition: Anschwellen der Mund- bzw. Rachenschleimhaut durch Insektengift (Histamin), das durch einen Stich vom Insekt abgesondert wurde.

Vorgehen im Notfall
- Notruf 112
- Eiswürfel zum Lutschen geben
- Mundraum/Hals von außen kühlen
- Für Ruhe sorgen
- Puls und Atmung kontrollieren
- Bei Bewusstlosigkeit: stabile Seitenlage (▶ S. 416)
- Bei fehlenden Lebenszeichen: Kardiopulmonale Reanimation (▶ S. 415)

Symptome

- Hautreaktionen, anschwellende Schleimhaut
- Übelkeit, Erbrechen, abdominale Beschwerden
- Anstieg der Herzfrequenz
- Blutdruckabfall
- Taubheitsgefühl im Mund-/Rachenraum
- Atemnot, ggf. Verlegung des Atemweges
- Unbehandelt bis zu Atem-und Kreislaufstillstand

Therapie und Pflege

- Medikamente nach ärztlicher Anordnung
- Ggf. gut zu schluckende Speisen mit geringerer Konsistenz anbieten – bei vorhandenem Bewusstsein und funktionierenden Schutzreflexen
- Im Mund brennende Speisen und Getränke, z.B. Zitrusfrüchte, vermeiden

Vorbeugung
- Bei bekannter Insektenstichallergie: stets verordnetes Notfallmedikament mitführen
- Im Sommer beim Verzehr von Speisen und Getränken im Freien auf Insekten achten

33.12 Medikamentenüberdosierung

Definition: Einnahme eines Medikamentes in höherer als der vom Hersteller empfohlenen Dosis.

Vorgehen im Notfall
- Bei Bewusstlosigkeit oder vitaler Gefährdung: Notruf 112
- Ansonsten: Giftnotrufzentrale der Länder anrufen, nach deren Angaben vorgehen:
  - Baden-Württemberg: 0761/19240
  - Bayern: 089/19240 oder 0911/398 2451
  - Berlin: 030/19240
  - Hessen: 06131/19240
  - Mecklenburg-Vorpommern: 0361/730730
  - Niedersachsen: 0551/19240
  - Nordrhein-Westfalen: 0228/19240
  - Rheinland-Pfalz: 06131/19240
  - Saarland: 06841/19240
  - Sachsen: 0361/730730
  - Sachsen-Anhalt: 0361/730730
  - Thüringen: 0361/730730
  - www.bvl.bund.de
- Medikamentenschachtel aufheben und bereithalten

Ursachen

- Fehlerhafte Anordnung durch den Arzt
- Fehlerhafte Ausführung der Anordnung durch die Pflegefachkraft
- Versehentliche fehlerhafte Einnahme durch den Menschen selbst oder Suizidversuch

Die Pflegefachkraft trägt die Durchführungsverantwortung bei der Medikamentenverabreichung. Ist sie der Meinung, dass die vom Arzt angeordnete Dosierung zu hoch ist, hält sie Rücksprache mit ihm, bevor sie das Medikament verabreicht.

Symptome

In Abhängigkeit von der Art des Medikamentes und der Höhe der Überdosierung z. B.
- Übelkeit
- Müdigkeit bis Bewusstlosigkeit
- Magen-Darm-Beschwerden
- Tachykardie oder Bradykardie
- Tachypnoe oder Bradypnoe
- Hypertonie oder Hypotonie
- Erhöhte Blutungsneigung

Therapie und Pflege

Die Therapie und Pflege hängen von der Art des Medikaments und der Dosierung ab. Die Pflegefachkraft handelt nach ärztlicher Anordnung. Dieser entscheidet über die Weiterbehandlung vor Ort oder eine Krankenhauseinweisung.

! Bei Bewusstlosigkeit oder schwerer Kreislaufbeeinträchtigung: Notruf 112

! **Vorbeugung**
- 5-R-Regel (▶ S. 378) beachten
- Bei unklarer Anordnung: Rücksprache mit Arzt
- Bei Verdacht, dass die angeordnete Dosierung zu hoch ist: Rücksprache mit Arzt
- Bei Verwirrtheit oder Desorientierung: Medikamente außer Reichweite des Menschen aufbewahren

33.13 Nasenbluten (Epistaxis)

Definition: aus der Nase austretendes frisches Blut.

! **Vorgehen im Notfall**
Nasenbluten ist selten ein Notfall. Die Menge des verlorenen Blutes, ggf. auch das in den Magen gelaufene, gibt Aufschluss, ob ein Arzt zu informieren ist.

Beispiele für Ursachen

- Hypertonie
- Behandlung mit Antikoagulanzien
- Trauma

Symptome

- Frisches, aus der Nase austretendes Blut
- Wenige Tropfen bis hin zum strahlartig laufenden Blut

Therapie und Pflege

- Kopf nach vorne beugen
- Kühlen Waschlappen in den Nacken legen
- Blutdruck und Puls messen
- Nasenflügel kurz zusammendrücken
- Für Ruhe sorgen
- Bei starker Blutung: Nasentamponade
- Ggf. Verschluss der offenen Arterien durch Verödung

33.14 Schock

Definition: allgemeines Kreislaufversagen.

Vorgehen im Notfall – Lagerung
- Volumenmangel- und anaphylaktischer Schock: Schocklage (▶ Abb. 33.10)
- Kardiogener Schock: Oberkörperhochlagerung
- Bei Bewusstlosigkeit: Immer stabile Seitenlage (▶ S. 416), ggf. mit Schocklage kombinieren

Weiteres Vorgehen
- Bei Bedarf kardiopulmonale Reanimation (▶ S. 415)
- Notruf 112
- Decke überlegen

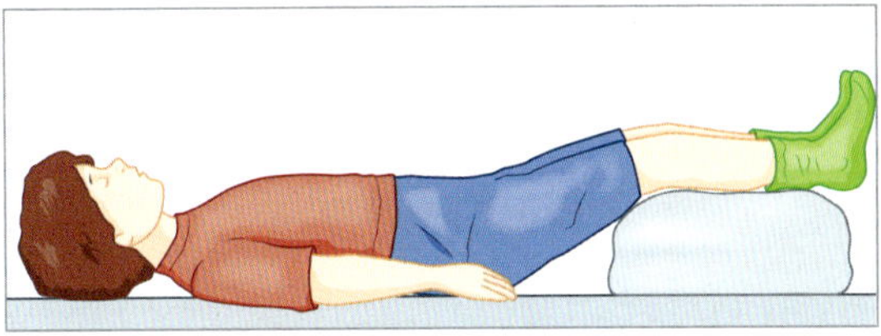

Abb. 33.10: Lagerung bei Volumenmangelschock.

Ursachen

Hoher Blutverlust (Volumenmangelschock)
- Hoher Wasserverlust (Volumenmangelschock)
- Herzinfarkt (kardiogener Schock)
- Allergie (anaphylaktischer Schock)

Symptome

- Puls ist schnell und schwach
- Schnelle, flache Atmung
- Erniedrigter systolischer Blutdruck
- Kalter Schweiß
- Blässe, Frieren
- Nervosität
- Bewusstseinseinschränkung bis -verlust

Alarmzeichen vor einem anaphylaktischen Schock
- Atemnot
- Erbrechen
- Kurzfristig auftretender heftiger Juckreiz
- Großflächige Hautrötung
- Schleimhautschwellungen
- Schweißausbruch

33

Therapie und Pflege

- Weiteres Vorgehen je nach Ursache und ärztlicher Anordnung
- Körperliche Schonung
- Vermeidung einer Wiederholung, z. B. Allergenkontakt vermeiden

33.15 Synkope

Definition: Ohnmacht; plötzliche, Sekunden bis Minuten dauernde Bewusstlosigkeit.

! **Vorgehen im Notfall**
- Notruf 112
- Schocklage (▸ Abb. 33.10, 439)
- Bei Gefahr des Erbrechens: stabile Seitenlage (▸ S. 416)

Beispiele für Ursachen

- Langes Stehen
- Herzrhythmusstörung, Herzinsuffizienz
- Myokardinfarkt
- Herzfehler
- Hypotonie
- Apoplex

Symptome

- Keine Reaktion auf Ansprache
- Starrer Blick
- Ggf. Verkrampfung, wie bei einem zerebralen Krampfanfall

Symptome, die auf eine beginnende Synkope hinweisen können:
- Übelkeit
- Schweißausbruch
- Geistige „Abwesenheit“
- Körperliches Schwanken

Therapie und Pflege

- Weiteres Vorgehen je nach Ursache und ärztlicher Anordnung
- Ggf. auslösende Faktoren meiden

Überdosierung von Medikamenten ▶ Medikamentenüberdosierung, S. 437

Überzuckerung ▶ Hyperglykämie, S. 432

Unterkühlung ▶ Hypothermie, S. 434

Unterzuckerung ▶ Hypoglykämie, S. 433

33.16 Varizenblutung

Definition: Aufplatzen einer Krampfader (▶ S. 275) mit nachfolgender Blutung.

!

Vorgehen im Notfall – bei Varizenblutung an den Beinen
- Beine möglichst senkrecht hochheben
- Druckverband anlegen
- Arzt informieren
- Wenn die Blutung nicht gestillt werden kann: Notruf 112

Bei Ösophagusvarizen
- Notruf 112
- Bei Bewusstlosigkeit: stabile Seitenlage (▶ S. 416)
- Vitalzeichenkontrolle
- Achtung: Aspirationsgefahr und hoher Blutverlust

Ursachen

- Gewalteinwirkung
- Hoher Venendruck
- Bei Ösophagus-Varizen (Varizen der Speiseröhre): Alkoholabusus

Symptome

- Dunkelrotes, aus der Vene rinnendes Blut
- Bei Ösophagusvarizen: starkes Bluterbrechen

Therapie und Pflege

- Kompression:
  - Am Bein lokal
  - Ösophagus-Varizen: spezielle, durch den Arzt gelegte Kompressionssonde
- Ggf. Volumenersatz (Infusion)
- Operativer Verschluss des Venendefekts

33.17 Verätzung, Vergiftung

Definition: Kontakt der Haut, Schleimhaut, des Magen-Darm-Trakts oder der Atemwege mit einer toxischen Substanz.

Vorgehen im Notfall
- Auf Eigenschutz achten
- Bei Bewusstlosigkeit oder vitaler Gefährdung: Notruf 112
- Ansonsten: Giftnotrufzentrale der Länder ▶ S. 437 anrufen, nach deren Angaben vorgehen
- Bei Verätzung mit Säure oder Lauge mit Wasser spülen

Vorbeugung
Beim Umgang mit toxischen Substanzen immer Schutzmaßnahmen einhalten, z.B. Schutzhandschuhe tragen

Ursachen

- Unsachgemäßer Gebrauch von toxischen Substanzen
- Unsachgemäße Lagerung von toxischen Substanzen
- Fehlendes Wissen um die Wirkung toxischer Substanzen
- Unzureichende Schutzmaßnahmen beim Umgang mit toxischen Substanzen
- Haushaltsunfälle

Fokus Demenz
- Toxische Substanzen für den Menschen unzugänglich aufbewahren
- Substanzen nicht in fremde Behälter umfüllen, insbesondere nicht in Lebensmittelbehälter
- Umgang mit toxischen Substanzen beaufsichtigen

Symptome

In Abhängigkeit von der Art der Substanz, deren Menge und der Dauer des Kontaktes, z.B.
- Rötung, Schwellung
- Brennen, Schmerzen
- Hautdefekt
- Verfärbung der Haut
- Atemstörungen/Verlegung der Atemwege
- Kreislaufreaktionen
- ▶ S. 437

Therapie und Pflege

Die Therapie und Pflege hängen von der Art der Verätzung/Vergiftung, der Dosierung und der Kontaktzeit ab. Die Pflegefachkraft handelt nach ärztlicher Anordnung.

33.18 Verbrennung

Definition: Schädigung der Haut und ggf. auch der inneren Organe durch massive Hitzeeinwirkung.

!

Vorgehen im Notfall bei Verbrennung 3. Grades
- Mensch ggf. aus Gefahrenzone retten – Eigenschutz beachten!
- Notruf 112
- Brandfläche frei halten
- Kühles Getränk anbieten – bei vorhandenem Bewusstsein und funktionierenden Schutzreflexen
- Bei Bewusstlosigkeit: stabile Seitenlage (▶ S. 416)

Ursache

- Hitzeunfälle, z.B. durch Feuer, heiße Flüssigkeiten
- Zu ausgiebiges Sonnenbaden

Symptome

- Verbrennungen, Verbrühungen:
  - **Grad I:** Schädigung der Epidermis, schmerzhaft gerötete Haut, Heilung ohne Narben
  - **Grad II:** Schädigung bis in die Lederhaut; starke Schmerzen, Blasenbildung, Heilung oft mit Narben
  - **Grad III:** Schädigung bis ins Gewebe, Schädigung der Nerven, daher ggf. geringere Schmerzen
- Sonnenstich/Hitzschlag:
  - Kopfschmerzen
  - Übelkeit, Erbrechen
  - Ggf. Nackensteifigkeit

Therapie und Pflege

- Grad I:
  - Kleidung entfernen
  - Kleine Areale mit Wasser kühlen, max. 15 °C, mind. 10 Minuten lang
  - Große Flächen mit 25–30 °C warmem Wasser mind. 5 Minuten lang kühlen
- Grad II und III: Versorgung nach ärztlicher Anordnung
- Sonnenstich/Hitzschlag:
  - Für Schatten sorgen
  - Oberkörper hochlagern
  - Ausreichend Flüssigkeit zuführen – bei vorhandenem Bewusstsein und Schutzreflexen
  - Kleidung öffnen/entfernen
  - Körper mit feuchten Tüchern kühlen; Tücher wechseln, bevor sie warm werden
- Ggf. Erstmaßnahmen bei Schock (▶ S. 439)

Vergiftung ▶ Verätzung, Vergiftung, S. 442

33.19 Wunden (akute)

Definition: akute Wunden sind erst kürzlich aufgetreten und bedürfen einer umgehenden Versorgung. Sie sind abzugrenzen von chronischen Wunden, z. B. längerfristig bestehenden Dekubiti (▶ S. 259) oder Ulcus cruris (▶ S. 261).

! **Allgemeines Vorgehen bei akuten Wunden mit vitalem Risiko**
- Bei arteriellen Verletzungen: Druckverband anlegen, Zeitpunkt merken/dokumentieren
- Bei Verletzungen, die für einen Druckverband unzugänglich sind: Mit behandschuhter Faust Druck auf Blutungsbereich ausüben
- Körperteil hochlagern
- Notruf 112
- Ggf. Schocklagerung (▶ S. 439)
- Für Ruhe sorgen
- Weitere Maßnahmen und Vorgehen bei nicht vital gefährdenden Wunden ▶ unten

Blutung am Arm
- Arm hochhalten
- Arterie unter der „Muskellücke" an der Oberarminnenseite abdrücken
- Druckverband anlegen:
  - Verpacktes Mullpäckchen 2–3 x stramm umwickeln
  - Zweites Mullpäckchen anlegen, weiter umwickeln
  - Arm hochlagern

Blutung am Bein
- Bein hochhalten, ggf. über die eigene Schulter legen
- Leistenarterie mit der behandschuhten Faust abdrücken
- Druckverband anlegen (▶ Blutung am Arm, oben)

Blutung am Kopf oder Rumpf
Kompressen oder Verbandmaterial – möglichst keimfrei – auf die Wunde pressen

Allgemein gilt:
- Wunden nur mit Schutzhandschuhen versorgen, kein Puder, keine Salbe o. Ä. einbringen
- Bei spritzenden Wunden Schutzbrille und Mundschutz tragen
- Blutstillung ist vorrangig, notfalls Infektion in Kauf nehmen
- Tetanus-Impfstatus klären, ggf. erneuern lassen
- Abgetrennte Körperteile möglichst sauber aufbewahren, nie direkt auf Eis oder in Wasser legen

Ursachen

- Trauma
- Narbenbruch, z. B. postoperativ

Symptome

- Blutung
- Hautdefekt
- Schmerz

Therapie und Pflege

- Ggf. desinfizieren
- Mit Pflaster versorgen
- Blutung der Fingerkuppe: Fingerkuppenverband (▶ Abb. 33.11)
- Nach Anordnung Schmerzmittel verabreichen
- Spätere Wundversorgung nach Anordnung

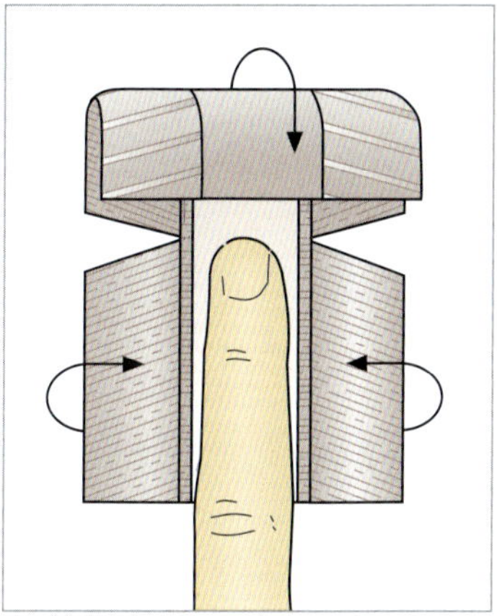

Abb. 33.11: Fingerkuppenverband.

33.20 Zerebrale Krampfanfälle

Definition: anfallsweise auftretende synchrone Entladung von Gehirnzellen.

Vorgehen im akuten Anfall
- Harte, spitze, gefährliche Gegenstände entfernen bzw. abdecken
- Stabile Seitenlage (▶ S. 416), zur Aspirationsprophylaxe
- Falls möglich: Angeordnete Notfallmedikamente verabreichen

Status epilepticus
- Folgt zwischen Krampfanfällen keine Erholungsphase, spricht man vom Status epilepticus, der unbehandelt zum Tod führen kann: Notruf 112.

Krankheitsursachen

- Frühkindliche Hirnschädigung
- Verletzungen
- Infektionen
- Hirntumoren
- Zellschädigung unterschiedlichster Ursache, z.B. Sauerstoffmangel, Stoffwechselstörung, Alkohol

Symptome

- Grand-Mal (großer Anfall), Vorstadium (Sekunden bis Minuten):
  - Reizbarkeit und Anspannung
  - Blitzartiger Beginn
  - Verzerrtes Gesicht
  - Weite, lichtstarre Pupillen
  - Blässe bis zur Zyanose
- Grand-Mal, Hauptstadium (Minuten):
  - Rhythmische Zuckungen am ganzen Körper
  - Schaum vor dem Mund, ggf. seitlicher Zungenbiss
  - Unkontrollierter Stuhl- und Urinabgang
- Grand-Mal, Erschöpfungsstadium (Stunden):
  - Tiefschlaf
  - Psychomotorische Verlangsamung
- Fokaler Anfall (betrifft nur einen Teil des Körpers)
  - Erhaltenes Bewusstsein
  - Einseitige Zuckungen
  - Ausweitung zu einem Grand-Mal möglich
- Psychomotorischer Anfall:
  - Geruchs-, Geschmacks- und/oder Geräuschhalluzinationen
  - Bewusstseinseinengung bis -verlust mit Schmatzen, Kauen, Schnüffeln, Nestelbewegungen
  - Augen verengt oder erweitert
  - Blässe oder Rötung
  - Schweißausbruch, Einspeicheln
  - Dauer bis 2 Minuten
- Absenzen (Abwesendsein): Unterbrechung des Gesprächs oder der Tätigkeit für Sekunden

Therapie und Pflege

- Auslösende Faktoren vermeiden
- Verletzungen durch Abpolsterung vermeiden
- Dämpfende Medikamente

34 Glossar

34.1 Fachbegriffe der Diagnostik

Angiografie: Darstellung eines Blutgefäßes mittels Röntgenstrahlen und Injektion eines Kontrastmittels.

Antibiogramm: Resistenzprüfung zur Erkennung eines für den jeweiligen Erreger passenden Antibiotikums.

Arteriografie: Darstellung einer Arterie mittels Röntgenstrahlen und Injektion eines Kontrastmittels.

Arthroskopie: endoskopische Untersuchung eines Gelenks ▸ Endoskopie.

Assessment: Beurteilung, Bewertung, Feststellung von gesundheitlichen bzw. Pflegeproblemen oder eines Gesundheitszustandes oder Pflegebedarfs.

Assessment-Instrument: Instrument, in vielen Fällen Fragebögen oder Skalen, zur standardisierten Festlegung eines Zustandes.

Auskultation: Abhören von Körpergeräuschen mit einem Stethoskop, z.B. Auskultation des Herzens oder der Lunge.

Belastungs-EKG: EKG (▸ unten) in einer standardisierten Belastungssituation.

Biopsie: Entnahme von Gewebeproben mit unterschiedlichen Geräten, z.B. Zange oder Hohlnadel; betroffener Körperbereich wird i.d.R. in den Namen aufgenommen, z.B. Leberbiopsie.

Blasenspiegelung: ▸ Zystoskopie.

Blutbild: Standarduntersuchung des Blutes; unterschieden werden kleines und großes Blutbild, untersucht werden vor allem unterschiedliche Blutzellen. Vgl. Gerinnungsstatus und klinische Chemie.

Bronchoskopie: endoskopische Untersuchung der Trachea und der Bronchien ▸ Endoskopie.

Computertomografie (CT): Röntgentechnik, die mittels einer um den Körper kreisenden Röntgenröhre Schnittbilder des Körpers erzeugt. Beurteilt werden können innere Organe und Knochen.

Differenzialdiagnostik: Unterscheidung und Abgrenzung von ähnlichen Krankheitsbildern, um die richtige Diagnose abzuwägen.

Echoenzephalografie: bildgebendes Verfahren zur Kenntlichmachung von Hirnstrukturen mittels Ultraschall.

Echokardiografie: bildgebendes Verfahren zur Darstellung der Herzfunktion mittels Ultraschall.

Ektropionieren: Umstülpen des oberen und oder unteren Augenlids.

Elektroenzephalogramm (EEG): Aufzeichnung der Hirnaktionen.

Elektrokardiogramm (EKG): Aufzeichnung der Herzaktionen.

34 **Elektromyogramm (EMG):** Aufzeichnung der Muskelaktion.

Elektrookulogramm (EOG): Darstellung des Spannungsunterschieds zwischen vorderem und hinterem Augenpol.

Elektrophorese: Trennung von unterschiedlichen Partikeln durch hohe Drehgeschwindigkeit.

Endoskopie: Betrachtung einer Körperhöhle mittels einer in einem Schlauch eingearbeiteten Fieberglasoptik, an dessen Ende meist eine Kamera sitzt. In den Körper eingeführt können so innere Organe betrachtet werden. Der betroffene Körperbereich wird i.d.R. in den Namen aufgenommen, z.B. Koloskopie.

Ergometrie: Messung der körperlichen Leistung unter standardisierten Bedingungen mittels EKG und Blutdruckregistrierung.

Erregernachweis: Identifikation eines bestimmten Krankheitserregers.

Gerinnungsstatus: Untersuchung des Blutes, bei der die Blutgerinnung untersucht wird, z.B. anhand des Quick-Wertes und der Blutsenkungsgeschwindigkeit. Vgl. Blutbild und klinische Chemie.

Herzkatheter: Einführung eines Katheters in das arterielle Gefäßsystem zur Diagnostik der Herzkranzgefäße.

Kernspintomografie: ▸ Magnetresonanztomografie.

Klinische Chemie: Untersuchung des Blutes, bei der Leberwerte, Nierenwerte etc. untersucht werden. Vgl. Blutbild und Gerinnungsstatus.

Knochendensitometrie: Messung der Knochendichte.

Koronarangiografie: Untersuchung der Koronararterien mittels Röntgen nach Kontrastmittelgabe.

Langzeit-EKG: EKG (▸ S. 448) über einen Zeitraum von i.d.R. 24 oder 48 Stunden.

Magnetresonanztomografie (MRT): bildgebendes Verfahren, basierend auf der Magnetresonanz. Durch erzeugte Schnittbilder des menschlichen Körpers können vor allem Weichteilstrukturen wie Organe, Muskeln und Sehnen beurteilt werden.

Ösophagografie: Untersuchung des Ösophagus mittels Röntgen nach Kontrastmittelgabe.

Otoskopie: Untersuchung des äußeren Gehörgangs mit einem Otoskop (Ohrenspiegel).

Perkussion: Beklopfen des Körpers, um Schallunterschiede zu erkennen.

Pflegediagnostik: Bestimmung der Pflegeprobleme und -ressourcen.

Röntgen: Durchleuchtung und grafische Darstellung von Knochen und Organen mittels Strahlentechnologie.

Skala: standardisiertes Messinstrument, z.B. nummerische Rangskala zur Schmerzbeurteilung.

Sonografie: bildgebendes Verfahren mittels Ultraschallwellen.

Szintigrafie: bildgebendes Verfahren, um Körperfunktionen darzustellen.

Urografie: Untersuchung der Nierenkelche und des Nierenbeckens mittels Röntgen nach Kontrastmittelgabe.

Vitalzeichen: Zeichen zur ersten Beurteilung des Organismus, klassische Vitalzeichen sind Pulsfrequenz, Blutdruck und Atemfrequenz.

Zystoskopie: endoskopische Untersuchung der Blase, Blasenspiegelung ▸ Endoskopie.

34.2 Fachbegriffe der Therapie

Aufklärung: Voraussetzung, um eine informierte Selbstbestimmung des Menschen und seine freie Entscheidung für oder gegen eine Therapie zu ermöglichen.

Balneotherapie: Therapie durch Bäder. Diesen können unterschiedliche Zusätze zugegeben sein, ebenso sind die Temperatur des Wassers sowie die Dauer des Bades für den Therapieerfolg entscheidend.

Bolus: erhöhte Dosis zu Beginn einer medikamentösen Therapie.

Chemotherapie: Therapie mit Chemotherapeutika, z.B. Antibiotika, Zytostatika, zur Behandlung einer Infektion oder zur Hemmung von Tumorzellen.

Einwilligung: Zustimmung des Menschen zu einer an ihm durchgeführten Therapie, i.d.R. Voraussetzung, um mit der Therapie zu beginnen.

Elektrotherapie: Therapie mit Gleich-, Wechsel- und Impulsstrom in unterschiedlicher Stärke, Bereich der Physiotherapie.

Ergotherapie: Training geistiger und körperlicher Fähigkeiten zum Aufbau oder zur Wiedergewinnung von Alltagsfähigkeiten, früher als Arbeits- oder Beschäftigungstherapie bezeichnet.

Hormontherapie: Therapie unter Zuführung von Hormonen.

Integrationstherapie, systemische: Übungen, um sensorische Eindrücke einordnen und verarbeiten zu können.

Kompressionstherapie: Druckausübung auf venöse Gefäße durch spezielle elastische Binden, um die Fließgeschwindigkeit des Blutes zu steigern. Wassereinlagerungen werden reduziert, Wunden heilen schneller, einem Wiederauftreten von Thrombosen wird vorgebeugt.

Logopädie: Therapie zur Behandlung von Sprach- und Sprechstörungen.

Pharmakotherapie: Therapie durch die Einnahme von Medikamenten.

Physiotherapie: Therapieformen, bei denen aktive und passive Bewegungen und Mikrobewegungen dem Funktionserhalt sowie der Wiedergewinnung von körperlichen Funktionen dienen. Zur Physiotherapie gehören auch Massagen, Balneotherapien (▶ oben) und die Elektrotherapie.

Psychotherapie: Behandlung von Erkrankungen durch Einwirken auf das Seelenleben, i.d.R. durch Einzel- oder Gruppengespräche. Ein Beispiel für die Psychotherapie ist die Verhaltenstherapie (▶ S. 452).

Soziotherapie: bei psychiatrischen Erkrankungen eingesetzte Therapieform, um soziale Probleme zu lösen bzw. mit ihnen umgehen zu können, z.B. Tagesstrukturierung, Unterstützung bei der Alltagsbewältigung.

Sprachtherapie: ▶ Logopädie.

Strahlentherapie: Behandlung von Erkrankungen durch energiereiche Strahlen, z.B. Röntgenstrahlen.

Therapie, aktivierende: die körperliche Betätigung anregende Therapie.

Therapie, lokale: Therapie, die nur einen bestimmten Bereich des Körpers erreichen soll.

Therapie, manuelle: Therapie zur Behandlung funktioneller Störungen des Bewegungsapparats.

Therapie, medikamentöse: Therapie mittels Medikamenten, vgl. Pharmakotherapie (▶ S. 451).

Therapie, palliative: Therapie ohne die Aussicht, die Erkrankung zu heilen, sondern mit der Absicht, die Symptome zu lindern.

Therapie, physikalische: Therapie zur Förderung der Körperfunktionen, z.B. durch Massagen, Wärme- und Kältebehandlung, Licht- und Elektrotherapie. Teil der Physiotherapie (▶ S. 451).

Therapie, systemische: Therapie, die den ganzen Körper und nicht nur Körperteile einbezieht, z.B. bei Einnahme von Medikamenten, die durch den Stoffwechsel im gesamten Körper wirken.

Therapie, symptomatische: Behandlung von Krankheitssymptomen und nicht von deren Ursachen.

Tiergestützte Therapie: Behandlung zur Linderung von psychiatrischen bzw. neurologischen Erkrankungen, in welcher der Kontakt zu Tieren genutzt wird.

Unterdrucktherapie: therapeutisch eingesetzter Sog, insbesondere im Rahmen der Wundbehandlung, auch Vakuumtherapie genannt.

Verhaltenstherapie: praktische Übungen unter Anleitung, um Verhaltensweisen zu erlernen bzw. zu verändern.

34.3 Arzneimittel: Wirkstoffgruppen

Stoffgruppen, Wirkstoffe (Beispiele)	Wirkung	Unerwünschte Wirkungen und Kontraindikationen
Analgetika, Antirheumatika. Indikation: Schmerzen, Entzündungen		
• **Opioide** (Fentanyl, Morphin) • **Analgetika,** z. B. Paracetamol • **Nichtsteroidale Antirheumatika** (NSAR, NSAID), z. B. Azetylsalizylsäure, Ibuprofen, Diclofenac	• Schmerzempfinden ausschalten • entzündungshemmend	• **Opioide:** Obstipation, Atemdämpfung, Asthma-Anfälle, Beruhigung, Blutdruckabfall, Übelkeit, Erbrechen • **Nichtsteroidale Antirheumatika:** Sodbrennen, Nierenversagen, Diarrhö, Magen-Darm-Blutungen • **Paracetamol:** Leberschäden **Kontraindikationen:** • bekannte Magengeschwüre • Asthma • Leber- bzw. Nierenfunktionsstörungen
Antiallergika. Indikation: Allergien		
• **Antihistaminika,** z. B. Cetirizin, Dimetinden, Ebastin (symptomatisch) • **Cromoglicinsäure** (prophylaktisch)	• Milderung von Nesselsucht, Heuschnupfen, Juckreiz • **Antihistaminika:** Hemmung der Histaminwirkung • **Cromoglicinsäure:** Hemmung der Histaminfreisetzung	• Müdigkeit • Mundtrockenheit • Schleimhautreizung **Kontraindikationen:** • Glaukom • Prostataadenom (Prostatakrebs)
Antiarrhythmika. Indikation: Herzrhythmusstörungen		
• **β-Rezeptorenblocker,** z. B. Metropolol • **Natriumkanalblocker,** z. B. Ajmalin, Lidocain, Propafenon • **Kaliumkanalblocker,** z. B. Amiodaron, Sotalol • **Kalziumkanalblocker** (Kalziumantagonisten), z. B. Verapamil	Rhythmisierung des Herzens	• Herzrhythmusstörungen • Blutdruckschwankungen • Herabsetzung des Reaktionsvermögens • Kammerflimmern • Schwindel, Kopfschmerz **Kontraindikationen:** • dekompensierte Herzinsuffizienz • Hypokaliämie • Hypomagnesiämie

Stoffgruppen, Wirkstoffe (Beispiele)	Wirkung	Unerwünschte Wirkungen und Kontraindikationen
Antibiotika. Indikation: Infektionen mit Bakterien		
• **Aminoglykoside,** z. B. Gentamicin, Neomycin • **Carbapeneme,** z. B. Imipenem • **Cephalosporine,** z. B. Cefaclor, Cefazolin, Cefotaxim, Cefuroxim • **Gyrasehemmer,** z. B. Ciprofloxacin, Norfloxacin • **Glykopeptidantibiotika,** z. B. Vancomycin • **Lincosamine,** z. B. Clindamycin • **Makrolide,** z. B. Clarithromycin, Erythromycin, Roxithromycin • **Nitroimidazole,** z. B. Metronidazol • **Penicilline,** z. B. Penicillin G (i.v.), Penicillin V (oral), Amoxicillin, Piperacillin • **Sulfonamide,** z. B. Sulfamethoxazol • **Tetrazykline,** z. B. Doxycyclin	• Tötung von Bakterien (bakterizide Wirkung) • Hemmung der Vermehrung von Bakterien (bakteriostatische Wirkung)	• Allergien, Hautausschlag • Leber-, Nierenschäden • Magen-Darm-Unverträglichkeit • Müdigkeit, herabgesetztes Reaktionsvermögen • Gefahr der Resistenzbildung • Schädigung der Darmflora • Pilzerkrankungen • **Aminoglykoside:** Gehörschaden, Nierenschaden • **Tetrazykline:** Photodermatose (Hautveränderung durch Lichteinstrahlung) **Kontraindikationen** je nach Gruppe: • bekannte Allergie • Leber- bzw. Nierenschaden • Hörschaden • Schwangerschaft, Stillzeit
Antidepressiva. Indikation: Depressionen, Neuralgien, chronische Schmerzen		
• **Trizyklische Antidepressiva,** z. B. Amitriptyllin, Doxepin, Imipramin • **SSRI** (selektive Serotonin-Wiederaufnahmehemmer), z. B. Citalopram, Fluoxetin, Paroxetin • **SSNRI** (selektive Serotonin-Noradrenalin-Wiederaufnahmehemmer), z. B. Duloxetin • **SNRI** (selektive Noradrenalin-Wiederaufnahmehemmer), z. B. Reboxetin • **SARI** (Serotoninantagonisten und -Wiederaufnahmehemmer) z. B. Trazodon	Je nach Substanz: • antriebssteigernd, depressionslösend, stimmungsaufhellend • antriebshemmend, angstdämpfend, sedierend	• Mundtrockenheit • Sehstörungen • Obstipation • Harnentleerungsstörung • Übelkeit • Schwindel, Kopfschmerzen • Schlaflosigkeit • Herzrhythmusstörungen **Kontraindikationen:** • Glaukom • Harnentleerungsstörung • Epilepsie • Herzinfarkt • **Antriebssteigernde Substanzen:** Suizidalität • **Johanniskraut:** schwere Depression

Stoffgruppen, Wirkstoffe (Beispiele)	Wirkung	Unerwünschte Wirkungen und Kontraindikationen
• **SRE** (Serotonin-Wiederaufnahmeverstärker) z.B. Tianeptin • **MAO-Hemmer,** z.B. Moclobemid, Tranylcypromin • **Johanniskraut**		
Antidiabetika. Indikation: Diabetes mellitus		
• **Humaninsulin, Insulinanaloga** • **Sulfonylharnstoffe,** z.B. Glibenclamid • **Glinide,** z.B. Repaglinid, • **Inkretin-Mimetika** (Exenatid, Liraglutid) • **DPP4-Hemmer,** z.B. Sitagliptin • **Biguanide,** z.B. Metformin, • **Glitazone,** z.B. Pioglitazon • **α-Glucosidasehemmer,** z.B. Acarbose • **SGLT-2-Hemmer** (Dapagliflozin) • **Amylin-Analoga** (Pramlintide)	• normalisieren Blutzuckerspiegel • **Humaninsulin**: ersetzt körpereigenes Insulin • **Sulfonylharnstoffe und Glinide**: fördern die Insulinfreisetzung • **Biguanide:** verbessern Glucoseverwertung • **Glitazone**: Verbessern Wirkung des vorhandenen Insulins • **Inkretin-Mimetika**: stimulieren Insulinfreisetzung, senken Glucagonfreisetzung • **DPP4-Hemmer**: senkt die Blutglucose • **α-Glucosidasehemmer**: verzögern die Glucoseaufnahme • **SGLT-2-Hemmer:** vermindert Glucosereabsorbtion, erhöht Glucoseausscheidung im Harn • **Sulfonylharnstoffe**, **Glinide**, **DPP4-Hemmer** und **Inkretin-Mimetika:** stimulieren die Insulinsekretion • **Biguanide**, **α-Glucosidasehemmer**, **Glitazone:** stimulieren die Insulinsekretion nicht • **Amylin-Analoga:** hemmen die Glucagonproduktion nach dem Essen	• **Humaninsulin** und **Sulfonylharnstoffe**: Gewichtszunahme, Hypoglykämie • **Sulfonylharnstoffe**: Schwindel, Kopfschmerzen, Obstipation • **Biguanide:** Laktatazidose • **Inkretin-Mimetika**: Gewichtsreduktion • **α-Glucosidasehemmer**: Völlegefühl, Blähungen, Diarrhö **Kontraindikationen:** • Ketoazidose • Lebererkrankung • TYP-1-Diabetes (bis auf Pramlintide)

Stoffgruppen, Wirkstoffe (Beispiele)	Wirkung	Unerwünschte Wirkungen und Kontraindikationen
Antiemetika. Indikation: Übelkeit, Erbrechen		
• **H1-Antihistaminika,** z.B. Dimenhydrinat • **Prokinetika,** z.B. Metoclopramid • **Serotoninantagonisten,** z.B. Dolasetron, Ondansetron • **Anticholinergika,** z.B. Scopolamin	• **H1-Antihistaminika:** Hemmung der Histaminwirkung • **Prokinetika:** Förderung der Magenmotilität und -leerung • **Serotoninantagonisten:** Hemmung des Brechreflexes im Brechzentrum • **Anticholinergika:** Dämpfung des Brechzentrums	• Benommenheit • herabgesetztes Reaktionsvermögen • Kopfschmerzen • Diarrhö • **Neuroleptika:** Frühdyskinesien, Parkinsonoid **Kontraindikationen:** • Leber- bzw. Nierenfunktionsstörungen • Epilepsie • Glaukom • Prostatahyperplasie
Antiepileptika. Indikation: Anfallsleiden		
• **Carbamazepin** • **Clonazepam** • **Diazepam** • **Gabapentin** • **Lamotrigin** • **Oxcarbazepin** • **Phenobarbital** • **Phenytoin** • **Valproinsäure**	Verhüten epileptischer Anfälle	• Photosensibilisierung (erhöhte Empfindlichkeit der Haut gegenüber Licht) • Suizidneigung • herabgesetztes Reaktionsvermögen • Schwindel, Übelkeit • Magen-Darm-Beschwerden • bei Langzeittherapie: Beeinflussung der Blut-, Nieren- und Leberwerte • **Phenytoin:** Zahnfleischwucherung, Hirsutismus (verstärkte Behaarung bei Frauen, ähnelt der Behaarung von Männern)
Antihypertonika. Indikation: Bluthochdruck		
• **ACE-Hemmer,** z.B. Captopril, Enalapril, AT1-Rezeptorenblocker • **β-Rezeptorenblocker,** z.B. Metoprolol, Propanolol • **Diuretika,** z.B. Hydrochlorothiazid, Furosemid • **Kalziumantagonisten,** z.B. Nifedipin, Verapamil, Diltiazem • **Antisympathotonika,** z.B. Clonidin, Moxonidin, Urapidil	• **ACE-Hemmer** hemmen Renin-Angiotensin-Aldosteron-Mechanismus: Gefäßerweiterung, verringern Blutvolumen • **β-Rezeptorenblocker:** hemmen sympathisches Nervensystem • **Diuretika:** verringern Blutvolumen • **Kalziumantagonisten Vasodilatatoren:** erweitern Blutgefäße	• zu starker Blutdruckabfall • Schlafstörungen • Verwirrtheit • **ACE-Hemmer:** Reizhusten, Hyperkaliämie, Angioödem • **β-Rezeptorenblocker:** Bradykardie, Impotenz • **Diuretika:** Elektrolytverschiebung, Exsikkose (Austrocknung), Thrombose

Stoffgruppen, Wirkstoffe (Beispiele)	**Wirkung**	**Unerwünschte Wirkungen und Kontraindikationen**
• **Vasodilatatoren,** z.B. Dihydralazin	• **Antisympathotonika:** hemmen die Synthese von Noradrenalin	• **Kalziumantagonisten:** Herzrhythmusstörung, Kopfschmerzen, Ödeme • **Vasodilatatoren:** Ödeme, Kopfschmerzen, Schwindel **Kontraindikationen:** • Nierenfunktions-störungen • Bradykardie • Herzrhythmusstörungen • **β-Rezeptorenblocker:** Asthma, COPD
Antikoagulanzien. Indikation: Thrombose, Embolie, Thromboseprophylaxe		
• **Heparine** • **Heparinoide:** Danaparoid • **Hirudin** (Blutegel) • **Vitamin-K-Antagonisten,** z.B. Phenprocoumon • **Faktor-Xa-Hemmer:** Fondaparinux, Apixaban • **Kalziumkomplexbildner,** z.B. Citrat, EDTA	• **Heparine/Hirudin:** kurzfristige Antikoagulation, Gerinnungshemmung, verhindern Thrombenbildung • **Vitamin-K-Antagonisten, Faktor-Xa-Hemmer:** langfristige Antikoagulation, geringere Bildung von Gerinnungsfaktoren wegen Vitamin-K-Mangel • **Kalziumkomplexbildner:** v.a. bei Dialysepatienten	• Blutungen • Haarausfall • **Heparin/Hirudin:** Thrombozytopenie (Thrombozytenmangel) • **Vitamin-K-Antagonisten:** Cumarin-Nekrose, Übelkeit, Erbrechen, Diarrhö, Leberschaden **Kontraindikationen:** • Magen-Darm-Ulkus • Hirnblutung • **Heparin/Hirudin:** Heparinallergie • **Vitamin-K-Antagonisten:** Leber-, Niereninsuffizienz, Schwangerschaft
Antimykotika. Indikation: Pilzinfektion		
• **Azole,** z.B. Clotrimazol, Ketonazol: je nach Substanz lokal oder systemisch • **Allylamine** (Terbinafin) • **Morpholine** (Amorolfin) • **Polyene,** z.B. Amphotericin, Nystatin • **Griseofulvin** • **Pyridon-Derivat Ciclopirox**	• **Azole, Allylamine, Morpholine:** hemmen Ergosterolsynthese • **Polyene:** „löchern" Zellwand • **Griseofulvin:** verhindern die mitotische Zellteilung • **Pyridon-Derivat:** Enzymhemmung	• **Azole:** Leberschaden, Juckreiz, Kopfschmerzen • **Polyene:** Nierenschädigend, Nervenschädigend • **Griseofulvin:** Kopfschmerz, Schwindel **Kontraindikationen:** Lebererkrankungen

34

Stoffgruppen, Wirkstoffe (Beispiele)	Wirkung	Unerwünschte Wirkungen und Kontraindikationen
Antirheumatika. Indikation: rheumatische und autoimmunologische Erkrankungen		
• **Basistherapeutika** (DMARD, Disease-modifying anti-rheumatic Drug), z. B. Ciclosporin, Goldverbindungen, Cyclophosphamid, Hydroxychloroquin, Leflunomid, Methotrexat, Sulfasalazin • **Nichtsteroidale Antirheumatika** s. Analgetika (▸ S. 453) • **Glucocorticoide** s. Cortikoide (▸ S. 460) • **DCARD** (disease controlling antirheumatic drug:Immunbiologica (Biologicals), z. B. Infliximab, Etanercept	• **Basistherapeutika:** hemmen Entzündungsprozess, wirken erst nach Wochen bis Monaten, Methotrexat ist Mittel erster Wahl • **Nichtsteroidale Antirheumatika:** symptomatisch gegen Schmerzen und Entzündung • **Glucocorticoide:** symptomatisch gegen Entzündung, dämpfen Immunsystem • **DCARD** in Kombination mit **Basistherapeutika** und **Cortison:** Remission einleiten, weitere Zerstörung der Gelenke verhindern	• **Basistherapeutika:** je nach Substanz vielfältige Nebenwirkungen • **Ciclosporin:** Infektanfälligkeit, Zahnfleischwucherung, Hirsutismus (verstärkte Behaarung bei Frauen, die der Behaarung von Männern ähnelt), Nierenschädigung (nephrotoxisch), Herzschäden, Übelkeit, Erbrechen, Tremor, Hypertonie, Ödeme • **Goldverbindungen:** Schäden an Niere, Leber, Blut, Haut und Schleimhäuten • **Hydroxychloroquin:** Photosensibilisierung (erhöhte Empfindlichkeit der Haut gegenüber Licht), Nervenschädigung, Retinopathie (nicht entzündliche Netzhauterkrankung), Hornhauttrübung • **Immunbiologika** (Biologicals), z. B. Etanercept, Infliximab: Infektionen der oberen Atemwege, Urtikaria (Nesselsucht), Gesichtsrötung, Fieber • **Leflunomid:** Diarrhö, Übelkeit, Haarausfall, Blutdruckanstieg, Allergie • **Methotrexat:** Übelkeit, Erbrechen, Stomatitis (Entzündung der Mundschleimhaut), Knochenmark- und leberschädigend, Pneumonie • **Sulfasalazin:** Übelkeit, Erbrechen, Schwindel, Kopfschmerzen, Juckreiz, Exantheme (entzündlicher Hautausschlag), hämatologische Störungen (Störung der Blutbildung)

Stoffgruppen, Wirkstoffe (Beispiele)	Wirkung	Unerwünschte Wirkungen und Kontraindikationen
Broncholytika (Antiasthmatika, Bronchospasmolytika). Indikation: chronische Bronchitis, Asthma bronchiale		
• **Cortisonpräparate,** Budesonid, Fluticason • **β_2-Sympathomimetika,** Clenbuterol, Salbutamol • **Parasympatholytika,** Ipatropiumbromid • **Theophyllin** • zur prophylaktischen Therapie: **Cromoglicinsäure, Ketotifen**	• verbesserte Atemfunktion bei Asthma bronchiale und chronischer Bronchitis • **Cortison:** hemmt Entzündung, verbessert Wirkung von β_2-Sympathomimetika • **β_2-Sympathomimetika** und **Parasympatholytika:** erweitern Bronchien, verstärken Wirkung des vegetativen Nervensystems auf Bronchien • **Parasympatholytika:** protektiv gegen Reflexbronchokonstriktion (Staub), fast nur in Kombination mit β_2-Mimetikum • **Theophyllin:** erweitert Bronchien, hemmt Entzündung	• bei Inhalation kaum unerwünschte Wirkungen • **Cortison:** Soor im Mund-Rachenraum bei Inhalation • **β_2-Sympathomimetika:** Juckreiz, Hypotonie, vor allem bei oraler Gabe Schwindel, Tremor (Muskelzittern), Nervosität • **Parasympatholytika:** Mundtrockenheit, verminderte Schweißsekretion, Obstipation, Harnverhalt • **Theophyllin:** Erregtheit, Tachykardie, Herzrhythmusstörung, Magen-Darm-Beschwerden **Kontraindikationen:** • **Parasympatholytika:** Glaukom, Harnentleerungsstörung • **Theophyllin:** Hyperthyreose, Herzrhythmusstörung, Kardiomypathie (Erkrankung des Herzmuskels), Lebererkrankung
Corticoide (Glucocorticoide, Corticosteroide). Indikation: Entzündungen, Hirnödem, Cortisonersatz bei Morbus Addison		
• **Glucocorticoide,** z.B. Cortison, Hydrocortison, Prednison • **Mineralcorticoide,** z.B. Aldosteron	• **Glucocorticoide:** beeinflussen den Stoffwechsel, verhindern allergische Reaktionen, hemmen Entzündungen, dämpfen Immunsystem • **Mineralcorticoide:** erhöhen Wasser- und Natriumrückresorption, erhöhen Kaliumausscheidung	• **Glucocorticoide** bei Dauertherapie: Ödembildung, Muskelschwäche, verletzliche Haut, Wundheilungsstörungen, Osteoporose, Schlafstörung, Antriebshemmung, Cushing-Syndrom (Erkrankung aufgrund einer zu hohen Cortisolkonzentration im Blut) • **Mineralcordicoide:** Hypokaliämie, Nierenfunktionsstörungen

Stoffgruppen, Wirkstoffe (Beispiele)	Wirkung	Unerwünschte Wirkungen und Kontraindikationen
		Kontraindikationen: • **Glucocorticoide:** schwere Infektionskrankheiten, Osteoporose, Psychose • **Mineralcorticoide:** Niereninsuffizienz
Diuretika (Saluretika). Indikation: Herzinsuffizienz, Hochdruckkrankheit		
• **Thiazide,** z.B. Hydrochlorothiazid • **Schleifendiuretika,** z.B. Furosemid • **Kaliumsparende Diuretika,** z.B. Amilorid, • **Aldosteronantagonisten** Spironolacton • Selten: **Osmodiuretika, Mannit, Sorbit**	fördern Harnausscheidung, dadurch: Blutdrucksenkung, Herzentlastung, Ödeme schwemmen aus	• Verlust von Kalium, Natrium, Magnesium, Kalzium • Bein-, Wadenkrämpfe, Muskelverspannungen • Herzrhythmusstörungen • Übelkeit, Erbrechen • Gefahr zu rascher Blutdrucksenkung • Austrocknung mit Verwirrtheitszuständen • **Kaliumsparende Diuretika:** Hyperkaliämie **Kontraindikationen:** schwere Leber- bzw. Nierenfunktionsstörungen
Gichtmittel. Indikation: chronische Gicht, Prophylaxe bei großem Harnsäureanfall, z.B. Chemotherapie, Gichtanfall		
• **Urikostatika,** z.B. Allopurinol • **Urikosurikum,** z.B. Benzbromaron • **Kolchizin**	• **Urikostatika:** senken Harnsäurespiegel im Blut, durch Hemmung der Harnsäureentstehung • **Urikosurikum:** senkt Harnsäurespiegel im Blut durch vermehrte Ausscheidung • **Kolchizin:** hemmt Abwehrzellen im akuten Gichtanfall	• **Urikostatika** und **Urikosurikum:** zu Beginn einer Therapie Gichtanfall • **Urikostatika:** Magen-Darm-Beschwerden • **Urikosurikum:** Diarrhö, Nierensteine • **Kolchizin:** Diarrhö, Übelkeit, Erbrechen, Leukopenie (Leukozytenmangel), Haarausfall **Kontraindikationen:** • **Urikostatika:** Schwangerschaft • **Urikosurikum:** Nierenfunktionsstörungen

Stoffgruppen, Wirkstoffe (Beispiele)	Wirkung	Unerwünschte Wirkungen und Kontraindikationen
Hypnotika (Sedativa, Schlafmittel). Indikation: Schlafstörungen		
• **H1-Antihistaminika,** z. B. Diphenhydramin, Doxylamin • **Melatonin** • **Zolpidem, Zoplicon** • **Benzodiazepine** (s. Tranquilizer) • **Baldrian, Hopfen, Passionsblume**	• **H1-Antihistaminika:** blockiert H1-Rezeptoren im Gehirn, sediert • **Melatonin, Zolpidem, Zoplicon:** schlafanstoßend • **Baldrian:** verkürzt Einschlafzeit	• nur kurzzeitiger Einsatz! • **H1-Antihistaminika:** Mundtrockenheit, Glaukomanfall, Obstipation • **Melatonin:** Unruhe, Benommenheit, Magen-Darm-Beschwerden • **Zolpidem, Zoplicon:** Müdigkeit, Benommenheit, Schwindel, Koordinationsstörungen, erhöhte Sturzgefahr! **Kontraindikationen:** • Ateminsuffizienz • Leberinsuffizienz • Schlafapnoe • Alkoholmissbrauch • **H1-Antihistaminika:** Engwinkelglaukom, Harnverhalt
Immunsuppressiva. Indikation: Autoimmunerkrankung, Transplantation		
• **Ciclosporin, Tacrolimus, Pimecrolimus und Sirolimus** • **Glucocorticoide** (s. Corticoide/Prednison) • **Zytostatika, Cyclophosphamid** • **Monoklonale und polyklonale Antikörper, z. B. Rituximab**	• Hemmung der immunologischen Reaktionen oder • Hemmung der Proliferation oder • Synthese von A- und B-Zellen	• Infektionen • Blutungen • Nierenschäden • Übelkeit, Erbrechen • Blutbildungsstörung **Kontraindikationen:** • Infekte • Miktionsstörungen (Störungen beim Wasserlassen)
Kardiaka. Indikation: Herzinsuffizienz		
• S. a. **Antihypertonika** • **ACE-Hemmer,** v. a. AT1-Rezeptorenblocker • **β-Rezeptorenblocker** • **Diuretika** Zudem: • **Digitalispräparate,** z. B. Digoxin, Digitoxin	**Digitalis:** lange Zeit Therapie der Wahl, inzwischen seltener, Anwendung fast immer in Kombination mit anderen Wirkstoffen, steigert Kontraktionskraft des Herzens, verlangsamt Herzschlag, senkt peripheren Gefäßwiderstand	**Digitalis** hat eine geringe therapeutische Breite! • Herzrhythmusstörungen • Übelkeit, Erbrechen • Müdigkeit • nervenschädigend: Sehstörungen • Appetitlosigkeit • Verwirrtheitszustände Erhöhte **Gefahr der Überdosierung**, unerwünschte Wirkungen können Zeichen einer Kumulation sein! **Kontraindikationen:** Sick-Sinus-Syndrom (Störung der Erregungsbildung im Herzen)

Stoffgruppen, Wirkstoffe (Beispiele)	Wirkung	Unerwünschte Wirkungen und Kontraindikationen
Koronarmittel. Indikation: koronare Herzkrankheit		
• **Nitrate,** z.B. Glyzeroltrinitrat, Isosorbiddinitrat (ISDN), Pentaerythrittrinitrat • **Molsidomin** • **Trapidil** • **β-Rezeptorenblocker,** s. Antihypertonika • **Kalziumantagonisten,** s. Antihypertonika • **Thrombozytenaggregationshemmer,** z.B. ASS, Clopidogrel	Venen- und Arterienerweiterung: Vorlast (Herzfüllung) und Nachlast sinken, O_2-Angebot erhöht sich	• Hitzegefühl, Hautrötung • Schwindel • rasche und starke Blutdrucksenkung: nur im Sitzen oder Liegen geben! • Kopfschmerzen (Nitratkopfschmerz) • Nitrattoleranz: Einnahmepause am Tag notwendig **Kontraindikationen:** ausgeprägte hypotone Kreislaufzustände
Laxanzien. Indikation: Obstipation		
• **Quellmittel,** z.B. Weizenkleie, Flohsamen • **Osmotische Laxanzien,** z.B. Laktulose, Magnesium- und Natriumsulfat (Bitter-, Glaubersalz), Macrogol • **Diphenole,** z.B. Bisacodyl • **Opioidantagonisten,** z.B. Methylnaltrexon • **Rizinusöl** • **Anthraglykoside** aus Aloe, Sennesblättern, Rhabarber und Faulbaumrinde • **Glycerin,** z.B. in Mikroklismen	• **Quellmittel:** erhöhen Stuhlvolumen, regen Darmtätigkeit an, senken Cholesterin • **Osmotische Laxanzien:** binden Wasser im Darm, Stuhl wird weicher und voluminöser, erhöhen Mobilität des Dickdarms • **Diphenole:** vermindern Wasserresorption • **Opioidantagonisten:** Hemmung der Opioid-Rezeptoren an der Darmwand • **Rizinusöl:** reizt Dünndarmschleimhaut • **Anthraglykoside:** stimulieren Darmperistaltik • **Glycerin:** löst den Defäkationsreiz aus, weicherer Stuhl durch Volumenerhöhung	• Blähungen, Völlegefühl • Magen-, Darmkrämpfe • Übelkeit • Diarrhö • **Quellmittel:** Obstipation • **Osmotische Laxanzien:** Elektrolytstörungen • **Diphenole:** Kaliumverlust, Gewöhnung • **Opioidantagonisten:** Schwindel • **Rizinusöl:** Kalium-, Natriumverlust • **Diphenole:** Bauchkrämpfe, Elektrolytverschiebung **Kontraindikation:** Darmverschluss

Stoffgruppen, Wirkstoffe (Beispiele)	Wirkung	Unerwünschte Wirkungen und Kontraindikationen
Lipidsenker. Indikation: Fettstoffwechselstörungen		
• **Statine,** z.B. Lovastatin, Simvastatin • **Cholesterolresorptionshemmer,** z.B. Ezetimib • **Colestyramin** • **Fibrate,** z.B. Etofibrat • **Nikotinsäure**	• Senken Blutfettwerte • **Statine:** hemmen Cholesterinsynthese • **Cholesterolresorptionshemmer:** hemmen Cholesterinresorption im Darm • **Colestyramin:** bildet Komplex mit Cholesterin, der ausgeschieden wird • **Fibrate:** erhöhen Abbau • **Nikotinsäure:** hemmt Fettsäurenfreisetzung	• **Statine, Cholesterolresorptionshemmer** und **Fibrate:** Kopfschmerzen, Müdigkeit, Juckreiz, Muskelschmerzen und -schwäche • **Colestyramin:** Obstipation, Fettstuhl, Mangel an fettlöslichen Vitaminen • **Nikotinsäure:** Blutdruckabfall, Flush (anfallsweise Hautrötung), Juckreiz **Kontraindikationen:** • Lebererkrankungen • **Statine, Cholesterolresorptionshemmer** und **Fibrate:** Muskelerkrankungen
Neuroleptika. Indikationen: Schizophrenie, Angst- und Spannungszustände, Erregung bei Delir, Erbrechen bei Chemotherapie		
• **Klassische Neuroleptika,** z.B. Chlorpromazin, Fluspirilen, Haloperidol, Perphenazin • **Atypische Neuroleptika,** z.B. Amisulprid, Clozapin, Risperidon, Sulpirid, Ziprasidon	• Spektrum von gering antipsychotisch und sedierend bis stark antipsychotisch und leicht sedierend • **Klassische Neuroleptika:** je stärker antipsychotisch, je weniger sedierend, aber auch mehr Bewegungsstörungen • **Atypische Neuroleptika:** weichen vom Schema ab, geringeres Risiko für extrapyramidal-motorische Störungen	• Bewegungsstörungen: unwillkürliche Bewegungen, Parkinson-Syndrom, allgemeine motorische Unruhe • Benommenheit • orthostatische Dysregulation (Blutdruckabfall im Stehen) • Tachykardie • verstopfte Nase, Mundtrockenheit • Sehstörungen, erhöhter Augeninnendruck • vermindertes Schwitzen • Obstipation • Harnentleerungsstörungen • Gynäkomastie (verstärkte Brustbildung beim Mann), Libido- und Potenzverlust • **Clozapin:** Gefahr der Agranulocytose (bestimmte Form der Blutbildungsstörung)

Stoffgruppen, Wirkstoffe (Beispiele)	Wirkung	Unerwünschte Wirkungen und Kontraindikationen
		Kontraindikationen: • Alkoholmissbrauch • Parkinsonismus • Epilepsie • Leber- bzw. Nieren-funktionsstörungen • Glaukom
Nootropika. Indikation: Demenz		
• **Cholinesterasehemmer,** z. B. Donepezil • **Nicht kompetitive NMDA-Antagonisten,** z. B. Memantin, Nicergolin, Piracetam, Pyritinol • **Ginkgo biloba**	verbesserter Hirnstoffwechsel	• Diarrhö • Muskelkrämpfe • Schwindel • Schlaflosigkeit, Albträume • Verwirrtheit • Infekte • Schläfrigkeit • Depression **Kontraindikationen:** • frischer Herzinfarkt • orthostatische Dysregulation (Blutdruckabfall im Stehen) • Nieren- bzw. Leber-funktionsstörungen
Ophthalmika. Indikation: Glaukom, Makula-Degeneration, Austrocknung des Auges, Infektionen/Entzündungen am Auge		
• **Alphasympathomimetika,** z. B. Apraclonidin • **β-Rezeptorenblocker,** z. B. Timolol • **Carboanhydrasehemmer,** z. B. Acetazolamid, Dorzolamid • **Parasympathomimetika,** z. B. Pilocarpin • **Prostaglandinderivate,** z. B. Bimatoprost, Latanoprost, Travoprost • **VEGF-Antagonisten** (vaskulärer endothelialer Wachstumsfaktor), z. B. Ranibizumab • **Künstliche Tränen,** z. B. mit Dexpanthenol oder Hyaluronsäure • **Antibiotika** (Ofloxacin), s. S. 454 • **Cortison/Antimykotika,** s. S. 458, 462	• **Alphasympathomimetika, β-Rezeptorenblocker** und **Carboanhydrasehemmer:** senken Kammerwasserproduktion • **Parasympathomimetika:** verengen Pupille, erweitern Abflussweg für Kammerwasser • **Prostaglandinderivate:** verbessern Abfluss des Kammerwassers • **VEGF-Antagonisten:** verhindert die Aussprossung neuer Blutgefäße • **Künstliche Tränen:** pflegen Bindehaut, schützen vor Austrocknung	• **Alphasympathomimetika:** Augenbrennen, Schwindel, Blutdruckabfall • **β-Rezeptorenblocker:** Herzrhythmusstörung, Asthmaanfall • **Carboanhydrasehemmer:** Verschwommensehen, Augenbeschwerden, Geschmacksstörungen, Kopfschmerzen, Allergie • **Parasympathomimetika, Prostaglandinderivate:** Sehstörungen, Verschlechterung des Nachtsehens, Kopf- und Augenschmerzen • **Prostaglandinderivate:** Augenreizung, Lidrandentzündung

Stoffgruppen, Wirkstoffe (Beispiele)	Wirkung	Unerwünschte Wirkungen und Kontraindikationen
		• **VEGF-Antagonisten**: Nasopharingitis (Entzündung des Nasenrachenraums), Kopfschmerzen, Augeninnendruck erhöht • **Künstliche Tränen**: lokale allergische Reaktion **Kontraindikationen:** • **β-Rezeptorenblocker**: Asthma, Herzrhythmusstörungen • **Carboanhydrasehemmer**: Nierenfunktionsstörungen, Sulfonamidallergie • **Parasympathomimetika, Prostaglandinderivate:** Herzinsuffizienz, Asthma, Ulcus ventriculi • **Prostaglandinderivate:** akute Iritis (Entzündung der Iris), Hornhautverletzungen
Parkinsonmittel. Indikation: Morbus Parkinson, Parkinsonoid		
• **Levodopa,** kombiniert mit **Decarboxylase-Hemmer** (Benserazid) oder COMT-Hemmer, die den Abbau außerhalb des Gehirns blocken • **Anticholinergika,** z.B. Biperiden, Metixen • **Dopamin-Agonisten,** z.B. Amantadin, Bromocriptin, Cabergolin, Lisurid • **MAO-Hemmer,** z.B. Rasagilin, Selegilin • **NMDA-Rezeptorantagonisten,** z.B. Budipin • **Tiaprid**	• **Levodopa:** Ersatz des fehlenden Überträgerstoffs Dopamin • **Anticholinergika:** verbessern v.a. Rigor und Tremor • **Dopamin-Agonisten:** stimulieren Dopaminrezeptoren • **MAO-Hemmer:** hemmen Dopaminabbau im Gehirn • **NMDA-Rezeptorantagonisten:** verstärkt Wirkung von Levodopa, verringert Tremor • **Tiaprid:** Verringerung der Spätdyskinesien, Verringerung der extrapyramidalen Störungen	• On-off-Phänomen (Abnahme der Beweglichkeit bei fortgeschrittener Parkinson-Erkrankung) • Schlafstörungen • nach längerer Einnahme Wirkungsverlust • **Levodopa:** Dyskinesien (Bewegungsstörungen), Übelkeit, Bauchschmerzen, hyperkinetische Phänomene (Freezing) • **Anticholinergika:** Müdigkeit, Übelkeit, Mundtrockenheit, Harnentleerungsstörung • **Dopamin-Agonisten:** Muskelzuckungen, Magen-Darm-Beschwerden, Herzrhythmusstörungen, psychische Veränderungen • **MAO-Hemmer:** Mundtrockenheit, Schwindel, Schlafstörungen

Stoffgruppen, Wirkstoffe (Beispiele)	Wirkung	Unerwünschte Wirkungen und Kontraindikationen
		• **NMDA-Rezeptorantagonisten:** Mundtrockenheit, Übelkeit, Seh-, Gedächtnisstörung • **Tiaprid:** Schwindel, schnelle Ermüdbarkeit, Gynäkomastie (verstärkte Brustbildung beim Mann), Gewichtszunahme **Kontraindikationen:** • **Levodopa:** Stoffwechsel-, Leber-, Nieren-, Herzerkrankung, schizophrene Psychose • **Anticholinergika:** Glaukom, Prostatahyperplasie • **MAO-Hemmer:** Kombination mit trizyklischen Antidepressiva, SSRI oder NSRI • **NMDA-Rezeptorantagonisten:** Verwirrtheit, Hypokaliämie, Glaukom • **Tiaprid:** prolaktinabhängige. Tumore, gleichzeitige Behandlung mit L-Dopa, malignes neuroleptisches Syndrom
Schilddrüsentherapeutika. Indikation: Schilddrüsenunter-, -überfunktion, Strumaprophylaxe		
• **Jod** • **Schilddrüsenhormone T3, T4** • **Perchlorationen** • **Thyreostatika,** z. B. Carbimazol, Thiamazol	• **Jod:** behebt Jodmangel, senkt Schilddrüsenwachstum • **Schilddrüsenhormone:** ersetzen fehlende Schilddrüsenhormone, senken Schilddrüsenwachstum • **Perchlorationen:** blockieren Jodaufnahme der Schilddrüse • **Thyreostatika:** hemmen Einbau von Jod in Schilddrüsenhormone	• **Jod:** bei bestehender Schilddrüsenautonomie löst eine große Jodmenge, z. B. Röntgenkontrastmittel, eine Überfunktion aus • **Schilddrüsenhormone:** bei Überdosierung Symptome der Schilddrüsenüberfunktion • **Perchlorationen:** Magen-Darm-Störungen • **Thyreostatika:** Übelkeit, Geruchs- und Geschmacksstörungen, Allergie, Knochenmarkschäden **Kontraindikationen:** • Herzinfarkt • unbehandelte hypophysäre Insuffizienz

Stoffgruppen, Wirkstoffe (Beispiele)	Wirkung	Unerwünschte Wirkungen und Kontraindikationen
Thrombozytenaggregationshemmer. Indikation: KHK, Schlaganfallprophylaxe, Arteriosklerose		
• **Azetylsalizylsäure** s. Analgetika • **Clopidogrel, Prasugrel, Ticlopidin** • **Dipyridamol** • **Abciximab, Eptifibatid, Tirofiban**	• Verhindern Thrombusbildung • **Azetylsalizylsäure, Clopidogrel, Prasugrel, Ticlopidin:** irreversible Hemmung der Thrombozytenaggregation	• Blutungen • periphere Ödeme • Übelkeit, Erbrechen **Kontraindikationen:** • schwere Leberfunktionseinschränkung • Aneurysma • größere OP während der letzten 2 Monate • Dialysepatienten
Tranquillizer (Anxiolytika). Indikation: Unruhe, Angst- und Spannungszustände, Muskelverspannungen, Schlafstörungen		
Benzodiazepine, z. B. • **Kurz wirkende** (2 h): Midazolam, Triazolam, für Einschlafphase geeignet • **Mittellang wirkende** (10–30 h): Bromazepam, Flunitrazepam, Lorazepam, Nitrazepam und Oxazepam • **Lang wirkende** (30–100 h): Diazepam, Flurazepam	• Schlaf anstoßend • Muskel relaxierend • krampflösend	• Gewohnheitsbildung: psychische Abhängigkeit • Müdigkeit, Benommenheit, Schwindel • Koordinationsstörungen • Muskelrelaxation mit erhöhter Sturzgefahr • Appetitsteigerungen, Gewichtszunahme • Libidoverlust **Kontraindikationen:** • Schlafapnoe-Syndrom • Alkohol-Medikamentenabhängigkeit • Leberinsuffizienz
Ulkusmittel. Indikation: Magen-, Zwölffingerdarmgeschwür, Gastritis, Refluxösophagitis, Prophylaxe, z. B. vor Operationen, bei schweren Erkrankungen oder Cortisontherapie		
• **Protonenpumpenhemmer,** z. B. Omeprazol, H2-Rezeptor-Antagonisten, z. B. Cimetidin • **Aluminium-, Magnesiumhydroxid,** -carbonat, -silikat • **Sucralfat**	• **Protonenpumpenhemmer:** senken Säureproduktion • **Aluminium-, Magnesiumhydroxid, -carbonat, -silikat:** binden Magensäure • **Sucralfat:** bildet Schutzfilm auf Schleimhaut	• **Protonenpumpenhemmer:** Kopfschmerzen, Schwindel, Müdigkeit, Diarrhö, Muskelschmerzen, Hautausschlag • **Aluminium-, Magnesiumhydroxid, -carbonat, -silikat:** Diarrhö, Obstipation, Blähungen **Kontraindikationen:** • **Protonenpumpenhemmer:** Leberfunktionsstörung

Stoffgruppen, Wirkstoffe (Beispiele)	**Wirkung**	**Unerwünschte Wirkungen und Kontraindikationen**
Virostatika. Indikation: Virusinfektionen. Einsatz v.a. bei Lippenherpes, Gürtelrose, HIV-Infektionen, Virusenzephalitis		
z.B. • **Aciclovir** • **Ganciclovir**	hemmen Virusvermehrung	Bei systemischer Anwendung: • Kopfschmerzen • Gastrointestinale Störungen, Diarrhö **Kontraindikationen:** Schwere Neutropenie (Mangel an neutrophilen Granulozyten)
Zytostatika. Indikation: Krebs		
z.B. • **Asparaginase** • **Bleomycin** • **Cisplatin** • **Cyclophosphamid** • **Doxorubicin** • **Fluoruracil** • **Methotrexat** • **Tamoxifen** • **Vinblastin**	Sehr unterschiedlich, z.B. • Störung der DNA-Synthese • Störung des Stoffwechsels • Blockierung der Rezeptoren	• Infektionen • Haarausfall • Hitzewallungen • Übelkeit • Sehstörungen • Blutbildungsstörungen **Kontraindikationen:** • Leukopenie (Leukozytenmangel) • unkontrollierte Infektionen

34.4 Rechte und Pflichten

Abmahnung: Rüge des Arbeitnehmers durch den Arbeitgeber bei Verstößen gegen den Arbeitsvertrag unter gleichzeitiger Androhung arbeitsrechtlicher Konsequenzen für den Wiederholungsfall. Die Abmahnung erfolgt i.d.R. schriftlich. Eine Abmahnung ist Voraussetzung für eine verhaltensbedingte Kündigung und hat eine Warnfunktion. (vgl. Ermahnung, ▸ S. 470)

Altenpflege-Ausbildungs- und Prüfungsverordnung (AltPflAPrV): Ausbildungs- und Prüfungsverordnung für den Beruf der Altenpflegerin und des Altenpflegers. Diese regelt maßgeblich die Gliederung der Ausbildung, die Leistungsbewertung, die Prüfungen und die Erlaubniserteilung in der Altenpflegeausbildung.

Altenpflegegesetz (AltPflG): Gesetz über die Berufe in der Altenpflege, dieses regelt den Zugang zur Ausbildung in der Altenpflege sowie die Voraussetzungen, um als Altenpfleger/in zu arbeiten.

Anordnungsverantwortung: Verantwortung, die der Arzt für seine Anordnungen trägt, die von anderen Personen, z.B. einer Pflegefachkraft, ausgeführt werden. (vgl. Delegationsrecht, Durchführungsverantwortung, ▸ S. 470)

Arbeitsschutzgesetz (ArbSchG): Gesetz über die Durchführung von Maßnahmen des Arbeitsschutzes zur Verbesserung der Sicherheit und des Gesundheitsschutzes der Beschäftigten bei der Arbeit.

Arbeitslosenversicherungspflicht: Verpflichtet, in die Arbeitslosenversicherung einzuzahlen, sind – mit wenigen Ausnahmen – alle Arbeitnehmer und Arbeitgeber. Die Arbeitslosenversicherung zählt zu den so genannten Sozialversicherungen.

Arbeitszeitgesetz (ArbZG): Gesetz, um die Sicherheit und den Gesundheitsschutz von Arbeitnehmern bei der Arbeitszeitgestaltung zu gewährleisten.

Arbeitszeugnis: Urkunde, in der der Arbeitgeber die Arbeitsleistung des Arbeitnehmers bewertet und auf die der Arbeitnehmer ein Anrecht hat. Beim „einfachen" Zeugnis erfolgt keine Bewertung.

Aufsichtspflicht: rechtliche Pflicht der aufsichtspflichtigen Personen, dafür zu sorgen, dass die ihnen anvertrauten aufsichtsbedürftigen Personen andere nicht gefährden und anderen keinen Schaden zufügen. Die Aufsichtspflicht spielt im Bereich der Altenpflege allenfalls insoweit eine Rolle, als es darum geht, die Bewohner vor Übergriffen anderer Bewohner zu schützen. Soweit es um den Schutz der körperlichen Unversehrtheit der Bewohner geht, spricht man von ▸ Obhutspflicht.

Ausbildungs- und Prüfungsverordnung für die Berufe in der Krankenpflege (KrPflAPrV): regelt maßgeblich die Gliederung der Ausbildung, die Leistungsbewertung, die Prüfungen und die Erlaubniserteilung in der Ausbildung zum/zur Gesundheits- und Krankenpfleger/in sowie zum/zur Gesundheits- und Kinderkrankenpflegerin.

Beschäftigungspflicht: gibt dem Arbeitnehmer den Anspruch, in dem Bereich eingesetzt zu werden, für den er laut Arbeitsvertrag eingestellt wurde.

Beschäftigungsverbot: Verbot, bestimmte Personengruppen, z.B. werdende Mütter oder Wöchnerinnen sowie Jugendliche, mit bestimmten Tätigkeiten oder zu bestimmten Zeiten zu beschäftigen.

Betreuung, rechtliche: Übernahme der Organisation oder Antragstellung von bzw. zu Angelegenheiten, die der Betreute aufgrund einer psychischen Erkrankung oder geistigen, körperlichen oder seelischen Behinderung nicht selbst übernehmen kann. Die Pflicht zur Übernahme tatsächlicher Handlungen, z.B. des täglichen Einkaufs für den Betreuten, oder zur sozialen Betreuung im Sinne einer Freizeitgestaltung, geht nicht mit der rechtlichen Betreuung einher.

Betreuungsverfügung: vorausschauende Äußerung des Wunsches einer Person, wer ihre ▶ gesetzliche Betreuung übernehmen soll, wenn diese über eigene Angelegenheiten nicht mehr selbstständig entscheiden kann. In einer Betreuungsverfügung können auch bestimmte Personen von der Betreuung ausgeschlossen und Wünsche des betroffenen Menschen geäußert werden.

Bürgerrechte: Rechte, die der Bürger (= Staatsangehöriger) gegenüber dem Staat hat. Personen, die in dem Staat leben, aber keine Bürger sind, haben diese Rechte nicht. (vgl. Grundrechte, ▶ S. 471)

Delegationsrecht: Recht des Arztes, die Hilfeleistung anderer Personen, z.B. einer Pflegefachkraft, in Anspruch zu nehmen. Der Arzt ordnet die Tätigkeit an und verpflichtet damit die andere Person, die Tätigkeit durchzuführen. (vgl. Übernahmeverantwortung und Weisungsrecht, ▶ S. 473; Anordnungsverantwortung, ▶ S. 469)

Deliktsfähigkeit: Fähigkeit einer Person, vorsätzlich oder fahrlässig eine zum Schadenersatz verpflichtende unerlaubte Handlung zu begehen. Nicht deliktsfähig sind Kinder unter sieben Jahren; bewusstlose Personen und Personen, die ihren Willen aufgrund einer geistigen Erkrankung nicht selbst bestimmen können. Beschränkt deliktsfähig sind Kinder ab dem siebten und vor Vollendung des 18. Lebensjahres sowie Personen, die durch Alkohol oder ein Rauschmittel ihren Willen vorübergehend nicht selbst bestimmen können. Muss eine Person mangels Deliktsfähigkeit nicht für eine unerlaubte Handlung einstehen, kommen Schadenersatzansprüche gegenüber aufsichtspflichtigen Personen in Betracht. (vgl. Obhutspflicht, ▶ S. 473)

Durchführungsverantwortung: Verantwortung dafür, dass die Durchführung ärztlich angeordneter Maßnahmen dem fachlichen Standard entspricht. (vgl. Anordnungsverantwortung, ▶ S. 469; Delegationsrecht, ▶ oben; Übernahmeverantwortung, ▶ S. 473)

Einsichtsrecht: Recht, bestimmte Dokumente einzusehen. Der Pflegebedürftige hat beispielsweise das Recht, die über ihn geführte Pflegedokumentation einzusehen. Arbeitnehmer haben das Recht, ihre Personalakte einzusehen.

Einwilligungsfähigkeit: Fähigkeit einer Person, die Tragweite eines Eingriffs in die eigenen Grundrechte geistig zu erfassen und den eigenen Willen nach dieser Einsicht zu bestimmen, z.B. Einwilligung in ärztliche Behandlung.

Entfaltung, Recht auf freie: Solange nicht gegen Gesetze verstoßen oder die Freiheit einer anderen Person eingeschränkt wird, hat jeder Mensch das Recht auf freie Entfaltung.

Erbrecht: rechtliche Festlegung, an welche Personen ein Vermögen im Todesfall einer Person übergeht.

Ermahnung: Hinweis des Arbeitgebers an den Arbeitnehmer, in dem der Arbeitgeber ausdrückt, dass er das Verhalten des Arbeitnehmers nicht gutheißt und eine

Verhaltensänderung wünscht. Mit einer Ermahnung werden keine Konsequenzen für das Arbeitsverhältnis ausgesprochen. (vgl. Abmahnung, ▶ S. 469)

Fahrlässigkeit: ungewollte Verwirklichung eines gesetzlichen Tatbestands, z.B. Körperverletzung. Fahrlässiges Handeln kann Schadenersatzansprüche auslösen und/oder strafrechtliche oder arbeitsrechtliche Konsequenzen nach sich ziehen. (vgl. Haftung, ▶ unten) Unterschieden werden leichte, mittlere und grobe Fahrlässigkeit.

Freiheitsentziehende Maßnahmen: Maßnahmen, die die Fortbewegungsfreiheit eines Menschen einschränken, unter der Verwendung von mechanischen Vorrichtungen oder abgeschlossenen Räumen. Zu den freiheitsentziehenden Maßnahmen zählen z.B. die Anbringung von Bettgittern, die Benutzung von Schlafsäcken oder Vorsatztischen und auch Medikamente, sofern diese die Person in der eigenen Fortbewegungsfreiheit einschränken bzw. – bei Medikamenten – einschränken sollen. Freiheitsentziehende Maßnahmen dürfen nur auf Wunsch der Person, auf Anordnung eines Betreuers/Bevollmächtigten mit Genehmigung des Betreuungsgerichts oder bei akuter Fremd- bzw. Selbstgefährdung (Notwehr/Notstand) angewandt werden und gelten stets als letztmögliche Maßnahme.

Fürsorgepflicht: Pflicht, dafür zu sorgen, dass dem Leben, der Gesundheit und dem Vermögen einer anderen Person kein Leid zugefügt wird. Die Fürsorgepflicht besteht aus Sicht des Arbeitgebers gegenüber dem Arbeitnehmer. (vgl. Überlastungsanzeige, ▶ S. 473) Auf der anderen Seite trägt die Pflegefachkraft gegenüber den ihr anvertrauten Personen eine Fürsorgepflicht.

Garantenstellung: besondere Pflicht zur Hilfeleistung, die sich z.B. aus einer Ehe, aber auch aus einem Heimvertrag ergibt.

Geschäftsfähigkeit: Fähigkeit, Rechtsgeschäfte selbst wirksam vorzunehmen. Geschäftsfähig sind alle Personen, die nicht geschäftsunfähig oder beschränkt geschäftsfähig sind. Geschäftsunfähig sind Personen, die das siebte Lebensjahr nicht vollendet haben oder die dauerhaft aufgrund einer geistigen Erkrankung ihren freien Willen nicht bestimmen können. Beschränkt geschäftsfähig sind Personen zwischen dem vollendeten 7. Lebensjahr bis zum vollendeten 18. Lebensjahr. Die mit ihnen geschlossenen Verträge werden häufig erst dann wirksam, wenn die gesetzlichen Vertreter sie genehmigen.

Gleichbehandlungsgebot: Verbot, eine Person wegen ihres Geschlechts oder Alters, ihrer Rasse oder ethnischen Herkunft, ihrer Sprache, ihres Glaubens oder ihrer Weltanschauung bzw. ihrer sexuellen Identität zu benachteiligen oder zu bevorzugen bzw. wegen Behinderung zu benachteiligen.

Grundrechte: Rechte, die jeder Person im Staat zustehen, unabhängig davon, ob sie Bürger ist oder nicht. (vgl. Bürgerrechte, ▶ S. 470)

Haftung: Verantwortlichkeit einer Person für einen Schaden, für den sie einstehen muss. Mögliche Folgen:

- Zivilrechtlich: Pflicht, Schadenersatz zu leisten und/oder Schmerzensgeld zu zahlen
- Arbeitsrechtlich: Abmahnung, Versetzung, Kündigung
- Strafrechtlich: Geld- oder Freiheitsstrafe

Heimgesetz: Gesetz, um die Würde von Heimbewohnern, ihre Selbstbestimmung und Einbeziehung, die Einhaltung der Pflichten des Heimträgers sowie die Qualität der erbrachten Leistungen zu sichern. Das Heimgesetz enthielt Regelungen zum Vertragsrecht und zum Ordnungsrecht. Der Bereich des Vertragsrechts ist aus dem Heimgesetz herausgelöst worden und nun im ▶ Wohn- und Betreuungsvertragsgesetz geregelt. Der ordnungsrechtliche Teil wurde weitgehend durch Landesbestimmungen abgelöst. Für die einzelnen Heimgesetze – in denen der Begriff „Heim" oft nicht vorkommt – sind also die Bundesländer verantwortlich. Die entsprechenden Gesetze sind von Bundesland zu Bundesland mitunter sehr unterschiedlich. Für Thüringen, das bislang als einziges Bundesland kein eigenes „Heimgesetz" hat, gilt weiterhin das Heimgesetz (HeimG) der Bundesebene.

Heimmindestbauverordnung (HeimMindBauV): Verordnung des Bundes über bauliche Mindestanforderungen für Altenheime, Altenwohnheime und Pflegeheime für Volljährige. Sofern ein Bundesland nicht über eigene Regelungen verfügt, gilt die Verordnung des Bundes.

Heimmitwirkungsverordnung (HeimmwV): Verordnung des Bundes über die Mitwirkung der Bewohnerinnen und Bewohner in Angelegenheiten des Heimbetriebs. Wenn ein Bundesland über keine eigene Regelungen verfügt, gilt die Verordnung des Bundes.

Heimpersonalverordnung (HeimPersV): Verordnung des Bundes über personelle Anforderungen für Heime. Wenn ein Bundesland über keine eigene Regelungen verfügt, gilt die Verordnung des Bundes.

Heimsicherungsverordnung (HeimsicherungsV): Verordnung des Bundes über die Pflichten der Träger von Altenheimen, Altenwohnheimen und Pflegeheimen für Volljährige im Falle der Entgegennahme von Leistungen zum Zweck der Unterbringung eines Bewohners oder Bewerbers. Wenn ein Bundesland über keine eigene Regelungen verfügt, gilt die Verordnung des Bundes.

Körperverletzung: Misshandlung oder Schädigung der Gesundheit einer Person. Bereits der Versuch der Körperverletzung ist strafbar. Auch beispielsweise das Haareschneiden oder die Blutentnahme gegen oder ohne den Willen der Person stellt eine Körperverletzung dar.

Krankenpflegegesetz (KrPflG): Gesetz über die Berufe in der Krankenpflege. Dieses regelt den Zugang zur Ausbildung in der Gesundheits- und Krankenpflege sowie Gesundheits- und Kinderkrankenpflege sowie die Voraussetzungen, um nach der erfolgreich abgeschlossenen Ausbildung in diesem Beruf zu arbeiten.

Krankenversicherungspflicht: Krankenversicherungspflichtig sind – mit wenigen Ausnahmen – alle Arbeitnehmer, solange sie die sogenannte Beitragsbemessungsgrenze nicht übersteigen bzw. nicht privat krankenversichert sind. Die Krankenversicherung zählt zu den so genannten Sozialversicherungen.

Kündigungsschutzgesetz (KSchG): Gesetz zum Schutz des Arbeitnehmers vor ungerechtfertigter Kündigung.

Menschenrechte: angeborene Rechte, die jeder Mensch besitzt. Menschenrechte werden bisher nicht in jedem Staat anerkannt.

Mutterschutzgesetz (MuSchG): Gesetz zum Schutz der erwerbstätigen Mutter.

Obhutspflicht: Träger übernehmen mit den Heimverträgen spezielle Obhutspflichten, die Bewohner vor Gesundheitsgefährdungen zu bewahren. Ist der Bewohner eines Pflegeheims in besonderer Weise gefährdet, z. B aufgrund von Verwirrtheit oder erhöhtem Sturzrisiko, hat die Einrichtung, vertreten durch die jeweils zuständige Pflegefachkraft, die grundsätzliche Pflicht, sicherzustellen, dass der Bewohner sich keinen Schaden zufügt.

Patientenverfügung: schriftliche Festhaltung des Willens einer Person für den später ggf. eintretenden Fall, dass sie ihren Willen in Bezug auf medizinische Eingriffe nicht mehr erklären kann.

Pflegeversicherungspflicht: Die Versicherungspflicht zur Pflegeversicherung entspricht der Versicherungspflicht in der gesetzlichen ▶ Krankenversicherung. Die Pflegeversicherung zählt zu den so genannten Sozialversicherungen.

Rechtswidrigkeit: Handeln, das der Rechtsordnung entgegensteht.

Rentenversicherungspflicht: verpflichtet, in die gesetzliche Rentenversicherung einzuzahlen, sind – mit wenigen Ausnahmen – alle Arbeitnehmer und Arbeitgeber. Die Rentenversicherung zählt zu den so genannten Sozialversicherungen.

Schadenersatzpflicht: Die Schadenersatzpflicht ergibt sich durch vorsätzliche oder fahrlässige und widerrechtliche Verletzung des Lebens, des Körpers, der Gesundheit, der Freiheit, des Eigentums oder eines sonstigen Rechts. (vgl. Fahrlässigkeit, Haftung, ▶ S. 471)

Schweigepflichtverletzung: unbefugtes Offenbaren eines fremden Geheimnisses, das einer Person, z. B. als Angehöriger des Pflegedienstes, anvertraut wurde.

Sorgfaltspflicht: Pflicht, der eigenen Tätigkeit nach bestem Wissen und Gewissen nachzugehen.

Überlastungsanzeige: Information des Arbeitgebers bzw. nächsthöheren Vorgesetzten durch den betroffenen Arbeitnehmer über Bedingungen bzw. Konstellationen, die den Erfolg der Arbeit, deren Qualität und/oder die Gesundheit des Arbeitnehmers gefährden.

Übernahmeverantwortung: Verantwortung, für eine zu übernehmende (Pflege-)Tätigkeit qualifiziert zu sein. Für entstehende Schäden kann die übernehmende Person haftbar gemacht werden. Eine Tätigkeit, für die die Person nicht qualifiziert ist, darf diese nicht übernehmen. (vgl. Anordnungsverantwortung, ▶ S. 469; Durchführungsverantwortung, ▶ S. 470; Weigerungsrecht, ▶ unten)

Unfallversicherungspflicht: verpflichtet, in die gesetzliche Unfallversicherung einzuzahlen, sind – mit wenigen Ausnahmen – alle Arbeitgeber. Die Unfallversicherung zählt zu den so genannten Sozialversicherungen.

Vorsatz: gewolltes und bewusstes Handeln oder Unterlassen, das zu einer Deliktsverwirklichung führt.

Weigerungsrecht: Recht der Pflegefachkraft, die Übernahme oder Durchführung einer Tätigkeit zu verweigern, z. B. wenn sie für diese nicht qualifiziert ist, wenn eine Maßnahme nicht **schriftlich** durch den Arzt angeordnet ist oder die Pflegefachkraft die Maßnahme für fachlich falsch hält. Die Pflegefachkraft hat den Arzt über die Nichtdurchführung zu informieren und sollte immer die zuständige Pflegedienstleitung einschalten. In Notfällen besteht kein Weigerungsrecht.

Weisungsrecht: Möglichkeit des Arbeitgebers, dem Arbeitnehmer gegenüber Art, Ort und Zeit der Arbeit zu bestimmen und sein Verhalten vorzugeben.

Wohn- und Betreuungsvertragsgesetz (WBVG): Gesetz zur Regelung von Verträgen über Wohnraum mit Pflege- oder Betreuungsleistungen, z. B. zwischen einer Pflegeeinrichtung und der volljährigen Person, die den Wohnraum und die Pflege- und/oder Betreuungsleistung in Anspruch nimmt.

34.5 Biografiearbeit

Alltagsgeschichte: Erleben des Einzelnen in der Vergangenheit.

Besonderheiten: Vorlieben und Abneigungen, bevorzugte Nahrungsmittel, bevorzugte Musik, Lieblingsbeschäftigungen, bevorzugte Kleidung.

Bewertungskriterien: subjektive Kriterien, die ein Mensch in der Beobachtung oder Bewertung heranzieht.

Biografie: Lebensbeschreibung.

Biografiearbeit: Methode, um die Bedürfnisse eines Menschen durch seine Lebensbeschreibung zu verstehen und auf sie einzugehen.

Biografiearbeit, aktivitätsgestützte: Aktivitäten wie alte Lieder singen, Orte der Kindheit besuchen, alte Gedichte lesen und aufsagen, alte Geschichten lesen oder erzählen, Erinnerungsfotos bzw. -alben ansehen, über alte Gegenstände sprechen.

Biografiearbeit, gesprächsgestützte: Einzel- oder Gruppengespräche zu Themen wie Bräuchen, Gewohnheiten, Kindheit und Schulzeit.

Daten, geschichtliche: Umgebung in früheren Lebensphasen (▸ unten), Gestaltung der Lebensphasen, Dauer des Unterstützungsbedarfs, Besonderheiten der Biografie.

Daten, soziale: Wohnform und -umfeld, soziale Integration und Kontakte, regelmäßige Aktivitäten, Kompetenzen und Ressourcen, Bildung, Glaube, kulturelles Umfeld.

Datensammlung: Die Sammlung biografischer Daten schließt nie ab.

Geheimnisse: Erlebnisse und Situationen, die in Vergessenheit geraten sind. Die Preisgabe von Geheimnissen ist in der Biografiearbeit freiwillig.

Gewichtung: subjektive Bedeutung einer Situation oder eines Umstandes.

Gründe für Biografiearbeit: Demenzerkrankung; fehlende Möglichkeit zur sprachlichen Äußerung, entsprechende Ausrichtung der Pflegeplanung.

Informationssammlung: Gespräch mit dem Pflegebedürftigen und/oder seinen Angehörigen, Durchsicht von Akten.

Krieg: Im Leben der heute betagten Menschen hat der 2. Weltkrieg in der Regel eine große Rolle gespielt, da er viele Entbehrungen mit sich gebracht hat.

Lebensbereiche: Wohnen, Arbeiten, Freizeit, Bildung.

Lebensphase: Das Leben eines Menschen teilt sich in vier Phasen: Kindheit, Jugend, Erwerbsalter, Ruhestand.

Lebensumstände: räumliche, soziale und finanzielle Situation eines Menschen.

Normen: leiten sich ab aus Werten (▸ S. 476), beinhalten Regeln und Maßstäbe für die soziale Interaktion.

Sozialgeschichte: Sozialstruktur einer Gesellschaft in der Vergangenheit.

Vorgehensweisen: unterschieden werden die gesprächs- und die aktivitätsgestützte Biografiearbeit.

Werte: grundlegende Zielvorstellungen, die das Handeln und die soziale Interaktion beeinflussen. Werte sind individuell und kulturabhängig.

Wertvorstellungen: subjektive Bewertung, was einem Menschen wichtig ist.

Wohnverhältnisse: Die Wohnsituation eines Menschen in seiner Kindheit, Jugend und im jungen Erwachsenenhalter beeinflusst seine späteren Bedürfnisse und sein Verhalten.

Zeitformen: Rückschau auf die Vergangenheit, Bewältigung der Gegenwart, Ausblick auf die Zukunft.

35 Checklisten

35.1 Checkliste Sicherheit

Sicherer Wohnraum ▶ S. 206

Sturzprophylaxe ▶ S. 198

Sicherer Umgang mit Arzneimitteln ▶ S. 377

! **Notrufnummern bereitlegen!**
- Rettungsleitstelle (Feuerwehr, Rettungsdienst, Polizei): 112
- Polizei zusätzlich: 110
- Nr. eines Verwandten, z.B. Sohn oder Tochter
- Nr. einer Person, die in der Nähe ist, z.B. befreundete Nachbarin
- Ggf. Nr. des Betreuers
- Ggf. Nr. des Pflegedienstes

Strom und elektrische Geräte

- Sind alle elektrischen Geräte inkl. deren Kabel intakt?
- Elektrische Geräte, die Geruch entwickeln, überprüfen bzw. aussortieren
- Elektrische Geräte nicht in oder über wassergefüllten Gefäßen, z.B. Waschbecken, Badewanne, verwenden
- Elektrische Geräte nicht im Stand-by-Modus belassen
- Glühlampen nur bei ausgeschaltetem Strom wechseln

Feuer

- Umgang mit Kerzen absprechen/anleiten, ggf. nahelegen, auf Kerzen zu verzichten
- Umgang mit dem Herd absprechen/anleiten, ggf. nahelegen, den Herd nicht allein zu benutzen
- Rauchmelder anbringen
- Erklären, warum im Bett nicht geraucht werden sollte
- Darauf hinweisen, dass Zigaretten vollständig gelöscht werden müssen

Kleidung und Hilfsmittel

- Auf passende Brille und deren Verwendung achten
- Auf intaktes Hörgerät und dessen Verwendung achten
- Auf passende und witterungsgerechte Kleidung achten

Diebstahlsicherheit

- Auf Trickbetrüger hinweisen
- Nahelegen, keine unbekannten Menschen in den Wohnraum zu lassen
- Erklären, dass sich unbekannte Menschen, z.B. zur Heizungskontrolle, ausweisen müssen
- Klingelzeichen ausmachen, z.B. mit Angehörigen, Pflegedienst
- Personelle Kontinuität in der häuslichen Pflege sicherstellen

- Nahelegen, den Wohnraum nach dem Verlassen zu verschließen
- Nutzung von Sicherheitskette, Rufanlage und Türspion anleiten

! Generell ist bei allein lebenden pflegebedürftigen Menschen die Anschaffung eines Hausnotrufsystems zu überlegen. Sinn ergibt dieses allerdings nur, wenn der Mensch damit umgehen kann und es auch anwendet.

35.2 Checkliste Gesundheitsförderung

Arbeitszeit

- 8 Stunden am Tag nicht überschreiten
- 10 Stunden am Tag dürfen nur überschritten werden, wenn innerhalb von 6 Monaten bzw. 24 Wochen 8 Stunden im Schnitt nicht überschritten werden.
- Spätestens nach 6 Stunden Arbeit 30 Minuten Pause, ggf. in 2 x 15 Minuten aufgeteilt
- Bei mehr als 9 Stunden Arbeit 45 Minuten Pause, ggf. in bis zu 3 x 15 Minuten aufgeteilt
- Zwischen zwei Arbeitsphasen mindestens 11 Stunden Ruhezeit; Reduzierung auf 10 Stunden möglich, wenn innerhalb von 4 Wochen die Ruhezeit durch mindestens 12 Stunden am Stück ausgeglichen wird
- Arbeitsmedizinische Untersuchung von Nachtarbeitern in Abständen von maximal 3 Jahren; bei Personen über 50 Jahren in Abständen von einem Jahr
- Wöchentliche Arbeitszeit maximal 48 Stunden im Wochendurchschnitt innerhalb von 6 Monaten bzw. 24 Wochen
- Anspruch auf 15 beschäftigungsfreie Sonntage im Jahr
- Bei Sonntagsarbeit: Ersatzruhetag innerhalb eines Zeitraums von 2 Wochen um den Sonntag
- Bei Feiertagsarbeit: Ersatzruhetag innerhalb eines Zeitraums von 8 Wochen um den Feiertag
- Schichtlänge an Sonn- und Feiertagen nur dann bis zu 12 Stunden, wenn dadurch zusätzliche freie Sonn- und Feiertage ermöglicht werden

Beschäftigung von Jugendlichen

- Keine Beschäftigung von Kindern unter 15 Jahren
- Tägliche Arbeitszeit maximal 8 Stunden; 8,5 Stunden nur, wenn:
  - Im Zusammenhang mit einem Feiertag eine längere arbeitsfreie Zeit geschaffen werden soll, Bedingung: 40 Wochenstunden werden im Schnitt von 5 Wochen nicht überschritten
  - An einzelnen Werktagen die Arbeitszeit von 8 Stunden unterschritten wird
- Wöchentliche Arbeitszeit maximal 40 Stunden
- Keine Beschäftigung von Auszubildenden an Schultagen
- 30 Minuten Pause bei mehr als 4,5 und bis zu 6 Stunden Arbeit
- 60 Minuten Pause bei mehr als 6 Stunden Arbeit
- Pausenzeiten müssen mindestens 15 Min. dauern

- Pause spätestens nach 4,5 Stunden ununterbrochener Arbeit
- Im Pausenraum darf nicht gearbeitet werden
- Maximale Schichtzeit: 10 Stunden
- Mindestens 12 Stunden Pause zwischen zwei Arbeitsphasen
- Keine Beschäftigung zwischen 23 und 6 Uhr
- Spätestes Arbeitsende bei Schulbeginn vor 9 Uhr am Folgetag: 20 Uhr
- Arbeit an maximal 5 Tagen/Woche
- Mindestens je 2 beschäftigungsfreie Samstage und Sonntage/Monat
- Bei Samstags- bzw. Sonntagsarbeit: Freistellung an einem anderen Tag der Woche, außerhalb der Berufsschule
- Beschäftigungsverbot am 25. Dezember, 1. Januar, 1. Mai und am Ostermontag
- Bei Beschäftigung am Feiertag: Freistellung an einem anderen Tag derselben oder der darauffolgenden Woche
- Urlaubsanspruch im Kalenderjahr:
  - Bei unter 16-Jährigen: mindestens 30 Tage
  - Bei 16-Jährigen: mindestens 27 Tage
  - Bei 17-Jährigen: mindestens 25 Tage
- Keine Arbeiten mit Unfallgefahr, die der Jugendliche wahrscheinlich nicht erkennt oder nicht abwenden kann
- Keine Arbeiten mit außergewöhnlich starker Hitze, Kälte oder Nässe
- Keine Arbeiten mit schädlichen Erschütterungen, Lärm oder Strahlen
- Keine Arbeiten mit schädlichen Gefahrenstoffen laut Chemikaliengesetz
- Benötigt wird eine vom Arzt ausgestellte Bescheinigung über eine Erstuntersuchung, die nicht älter als 14 Monate ist; Nachuntersuchungen jeweils nach einem Jahr bis zur Volljährigkeit

Arbeitsschutz

- Pausen nehmen
- Rückenschonende Arbeitsweise:
  - Hilfsmittel einsetzen
  - Zu zweit arbeiten
  - Bobath- und Kinaesthetics-Methoden einsetzen
  - Lasten körpernah tragen
  - Beim Anheben in die Knie gehen
- Hautschutz, insbesondere der Hände
- Beim Umgang mit Chemikalien Handschuhe tragen
- Handschuhe nicht dauerhaft tragen
- Auf verträgliche Handschuhe achten
- Hände nur bei sichtbaren Verschmutzungen waschen, sonst desinfizieren
- Schutzimpfungen einhalten
- Schutzkleidung und ggf. Mund- und Augenschutz nach Bedarf tragen
- Abwurf-Container für gebrauchte Kanülen benutzen
- Stolperfallen beseitigen oder zumindest deutlich kennzeichnen
- Umgang mit Aggressionen schulen
- Betriebsärztliche Untersuchung wahrnehmen

Arbeitsunfälle

- Arbeitsunfälle, auch Gewaltvorfälle dem Vorgesetzten melden und dokumentieren
- Verletzung im Verbandbuch dokumentieren
- Nadelstichverletzungen:
  - Wunde sofort auswaschen
  - Wunde desinfizieren
  - Verletzung dokumentieren, ggf. Namen von Zeugen dokumentieren
  - Betriebsarzt informieren

Mutterschutz

- Keine Beschäftigung 6 Wochen vor der Geburt
- Keine Beschäftigung 8 Wochen nach der Geburt (bei Mehrlingen und Frühgeborenen: 12 Wochen)
- Verlängerung der Schutzfrist nach der Geburt um die Zeit, die das Kind vor dem errechneten Geburtstermin geboren wurde
- Kein regelmäßiges Tragen von mehr als 5 kg
- Kein gelegentliches Tragen von mehr als 10 kg
- Keine Tätigkeiten mit erhöhter Unfallgefahr, z. B. Arbeit mit aggressiven Menschen
- Kein Umgang mit Gefahrstoffen
- Keine Nachtarbeit zwischen 20 und 6 Uhr
- Keine Mehrarbeit (= mehr als 8,5 Stunden/Tag oder mehr als 90 Stunden/Doppelwoche)
- Stillenden Müttern mindestens zweimal täglich 30 Minuten oder einmal täglich eine Stunde Stillpause ermöglichen – ohne Verdienstausfall
- Keine Kündigung von Beginn der Schwangerschaft bis vier Monate nach der Entbindung
- Sitzgelegenheit zum Ausruhen bereitstellen, Möglichkeit zum Hinlegen schaffen
- Bei Sonn- und Feiertagsarbeit in jeder Woche eine Ruhepause von mindestens 24 Stunden im Anschluss an die Nachtruhe gewähren
- Freistellungspflicht für gesetzlich festgelegte Untersuchungen der Schwangerschaftsvorsorge – ohne Entgeltausfall

Berufliche Belastung, Burn-out- und Helfer-Syndrom

- Auf regelmäßige Freizeit achten
- In der Freizeit abschalten, den beruflichen Alltag vergessen – die Pflegebedürftigen werden ja von anderen Personen versorgt
- Supervision
- Arbeitsabläufe im Team überdenken
- Umgang mit „schwierigen" Pflegebedürftigen im Team besprechen, ggf. Arzt hinzuziehen
- Zuständigkeiten klären
- Überforderung, Überlastung mit dem Vorgesetzten besprechen

Mobbing

Vertrauensperson, Vorgesetzten und/oder Betriebsrat hinzuziehen

Sexuelle Belästigung

- Verhalten klar zurückweisen
- Person vor Zeugen zur Rede stellen
- Vorgang zeitnah schriftlich festhalten
- Vorgesetzten informieren
- Betriebsrat informieren
- Sexuelle Belästigung durch Pflegebedürftige:
  - S. o., zusätzlich mit Arzt besprechen
  - Im Wohnraum des Pflegebedürftigen: Hilfe holen oder Wohnraum verlassen

35.3 Checkliste Höflichkeit

! Allgemein ist ein wertschätzender Umgang mit anderen Menschen wünschenswert. Nur weil ein Mensch z. B. hilflos ist oder seine Körperfunktionen nicht (voll) kontrollieren kann, sollte er nicht weniger wertgeschätzt werden als alle anderen Menschen.

Begrüßung und Anrede

- Vor dem Betreten des Zimmers anklopfen und auf Aufruf warten
- Je nach Tageszeit begrüßen: Guten Morgen, guten Tag, guten Abend
- Begrüßungen anderer Menschen erwidern
- Menschen mit Namen anreden
- Zur Begrüßung die Hand geben

Gespräche

- Beim Reden und Zuhören ansehen
- Aussprechen lassen und zuhören
- Gesagtes nicht verniedlichen oder banalisieren
- Nicht mit Kaugummi im Mund sprechen
- Personen nicht ungefragt duzen

Essen und Mahlzeiten

- Zur Mahlzeit einen guten Appetit wünschen
- Nicht mit vollem Mund sprechen
- Nicht mit offenem Mund essen
- Tisch nicht abdecken, solange einige Menschen noch essen

Täglicher Umgang und Verkehr

- Beim Herüberreichen von Gegenständen sich bedanken bzw. „bitte" sagen
- Schlechte Laune nicht am Pflegebedürftigen auslassen
- Älteren Menschen beim Einsteigen in Bus/Bahn helfen
- Älteren Menschen in Bus/Bahn den eigenen Sitz anbieten, sofern kein anderer frei ist
- Älteren Menschen beim Tragen, z. B. von schweren Einkaufstaschen, helfen

35.4 Checkliste Feste vorbereiten

- Termin festlegen
- Ort festlegen, ggf. Räumlichkeiten reservieren
- Teilnehmerkreis festlegen
- Ggf. Motto festlegen
- Programmablauf klären, ggf. Moderator bestimmen/anfragen
- Ggf. besondere Gäste, z.B. Bürgermeister, Pfarrer, einladen
- Termin, Zeit, Ort, ggf. Motto und Programm kommunizieren:
  - Persönliche Einladungen erstellen und versenden
  - Aushang erstellen und aushängen
  - Ggf. um Beiträge, z.B. Sketche, Gedichte, bitten
- Tische und Stühle bestellen und bereitstellen
- Dekoration auswählen, besorgen und anbringen
- Ggf. Bühne, Sprechpult etc. besorgen und bereitstellen
- Eröffnungsrede/-worte überlegen und einstudieren
- Ggf. Musikrichtung festlegen und organisieren
- Getränke festlegen, bestellen und anrichten/bereitstellen
- Speisen festlegen, bestellen und anrichten/bereitstellen
- Geschirr, Besteck und Gläser bestellen und bereitstellen
- Festlegen, wer sich um die Bewirtung und den Abwasch kümmert
- Festlegen, wer die Räumlichkeit anschließend aufräumt

36 Literatur- und Sachwortverzeichnis

Literaturverzeichnis

1 BALDEGGER, E.: „Bewältigung/Coping". In: Käppeli, S. (Hrsg.): Pflegekonzepte, Band 3, Bern: Hans Huber, 2004, S.125–143.

2 BALDEGGER, E.: „Selbstpflegedefizit". In: Käppeli, S. (Hrsg.): Pflegekonzepte, Band 2, Bern: Hans Huber, 2004, S.31–55.

3 BÜHLMANN, J.: „Angst". In: Käppeli, S. (Hrsg.): Pflegekonzepte, Band 1, Bern: Hans Huber, 2002, S.81–101.

4 BÜHLMANN, J.: „Einsamkeit". In: Käppeli, S. (Hrsg.): Pflegekonzepte, Band 1, Bern: Hans Huber, 2002, S.133–155.

5 BÜHLMANN, J.: „Hoffnung/Hoffnungslosigkeit". In: Käppeli, S. (Hrsg.): Pflegekonzepte, Band 1, Bern: Hans Huber, 2002, S.103–118.

6 BULECHEK, G. M.; BUTCHER, H. K.; MCCLOSKEY DOCHTERMANN, J.: Nursing Interventions Classification (NIC). 5. Auflage, St. Louis: Mosby, 2008.

7 Bundeszentrale für gesundheitliche Aufklärung: Was hält den Menschen gesund? Köln: BZgA, 1998.

8 CAPLAN, G.: Principles of preventive psychiatry. New York: Basis Books, 1964.

9 CAVANAGH, S. J.: Pflege nach Orem. Freiburg: Lambertus, 1995.

10 DE GRUYTER: Pschyrembel Klinisches Wörterbuch 2012. 263. Auflage, Berlin: Walter de Gruyter, 2011.

11 DESCHKA, M.: Injektionstechniken. In: Die Schwester Der Pfleger 5/2003.

12 Deutsche Gesellschaft für Ernährung: Kohlenhydrate in der Ernährung. www.dge.de/modules.php?name=News&file=article&sid=836 (entnommen am: 18.8.2013)

13 Deutsche Gesellschaft für Ernährung: Prävention von Austrocknungszuständen im Alter. www.dge.de/modules.php?name=News&file=print&sid=518 (entnommen am: 18.8.2013)

14 Deutsche Gesellschaft für Ernährung: Referenzwerte für die Nährstoffzufuhr. www.dge.de/modules.php?name=Content&pa=showpage&pid=3&page=1 (entnommen am: 18.8.2013)

15 Deutsche Gesellschaft für Ernährung: Referenzwerte für die Nährstoffzufuhr – Fett. www.dge.de/modules.php?name=Content&pa=showpage&pid=3&page=11 (entnommen am: 18.8.2013)

16 Deutsche Gesellschaft für Ernährung: Referenzwerte für die Nährstoffzufuhr – Protein. www.dge.de/modules.php?name=Content&pa=showpage&pid=3&page=9 (entnommen am: 18.8.2013)

17 Deutsche Gesellschaft für Ernährung: Referenzwerte für die Nährstoffzufuhr – Wasser. www.dge.de/modules.php?name=Content&pa=showpage&pid=5&page=2 (entnommen am: 18.8.2013)

18 Deutsche Gesellschaft für Schlafforschung und Schlafmedizin: Schlaf im Alter. www.charite.de/dgsm/dgsm/downloads/dgsm/arbeitsgruppen/ratgeber/neu-Nov2011/Alter_A4.pdf (entnommen am: 18.8.2013).

19 Deutsche Gesellschaft für Schlafforschung und Schlafmedizin: Schlafprotokoll. www.charite.de/dgsm/rat/a_m_prot.pdf (entnommen am: 18.8.2013).

20 Deutsche Hochdruckliga e.V.: Hochdruck wirksam bekämpfen. www.hochdruckliga.de/tl_files/content/dhl/downloads/DHL-Leitlinien-2011.pdf (entnommen am: 7.3.2013)

21 Deutsches Netzwerk für Qualitätsentwicklung in der Pflege (Hrsg.): Expertenstandard Dekubitusprophylaxe in der Pflege. 1. Aktualisierung. Osnabrück, 2012.

22 Deutsches Netzwerk für Qualitätsentwicklung in der Pflege (Hrsg.): Expertenstandard Entlassungsmanagement in der Pflege. 1. Aktualisierung, Osnabrück, 2009.

23 Deutsches Netzwerk für Qualitätsentwicklung in der Pflege (Hrsg.): Expertenstandard Ernährungsmanagement zur Sicherstellung und Förderung der oralen Ernährung in der Pflege. Osnabrück, 2010.

24 Deutsches Netzwerk für Qualitätsentwicklung in der Pflege (Hrsg.): Expertenstandard Förderung der Harnkontinenz in der Pflege. Osnabrück, 2007.

25 Deutsches Netzwerk Qualitätsentwicklung in der Pflege für (Hrsg.): Expertenstandard Pflege von Menschen mit chronischen Wunden. Osnabrück, 2009.

26 Deutsches Netzwerk für Qualitätsentwicklung in der Pflege (Hrsg.): Expertenstandard Schmerzmanagement in der Pflege bei akuten Schmerzen. 1. Aktualisierung 2011. Osnabrück, 2011.

27 Deutsches Netzwerk für Qualitätsentwicklung in der Pflege (Hrsg.): Expertenstandard Sturzprophylaxe in der Pflege. Osnabrück, 2006.

28 DURRER, B.; BRUGGER, H.; SYME, D.: „The Medical On-site Treatment of Hypothermia: ICAR-MEDCOM Recommendation". In: High Altitude Medicine & Biology 1/2003, S.99–103.

29 ERNI, M.: Zwischen Angst und Sicherheit. Düsseldorf: Econ Taschenbuch, 1989.

30 FEUCHT, I.: Insulin sicher injizieren. In: Die Schwester Der Pfleger 5/2012, S.430–434.

31 FORBES, S.: Hope. In: Journal of Gerontological Nursing 6/1994, S.5–10.

32 GERDELMANN, N.: BIKA®-Definition: Therapeutisch aktivierende Pflege. In: Die Schwester Der Pfleger 2/2009.

33 Gesundheitsberichterstattung des Bundes: Sterbefälle für die häufigsten Todesursachen. www.gbe-bund.de/oowa921-install/servlet/oowa/aw92/dboowasys921.xwdevkit/xwd_init?gbe.isgbetol/xs_start_neu/&p_aid=i&p_aid=66453290&nummer=517&p_sprache=D&p_indsp=-&p_aid=14839119 (entnommen am: 18.8.2013).

34 GLAUS HARTMANN, M.: „Aggression/Gewalt". In: Käppeli, S. (Hrsg.): Pflegekonzepte, Band 3, Bern: Hans Huber, 2004, S.225–243.

35 GLAUS HARTMANN, M.: „Ermüdung/Erschöpfung". In: Käppeli, S. (Hrsg.): Pflegekonzepte, Band 2, Bern: Hans Huber, 2004, S.75–96.

36 GLAUS HARTMANN, M.: „Schlafstörungen". In: Käppeli, S. (Hrsg.): Pflegekonzepte, Band 2, Bern: Hans Huber, 2004, S.97–113.

37 GLAUS HARTMANN, M.: „Verwirrung". In: Käppeli, S. (Hrsg.): Pflegekonzepte, Band 3, Bern: Hans Huber, 2004, S.73–98.

38 Hauptverband der gewerblichen Berufsgenossenschaften: Desinfektionsarbeiten im Gesundheitsdienst. www.bgw-online.de/internet/generator/Inhalt/OnlineInhalt/Medientypen/bgw__vorschriften-regeln/BGR206__Desinfektionsarbeiten__im__Gesundheitsdienst,property=pdfDownload.pdf (entnommen am: 18.8.2013).

39 KAST, V.: Trauern, Phasen und Chancen des psychischen Prozesses. Stuttgart: Kreuz, 1982.

40 KELLER, S.: Leben und Wohnen im Alter. Berlin: Stiftung Warentest, 2006.

41 Medizinischer Dienst des Spitzenverbandes Bund der Krankenkassen e.V.: Grundlagen der MDK-Qualitätsprüfungen in der stationären Pflege. www.mds-ev.de/media/pdf/2010-02-16-MDK-Anleitung_stationaer%281%29.pdf (entnommen am: 18.8.2013).

42 Medizinischer Dienst des Spitzenverbandes Bund der Krankenkassen e.V.: Grundsatzstellungnahmen Pflegeprozess und Dokumentation. www.mds-ev.org/media/pdf/P42_Pflegeprozess.pdf (entnommen am: 18.8.2013).

43 National Stroke Association: Warning Signs of Stroke. www.stroke.org/site/PageServer?pagename=SYMP (entnommen am: 18.8.2013).

44 RIEMANN, T.: Subcutane Infusionen – Welches Vorgehen ist richtig? In: Die Schwester Der Pfleger 10/2003.

45 RIEMANN, T.: Wechsel von Infusionsbehältnissen. In: Die Schwester Der Pfleger 1/2004.

46 Robert Koch-Institut (RKI): Anforderungen an die Hygiene bei Punktionen und Injektionen. In: Bundesgesundheitsblatt 9–10/2011.

47 SCHMIDT, M.: Intravenöse Langzeitsysteme: Richtiger Umgang mit dem Port. In: Die Schwester Der Pfleger 2/2009.

48 SCHONATH, M.: Portkatheter richtig versorgen. In: Die Schwester Der Pfleger 10/2012, S.976–980.

49 SIEGWART, H.: „Macht". In: Käppeli, S. (Hrsg.): Pflegekonzepte, Band 3, Bern: Hans Huber, 2004, S.183–224.

50 TESCH-RÖMER, C.; SALEWESKI, C.; SCHWARZ, G.: Psychologie der Bewältigung. Weinheim: Psychologie Verlags Union, 1997.

51 TRAUTMANN, M.: Neue Publikationen, Empfehlungen und Medizinprodukte zur Infusionstherapie, zu Injektionen und Punktionen. https://www.station24.de/c/document_library/get_file?uuid=ca7f3498-e260-46e7-91c1-572ecaf42c07&groupId=10138 (entnommen am: 18.8.2013).

52 WESIAK, W.: Mut zur Angst. Stuttgart: Thieme, 1981.

53 ZEGELIN, A.: Mobil im Pflegeheim. https://www.station24.de/pflege-alter-menschen/-/content/detail/365597 (entnommen am: 18.8.2013).

54 ZEGELIN, A.: Prävention von Bettlägerigkeit. https://www.station24.de/web/guest/pflege-allgemein/-/content/detail/IMPORT_4920 (entnommen am: 18.8.2013).

55 ZELLER-FORSTER, F.: „Immobilität". In: Käppeli, S. (Hrsg.): Pflegekonzepte, Band 2, Bern: Hans Huber, 2004, S. 57–74.

56 ZELLER-FORSTER, F.: „Krise". In: Käppeli, S. (Hrsg.): Pflegekonzepte, Band 1, Bern: Hans Huber, 2002, S. 45–64.

Sachwortzeichnis

E

F

Bildquellen

123RF: S. 361/1 (kakisnow)
as-illustration, Alexander Schmitt, Rimpar: S. 50; 317; 328; 352; 453
Carl-Thiem-Klinikum Cottbus gGmbH, Cottbus: S. 142
Fotolia Deutschland, Berlin www.fotolia.de: S. 30 (sbarnes); 78 (monropic); 95 (Martha Kosthorst); 160 (Richard Keuch); 181(superfood); 198 (Peter Atkins); 361/2 (gabrielejasmin); 432 (Gabriele Fontana); 435 (bilderzwerg); 445 (bilderzwerg); 448 (72)
Georg Thieme Verlag, Bienstein/Klein/Schröder (atmen) 2000, Stuttgart: S. 204
Grafische Produktion Neumann, Rimpar: S. 31; 35; 41; 53; 65; 69; 73; 84; 87; 95/1-5; 96/1-5; 102; 135; 197; 251; 252; 255; 268/1-3; 269; 272; 274; 279; 350; 314; 418/2; 331; 338; 360; 430; 436; 419; 440;
Hautklinik der Johannes-Gutenberg-Universität, Mainz: S. 152/2–6; 153/1–4
HEIWASCH Bettdusche mit System, Geesthacht: S. 169
Institut für Hygiene und Umweltmedizin Berlin, Charite, Berlin, (ASH 2008–2013): S. 423
iStockphoto, Berlin: S. 67 (ElenaGaak)
Kramer, Angelika, Grafikdesign, Stuttgart: S. 91; 129/ 1-6; 344; 348; 438; 439/2; 459
Krausen, Scott, Dipl. Biol., Mönchengladbach: S. 19; 33; 37; 50; 77; 106; 120; 230; 141/1,2; 175; 176/1,2; 188; 201; 253; 256; 276; 284; 286; 292; 296; 312; 320; 323; 335; 337; 341; 352; 358; 374; 380; 387; 396; 410; 418; 439/1; 443
Krüper, Werner, Steinhagen: S. 155; 163
Mauritius images GmbH, Mittenwald: S. 152/1
ServoClean U. H. S. GbR, Sengenthal: S. 93
Walle, Andreas, Hamburg: S. 45; 123/1–3; 203/1–3; 395/1–4; 398/1–3; 404/1,2; 406/1–3; 425/1,2; 426; 431
WGP-Produktdesign, Ellerau: S. 63
Wiegleb, Frank, Dipl.-Med., Facharzt für Allgemeinmedizin, Stadt Mansfeld: S. 368
ZAKK Media, www.allergien.com, Wien: S. 363

Wenn der Pflegebedürftige versorgt ist, sind die meisten Pflegemaßnahmen für die Pflegefachkraft noch nicht beendet. Die **wichtigsten Punkte der Nachbereitung** finden Sie auf dieser Seite.

Umgang mit dem Pflegebedürftigen

- Pflegemaßnahme und ggf. Änderungen für die nächste Durchführung kurz nachbesprechen
- Vor dem Verlassen des Zimmers klären:
  - Braucht der Pflegebedürftige aktuell noch Unterstützung?
  - Sind Gefahrenquellen beseitigt?
  - Erreicht der Pflegebedürftige, was er benötigt?
  - Hat der Pflegebedürftige die Möglichkeit sich zu melden?
- Verabschiedung nicht vergessen

Nachbereitende Hygienemaßnahmen

- Hände nach jedem Kontakt mit dem Pflegebedürftigen bzw. mit dessen unmittelbarer Umgebung desinfizieren
- Hände nach Kontakt mit (potenziell) infektiösem Material desinfizieren
- Material fachgerecht entsorgen, bei Bedarf desinfizieren
- Flächen, die für die Pflegemaßnahme genutzt wurden, desinfizieren

Dokumentation und Pflegeplanung

- Maßnahme im Durchführungsnachweis abzeichnen oder im Pflegebericht dokumentieren
- Bei Tätigkeiten, die nach Pflegestandard durchgeführt wurden, auf den Standard verweisen
- Absprachen mit dem Pflegebedürftigen dokumentieren
- Dokumentieren, warum eine geplante Maßnahme ggf. nicht durchgeführt wurde
- Pflegeplanung überarbeiten wenn
  - das Pflegeproblem nicht mehr besteht,
  - ein anderes/neues Pflegeproblem in den Vordergrund gerückt ist,
  - sich die Situation des Pflegebedürftigen verändert hat,
  - das Pflegeziel nicht erreicht wurde,
  - der Pflegebedürftige die Maßnahme ablehnt oder
  - Maßnahmen nicht weiter durchgeführt werden können.